JN420851

임상 근거를 「만들고」「전달하며」「사용하는」

근거중심의 한의치료

대한한의학회

군자출판사

임상 근거를 「만들고」「전달하며」「사용하는」

근거중심의 한의치료

첫째판 1쇄 인쇄 | 2012년 1월 10일
첫째판 1쇄 발행 | 2012년 1월 20일

지 은 이 대한한의학회
발 행 인 장주연
표지 · 편집 강미란
발 행 처 군자출판사
등 록 제 4-139호(1991. 6. 24)

본 사 (110-717) 서울특별시 종로구 인의동 112-1 동원회관 BD 6층
Tel. (02) 762-9194/5 Fax. (02) 764-0209
대구지점 Tel. (053) 428-2748 Fax. (053) 428-2749
광주지점 Tel. (062) 223-9492 Fax. (062) 223-9493
부산지점 Tel. (051) 893-8989 Fax. (051) 893-8986

© 2012년, 근거중심의 한의치료 / 군자출판사
본서는 대한한의학회와의 계약에 의해 군자출판사에서 발행합니다.
본서의 내용 일부 혹은 전부를 무단으로 복제하는 것은 법으로 금지되어 있습니다.
www.koonja.co.kr

* 파본은 교환하여 드립니다.
* 검인은 저자와의 합의 하에 생략합니다.

ISBN 978-89-6278-508-1

정가 50,000원

집필진 대한한의학회 제1기 EBM 특별위원회

위원장 조기호 | 경희대학교 한방내과

부위원장 김진성 | 경희대학교 한방내과

간사 고호연 | 세명대학교 한방내과

위원 (가나다순)
김종인 | 경희대학교 침구과
김호준 | 동국대학교 한방재활의학과
남혜정 | 경희대학교 한방안이비인후 피부과
이명수 | 한국한의학연구원 EBM전공
이병철 | 경희대학교 한방내과
이의주 | 경희대학교 사상체질과
장규태 | 경희대학교 한방소아과
조성훈 | 경희대학교 한방신경정신과
조정훈 | 前 경희대학교 한방부인과

『근거중심의 한의치료』를 엮으면서

Medicine is science and art.

이 문장은 의학을 정의할 때 간결하면서도 포괄적인 의미가 담겨져 있어 금과옥조로 회자되고 있다. 의학에서 science는 물리학이나 화학에서 말하는 〈과학〉은 물론 아니다. 순수과학pure science적 측면보다는 응용과학applied science쪽에 가깝다. 순수과학이 의학에 응용되는 것이라고 말할 수 있다. 지금까지 과학이라는 이름의 역사를 되돌아보면 발전이라는 테두리 속에서 반전과 반전이 있음을 알 수 있다. 그러므로 의학에서 과학을 강조하더라도 오늘의 진실이 내일에는 오류로 나타 날 수 있다Today's truth may be tomorrow's folly. 의학에서 진리의 반감기는 의외로 짧았다는 것을 알려주기 때문이다The half-life of truth in medicine is short. 당대의학을 보더라도 과학의 힘을 빌려 탄생된 무수한 이론과 여기에 동원된 의약품의 생존기간을 보면 알 수 있다. 이러한 이유로 전통의학자들은 역사성에 매달리게 된다. 그렇다고 하여 오늘날 과학을 부정하거나, 외면해서는 앞으로 더 나아가지 못하는 문제점을 낳게 된다.

의학에서 과학의 반감기를 보완하기 위하여 art가 더불어 있게 된다. Art는 의료경험에서 얻어진 기술을 말한다a skill acquired by experience. 과학이라는 명제와 배치되는 것 같지만, 그렇지는 않다. 개별경험에서도 일정한 카테고리가 있게 되며, 일정한 질서가 있기 때문이다. 임상의들은 바로 이 개별경험을 모아 후대에 전하며, 어떤 경우에는 새로운 이론 탄생의 단서를 제공하기도 한다. 고대 중국의학에서 오늘날 한의학에 이르기까지 전통의학의 역사가 이를 증명해주고 있다.

오늘날 개별경험의학을 한데 묶는 작업이 이루어지고 있는데, 이른바 근거중심의학으로 부르고 있는 방법론이다. 근거중심의학은 단어 그대로만 해석하면 엄청난 오해와 혼란을 불러일으킬 수 있다. 양심 있는 의료인으로서 근거 없는 것이 어디 있는냐 하는 의문이다. 여기서 중요한 것은 임상의들이 치료하는 방법의 **근거수준을 논하는 것이지, 근거가 있고 없고의 문제가 아니다.** 이 시점에서 과학적 방법론에 근거한 경험의료an art based on science의 집적이 그 어느 때 보다 절실하다.

말머리가 길어졌지만, 개별경험을 중시하는 한의계에 근거중심의학을 설파할 때는 엄청난 담론이 필요한 것도 사실이다. 개별경험이 집합된 집단의료에 대해서도 새로운 인식이 있어야 된다. 한의치료의 장점을 맞춤의학tailored medicine이라고 흔히 하는데, 이때도 집단의료에서 모아진 결과를 활용할 수 있다. 한의치료가 십인십색 같지만, 범주화가 되어 있기 때문에 오늘까지 생존하고 있는 것이다. 항간에 화제를 끌고 있는 비의료인들의 경험은 민간요법에 불과하다고 차치하는 것은 바로 이런 이유 때문이다.

이 시대가 우리에게 요구하는 의료는 과학과 경험의 조화이다.

지난 2년간 우리 위원들은 작업결과에 대해 비난과 찬사가 함께할 것이라는 예측 속에 프런티어 정신으로 일관하였다. 그러나 대한한의학회라는 우산이 있었기 때문에 EBM작업이 지속 가능 하였고, 그 결과를 이렇게 내 놓게 되었다. 3대에 걸친 학회장, 김장현, 김성수, 그리고 이종수 학회장의 뒷받침이 없었다면 햇빛을 보지 못하였을 것이다.

깔끔하지 못한 raw material로 인하여 해석의 어려움, 앞 뒤 질서정연하지 못한 부분이 눈에 띄기도 한다. 한의치료를 집단화하는데 있어서 원초적인 한계, 위원들의 능력부재, 미숙한 경험 등을 고스란히 있는 그대로 다 담았다. 강호제현의 질정을 바란다. 한편, 최근 한의계의 설문조사에 의하면 치료 한약물 형태가 대다수 엑기스 제제로 전환될 것이라는 전망을 내놓고 있는데, 이런 면에서 이번 리포트는 어설프지만, 적잖이 도움이 될 것으로 믿는다. 우리들은 내일, 오늘과 다른 또 다른 태양이 떠오를 것이라는 기대를 한다. 끝으로 이 책을 출판해 준 군자출판사의 장주연 사장님을 비롯해 박현숙 이사, 박혜영 부장, 편집부 강미란님께 감사드린다.

2011년 12월

위원들의 뜻을 모아 위원장이 대표로 적는다

목 차

PART 1 / 총론

PART 2 / 구조화 초록

EVIDENCE-BASED MEDICINE

PART 1

총론

총론

1. 본 프로젝트의 배경

역사와 전통을 가지고 있는 한의학은 높은 유효성과 안전성에도 불구하고, 다양한 진단방법과 학파들로 인하여 표준화가 어렵고, 유효성과 안전성을 평가하기 어려운 실정이다. 이러한 문제점으로 인하여 한의학은 과학적인 근거가 확실하지 않다는 비판을 받고 있다.

일본 동양의학회 EBM 특별위원회(Evidence Report·Task Force, ER-TF)는 2002년 9월 한방치료의 EBM 2002년 중간보고"를 시작으로, 2010년 한방치료 Evidence Report까지 꾸준히 활동하고 있다.

국내 한의계서는 이러한 작업이 거의 없는 실정이다. 따라서 근거 중심의 한의학을 근간을 만들기 위하여 2010년 3월 대한한의학회에서는 EBM 특별위원회를 구성하였다.

본 보고서에서는 한의사에 의해 작성된 한의학적 임상논문 중 그 가치가 있다고 판단되는 306편을 선별하여, ICD-10 코드에 의해 정리하였다.

국내 한의계에서 처음 활동이므로 많은 시행착오를 거쳤으며, 미숙한 부분이 많다. 다만, 이 작업이 작은 씨알이 되어, 향후 지속되는 위원회 활동을 통하여 개선될 것으로 생각된다.

2. EBM 특별위원회

2.1 EBM특별위원회의 구성

한의학 EBM을 구성하기 위해 분야별 한의학 전문가와 EBM전문가를 초청하여 2010년 3월에 구성하였다. 11인의 분과별 한의학 임상 전문가와 1인의 EBM 전문가를 위원으로 12인의 위원을 임명하였으며, 위원장으로는 경희대학교 조기호 교수를 위촉하였다.

위 원 장	조 기 호 ｜ 경희대학교 한방내과
부위원장	김 진 성 ｜ 경희대학교 한방내과
간 사 위 원	고 호 연 ｜ 세명대학교 한방내과 김 종 인 ｜ 경희대학교 침구과 김 호 준 ｜ 동국대학교 한방재활의학과 남 혜 정 ｜ 경희대학교 한방안이비인후 피부과 이 명 수 ｜ 한국한의학연구원 EBM전공 이 병 철 ｜ 경희대학교 한방내과 이 의 주 ｜ 경희대학교 사상체질과 장 규 태 ｜ 경희대학교 한방소아과 조 성 훈 ｜ 경희대학교 한방신경정신과 조 정 훈 ｜ 前 경희대학교 한방부인과
사무국	장 아 름 ｜ 대한한의학회 황 성 수 ｜ 前 대한한의학회

2.2 EBM특별위원회의 목적

대한한의학회에서는 EBM특별위원회를 구성하여, 한의학에 대한 구체적인 EBM의 근간을 마련하고자 한다. 구체적인 목표는 다음과 같다.

2.2.1 한의학 임상논문을 수집 분석 정리하여 「한의 치료 Evidence Report」 발간

2.2.2 일본동양의학회(JSOM)와의 교류확대와 EKAT 2010을 한글로 번역하여 발간: "임상근거를 만들고, 전달하며, 사용하는 『근거중심의 한방처방』"이란 서명으로 2011년 7월 출판하였음

2.2.3 한의학 임상논문 중 EBM특별위원회가 선정한 132개 무작위임상시험 영어번역판 발행

3. 구조화초록의 작성과정

3.1. 문헌 수집과 선정 기준

한의학 EBM보고서를 작성하기 위하여 먼저 범위를 선정할 필요가 있었다. 범위 선정을 위하여 위원간 협의를 통하여 다음의 원칙을 정하였다.

- 한의사에 의해 작성된 한의학적 논문 중 사람을 대상으로 하는 임상논문
- 국내 논문의 경우 질을 위하여 국내 학술진흥재단에 등록 또는 등록 후보 학술지를 대상
- 국외 논문의 경우 Pubmed와 Cochrane review를 활용하여 검색
- 검색기간은 창간호부터 2010년 3월호까지의 논문

논문을 검색하기 위하여 각 학회의 학회지를 창간호부터 수기 검색과 온라인 검색을 통하여 실시하였다. 온라인 검색은 각 학회의 홈페이지와 전통의학정보포털(http://oasis.kiom.re.kr)을 활용하였다.

3.1.1. 국내 학술지 검색 결과

국내에서는 총 17종의 한의학 학술지에서, 12,653편의 학술논문을 온라인과 수기를 통하여 검색하였다. 주로 각 학회별 홈페이지와 전통의학정보포털(http://oasis.kiom.re.kr)를 활용하여 검색하였다.

大韓經絡經穴學會誌	*Journal of Korean AM-Meridian & Pointology Society*	430	학회지 17종 논문 12,653편
大韓東醫生理病理學會誌	*Korean Journal of Oriental Physiology and Pathology*	1,985	
大韓韓方內科學會誌	*Korean Journal of Oriental Internal Medicine*	1,370	
大韓癌韓醫學會誌	*Journal of Korean Oriental Oncology*	125	
大韓中風學會誌	*The Korean Journal of Joongpoong*	47	
大韓韓方成人病學會誌	*The Journal of Oriental Chronic Diseases*	180	
大韓鍼灸學會誌	*The Journal of Korean Acupuncture & Moxibustion Society*	1,695	
大韓藥鍼學會誌	*Journal of Korean Pharmacopuncture Institute*	356	
大韓韓方小兒科學會誌	*Journal of Korean Oriental Pediatrics*	558	
大韓韓方婦人科學會誌	*The Journal of Oriental Obstetrics & Gynecology*	899	
韓方肥滿學會誌	*Journal of Korean Oriental Association for Study of Obesity*	130	
大韓韓方眼耳鼻咽喉皮膚科學會誌	*Journal of Korean Oriental Medical Ophthamology & Otolaryngology & Dermatology*	705	
大韓韓方體熱醫學會誌	*Journal of Oriental Medical Thermology*	46	
大韓韓醫學會誌	*Journal of Korean Oriental Medicne*	2,195	
大韓韓方神經精神科學會誌	*Journal of Oriental Neuropsychiatry*	503	
四象體質醫學會誌	*Journal of Sasang Constitutional Medicine*	789	
韓方再活醫學科學會誌	*Journal of Oriental Rehabilitation Medicine*	640	

3.1.2. 국외 논문의 경우

국외 논문의 경우 pubmed와 Cochrane library를 통하여 검색하였다. 검색식을 통하여 총 41편의 임상논문을 찾을 수 있었다.

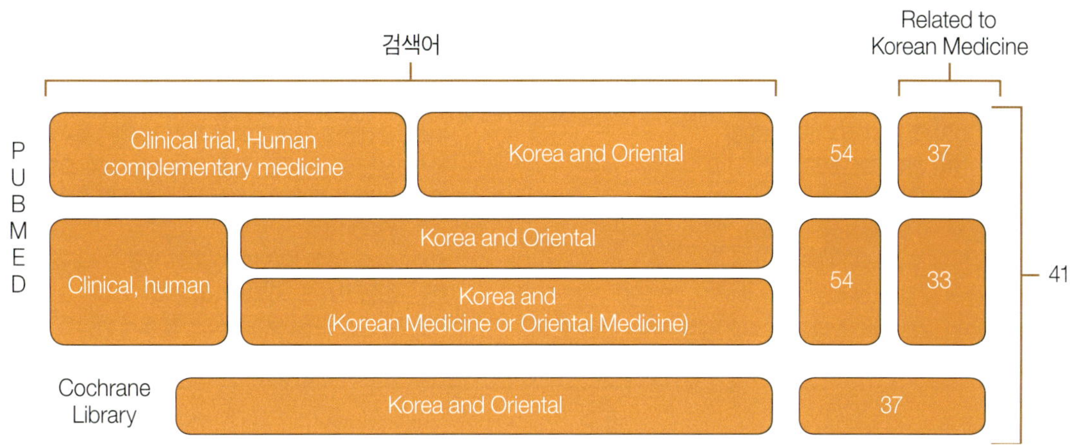

3.1.3. 논문선정과정

국내학술지를 통해 검색한 논문 12,653편과 국외 database를 검색한 논문 41편에 대하여 질적 평가를 실시하였다. 그 중 In vivo, In vitro, 문헌고찰 논문을 제외한 1,004편의 임상논문을 1차적으로 대상으로 하였다. 이후 각 위원들이 신뢰성 있고, 학문적 가치가 높은 논문을 대상으로 338편의 구조화초록을 작성하였으며, 조별 토론을 통하여 최종적으로 306편의 논문에 대해 구조화 초록을 작성하였다.

N(%)

연구 디자인	1차 선정	2차 선정	3차 선정
Randomized controlled trial(RCT)	182(18.1)	143(42.3)	132(43.1)
Quasi RCT	11(1.1)	7(2.1)	7(2.3)
Non-randomized study	94(9.4)	41(12.1)	37(12.1)
Controlled before and after study	57(5.7)	22(6.5)	13(4.2)
Before and after study	366(36.5)	89(26.3)	92(30.1)
Case-Control study	40(4.0)	2(0.6)	6(2.0)
Case report	118(11.8)	19(5.6)	14(4.6)
Etc.	136(13.5)	15(4.4)	5(1.6)

3.1.4. 구조화 초록의 질환별 분류

질환별 코드는 ICD-10 코드를 따랐다. ICD-10 코드는 다음과 같다.

I. 특정 감염성 및 기생충성 질환(A00-B99)
II. 신생물(C00-D48)
III. 혈액 및 조혈기관의 질환과 면역메커니즘을 침범하는 특정장애(D50-D89)
IV. 내분비, 영양 및 대사 질환(E00-E90)
V. 정신 및 행동 장애(F00-F99)
VI. 신경계통의 질환(G00-G99)
VII. 눈 및 눈 부속기의 질환(H00-H59)
VIII. 귀 및 유돌의 질환(H60-H95)
IX. 순환계통의 질환(I00-I99)
X. 호흡계통의 질환(J00-J99)
XI. 소화계통의 질환(K00-K93)
XII. 피부 및 피하조직의 질환(L00-L99)
XIII. 근골격계통 및 결합조직의 질환(M00-M99)
XIV. 비뇨생식계통의 질환(N00-N99)
XV. 임신, 출산 및 산후기(O00-O99)
XVI. 출생전후기에 기원한 특정 병태(P00-P96)
XVII. 선천 기형, 변형 및 염색체이상(Q00-Q99)
XVIII. 달리 분류되지 않은 증상, 징후와 임상 및 검사의 이상소견(R00-R99)
XIX. 손상, 중독 및 외인에 의한 특정 기타 결과(S00-T98)
XX. 질병이환 및 사망의 외인(V01-Y98)
XXI. 건강상태 및 보건서비스 접촉에 영향을 주는 요인(Z00-Z99)
XXII. 특수목적 코드(U00-U99)

총 구조화 초록의 수 306편 중 M코드 근골격계 질환이 57편, I코드 순환기계 질환이 55편으로 최다빈도를 차지하였다. 이를 질환코드에 따른 논문 디자인별로 분류하면 다음과 같다.

	증례보고	전후비교연구	대조군전후 비교연구	환자대조군 연구	코호트연구	비무작위연구	준무작위연구	무작위 대조시험	합계
B	1								1
C		1						2	3
D		1						1	2
E	1	14	3	1		2		6	27
F		14		1		4		1	20
G	3	9		3		7	1	12	35
H	1	1						1	3
I		9	4		5	8	2	27	55
J		4				1		4	9
K	2	2						7	11
L		4						4	8
M	2	8	3			7	1	34	55
N	3	12	1				1	10	27
O	1	1			1	5	2	1	11
R		9	2			2		12	25
S								9	9
T		1		1					2
U		1				1		1	3
합계	14	91	13	6	6	36	7	133	306

3.2. 구조화초록 항목

구조화 초록을 작성하기 위하여, 8가지의 기본 항목과 3개의 부항목을 선정하여 작성하였다. 8개의 기본 항목은 objectives(목적), design(연구디자인), setting(실시기관), participants(임상시험 참가자 수), intervention(중재/치료), main outcome measures(주요평가변수), main results(결과), conclusions(결론) 이다. 8개의 기본항목은 다음의 참고문헌을 따랐다(Altman DG, Gardner MJ. More informative abstracts. Ann Inter Med. 1987;107(5):790-1.).

3개의 부항목은 safety assessment in the literature(안전성 평가여부), abstractor's comments(평가자 의견), name of abstractor and date(평가자 이름과 평가일)이다. 일본의 Ekat 2010은 총 12개 항목으로 11개 항목은 동일하다. 다만, 일본 EKAT 2010의 경우는 kampo medicine perspective 항목이 추가 되어 있다.

3.3. 구조화초록 작성방법

구조화 초록을 작성하기 위하여 각 위원별로 맡은 논문에 대해 1차적으로 가치 있는 논문을 선정, 초록을 작성하고, 2차적으로 조별 토론을 통하여 개선 후, 최종적으로 다른 조의 의견을 참조하여 구조화 초록을 완성하였다.

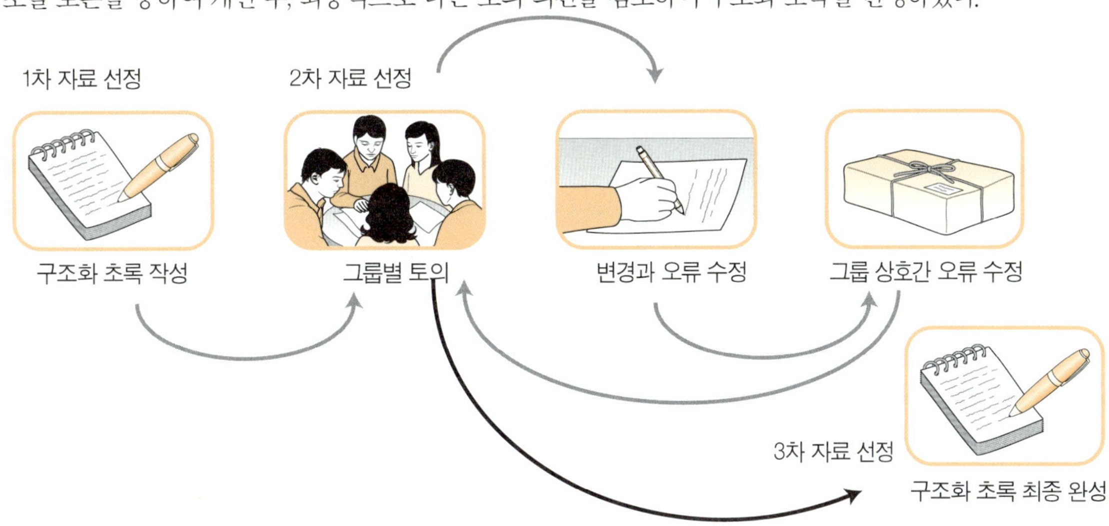

3.4. 구조화 초록 교정작업

구조화 초록을 모은 후 다음의 작업을 실시하였다.

3.5.1. 서지사항을 밴쿠버 스타일로 통일시켰다.

3.5.2. 질병코드에 대하여 전문가 2인이 검토후 불일치한 부분에 대하여 협의후 결정하였다.

3.5.3. 연구 디자인에 관하여 전문가 1인이 재검토를 실시 하였다.

3.5.4. 연구 목적을 "질환명에 치료수단의 효과 연구", "질환명에 치료수단간의 비교 연구"라는 형식으로 통일하였다.

3.5.5. 일본동양의학회 EBM특별위원회와 공동으로 한의학 임상 연구 중 무작위대조시험에 대해 영역 작업을 실시하였다. 영역 작업 중 수정사항을 구조화 초록에 다시 반영하는 작업을 실시하였다.

4. 문의처

본 보고서에 대해 의견이 있으시면 아래의 주소로 연락바랍니다. 본 논문의 저자분들의 의견도 환영합니다. 또한 대상 논문에서 누락된 것이 있으면 연락을 부탁드립니다. 보내주신 의견들을 참고하여 최종 보고서에 반영하도록 하겠습니다.

E-mail : koms1953@hanmail.net, haneuihak@hanmail.net

5. 구조화 초록 대상 논문 목록

항	KCD	목적	intervention	Design	논문명
1	B02	이성 대상포진에 한방치료 효과 및 예후 분석 연구	한방치료	증례보고	김윤미, 백용현, 이재동, 박동석, 김창환, 고형균. 이성대상포진으로 인한 안면신경마비환자 11례에 대한 임상적 고찰. 대한침구학회지. 2002;19(5):234-46.
2	C01, 07, 09, 11	두경부 암환자의 방사선 유래 구강건조증에 침치료 효과 연구	침치료	무작위대조시험	Cho JH, Chung WK, Kang W, Choi SM, Cho CK, Son CG. Manual acupuncture improved quality of life in cancer patients with radiation-induced xerostomia. J Altern Complement Med. 2008;14(5):523-6.
3	C15, 16, 25, 34, 50	암성통증에 Sweet BV 봉독약침 효과 연구	봉독약침	무작위대조시험	유화승, 김정선. 암성통증에 대한 SBVP 효과-무작위대조시험, 이중맹검. 대한약침학회지. 2008;11(1):21-9.
4	C18,19,20	전이성 결장 직장암에 건칠추출물 효과 연구	건칠추출물 (RVS)	전후비교연구	Lee SH, Choi WC, Yoon SW. Impact of standardized rhus verniciflua stokes extract as complementary therapy on metastatic colorectal cancer: A Korean single-center experience. Integr Cancer Ther. 2009;8(2):148-52.
5	D25	자궁근종에 한방치료 효과 연구	한방치료	전후비교연구	위효선, 서현민, 최은미, 신상섭, 강명자. 자궁근종 환자 41례에 대한 임상적 고찰. 대한한방부인과학회지. 2006;19(1):272-85.
6	D50	정구성 정색소성 빈혈에 사육탕가미방 효과 연구	사육탕가미방	무작위대조시험	서상호, 박상은, 홍수현, 장자원, 송수진, 홍상훈. 뇌졸중환자의 정구성정색소성 빈혈에 대한 사육탕가미방의 임상적 효과. 대한한방내과학회지. 2005;26(4):795-805.
7	E03	갑상선 기능저하증에 안전이중탕 치료 연구	안전이중탕	대조군전후비교 연구	김순일, 변상혁, 강기훈, 이병철, 안영민, 두호경, 안세영. 갑상선 기능저하증 환자에 대한 安全理中湯의 임상적 효능. 대한한방내과학회지 추계학술대회. 2004:65-72.
8	E05	그레이브스병에 안전백호탕 치료 및 관련 기전 연구	안전백호탕	전후비교연구 및 기초세포실험	Lee BC, Kang SI, Ahn YM, Doo HK, Ahn SY. An Alternative Therapy for Graves' Disease: Clinical Effects and Mechanisms of an Herbal Remedy. Biol Pharm Bull. 2008;31(4):583-7.
9	E11	제2형 당뇨병 환자의 혈당에 태계, 족삼리 자침의 효과 연구	침치료태계, 족삼리 자침	전후비교연구	이병철, 장원만, 안영민, 안세영, 두호경. 太谿와 足三里의 침치료가 인슐린 비의존성 당뇨병 환자의 혈당에 미치는 영향. 대한한방성인병학회지. 1999;5(1):92-101.
10	E11	중풍 및 당뇨병 환자의 혈당에 동씨기혈자침 효과 연구	동씨기혈자침	대조군전후비교 연구	류한천, 김준홍, 김영태, 신현수, 문장혁, 정동화, 안호진. 董氏奇穴 刺鍼이 중풍이 병발된 당뇨환자의 혈당치에 미치는 영향에 대한 임상적 고찰. 대한한방내과학회지 2003;24(4):892-8.
11	E11	당뇨 합병증에 뜸치료 효과 연구	뜸치료	전후비교연구	이현민, 조훈석, 신우진, 서상호, 박동일, 홍상훈, 김종원. 당뇨 합병증에 대한 灸치료의 임상적 연구. 동의생리병리학회지. 2004;18(1):294-300.
12	E11.2	당뇨병성 신증 및 만성 신부전에 장기간 한약복합 처방의 효과 연구	한약	전후비교연구	김동웅. 상용 한약복합 처방의 장기간 연용 투여가 당뇨병성 신증 및 만성 신부전 환자의 신기능에 미치는 영향. 동의생리병리학회지. 2001;18(4):1207-12.

항	KCD	목적	intervention	Design	논문명
13	E28	조기난소부전증 환자에 대한 한방적 치료 효과 분석	한방치료	증례보고	조현주, 이희영, 최은미, 신상섭, 강명자. 조기난소부전증 환자 28례에 대한 임상적 고찰. 대한한방부인과학회지. 2004;17(4):149-57.
14	E66	복부비만에 전기지방분해침 효과 연구	전기지방분해침	전후비교연구	김정환, 고연석, 이정한, 원재균, 신병철, 권영달, 송용선. 비만환자의 전기지방분해침 시술 후 허리둘레 감소에 대한 임상적 고찰. 한방재활의학과학회지. 2005;15(3):1-11.
15	E66	복부비만에 Sweet BV 효과 연구	SWEET BV	전후비교연구	임청산, 박원필, 장성봉, 최영곤, 김관수, 권기록, 이희춘. Sweet BV가 복부비만에 미치는 영향. 대한약침학회지. 2008;11(2):33-40.
16	E66	아동의 비만도에 백개자 지압 이침요법 효과 연구	이침	전후비교연구	윤현민, 김미숙, 이지원. 이침요법이 아동의 비만도에 미치는 효과. 대한침구학회지. 2005;22(5):99-109.
17	E66	복부비만에 경피기주요법과 전기지방분해침의 효과 연구	전기지방분해침, 경피기주요법	비무작위연구	안순선, 허동석. 경피기주요법과 전기지방분해침이 복부지방에 미치는 임상적 관찰. 한방재활의학과학회지. 2009;19(2):275-87.
18	E66	에너지 대사와 호르몬 변화에 이침의 효과 연구	이침	무작위대조시험	유원근, 이명종, 오재근. 이침요법이 운동선수 체중조절시 에너지 대사 및 호르몬 변화에 미치는 영향. 한방재활의학과학회지. 2000;10(1):133-45.
19	E66	복부비만에 소비음 약침액 효과 연구	소비음약침	무작위대조시험	이아라, 조유정, 정원석, 양유정, 송미연. 소비음을 이용한 경피침주요법이 복부비만에 미치는 영향에 대한 임상연구. 한방재활의학과학회지. 2009;19(2):261-73.
20	E66	단순성 비만여성에 사암음양오행침 효과 연구	침치료사암음양오행침	무작위대조시험	김성철, 장은하, 나원민, 이성용, 이종덕, 문형철, 최선미, 정영해. 이중맹검용 피내침을 이용한 단순성 비만여성의 사암침 치료효과에 관한 임상선행연구. 대한침구학회지. 2007;24(5):67-88.
21	E66	소아 비만에 태음조위탕 효과 연구	태음조위탕	전후비교연구	Yoo JH, Lee EJ, Kwak CK, Sohn EH, Koh BH, Song IB, Lee KS. Clinical trial of herbal formula on weight loss in obese korean children. Am J Chin Med. 2005;33(5): 713-22.
22	E66	여성 비만의 휴식 대사량에 마황, 오수유 효과 연구	마황, 오수유	무작위대조시험	김수진, 김호준, 고병표, 김형도, 김진아, 박정미, 최승기, 전우현. 저열량 식이요법을 한 폐경 전 비만 여성의 휴식 대사량에 대한 마황과 오수유의 효과. 한방비만학회지. 2004;4(1):45-54.
23	E66	비만에 초저열량식이, 체감의이인탕 병용 치료 효과 연구	초저열량식이, 체감의이인탕	전후비교연구	류수민, 송미연, 정석희. 초저열량식이와 체감의이인탕을 병행한 한방비만치료가 체성분과 신체치수에 미치는 영향. 한방재활의학과학회지. 2006;16(4):1-14.
24	E66	비만환자의 체성분에 한방치료 효과 연구	한방치료	전후비교연구	이수경, 이시우. 한약과 전기침치료가 비만환자의 체성분변화에 미치는 영향. 동의생리병리학회지. 2006;20(3):697-700.

항	KCD	목적	intervention	Design	논문명
25	E66	과체중, 비만 소아에 한방비만치료프로그램 효과 연구	한방치료	전후비교연구	이윤재, 류은경. 과체중 비만 소아에 대한 한방비만치료프로그램 효과. 한방비만학회. 2009;9(1):45-51.
26	E78	고지혈증에 사혈 효과 연구	사혈	전후비교연구	박희진, 황규선, 박현애, 이창희, 박현호, 송수철, 전성하. 뇌경색 환자의 고지혈증에 대한 부항요법의 임상적 효과. 사상체질의학회지. 2008;25(4):41-9.
27	E78	고중성지방혈증에 He-Ne 레이저 치료 효과 연구	He-Ne레이저 치료	대조군전후비교연구	이영구, 윤희식, 유준기, 허재혁, 강익현, 문병순. 高중성지방혈증 환자 165例에 있어서 He-Ne LASER 靜脈內 照射 治療가 혈중 중성지방에 미치는 영향. 대한한방내과학회지. 1999;20(2):688-702.
28	E78	고지혈증에 통비음 효과 연구	통비음	전후비교연구	조현경, 오용성, 김용진, 오영선, 설인찬. 高脂血症에 대한 通痺飮의 실험 및 임상적 고찰. 동의생리병리학회지. 2003;17(4):1092-96.
29	E78I61,I63	중풍 환자의 고지혈증에 평진건비탕의 효과 연구	평진건비탕	전후비교연구	박상은, 홍수현, 권오순, 서창운, 민성순, 홍상훈. 뇌졸중환자의 고지혈증에 대한 평진건비탕가감방의 임상적 효과. 대한한방내과학회지. 2006;27(3):561-72.
30	E78	고지혈증에 대한 청혈단과 atorvastatin의 비교 연구	청혈단	비무작위연구	Cho KH, Kang HS, Jung WS, Park SU, Moon SK. Efficacy and Safety of Chunghyul-dan(Qingwie-dan) in Patients with Hypercholesterolemia. Am J chin Med. 2005;33(2):241-8.
31	E78	고지혈증에 대한 청혈단과 atorvastatin 비교 연구	청혈단	무작위대조시험	김태경, 정우상, 박성욱, 조기호, 김영석. 고지혈증에 대한 淸血丹(HH-333)과 Atorvastatin(Lipitor®)의 지질강하 효과와 안전성에 대한 비교연구. 대한한방내과학회지. 2003;24(4):837-45.
32	E78	고지혈증과 산화스트레스에 약선장수차의 효과 연구	약선 장수차	무작위대조시험	박성혜. 약선 장수차가 고지혈증 성인 여성의 혈청지질 수준과 산화적 스트레스에 미치는 영향. 동의생리병리학회지. 2006;20(5):1180-86.
33	E78	고지혈증에 일반치료식과 체질치료식 비교 연구	체질치료식단, 일반치료식	환자대조군연구	이의주, 김윤영, 임규성, 김상복, 이수경, 고병희, 조여원, 송일병. 고지혈증환자의 체질식이 효과. 사상체질의학회지. 1999;11(2):209-26.
34	F00	초기 알츠하이머형 치매에 공진단 효과 연구	공진단	전후비교연구	장하정, 성우용, 이승현, 손지형, 한승혜, 정효창. 공진단이 알츠하이머형 치매 환자에게 미치는 영향. 동의신경정신과학회지. 2004;15(2):141-48.
35	F00	초기 알츠하이머형 치매에 건뇌탕 효과 연구	건뇌탕	전후비교연구	엄효진, 김종우, 박은혜, 김현택, 황의완. 초기 알츠하이머형 치매 환자에 대한 건뇌탕의 효능 -12 개월 임상 연구-. 동의신경정신과학회지. 2005;16(1):43-66.
36	F00	초기 알츠하이머형 치매에 조위승청탕 효과 연구	조위승청탕	환자대조군연구	김보균, 김종우, 김현택, 정경천, 황의완. 알츠하이머형 치매환자에 대한 조위승청탕의 효능. 동의신경정신과학회지. 2003;14(2):43-59.

항	KCD	목적	intervention	Design	논문명
37	F00	알츠하이머형 치매에 한의 치료 효과 연구	한의치료	전후비교연구	김보균, 현경철, 김종우, 황의완. Dementia of Alzheimer Type(DAT)에 관한 한의학적 임상연구. 동의신경정신과학회지 1998;9(1):25-43
38	F00,F01	노인성 치매에 관한 사상의학적 치료의 효과 검증	한의치료사상의학	전후비교연구	배오성. 노인성 치매에 관한 체질의학적 연구. 대한한의학회지. 1992;13(2):101-6.
39	F17	금연에 이침요법 효과 연구	이침	전후비교연구	이재동, 최도영, 박동석. 금연에 대한 이침요법의 임상적 관찰. 대한침구학회지. 1992;9(1)17-29.
40	F17	금연에 이침요법 효과 연구	이침	전후비교연구	안수기, 김성철, 이문호, 금경식. 금연침 치료에 대한 임상적 고찰(시술 1년후 금연 여부를 중심으로). 대한침구학회지. 1993;10(1):175-90.
41	F17	금연에 이침요법 효과 연구	이침	전후비교연구	황병태, 황우준, 신조용. 침의 금연효과에 대한 임상적 고찰. 대한침구학회지. 1994;11(1):265-74.
42	F17	금연에 이침요법 효과 연구	이침	전후비교연구	김응식, 한상환. 이침요법의 금연효과에 대한 임상적 고찰. 대한침구학회지. 1995;11(2):231-47.
43	F17	금연에 이침요법 효과 연구	이침	전후비교연구	박원태, 송민주, 소웅, 이순호, 원영호. 금연이침에 대한 임상적 고찰(니코틴 의존도에 따른 금연 여부를 중심으로). 대한침구학회지. 2002;19(4):16-26.
44	F17	금연에 이침과 이침 자락 병용 치료 비교	이침 자락	비무작위연구	김민수, 이정현, 조현석, 박영재, 이은용. 금연침의 침자수법에 따른 효과의 임상적 고찰. 대한침구학회지. 2002;19(4):27-41.
45	F41	불안 환자와 정상 성인의 피부전도도에 침 효과 연구	침치료	무작위대조시험	정명숙, 최우진, 이경원, 이승기, 김지은, 이정찬, 박경모, 침자극이 불안 환자와 정상 성인의 피부전도도에 미치는 영향. 동의신경정신과학회지. 2009;20(2):101-10.
46	F43	스트레스에 동공크기 변이도 통한 침자극 효과 연구	침치료	무작위대조시험	최우진, 허용석, 이승기, 박경모, 김지은. 동공크기변이도를 통한 침자극과 스트레스의 상관관계 연구. 동의신경정신과학회지. 2005;16(2):113-24.
47	F43	스트레스에 유씨소요산과 유씨귀비탕 효과 비교	유씨소요산, 유씨귀비탕	전후비교연구	이석준, 류희영. 유씨소요산과 유씨귀비탕의 항스트레스 효과에 관한 임상적 연구. 동의신경정신과학회지. 1994;5(1):41-60.
48	F43,E66	비만과 스트레스에 온담탕, 사물안신탕, 시호소간산 효과 비교	온담탕, 사물안신탕, 시호소간산	비무작위연구	이상용, 류희영. 온담탕과 사물안신탕 및 시호소간산이 비만과 스트레스에 미치는 영향. 동의신경정신과학회지. 1992;3(1):25-45.
49	F43	스트레스에 심박변이도 통한 자율훈련법과 명상의 효과 비교	명상	비무작위연구	서진우, 황은영, 정선용, 황의완, 김종우. 심박변이도 측정을 통한 정서 상태 및 명상의 종류별 명상 효능 평가. 동의신경정신과학회지. 2009;20(3):133-47.
50	F43.1	교통사고로 인한 외상성 스트레스 장애 후유증에 한의치료 효과 연구	한의치료	전후비교연구	고경모, 최성훈, 김재수, 박서영, 이윤규, 이윤경, 이경민, 이봉효, 임성철, 최홍식, 이은경, 정태영, 서정철. 교통사고 후 외상성 스트레스 장애 후유증 환자에 대한 고찰; Symptom Check List90-Revision(SCL-90-R) 중심으로. 대한침구학회지. 2007;24(6):63-8.

항	KCD	목적	intervention	Design	논문명
51	F53	산후 우울과 불안 간의 상관관계 연구	한의치료	전후비교연구	안점우, 김정연, 김동일. 산후우울과 불안과의 상관관계에 대한 연구. 대한한방부인과학회지. 2002;15(1):89-98.
52	F84	발달장애아동에 한약 장기복용이 간기능과 건강증진에 미치는 효과 연구	한약복용	전후비교연구	백은경, 박재형, 박재현, 윤영주, 정슬기, 이현정, 임자성, 반건호, 문진수. 한약 장기복용이 발달장애아동의 간기능과 건강증진에 미치는 영향. 동의생리병리학회지. 2006;20(2):494-7.
53	F90.0	과잉행동장애 환자의 한의치료 효과 보고	한의치료	전후비교연구	변기원, 손인철. 주의력 결핍 및 과잉행동장애(ADHD) 아동의 한의학적 치료에 대한 사례. 대한경락경혈학회지. 2008;25(1):99-111.
54	G12.21	근위축성 측상경화증에 한의치료 효과 연구	침 한약 봉독	전후비교연구	권기록. 한방치료를 통한 근위축성 측삭경화증(ALS)의 임상적 연구. 대한침구학회지. 2003;20(3)209-16.
55	G20	특발성 파킨슨에 침치료 효과 연구	침치료태충, 양릉천	무작위대조시험	정지철, 김건형, 박연철, 김행범, 이상훈, 장대일, 이윤호. 태충 양릉천의 침자극이 특발성 파킨슨 환자의 UPDRS 및 HRV Parameter에 미치는 영향. 대한침구학회지. 2006;23(3):143-53.
56	G20	특발성 파킨슨에 체질침, 경혈침 비교 연구	침치료	무작위대조시험	김행범, 이민호, 이소영, 남동우, 양동훈, 최양식, 박연철, 고형균, 이윤호. 체질에 따른 침치료가 특발성 파킨슨 환자의 심박변이도에 미치는 영향. 대한침구학회지. 2007;24(3)163-74.
57	G20	특발성 파킨슨에 체질침, 경혈침 효과 비교	침치료	무작위대조시험	박연철, 장대일, 이윤호, 박동석. 특발성 파킨슨 환자에서 經穴에 따른 침 치료 효과의 비교 연구. 대한침구학회지. 2007;24(4):43-54.
58	G20	특발성 파킨슨에 전침 효과 연구	전침	전후비교연구	강미경, 이상훈, 홍장무, 박상민, 강중원, 박히준, 임사비나, 장대일, 이윤호. 특발성 파킨스병 환자의 전침치료 효과. 대한침구학회지. 2004;21(5)59-68.
59	G20	특발성 파킨슨에 뜸 효과 연구	뜸치료	전후비교연구	박상민, 이상훈, 강미경, 정지철, 박히준, 임사비나, 장대일, 이윤호. 특발성 파킨슨병 환자의 뜸치료 효과. 대한침구학회지. 2005;22(1):91-7.
60	G25.0	본태성 진전에 청심연자탕가미방 효과 연구	청심연자탕가미방	전후비교연구	김수연, 정종진, 이슬희, 선승호. 청심연자탕가미방으로 호전된 진전 환자 치험 7례. 대한한방내과학회지. 2008;29(4):913-21.
61	G35	다발성 경화증에 침구치료 효과 연구	침/봉약침/약침	증례보고	강계성, 권기록. 다발성 경화증 환자 5례에 대한 임상보고. 대한침구학회지. 2003;20(1):209-17.
62	G43	편두통 환자에 침치료 시 TCD 상 뇌혈류 변화 연구	침치료	전후비교연구	이시섭, 김동원, 안교필, 엄효진, 남영. 편두통 환자의 뇌혈류에 대한 침치료의 효과. 대한침구학회지. 2001;18(6):135-40.
63	G43G44.2	만성 두통(편두통, 긴장성두통)에 한방치료와 동서협진치료 비교 연구	침치료	무작위대조시험	정인태, 이상훈, 김수영, 차남현, 김건식, 이두익, 이재동, 임사비나, 이윤호, 최도영. 만성두통환자에 대한 동서협진의 임상적 연구. 대한침구학회지. 2005;22(3):93-104.

항	KCD	목적	intervention	Design	논문명
66	G44.2	긴장성 두통에 근위취혈, 원위치혈 자침 비교 연구	침치료아시혈/원위취혈	준무작위연구	이상무, 황규선, 한희철, 정형섭. 긴장성 두통에 대한 동통유발점 자침과 원위취혈 자침의 치료효과에 대한 임상적 비교 연구. 대한침구학회지. 2001;18(1):14-20.
67	G44.2	만성 긴장성 두통에 사암침 효과 연구	침사암침	무작위대조시험	홍권의, 박양춘, 조정효, 조현경, 정인철, 강위창, 이상봉, 최선미. 만성 긴장성 두통 환자에 대한 사암침 치료효과의 Pilot 임상연구. 대한침구학회지. 2007;24(1)13-28.
68	G44.2	만성 긴장성 두통에 침치료 지속 효과 연구	침	무작위대조시험	곽병민, 김민정, 김연미, 이재민, 박양춘, 조정효, 정인철, 강위창, 이상봉, 최선미, 홍권의. 만성 긴장성 두통 환자의 침치료 지속효과에 대한 임상연구. 대한침구학회지. 2008;25(2):165-77.
69	G44.2G45.4	긴장성 두통, 신경성 두통에 한방 치료 효과 연구	한의치료	전후비교연구	강영복, 문선영, 이승기. 침과 한약 그리고 비침습 혈관 레이저를 이용한 두통 치료 효과. 동의신경정신과학회지. 2008;19(2):313-20.
70	G44.8	경추성 두통에 박동성 전기자장 치료 효과 연구	박동성전기자장치료	무작위대조시험	허광호, 황형주, 박영회, 금동호. 경추성 두통에서 박동성 전기자장 치료의 효과 연구: 무작위 임상 연구. 한방재활의학과학회지. 2007;17(3):147-59.
71	G47	불면증에 이침 효과 연구	이침	전후비교연구	김진우, 안대종, 왕덕중, 이순이, 강형원. 불면증에 이침 시술을 한 환자 20례 임상고찰. 동의신경정신과학회지. 2004;15(1):219-30.
72	G47	뇌혈관장애 환자의 불면증에 이침과 이침 체침 병행치료 비교 연구	침이침/체침	비무작위연구	소웅룡, 박원태, 이순호, 신경호, 노정두, 최석우, 김제관. 뇌혈관장애환자의 불면증에 대한 이침요법과 신문혈자침 병행시술의 치료효과에 대한 비교연구. 대한침구학회지. 2003;20(5):38-49.
73	G47	수면장애에 자하거 약침 효과 연구	약침	비무작위연구	윤현민, 이채우, 김홍기. 자하거 약철이 수면장애에 미치는 효과. 대한약침학회지. 2005;8(1):5-11.
74	G47	불면증에 추나 수기 이완요법의 효과 연구	추나 수기 이완요법	증례보고	한창, 김지형, 류기준, 안건상, 권승로. 입원 후 발생한 불면증에 추나 수기 이완요법으로 호전된 치험례. 동의신경정신과학회지. 2008;19(3):309-17.
75	G51.0	말초성 안면신경마비에 투침 효과 연구	침치료	전후비교연구	채우석, 노종식, 박쾌환. 말초성 안면신경마비(Periperal Facial Nerve Palsy) 환자에 대한 투침 치료 연구. 대한한의학회지. 1986;7(2)37-42.
76	G51.0	이후통을 동반한 말초성 안면신경마비에 소장정격과 체침의 비교 연구	침소장정격, 체침	비무작위연구	최가원, 강재희, 김영일, 홍권의, 이현. 이후통을 동반한 Bell's palsy 환자 30례에 대한 소장정격과 체침의 임상적 비교 연구. 대한침구학회지. 2004;21(4):125-34.
77	G51.0	말초성 안면신경마비에 체침과 동씨침의 효과 비교	침체침/동씨침	무작위대조시험	이채우, 박인범, 김상우, 김홍기, 허성웅, 김철홍, 윤현민. 구안와사에 대한 체침과 동씨침의 효과 비교. 대한침구학회지. 2004;21(2):287-300.
78	G51.0	예후 불량한 증상의 말초성 안면신경마비에 전침 효과 연구	전침	전후비교연구	송병재, 김성수, 신현대, 이종수. 전기침 치료에 의한 말초성 안면신경마비의 임상적 관찰. 한방재활의학과학회지. 1998;8(1)19-33.

항	KCD	목적	intervention	Design	논문명
79	G51.0	말초성 안면신경마비에 체침과 전침 비교 연구	전침	비무작위연구	이승우, 한상원. 전침을 이용한 구안와사의 임상적 관찰. 대한침구학회지. 1999;16(4)149-63.
80	G51.0	말초성 안면신경마비에 자하거 약침 효과 연구	자하거 약침	비무작위연구	이정현, 김영호, 육태한, 이은용, 김이화. 자하거 약침이 말초성 안면 신경 마비에 미치는 영향에 관한 임상적 고찰. 대한침구학회지. 2002;19(1):11-23.
81	G51.0	말초성 신경안면마비에 미치는 자하거 약침의 임상적 유효성 평가	자하거 약침	무작위대조시험	이채우, 김홍기, 허성웅, 정경근, 안창범, 송춘호, 장경전, 김철홍, 윤현민. 자하거 약침의 구안와사에 대한 임상적 연구. 대한약침학회지. 2005;8(3):87-97.
82	G51.0	말초성 안면신경마비에 대한 봉독 약침의 효과 연구	봉독약침	무작위대조시험	김민수, 김현중, 박영재, 김이화, 이은용. 봉독 약침이 구안와사에 미치는 영향에 대한 임상적 고찰. 대한침구학회지. 2004;21(4):251-62.
83	G51.0	말초성 안면신경마비에 침구치료와 침구, 약물 병용 치료 비교 연구	침구치료 침구 약물병용치료	환자대조군연구	김칠갑, 박상동, 김경호. 구안와사에 대한 침구 치료와 침, 약 병용 치료의 비교 고찰. 대한침구학회지. 2001;18(3):10-22.
84	G51.0	말초성 안면신경마비의 한방 입원 효과 연구	입원한의치료	환자대조군연구	손인석, 서정철, 조태성, 권혜연, 윤현민, 장경천. 송춘호, 안창범. 환자 대조군 연구를 통한 입원치료가 구안와사에 미치는 영향. 대한침구학회지. 2002;19(2):201-10.
85	G51.0H70	말초성 안면신경마비와 유양돌기염에 한방 치료 효과 연구	한의치료	비무작위연구	Kim SL, Kim YM, Ko SK, Kim EM, Song HG, Choi KW, Kim YG, Hong KE, Lee H. The Comparative Study on Oriental Medicine Treatments of Facial Paralysis Due to Mastoiditis and Bells Palsy. 대한침구학회지. 2006;23(2):181-89.
86	G51.0	말초성 안면신경마비에 한방 치료와 한양방 협진 치료 비교 연구	한의치료 양의치료	환자대조군연구	강미정, 김기현, 황현서. 구안와사에 대한 한의 및 한서의 협진 치료의 임상 관찰. 대한침구학회지. 2000;17(1):56-66.
87	G51.0	말초성 안면신경마비에 한방치료와 한양방 협진 치료 비교	한의치료 양의치료	무작위대조시험	권나현, 신예지, 김찬영, 고필성, 이원일, 조병진, 우현수, 백용현, 박동석. 특발성 안면신경 마비(Bell' s Palsy)의 한방치료와 한양방 협진치료의 효과에 대한 임상적 비교 연구. 대한침구학회지. 2008;25(3):19-28.
88	G56.0	수근관 증후군에 홍화약침 효과 연구	홍화 약침	비무작위연구	최석우, 신민섭, 박민호, 임성택, 신진철, 이부영, 이시섭, 육태한. 홍화약침을 이용한 수근관증후군치료. 대한약침학회지. 2005;8(2):39-45.
89	G56.0	수근관 증후군에 오공약침 효과 연구	오공 약침	무작위대조시험	임정아, 김성철, 김성남, 이성용, 문형철. 오공약침을 이용한 수근관 증후군 치료의 임상적 연구. 대한약침학회지, 2005;8(1):13-20.
90	G56.3	요골신경마비에 독취양명이론을 활용한 침과 전침 효과 연구	침, 전침치료	증례보고	김은미, 박영수, 허윤경. 내경의 독취양명이론으로 치료한 요골신경마비 환자 7례에 대한 증례보고. 대한침구학회지. 2005;22(5):167-74.

항	KCD	목적	intervention	Design	논문명
91	H52.1	17세 이하 가성 및 단성근시 환자에 침치료 효과 연구	침+한약	전후비교연구	이진훈, 조승은, 우영민, 남영. 소아근시의 침치료 효과에 대한 임상적 연구. 대한한방안이비인후피부과학회지. 2001;14(2):253-61.
92	H52.1	경도근시에 눈 경혈 마사지와 눈 주위 침치료 비교 연구	경혈마사지기: 침	무작위대조시험	김미보, 김규곤, 홍상훈, 고우신, 윤화정. 경도근시(가성근시 포함) 환자에 있어 눈 경혈 마사지기와 침치료간의 증상개선 효과 비교를 위한 임상시험(단일기관, 무작위 배정). 대한한방안이비인후피부과학회지. 2009;22(3):80-94.
93	H93.1	이명 환자의 삶의 질에 한방 치료 효과 연구	한의치료	증례보고	김자혜, 김민희, 신상호, 윤화정, 고우신, 김규곤. 이명(耳鳴)의 한방 치료에 의한 삶의 질 개선 효과. 대한한방안이비인후피부과학회지. 2006;19(3):158-70.
94	I10	고혈압에 영골-강압혈 침치료 효과 연구	침치료영골 강압혈	코호트연구	임영남, 심성용, 한지완, 고호연, 박종형, 김동우, 한양희, 전찬용. 영골, 강압혈 자침이 혈압에 미치는 영향. 대한한방내과학회지. 2004;25(2):167-73.
95	I10	고혈압에 인영혈 자침 효과 연구	침치료인영혈 자침	코호트연구	박원태, 임춘우, 강석일, 송민주, 김순중. 인영혈 자침이 혈압에 미치는 영향. 대한침구학회지. 2002;19(1):39-45.
96	I10	고혈압 및 전고혈압에 침치료 효과 연구	침치료	무작위대조시험	Yin C, Seo B, Park HJ, Cho M, Jung W, Choue R, Kim C, Park HK, Lee H, Koh H. Acupuncture, a promising adjunctive therapy for essential hypertension: a double-blind, randomized, controlled trial. Neurol Res. 2007;29(suppl 1):s98-103.
97	I10	고혈압에 족삼리 자침 효과 연구	족삼리자침	무작위대조시험	배형섭, 신애숙, 박성욱, 손일석, 정우상, 문상관, 박정미, 고창남, 조기호, 김영석. 족삼리 자침이 고혈압환자의 혈압과 내피세포 의존성 혈관확장반응에 미치는 영향. 대한한방내과학회지. 2008;29(3):657-65.
98	I10	갑작스런 혈압 상승에 족삼리 구법 효과 연구	뜸	무작위대조시험	김보성, 장인수, 여진주, 이태호, 손동혁, 서의석, 강신화, 곽민정, 임영진. 족삼리 애구가 고혈압 환자의 혈압 강하에 미치는 영향. 대한한의학회지. 2005;26(3):66-73.
99	I10	고혈압 환자의 혈압에 인삼이 미치는 영향	韓國蔘, 中國蔘, 西洋蔘	무작위대조시험	이차로, 이상호, 이준우, 나병조, 김태훈, 정우상, 문상관, 조기호, 배형섭, 김영석. 한국삼, 중국삼, 서양삼이 고혈압 환자의 혈압에 미치는 영향. 대한한의학회지. 2005;26(3):228-38.
100	I10, I61, I63	중풍 환자의 경증 고혈압에 삼황사심탕 효과 연구	삼황사심탕	무작위대조시험	정기현, 노진환, 김이동, 정우상, 문상관, 고창남, 조기호, 이경섭. 삼황사심탕이 중풍환자의 경증고혈압에 미치는 영향 -24시간 활동혈압측정기를 이용하여-. 대한한방성인병학회지. 2002;8(1):41-52.
101	I10, I61, I63	중풍 환자의 본태성 고혈압에 청혈단의 효과 연구	청혈단	무작위대조시험	Yun SP, Jung WS, Park SU, Moon SK, Ko CN, Cho KH, Kim YS, Bae HS. Anti-hypertensive Effect of Chunghyul-dan(Qingxue-dan) on Stroke Patients with Essential Hypertension. Am J chin Med. 2005;33(3):357-64.

항	KCD	목적	intervention	Design	논문명
102	I61, I63	중풍 환자의 혈압상승에 침과 사혈요법 강압 효과 비교 연구	침치료,사혈치료	비무작위연구	김상우, 박인범, 김철홍, 서정철, 윤현민, 장경전, 송춘호, 안창범. 뇌졸중 환자에서 강압혈 자침과 대추혈 사혈의 강압효과. 대한침구학회지. 2002;19(5):28-34.
103	I61, I63	중풍 환자의 혈압상승에 사암침법(방광정격)의 효과	사암침법방광정격	비무작위연구	박영수, 김은미, 김영일, 홍권의, 이현. 뇌졸중 환자에서 사암침의 혈압강하에 대한 고찰. 대한침구학회지. 2004;21(4):217-23.
104	I61, I63	급성기 중풍에 양격산화탕 효과 연구	양격산화탕+침	전후비교연구	최동준, 류순현, 정우상, 문상관, 조기호, 김영석, 배형섭. 급성기 중풍 환자에 대한 양격산화탕의 임상적 효능. 대한한의학회지. 2004;25(1):111-6.
105	I61, I63	급성기 중풍에 청폐사간탕의 효과 연구	청폐사간탕+침	전후비교연구	최동준, 정우상, 문상관, 조기호, 김영석, 배형섭. 급성기 중풍 환자에 대한 청폐사간탕의 임상적 효능. 대한한의학회지. 2002;23(4):9-14.
106	I61, I63	중풍 초기 환자에 대한 사상체질관리의 효과 연구	양의치료 + 한의치료	대조군전후비교연구	이범준, 이준희, 김상복, 박계수, 정용재, 이의주, 고병희, 송일병. 사상체질병증 관리가 중풍 초기 환자에 미치는 효과에 대한 임상적 연구. - 태음인 환자중풍중심으로-. 사상체질의학회지. 2001;13(3):23-30.
107	I61, I63	중풍후 인지기능저하에 심적환 효과 연구	심적환	비무작위연구	김재규, 허정은, 손연희, 정현윤, 신철경, 민성순, 권정남, 김영균. 뇌졸중후 인지기능저하의 한약치료에 대한 임상적 고찰. 대한약침학회지. 2008;11(4):59-64.
108	I61, I63	중풍후 우울증에 향기침요법 효과 연구	향기침요법	코호트 연구	선종주, 정세연, 황재웅, 김석민, 정재한, 최창민, 정우상, 문상관, 조기호, 김영석. 중풍후우울증 환자에 대한 향기침요법의 임상적 연구. 대한한방내과학회지. 2006;27(2):480-7.
109	I61, I63	중풍후 우울증에 반하후박탕 효과 연구	반하후박탕	무작위대조시험	나병조, 정재한, 최창민, 홍진우, 김태훈, 이준우, 이차로, 반건호, 정우상, 문상관, 배형섭. 중풍후우울증에 대한 반하후박탕의 유효성 및 적응증 평가. 대한한방내과학회지 2005;26(3):563-74.
110	I61, I63	중풍 후 병리적 웃음에 대한 황련해독탕 효과 연구	황련해독탕	전후비교연구	Yun SP, Jung WS, Park SU, Moon SK, Park JM, Ko CN, Cho KH, Kim YS, Bae HS. Hwangryunhaedogtang(Huanglianjiedutang) Treatment for Pathological Laughter after stroke and Importance of patterns Indentification: A Preliminary study. Am J chin Med. 2007;35(5):725-33.
111	I61, I63	중풍 환자의 불면증에 신문 내관 피내침 효과 연구	피내침	무작위대조시험	이상호, 김은주, 김이동, 윤상필, 이차로, 홍진우, 정동원, 문상관, 조기호, 김영석. 중풍환자의 불면증에 피내침의 유효성 및 적응증 평가. 대한한방내과학회지. 2004;25(1):136-46.
112	I61, I63	중풍 환자의 불면증에 내관, 신문 피내침 효과	피내침내관, 신문	무작위대조시험	Lee SY, Baek YH, Park SU, Moon SK, Park JM, Kim YS, Jung WS. Intradermal Acupuncture on Shen-Men and Nei-Kuan Acupoints Improves Insomnia in Stroke Patients by Reducing the Sympathetic Nervous Activity: A Randomized Clinical Trial. Am J chin Med. 2009;37(6):1013-21.

항	KCD	목적	intervention	Design	논문명
113	I61, I63	중풍 환자의 불면증에 산조인탕 효과 연구	산조인탕	전후비교연구	홍현우, 이성도, 감철우, 박동일. 뇌혈관 장애환자의 불면증에 대한 산조인탕의 치료효과에 대한 임상연구. 동의생리병리학회지. 2004;18(5):1927-32.
114	I61, I63	중풍 환자의 언어장애에 사암침과 체침 치료 비교	침구, 약물치료	코호트연구	송민식, 김영화, 장석근, 김정호, 임윤경, 강재희, 박영수, 이병렬, 이현, 홍권의, 김영일, 송인선. 중풍후 언어장애 환자 20례에 대한 체침과 사암침 치료의 임상적 비교 관찰. 대한침구학회지. 2003;20(6):160-7.
115	I61, I63	중풍 환자의 연하장애에 침치료 효과 연구	침	전후비교연구	윤종민, 이민구, 이선우, 강백규, 김태진, 신용일, 이인, 문병순. 뇌졸중 환자의 연하장애에 대한 침 치료 효과. 동의생리병리학회지. 2008;22(1):199-203.
116	I61, I63	중풍 환자의 구음장애에 두침 효과 연구	두침	비무작위연구	신유정, 박종혁, 백경민, 장우석, 최양규. 두침치료를 시행한 중추성 마비 말장애(Dysarthrai) 환자의 모음 공간 평가. 대한한방내과학회지. 2008;29(2):413-20.
117	I61, I63	중풍 환자의 연하장애에 대한 전중혈 구치료의 효과 검증	전중혈 뜸치료	전후비교연구	김태훈, 나병조, 이준우, 이차로, 박영민, 최창민, 선종주, 정우상, 문상관, 박성욱, 조기호. 중풍환자의 연하장애에 전중혈 구치료가 미치는 영향. 대한한방내과학회지. 2005;26(2):353-9.
118	I61, I63	중풍 환자의 수부 부종에 주관법 효과 연구	주관법	전후비교연구	이로민, 이상훈, 남상수, 김용석. 뇌졸중 후 수부부종에 대한 주관법의 효과. 대한침구학회지. 2008;25(2):1-17.
119	I61, I63	중풍 환자의 손 기능 회복에 팔사혈 자침 효과 연구	침치료팔사혈 자침	무작위대조시험	김자영, 정선미, 박찬규, 민은경, 왕덕중. 중풍 편마비 환자의 손 기능 회복에 대한 팔사혈 자침의 임상적 효과. 대한침구학회지. 2008;25(2):97-104.
120	I61, I63	중풍 환자의 손 기능에 수부 경혈 전침 효과 연구	수부경혈전침	무작위대조시험	김민범, 신현대, 김성수. 중풍 편마비 환자의 수부 경혈 전침이 손 기능에 미치는 영향. 한방재활의학과학회지. 2005;15(4):17-28.
121	I61, I63	중풍 환자의 상지마비에 전침 효과 연구	전침	무작위대조시험	류한진, 김성수. 전침 자침법에 따른 중풍 편마비 환자의 상지운동능력에 미치는 영향. 한방재활의학과학회지. 2006;16(1):49-61.
122	I61, I63	중풍 환자의 상지 마비에 뜸치료 효과 연구	뜸치료	무작위대조시험	최요섭, 김태경, 정우상, 문상관. 중풍환자의 상지마비에 대한 뜸치료의 유효성 검토. 대한한방내과학회지. 2003;24(2):283-9.
123	I61, I63	중풍 환자의 편마비에 뜸치료 효과 연구	뜸치료	비무작위연구	장재원, 홍정애, 이윤주, 박선경, 김민철, 정인태. 뇌졸중 환자의 기능적 회복에 있어 직구치료의 효과에 관한 연구. 한방재활의학과학회지. 2004;14(2):97-108.
124	I61, I63	중풍 환자의 편마비에 주파수별 전침 효과 평가	합곡 곡지 전침	무작위대조시험	Kim YS, Hong JW, Na BJ, Park SU, Jung WS, Moon SK, Park JM, Ko CN, Cho KH, Bae HS. The effect of low versus high frequency electrical acupoint stimulation on motor recovery after ischemic stroke by motor evoked potentials study. Am J Chin Med. 2008;36(1):45-54.

항	KCD	목적	intervention	Design	논문명
125	I61, I63	중풍 환자의 기능회복에 뜸치료 효과 연구	뜸치료	무작위대조시험	이상희, 김제규, 손연희, 정현윤, 김정훈, 권정남, 김영균. 중풍환자의 구치료에 따른 기능회복도에 관한 임상연구. 대한한방내과학회지. 2008;29(1):278-84.
126	I61, I63	중풍 환자의 기능회복에 추나요법 효과 연구	추나	무작위대조시험	권오곤, 장우석, 우창훈, 안희덕. 뇌졸중 편마비 환자에서 추나요법을 통한 하지길이차이 교정의 효과. 한방재활의학과학회지. 2009;19(2):187-202.
127	I61, I63	중풍 환자의 강직 및 경직에 사침치료 효과 연구	소양경 사침	전후비교연구	정명걸, 박진용, 김진규, 김수정, 이운석, 김용찬. 강직 및 경직의 소양경 사침치료에 대한 임상적 고찰. 대한한방내과학회지. 200;21(5):845-50.
128	I61, I63	중풍 환자의 주관절 경직에 경근이완요법 효과 연구	경근이완요법	비무작위연구	심우진, 문상현, 류한진, 정석희, 김성수, 이종수. 경근이완요법이 중풍 주관절 경직에 미치는 효과. 한방재활의학과학회지. 2004;14(1):63-75.
129	I61, I63	중풍 환자의 경직에 전침, TENS 및 신경근 자극기 효과 비교	전침,TENS,신경근자극기	비무작위연구	김용석. 중풍경직에 전침, TENS 및 신경근 자극기의 효과에 대한 연구. 대한침구학회지. 2000;17(2):209-20.
130	I61, I63	중풍 환자의 경직에 전침치료의 효과 연구	전침	무작위대조시험	이선우, 윤종민, 손지우, 강백규, 박상무, 윤효진, 김대중, 김태진, 이인, 신용일, 문병순. 뇌졸중 환자의 상지 경직에 대한 전침의 치료 효과. 대한한방내과학회지. 2007;28(3):492-501.
131	I61, I63	중풍 환자의 경직에 전침, 뜸 치료 비교	전침, 뜸	무작위대조시험	Moon SK, Whang YK, Park SU, Ko CN, Kim YS, Bae HS, Cho KH. Antispastic effect of electroacupuncture and moxibustion in stroke patients. Am J Chin Med. 2003;31(3):467-74.
132	I61, I63	중풍 환자의 견관절 통증에 침치료 효과 연구	봉독침/봉약침/체침	비무작위연구	엄재용, 원승환, 권기록, 이향숙. 견관절 동통을 호소하는 중풍편마비 환자에 대한 체침, 봉독침 및 봉약침 치료효능의 비교연구. 대한약침학회지. 2006;9(1):139-54.
133	I61, I63	중풍 환자의 견관절 통증에 생강약침 효과 연구	생강약침	준무작위연구	허성웅, 권미정, 김홍기, 정경근, 김수민, 민영광, 안창범, 송춘호, 윤현민, 장경전. 생강약침이 중풍후유증으로 인한 견비통에 미치는 효과. 대한침구학회지. 2006;23(5):145-54.
134	I61, I63	중풍 환자의 견관절 통증에 봉독 약침 효과 연구	봉독약침	무작위대조시험	고창남, 민인규, 박성욱, 정우상, 문상관, 박정미, 조기호, 김영석, 배형섭. 뇌졸중 환자의 견관절 통증에 대한 봉독약침의 임상효과. 대한한의학회지. 2007;28(1):11-24.
135	I61, I63	중풍 환자의 견관절 통증에 봉약침 효과 연구	봉독약침	무작위대조시험	이대용, 이건목, 염승철, 김도호, 김대중. 중풍후유증으로 인한 견비통 환자의 봉약침치료에 대한 임상적 고찰. 대한침구학회지. 2006;23(4):69-80.
136	I61, I63	중풍 환자의 견관절 통증에 생강약침과 봉독약침 비교 연구	생강약침,봉독약침	무작위대조시험	조성우, 고경훈, 남정훈, 김민수, 이상용, 이인선, 손대용, 이명종. 중풍편마비환자의 견관절 통증에 대한 생강약침과 봉독약침의 효과. 한방재활의학과학회지. 2005;15(4):77-87.

항	KCD	목적	intervention	Design	논문명
137	I61, I63	중풍 환자의 견관절 통증에 추나 요법 효과 연구	견부견인추나	무작위대조시험	김민범, 정석희, 김성수. 견부견인 추나가 중풍 편마비 환자의 견관절 통증 및 관절가동범위에 미치는 영향. 한방재활의학과학회지. 2007;17(2):185-98.
138	I61, I63	중풍 환자의 견관절 통증에 상지경락마사지 효과 연구	상지경락마사지	준무작위연구	김이순, 손윤정, 김경철. 상지경락마사지가 뇌졸중 환자의 견비통에 미치는 효과. 동의생리병리학회지. 2006;20(4):1021-6.
139	I61, I63	중풍 환자의 중추성 통증에 봉독약침 효과 연구	봉독약침	전후비교연구	정경숙, 김수현, 박선경, 임호제, 윤형선, 안호진. 뇌졸중 후 중추성 통증 환자에 대한 봉독약침요법약침 치료 효과에 대한 임상적 연구. 대한침구학회지. 2005;22(3):69-75.
140	I61, I63	중풍 환자의 배뇨장애에 뜸 효과 연구	뜸치료	대조군전후비교연구	강경숙, 정은정, 문상관, 고창남, 조기호, 김영석, 배형섭, 이경섭. 중풍 환자의 배뇨장애에 대한 구요법의 효과. 대한한의학회지. 2000;21(4):236-41.
141	I61, I63	중풍 환자의 배뇨장애에 뜸 효과 연구	뜸치료	무작위대조시험	Yun SP, Jung WS, Park SU, Moon SK, Park JM, Ko CN, Cho KH, Kim YS, Bae HS. Effects of moxibustion on the recovery of post-stroke urinary symptoms. Am J Chin Med. 2007;35(6):947-954.
142	I63	급성기 뇌경색에 청폐사간탕의 효과 및 안전성 연구	청폐사간탕	대조군전후비교연구	Jung WS, Choi DJ, Cho KH, Lee KS, Moon SK, Kim YS, Bae HS. Safety and efficacy assessment of chungpyesagan-tang for acute ischemic stroke. Am J Chin Med. 2003;31(2):181-90.
143	I63	급성기 뇌경색에 황련해독탕 가미방의 효과 연구	황련해독탕가미방	무작위대조시험	정원석, 김성수. 급성기 뇌경색 환자에 대한 황련해독탕 가미방의 효과 연구. 한방재활의학과학회지. 2004;14(1):107-18.
144	I63	뇌경색 환자의 상지마비에 전침치료 효과 연구	전침치료	무작위대조시험	류순현, 이경섭, 김태경, 최요섭, 윤상필, 장종철, 문상관, 고창남, 조기호, 김영석, 배형섭. 중풍 환자의 상지마비에 대한 전침치료의 효과. 대한한의학회지. 2002;23(2):180-9.
145	I63	뇌경색 환자의 편마비에 주파수별 전침치료 비교 연구	전침치료	무작위대조시험	홍진우, 최창민, 박영민, 신원준, 정동원, 박성욱, 정우상, 박정미, 문상관, 고창남, 조기호, 김영석, 배형섭. 뇌경색 환자의 운동장애에 대한 2Hz와 120Hz 전침 치료의 효과 비교 : 운동유발전위검사를 통한 비교. 대한한방내과학회지. 2006;27(1):265-75.
146	I63	소혈관 질환 뇌경색 환자의 중풍재발에 청혈단 효과 연구	청혈단	대조군전후비교연구	Cho K, Noh K, Jung W, Park S, Moon S, Park J, Ko C, Kim Y, Bae H. A preliminary study on the inhibitory effect of Chunghyul-dan on stroke recurrence in patients with small vessel disease. Neurol Res. 2008;30(6):655-8.
147	I70	중풍 급성기 환자의 동맥경직도 및 맥압에 청폐사간탕 효과 연구	청폐사간탕	코호트 연구	박영민, 홍진우, 신원준, 정동원, 김석민, 배형섭, 김영석, 조기호, 문상관, 정우상. 청폐사간탕이 급성기 중풍환자의 동맥경직도 및 맥압에 미치는 영향. 대한한방내과학회지. 2006;27(2):416-28.

항	KCD	목적	intervention	Design	논문명
148	I70	동맥경직도에 청혈단 효과 연구	청혈단	무작위대조시험	Park SU, Jung WS, Moon SK, Ko CN, Cho KH, Kim YS, Bae HS. Chunghyul-dan(Qingxie-dan) improves arterial stiffness in patients with increased baPWV. Am J Chin Med. 2006;34(4):553-63.
149	J00	풍한형 및 풍열형 감모(감기)에 소청룡탕의 효과 연구	소청룡탕	무작위대조시험	박양춘. 풍한형 및 풍열형 감모에 대한 소청룡탕의 효과 - 이중맹검, 위약대조군연구. 동의생리병리학회지. 2005;19(2):524-9.
150	J00	감기에 연교패독산 효과 연구	연교패독산	무작위대조시험	배한호, 강위창, 박양춘. 감기에 대한 연교패독산의 유효성 평가를 위한 community-based 이중맹검 위약 대조군 연구. 동의생리병리학회지. 2008;22(1):234-45.
151	J30	지속성 알레르기비염 비폐색에 영향, 상성, 합곡 자침 효과 연구	침치료	무작위대조시험	박양춘, 조정효, 홍권의, 강위창, 최선미. 지속성 알레르기비염의 비폐색에 대한 침치료의 효과: 무작위배정 대조군 연구. 대한침구학회지 2005;22(6):229-39.
152	J30	알레르기 비염에 압봉치료 효과 연구	압봉	무작위대조시험	김주희, 고정민, 이승원, 김건형, 고영진, 이로민, 김창환, 박동석. 알레르기 비염 환자에 대한 압봉치료의 임상효과 연구 -증상과 삶의 질을 중심으로- 대한침구학회지. 2007;24(1):175-85.
153	J30	알레르기 비염에 가미통규탕 효과 연구	가미통규탕	전후비교연구	조원준, 황순이, 이재근, 김상찬, 백정환, 김소연, 이상곤, 지선영. 알레르기비염에서 음향 비강통기도검사를 이용한 가미통규탕의 유효성 평가. 대한한방안이비인후피부과학회지. 2007;20(3):204-11.
154	J30	태음인의 알레르기성 비염에 사상처방 효과 연구	한약(사상처방 vs증치처방)	비무작위연구	김형구, 이수경, 송일병, 고병희. 태음인 알레르기성 비염환자의 사상의학적 치료효과에 관한 임상 연구. 사상체질의학회지. 2006;12(1):138-46.
155	J45	기관지천식환자의 객담배출에 가미패모탕 효과 연구	가미패모탕	전후비교연구	최준용, 황우석, 이재성, 정희재, 이형구, 정승기. 가미패모탕의 기관지천식환자에 대한 객담배출 용이도에 따른 임상적 효과. 대한한방내과학회지. 2003;24(3):588-96.
156	J45	기관지천식에 가미청상보하탕의 효과 연구	가미청상보하탕	전후비교연구	최준용, 이재성, 정승연, 이건영, 이경기, 정희재, 이형구, 정승기. 虛實辨證과 加味淸上補下湯의 임상효과. 대한한방내과학회지 2004;25(3):379-87.
157	J45	천식 완해기에 AF-365의 효과 연구	AF-365	전후비교연구	정승연, 이재성, 최준용, 이건영, 정희재, 이형구, 배현수, 정승기. 천식 완해기 유지치료로서 AF-365의 임상적 효과. 대한한방내과학회지. 2005:26(1):1-11.
158	K07.6	척추측만증을 동반한 악관절장애에 추나요법 효과 연구	침치료추나치료	무작위대조시험	송민식, 허윤경, 최가원, 강민완, 김성래, 김정호, 김영일, 홍권의, 이현, 임윤경. 추나치료를 병행한 척추측만증을 동반한 악관절장애환자 40례에 대한 임상적 비교 고찰. 대한침구학회지. 2005;22(5):133-40.
159	K07.6	측두하악 증후군에 사암침과 신연이행기법의 추나치료 비교 연구	침치료추나치료	무작위대조시험	김태수, 김창연, 이기하, 엄태웅, 정영훈, 고영탁. 측두하악 증후군에 대한 침치료 군과 추나치료 군의 임상적 고찰. 척추신경추나의학회. 2006;1(1):55-64.

항	KCD	목적	intervention	Design	논문명
160	K30	기능성 소화불량증에 전통적 혈위와 비특정 지점 침치료 효과 비교	침치료	무작위대조시험	Park YC, Kang W, Choi SM, Son CG. Evaluation of manual acupuncture at classical and nondefined points for treatment of functional dyspepsia: A randomized-controlled trial. J Altern Complement Med. 2009;15(8) 879-84.
161	K30, R11, R63.0	각종 소화기 증상에 대한 HPS-A의 효과 연구	한약복합제 HPS-A	증례보고	조종관. 각종 소화기 증상에 대한 HPS-A의 임상실험. 동의신경정신과학회지. 1992;3(1):107-16.
162	K30	기능성 소화불량증에 한약 복합제(DA-9701) 효과 연구	한약 복합제 DA-9701	무작위대조시험	김연미, 박양춘, 조정효, 강위창, 손미원, 홍권의. 기능성 소화불량증 환자에 대한 한약복합제의 치료 효과: 무작위배정 표준치료제 위약 대조군 연구. 대한한의학회지. 2010;31(1):1-13.
163	K59.0	만성변비에 홍화약침 효과 연구	홍화약침	무작위대조시험	박재우, 윤성우, 김진성, 류봉하. 만성변비에 대한 홍화약침의 효능 연구. 대한침구학회지. 2008;25(5)127-37.
164	K59.0	급성기 중풍 환자에게 일반관장과 보류관장의 효과 비교	보류관장	무작위대조시험	손동혁, 조기호, 김영석, 배형섭, 이경섭, 이영구. 급성기 중풍 환자에 있어서 보류관장과 일반관장의 사하효과에 대한 비교 연구. 대한한의학회지. 2001;22(3):51-62.
165	K70	알콜성 간질환에 가미청간산 효과 연구	가미청간산	전후비교연구	이용연, 송기철, 최병렬, 서상훈, 유화승, 최우진, 조정효, 이연월, 손창규, 조종관. 가미청간산을 투여한 알콜성 간질환 환자 25예에 대한 임상보고. 대한한방내과학회지. 2001;22(4):414-9.
166	K70.1	알콜성 간염에 인진오령산 효과 연구	인진오령산	무작위대조시험	홍수현, 권오순, 김상현, 김효진, 김기탁, 박상은. 김원일, 홍상훈, 김창완, 조정효. 손창규, 윤우상, 김경남. 인진오령산의 알콜성 간염에 미치는 영향. 동의생리병리학회지. 2008;22(1):204-8.
167	K71	부자를 포함한 한약처방이 간효소치에 미치는 영향 연구	부자가 포함된 한약	증례보고	구본수, 김태경, 한진안, 문상관, 김영석. 부자를 포함한 한약처방이 간효소치에 미치는 영향 -임상 6예를 중심으로. 대한한의학회지. 2002;23(1):177-82.
168	K71	청심연자탕의 간손상 여부 연구	청심연자탕가미방	전후비교연구	윤여광, 손덕청, 주입산, 정대영. 청심연자탕으로 인한 간손상 유발가능성에 대한 임상연구. 대한한방내과학회지. 2003;24(4):792-5.
169	L20	아토피 피부염에 승갈탕 분말 엑기스 효과 연구	한약(승갈탕)	무작위대조시험	신상호, 김자혜, 김미보, 윤화정, 유선애, 이승연, 이미연, 김규곤, 고우신. 升葛湯을 사용한 아토피 피부염 환자에 대한 임상실험. 대한한방안이비인후피부과학회지. 2007;20(2):199-212.
170	L20	아토피 피부염에 연교승마탕 함유된 외용 화장품 효과 연구	연교승마탕 함유 외용화장품	무작위대조시험	김성호, 윤대철, 김희택, 호동수, 윤경섭. 연교승마탕이 함유된 한방화장품이 아토피 피부염에 미치는 임상 연구. 대한한방안이비인후피부과학회지. 2008;21(2):126-41.
171	L20	아토피 피부염에 황련해독탕 함유된 외용 화장품 효과 연구	황련해독탕을 함유 외용화장품	무작위대조시험	윤대철, 김희택, 김이화, 호동수. 아토피 피부염 환자에서 황련해독탕(黃連解毒湯)이 함유된 한방화장품에 대한 임상 연구. 동의생리병리학회지. 2008;22(6):1611-20.
172	L21.0	두부지루에 한방 추출물 함유 샴푸/세럼 에센스 효과 연구	한약헤어제품	무작위대조시험	김창훈, 황동성, 김정태, 정현아, 노석선, 임남규. 한방 샴푸/에센스의 비듬에 대한 무작위배정, 이중맹검, 위약 대조군 연구. 대한한방안이비인후피부과학회지. 2007;20(3):222-35.

항	KCD	목적	intervention	Design	논문명
173	L63	탈모에 한방 비누 생모근(生毛根) 효과 연구	생모근(한방비누)	전후비교연구	김남권, 두인선, 문연자, 우원홍. 생모근이 탈모에 미치는 임상적 연구. 동의생리병리학회지. 2005;19(1):270-8.
174	L64	남성 안드로겐성 탈모증에 한의치료 효과 연구	약침/침/한약/추나	전후비교연구	이태후, 문정배, 김영진, 안경애. 남성의 안드로겐성 탈모증에 대한 한의학적 치료 효과. 대한침구학회지. 2006;23(1):179-86.
175	L70	여드름 피부에 한약 성분 기능성 비누 효과 연구	비누	전후비교연구	정재철, 노진주, 최민선, 김동일. 한약 성분 함유 기능성 비누의 여드름 피부 개선에 대한 pilot test. 대한한방부인과학회지. 2009;22(1):182-90.
176	L81.1	기미에 자하거 약침 효과 연구	약침	전후비교연구	김경미, 김민지, 홍승욱. 자하거 약침을 이용한 기미 환자 치료에 대한 임상연구. 대한한방안이비인후피부과학회지. 2003;16(2):212-20.
177	M06.9	류마티스 관절염에 대한 봉독의 치료 효능 평가	봉약침	무작위대조시험	이상훈, 홍승재, 김수영, 양형인, 이재동, 최도영, 이두익, 이윤호. 무작위 대조 이중맹검 시험을 통한 봉독 약침의 류마티스 관절염 치료 효과 연구. 대한침구학회지. 2003;20(6):80-8.
178	M17	퇴행성 슬관절염에 맞춤형 침치료 효과 연구	침치료	무작위대조시험	변혁, 김선웅, 안지현, 김용석, 서정철, 최선미, 박지은, Kawakita K, Takahashi N, Sumiya E, 이승덕. 퇴행성 슬관절염에 대한 맞춤형 침 치료 효과 검증 무작위 대조군 임상연구(무작위대조시험)(IS무작위대조시험N 40706107). 대한침구학회지. 2007;24(4):183-95.
179	M17	퇴행성 슬관절염에 근위취혈과 원위취혈 침치료 비교 연구	침치료	무작위대조시험	박인식, 정찬영, 장민기, 강미숙, 이승우, 김은정, 이승덕, 김갑성. 퇴행성 슬관절염에 대한 근위취혈과 원위취혈 침 치료의 효과 비교에 대한 임상연구. 대한침구학회지. 2008;25(2): 227-42.
180	M17	퇴행성 슬관절염에 근육 내 봉독약침과 피내 봉독약침 비교 연구	봉독약침	무작위대조시험	김행범, 이로민, 이민호, 최양식, 김종인, 이윤호, 이재동. 퇴행성 슬관절염 환자에서 근육 내 봉독약침과 피내 봉독약침의 효능 비교연구. 대한침구학회지. 2008;25(2):151-64.
181	M17	퇴행성 슬관절염에 Sweet BV와 봉약침 비교 연구	봉약침, Sweet BV	무작위대조시험	김성철, 나원민, 이성용, 장은하, 임승일. 동일 농도(0.1mg/ml)의 Sweet Bee Venom과 봉약침의 퇴행성 슬관절염에 대한 임상연구. 대한약침학회지. 2008;11(1):31-40.
182	M17	퇴행성 슬관절염에 봉약침과 온침 비교 연구	봉약침, 온침	무작위대조시험	양가람, 송호섭. 퇴행성슬관절염에 대한 봉약침과 온침효과 비교. 대한약침학회지 2008;11(2):21-31.
183	M17	퇴행성 슬관절염에 기공치료 효과 연구	기공	무작위대조시험	Lee HJ, Park HJ, Chae Y, et al. Tai chi qigong for the quality of life of patients with knee osteoarthritis: A pilot, randomized, waiting list controlled trial. Clin Rehabil. 2009;23(6):504-11.
184	M17	퇴행성 슬관절염에 제통단 효과 연구	제통단	무작위대조시험	서병관, 류성룡, 강중원, 안경애, 이상훈, 최도영, 김건식, 이두익, 이윤호, 이재동. 퇴행성 슬관절염에 대한 제통단의 안전성과 효능 임상연구. 대한한의학회지. 2005;26(2):231-40.
185	M17	퇴행성 슬관절염에 제통단이 삶의 질에 미치는 효과 연구	제통단	무작위대조시험	서병관, 류성룡, 강중원, 우현수, 이상훈, 이재동, 최도영, 김건식, 이두익, 이윤호. 제통단이 퇴행성 슬관절염 환자의 삶의 질에 미치는 영향. 대한침구학회지 2005;22(6):219-28.

항	KCD	목적	intervention	Design	논문명
186	M45	강직성척추염에 봉약침 효과 보고	봉약침	전후비교연구	이승교, 인창식. 강직성척추염에 대한 봉약침요법 증례보고. 대한약침학회지 1999;2(1):39-49.
187	M48.0	요추관 협착증에 봉약침 효과 연구	침,봉독약침	대조군전후비교연구	정선미, 박찬규, 김광호, 김자영, 손성철. 요추관 협착증에 대한 봉약침 병행 치료 효과의 임상적 연구. 대한침구학회지. 2008;25(1):97-106.
188	M48.0	요추관 협착증에 굴곡신연법과 일반 한방치료 비교 연구	굴곡신연법	비무작위연구	김은걸, 이동건, 윤은혜, 정원제, 김경호, 조현석, 황민섭. 굴곡신연법으로 시술한 요각통 환자 60례에 대한 임상적 고찰. 척추신경추나의학회. 2009;4(1):43-52.
189	M48.80	척추관내 인대 골화증 증례 보고	한의치료	증례보고	김종욱, 최성용, 황우준, 이순호, 유인식. 척추관내 인대 골화증 6례에 대한 임상적 고찰 -후종인대 골화증(OPLL) 3례 및 황색인대 골화증(OLF) 3례- 대한침구학회지. 2004;21(6):127-49.
190	M50	경추 추간판탈출증에 침도요법 치료효과 보고	한의치료침도요법/침/한약	전후비교연구	김언국, 김현욱, 이건휘, 이건목. 경추 추간판 탈출증 환자의 침도요법 치료 효과에 대한 임상적 연구. 대한침구학회지. 2009;26(1):67-79.
191	M51.1	요추 추간판탈출증에 두침(족운동감각구, 감각구) 효과 연구	침치료	전후비교연구	장석근, 김영화, 강재희, 김정호, 임윤경, 이현, 이병렬. 두침을 시행한 요추간판탈출증 환자 30례에 대한 임상적 고찰. 대한침구학회지. 2003;20(5):252-60.
192	M51.1	요추 추간판탈출증에 화타협척혈 침치료 병용 효과 연구	침치료	비무작위연구	위준, 류미선, 이지은, 윤여충, 김재홍, 박윤희. 요각통 환자의 화타협척혈 침치료에 대한 임상적 연구. 대한침구학회지. 2009;26(1):58-66.
193	M51.1	요추 추간판탈출증에 아시혈 치료 병행 효과 연구	침치료아시혈치료	비무작위연구	윤기봉, 조마리나, 정홍. 추간판탈출증환자의 침구치료에서의 아시혈 병행에 대한 임상적 고찰. 대한침구학회지. 2001;18(1):226-36.
194	M51.1	요추 추간판탈출증으로 인한 요각통에 온침 효과 연구	침치료온침	준무작위연구	박상길, 최우성, 박종민, 윤문식, 이정훈, 신준식. 온침을 시행한 요각통 환자의 임상 고찰. 한방재활의학과학회지. 2005;15(1):9-24.
195	M51.1	요추 추간판탈출증에 오공약침 효과 연구	오공약침	전후비교연구	고강훈, 박소영, 이경윤, 최회강, 소기숙, 이종덕, 김성철. 오공약침을 이용한 요추간판탈출증 치료의 임상적 연구. 대한약침학회지. 2001;4(3):47-57.
196	M51.1	요추 추간판탈출증으로 인한 요통에 침치료와 봉독약침 병행치료 비교 연구	침치료봉독약침	비무작위연구	차재덕, 정성민, 김경옥, 김경석, 김남옥. 요추간판탈출증에 기인한 요통환자의 침치료와 봉독약침 병행치료에 대한 비교 연구. 대한침구학회지. 2004;21(1):149-58.
197	M51.1	요추 추간판탈출증에 봉약침의 근위 취혈과 근위 및 원위 취혈 비교 연구	봉독약침	비무작위연구	김경운, 서보명, 윤종석, 이윤경, 최성훈, 이경민, 임성철, 서정철, 정태영, 한상원. 요추간판탈출증에 봉약침의 근위 취혈과 근위 및 원위 취혈의 비교. 대한침구학회지. 2005;22(6):181-7.

항	KCD	목적	intervention	Design	논문명
198	M51.1	요추 추간판탈출증에 침치료, 봉독침, 봉약침 병행치료 비교 연구	침,봉독침,봉약침	무작위대조시험	유상민, 이종영, 권기록, 이향숙. 요추 추간판 탈출증 환자의 침치료와 봉독침, 봉약침 병행치료에 대한 비교연구. 대한침구학회지. 2006;23(5):39-54.
199	M51.1	요추 추간판탈출증에 침, 봉약침, 약침의 효과 비교	침,봉약침,중성어혈약침	무작위대조시험	이성환, 강민완, 이현, 이소열. 요각통에 대한 단침치료군, 봉약침 병행치료군, 중성어혈약침 병행치료군의 비교연구. 대한침구학회지. 2007;24(5):197-205.
200	M51.1	요추 추간판탈출증에 한약치료와 한양방병행치료 비교 연구	우슬탕	대조군전후비교연구	김중길, 송봉근, 정인석. 한·양약의 병행투여가 요추간판탈출증의 보존적치료에 미치는 영향. 대한한방내과학회지. 2000;21(1):1-6.
201	M51.1	요추 추간판탈출증에 굴곡신연기법 효과 연구	굴곡신연기법	비무작위연구	이길재, 이병이, 장건, 송윤경, 임형호. 요추 추간판 탈출증 환자의 굴곡신연기법 치료효과에 대한 임상적 고찰. 척추신경추나의학회. 2007;2(2):79-88.
202	M54.2	경항통에 봉약침의 효과 연구	봉약침	무작위대조시험	김경태, 송호섭. 무작위 대조 이중맹검 시험을 통한 봉약침의 경항통에 미치는 영향. 대한침구학회지. 2005;22(4):189-95.
203	M54.2	Sweet BV와 BV의 낙침에 대한 치료 및 알러지 반응 비교	봉약침	무작위대조시험	이경희, 윤현민, 고우신, 송춘호, 장경전, 안창범, 김철홍. 낙침 환자에 대한 Sweet Bee Venom과 Bee Venom의 치료효과 및 Allergy 반응 비교 연구. 대한약침학회지. 2008;11(4):39-48.
204	M54.2	과소 전만된 경항통에 추나요법의 효과 연구	추나요법	무작위대조시험	류헌식, 전성하, 박동수, 이수길. 과소전만된 경항통 환자에 대한 추나요법 임상연구. 척추신경추나의학회지. 2006;1(2):11-20.
205	M54.4	요둔통에 흉요추이행부 협척혈 병행치료 효과 연구	침, 봉독약침	대조군전후비교연구	박찬규, 김수장, 김자영, 정선미, 민은경. 요둔통 환자에 흉요추이행부 협척혈 병행 치료 효과의 임상적 연구. 대한침구학회지. 2009;26(1):15-22.
206	M54.4	요각통에 Sweet BV와 BV 효과 비교	봉독, Sweet BV	무작위대조시험	이태호, 황희상, 장소영, 차정호, 정기훈, 이은용, 노정두. 요각통 환자에 대한 Bee Venom과 Sweet Bee Venom의 효능 비교 연구. 대한약침학회. 2007;10(3):85-89.
207	M54.5	족태양경근 긴장도에 영골, 대백 자침 효과 연구	침치료영골, 대백	무작위대조시험	조재흥, 정석희, 김성수. 영골·대백 자침이 족태양경근 긴장도에 미치는 영향. 한방재활의학과학회지. 2006;16(3):83-92.
208	M54.5	만성 요통에 침치료 효과 연구	침치료	무작위대조시험	권영달, 이상규, 이정우, 정순관, 김동은, 최선미. 만성 요통에 대한 침치료의 단기 효과에 관한 연구:무작위대조시험. 한방재활의학과학회지. 2007;17(2):123-32.
209	M54.5	좌섬, 어혈 요통에 동기(動氣)침법 효과 및 안전성 연구	침치료동기요법	무작위대조시험	김기현, 임형호, 황현서, 송호섭, 송영상, 권순정, 김경남, 안광현, 이성노, 강미숙, 전임정. 좌섬·어혈 요통에 동기침법 및 복합치료의 유효성 및 안정성 연구. 대한침구학회지. 2002;19(3):107-14.
210	M54.5	급성요통에 홍화약침과 홍화약침 첩대요법의 병행 치료 효과 비교	약침,첩대요법	무작위대조시험	정민수. 급성요통의 치료에 홍화약침과 홍화약침+첩대요법의 비교연구:무작위 대조군 임상실험. 대한약침학회지. 2002;5(2):25-38.

항	KCD	목적	intervention	Design	논문명
211	M54.5	좌섬요통에 봉약침 치료 효과 연구	봉약침	무작위대조시험	김경태, 송호섭. 좌섬요통에 있어 봉약침의 효과에 대한 연구(A Randomized Controlled Trial; Double Blinding). 대한침구학회지. 2005;22(4)113-20.
212	M54.5	만성요통에 Sweet BV와 BV의 치료 효과 비교	Bee Venom, Sweet Bee Venom	무작위대조시험	김재홍, 장선희, 윤현민, 안창범, 장경전, 김철홍, 송춘호, 최하나. 만성요통환자에 대한 Bee Venom과 Sweet Bee Venom의 치료 효능 비교 연구. 대한약침학회지. 2008;11(4):15-24.
213	M54.5	요통에 SOT의 블로킹 기법과 침구 치료 병용시 효과 연구	침,SOT block	무작위대조시험	송수철, 정다운, 여경찬, 박회진, 김은걸, 문성일. 요통을 주소로 내원한 환자에게 침구 치료 및 Sacro Occipital Technique Blocking 기법 병행 시에 환자 호전도에 관한 고찰. 대한침구학회지. 2008;25(2):27-40.
214	M54.5	만성 요통에 압봉요법 효과 연구	압봉	무작위대조시험	고영진, 이로민, 김주희, 남상수, 김창환. 만성요통 환자에 대한 압봉요법의 임상적 관찰. 대한침구학회지. 2007;24(3):187-96.
215	M54.5	요통에 위중혈 자락 효과 연구	자락위중혈	무작위대조시험	이상훈, 정병식, 윤형석, 조성규, 김성욱, 이윤호. 위중혈 자락의 요통에 대한 치료효과. 대한침구학회지. 2002;19(1):65-75.
216	M54.5	요통에 대한 테이핑의 효과	테이핑	무작위대조시험	Choi SH, Ko KM, Kim KW, Lee YK, Lim SC, Jung TY, Lee KG, Hwang JW, Seo JC. The Effects of Spiral Taping Theraphy-A Randomisation Controlled Trial. 대한침구학회지. 2006;23(2):165-72.
217	M54.5	요통에 스파이랄테이핑 효과 연구	테이핑	무작위대조시험	이장원, 김철한, 문세희, 유정석, 송범용, 육태한, 김순근. 스파이랄 테이핑 요법 시술이 요통환자에 미치는 효과. 대한침구학회지. 2006;23(5):1-10.
218	M54.5	요통에 가미우슬탕과 기존의 요통 치료처방 비교 및 신독성 연구	가미우슬탕	무작위대조시험	양재훈, 이언정, 한상칠, 오로사, 오명진, 김형균. 가미우슬탕의 요통치료효과 및 신기능에 미치는 영향에 대한 임상적 고찰. 대한한의학회지. 2000;21(4):216-26.
219	M67.4	양지혈 결절종에 침구 치료 효과 연구	침, 뜸	전후비교연구	김기현, 최용태, 박동석. 양지혈 부근에 발생한 담핵의 침구치료에 관한 임상적 관찰. 대한침구학회지. 1989;6(1):83-9.
220	M67.4	완관절 결절종에 배담 양자침 치료 효과 연구	침, 뜸, 배담	전후비교연구	김기현. 완관절 결절종에 대한 배담, 양자침구치료의 관찰. 대한침구학회지. 2000;17(4)113-9.
221	M72.970	족근통 및 족저근막염에 녹용약침 효과 연구	녹용약침	증례보고	김우영, 백승태, 박준성, 이승덕, 김갑성. 녹용약침으로 호전된 족근통 및 족저 근막염 환자 10례에 대한 임상적 고찰. 대한침구학회지. 2004;21(6):121-6.
222	M75	만성견비통에 침치료 효과 연구	침	무작위대조시험	김찬영, 권나현, 신예지, 남동우, 김건형, 김종인, 최도영, 이윤호, 이재동. 만성 견비통에 대한 동씨침 치료의 무작위 대조군의 임상연구. 대한침구학회지. 2007;24(6):89-96.
223	M75	여성 만성견비통에 동서 협진 치료 효과 연구	침치료/신경차단술	무작위대조시험	남동우, 최양식, 김행범, 김종인, 임사비나, 김건식, 이두익, 이재동, 이윤호, 최도영. 여성 만성견비통 환자에 대한 동서 협진 치료의 무작위대조시험. 대한침구학회지. 2007;24(6):113-22.

항	KCD	목적	intervention	Design	논문명
224	M75	견비통에 피내침 효과 연구	피내침치료	무작위대조시험	이성용, 임정아, 나원민, 이충식, 김대중, 김성철. 견비통 치료 혈위에 있어 Kim Sham Acupuncture를 이용한 단일 맹검에 관한 임상실험. 대한침구학회지. 2006;23(6):133-43.
225	M75	견비통에 홍화 약침 효과 연구	홍화약침	전후비교연구	정동화, 안호진, 황규선, 윤기봉, 김태우, 문장혁, 백종엽, 이상무. 홍화 약침의 견비통에 대한 임상적 연구. 대한침구학회지. 2002;19(6):184-92.
226	M75.0	유착성 관절낭염에 침, 신경블록, 침 신경블록 병용치료 비교 연구	침, 신경차단	무작위대조시험	남동우, 김행범, 양동훈, 임사비나, 김건식, 이두익, 이재동, 최도영, 이윤호. 동결견(凍結肩) 환자의 동서협진 치료의 임상효과 비교연구 - 견관절 가동운동범위(ROM) 변화를 중심으로 -. 대한침구학회지. 2006;23(5):105-13.
227	M75.0	유착성 관절낭염에 침과 신경블록 치료 비교 연구	침, 신경차단	무작위대조시험	남동우, 정인태, 김주희, 박유선, 임사비나, 이두익, 이재동, 이윤호, 최도영. 유착성 관절낭염 치료에 있어서 한방 치료와 양방 치료의 임상적 고찰 - 동서협진 모델 개발을 위한 기초 연구를 중심으로 -. 대한침구학회지. 2006;23(5):177-85.
228	M75.0	유착성 관절낭염에 침, 신경블록, 침 신경블록 병용치료 비교 연구	침, 신경차단 처치군, 침과 신경차단 병행군	무작위대조시험	남동우, 임사비나, 김종인, 김건식, 이두익, 이재동, 이윤호, 최도영. 유착성 관절낭염에 대한 침 및 신경차단술 처치의 임상적 관찰. 대한침구학회지. 2007;24(4):143-55.
229	M77.1	상완골외측상과염에 봉약침 효과 연구	봉약침	비무작위연구	김경태, 송호섭. 상완골외측상과염에 대한 봉약침 요법이 미치는 영향. 대한약침학회지. 2006;9(2):93-7.
230	M81	골다공증에 Ultraviolet-B(UV-B) 램프의 예방과 치료 효과 연구	UV-B	무작위대조시험	황덕상, 김용석, 이경섭. Ultraviolet-B(UV-B)가 폐경기 여성의 혈중 Calcium, Vitamin D3 및 total Cholesterol에 미치는 영향에 대한 연구. 대한한방부인과학회지. 2004;17(4):166-73.
231	M81	골다공증에 보중익기탕과 사물탕 비교 연구	보중익기탕, 사물탕	전후비교연구	엄재원, 정석희, 이종수, 금성수, 신현대. 보중익기탕과 사물탕이 골다공증에 미치는 임상적 연구. 한방재활의학과학회지. 1999;9(1):59-74.
232	N39.0 I61, I63	중풍 환자의 요로계 감염에 한약 효과 연구	보중익기탕금목팔정산기타한약	전후비교연구	허태율, 변미권, 김재규, 김진영, 심재원, 감철우, 박동일. CVA 환자의 UTI에 대한 임상적 관찰. 동의생리병리학회지. 2007;21(6):1641-5.
233	N41.1	만성전립선염과 만성 골반통에 전침 효과 연구	Electroacupuncture	무작위대조시험	Lee SH, Lee BC. Electroacupuncture relieves pain in men with chronic prostatitis/chronic pelvic pain syndrome: Three-arm randomized trial(만성 전립선염/만성 골반통증 증후군을 가진 남성에 대한 전침치료의 통증경감 효과)-3Arm Randomized Trial. Urology. 2009;73:1036-41.
234	N41.1	비세균성 전립성염에 보신건양탕 효과 연구	보신건양탕	무작위대조시험	Song MK, Kang JS, Kang CH, Ahn YM, Ahn SY, Doo HK, Lee BC. The Clinical Effect of Bosingunyang-tang on Chronic Non-bacterial Prostatitis/Chronic Pelvic Pain Syndrome : Randomized Double-blind, Placebo-controlled Clinical Trial. 대한한방내과학회지. 2008;29(3)800-9.

항	KCD	목적	intervention	Design	논문명
235	N46	남성불임환자에 한약 치료 후 정자상태개선 효과 연구	한약	전후비교연구	권수경, 이희영, 강명자, 김동일. 남성불임환자의 한방치료 후 정자상태개선 효과에 대한 연구. 대한한방부인과학회지. 2005;18(3):184-91.
236	N91	원발성 월경곤란증에 침치료 효과 연구	침치료사암침	무작위대조시험	윤현민, 김철홍, 박재홍, 한민석, 이인선, 최선미, 박지은, 김규곤. 원발성 월경곤란증의 침치료 효과에 대한 임상시험. 대한침구학회지. 2008;25(3):139-54.
237	N94 R10 U32.0 U32.2	부인과적 질환에 질강내 훈증/훈연/온열치료기 효과 연구	질강내 뜸요법	전후비교연구	김동일, 곽금화, 이태균. 애엽 분말환을 이용한 질강내 훈증, 훈연 및 온열 치료기(허브컴)의 한방부인과 임상응용에 관한 연구1. 대한한방부인과학회지. 2002;15(1):77-88.
238	N94.4	원발성 월경통에 침의 즉각적 효과 연구	침	전후비교연구	주병주, 임성민, 김형준, 이동녕. 체침치료가 청소년기 원발성 월경통 환자의 즉각적인 진통에 미치는 효과에 대한 연구. 대한한방부인과학회지. 2003;16(2):232-41.
239	N94.4	월경통에 이침 효과 연구	이침	전후비교연구	정학수, 주병주, 김형준, 이동녕, 이정현, 이은영. 청소년기 월경통 환자에 대한 이침 치료의 임상적 연구. 대한한방부인과학회지. 2002;15(4):183-92.
240	N94.4	원발성 월경통에 세라믹 향기뜸 효과 연구	세라믹향기뜸	무작위대조시험	조정훈, 김흥수, 최도영, 이재동 세라믹 향기뜸이 원발성 월경통에 미치는 영향. 대한한방부인과학회지. 2009;22(1):172-81.
241	N94.4	생리통에 계지복령환 효과 연구	계지복령환	전후비교연구	최가야, 조정훈, 장준복, 이경섭. 계지복령환의 생리통 환자에 대한 임상 효과. 대한한방부인과학회지. 2004;17(1):178-86.
242	N94.4 N94.5	소음인 월경통에 소음인 곽향정기산 효과 연구	소음인 곽향정기산	전후비교연구	이인선, 배경미, 김미진, 조혜숙, 김종원. 소음인 곽향정기산가미방을 투여한 월경통 환자 20예에 대한 임상보고. 대한한방부인과학회지. 2004;17(2)168-83.
243	N94.4	원발성 월경통에 칠제향부환 효과 연구	칠제향후환	전후비교연구	장준복, 최윤희, 윤영진, 조정훈, 이경섭. 칠제향부환제제의 원발성 월경통에 대한 임상적 효과. 대한한방부인과학회지. 2005;18(1):156-68.
244	N94.4	원발성 월경통에 침과 현부리경탕가감방 병용 치료 효과 연구	침, 현부리경탕가감방	준무작위연구	육상숙, 임은미. 침-한약의 교차 치료가 원발성 월경통에 미치는 효과에 대한 연구. 대한한방부인과학회지. 2005;18(4):144-52.
245	N94.4	원발성 월경통에 칠제향부환의 효과 연구	칠제향부환	무작위대조시험	Jang JB, Yoon YJ, Park JH, et al. Therapeutic effects of chiljehyangbuhwan on primary dysmenorrhea: A randomized, double blind, placebo-controlled study. Complement Ther Med. 2009;17(3):123-30.
246	N94.4	원발성 월경통에 계지복령환과 계지복령환 침치료 병행 비교 연구	침,계지복령환	무작위대조시험	조정훈. 원발성 생리통에 대한 계지복령환 단독치료와 침치료 병행 차이 연구. 대한한방부인과학회지. 2007;20(1):161-68.

항	KCD	목적	intervention	Design	논문명
247	N94.6	월경통에 전침의 효과 연구	전침	전후비교연구	김봄님, 장경호, 김세현, 김상우. 월경통에 대한 전침의 임상 효과. 대한한방부인과학회지. 2004;17(2):138-46.
248	N94.6	월경통에 주자당귀환 효과 연구	주자당귀환	전후비교연구	문덕빈, 김미진, 엄윤경, 공복철, 이인선. 여고생 월경통에 대한 酒煮當歸丸의 효능에 관한 임상적 연구. 대한한방부인과학회지. 2005;18(2);83-99.
249	N94.6	기체혈어형 월경통에 현부리경탕가감 효과 연구	현부리경탕가감방	전후비교연구	임정한, 조현주, 이수림, 최은미. 현부리경탕가감의 기체혈어형 월경통에 미치는 효과에 대한 임상적 고찰. 대한한방부인과학회지. 2002;15(4):228-37.
250	N95.1	안면홍조 및 갱년기 관련 증상에 침치료 효과 연구	침	무작위대조시험	Kim KH, Kang KW, Kim DI, Kim HJ, Yoon HM, Lee JM, Jeong JC, Lee MS, Jung HJ, Choi SM. Effects of acupuncture on hot flashes in perimenopausal and postmenopausal women--a multicenter randomized clinical trial(폐경전후 여성의 안면홍조에 대한 침치료의 효과 - 다기관 연구). The Journal of The North American Menopause Society. 2010;11(2):269-80.
251	N95.1	폐경기 여성의 안면홍조에 뜸 효과 연구	뜸치료	무작위대조시험	Park JE, Lee MS, Jung S, Kim A, Kang K, Choi J, Park J, Choi SM. Moxibustion for treating menopausal hot flashes: A randomized clinical trial(폐경기 안면홍조에 대한 뜸 치료 - 무작위 연구). Menopause. 2009;16(4):660-5.
252	N95.1	폐경기 환자의 안면홍조에 홍삼 효과 연구	홍삼	무작위대조시험	김흥수, 윤영진, 이진무, 이창훈, 장준복, 이경섭, 조정훈. 홍삼 투여가 갱년기 여성의 안면 홍조에 미치는 영향. 대한한방부인과학회지. 2009;22(2):132-9.
253	N95.1	갱년기 장애에 단치소요산 효과 연구	단치소요산	증례보고	신경숙, 신용완, 정진홍, 유동열. 단치소요산이 갱년기 장애에 미치는 효능에 관한 임상보고. 대한한방부인과학회지. 2003;16(4):77-82.
254	N95.1	갱년기 증후군에 대조환 효과 연구	대조환	무작위대조시험	김수민, 신선미, 김의일, 이정은, 유동열. 갱년기 증후군에 미치는 大造丸의 효과에 대한 임상 연구. 대한한방부인과학회지. 2006;19(4):225-44.
255	N96	습관성 유산에 한방치료 효과 연구	한의치료	증례보고	조현주, 임은미. 습관성유산 치료 14례 임상보고. 대한한방부인과학회지. 2005;18(2):159-68.
256	N96	습관성 유산에 한방치료 효과 연구	한의치료	대조군전후비교연구	김경숙, 강명자. 습관성 유산의 한방치료에 대한 임상적 고찰. 대한한방부인과학회지. 2000;13(2):452-67.
257	N97	신허형 불임에 온포종옥탕 효과 연구	온포종옥탕	증례보고	김동철, 박소월, 백승희. 온포종옥탕을 투여한 신허형 불임환자 21례에 대한 임상적 고찰. 대한한방부인과학회지. 2002;15(3):208-16.
258	N97	시험관 아기 시술에 육미지황탕 효과 연구	육미지황탕	전후비교연구	고유미, 조정훈. 육미지황탕 투여가 체외수정 시술의 결과에 미치는 영향. 대한한방부인과학회지. 2001;14(1):146-56.

항	KCD	목적	intervention	Design	논문명
259	O21	임신오조에 대한 이침 효과 연구	이침	비무작위연구	장경호, 고유미, 김상우, 김세현, 장성운, 신승주, 김현철, 조형준. 임신오조에 대한 이침요법의 효과. 대한한방부인과학회지. 2003;16(1):195-204.
260	O21	임신오조에 가감보생탕 효과 연구	가감보생탕	증례보고	김태희, 최창민, 홍성은, 이정재, 유심근. 비위허약형의 임신오조 환자에게 가감보생탕을 투여한 치험 20례의 임상보고. 대한한방부인과학회지 2002;15(1):128-38.
261	O83	분만에 매침요법의 효과 연구	매침	비무작위연구	김상우, 장경호, 송화숙, 김세현, 이동규, 장성운, 신승수, 장우섭, 강석호. 매침요법이 분만에 미치는 영향에 관한 연구. 대한한방부인과학회지. 2003;16(2):226-31.
262	O83	초산부의 분만 소요시간과 실혈량에 삼음교 자극 효과 연구	전침	준무작위연구	김우환, 김원일, 이경희, 윤현민. 삼음교 자극이 초산부의 분만 소요시간과 실혈량에 미치는 효과. 대한침구학회지. 2003;20(5):82-92.
263	O63	난산에 첩대요법의 효과 연구	첩대요법	비무작위연구	김상우, 정경호, 김봄님, 김세현, 이동규, 장성운, 신승수, 장우섭, 강석호. 첩대요법이 분만에 미치는 영향에 관한 연구. 대한한방부인과학회지 2004;17(2):123-9.
264	O83	초산부의 분만에 삼음교 지압 시간별 효과 비교	지압	준무작위연구	장순복, 박용원, 조재성, 이병철. 삼음교(SP6) 지압(15분/30분)이 분만 통증, 분만 소요시간, Hemoglobin에 미치는 영향. 대한침구학회지. 2004;21(1):99-110.
265	O83	분만시간에 달생산의 효과 연구	달생산	비무작위연구	김성준, 윤왕준, 최은림, 김대인, 손영주, 손낙원. 달생산이 초산모 분만시간에 미치는 영향. 대한한방부인과학회지. 2004;17(2):115-22.
266	O90.9	산후회복과 수유에 목향생화탕 효과와 안전성 연구	목향생화탕	무작위대조시험	황덕상, 박명원, 전호남, 윤숭섭, 이임식, 조정훈, 이창훈, 장준복, 이경섭. 목향생화탕 산후음료의 안전성과 산후조리에 관한 유효성 임상연구. 대한한방부인과학회지. 2006;19(4):216-24.
267	O92.4	산모의 모유량에 침치료 효과 연구	침치료	비무작위연구	김태희, 박정경, 송윤희, 이은희, 송범용, 육태한, 김락형. 침치료가 산모의 모유량 변화에 미치는 영향에 대한 임상연구. 대한한방부인과학회지. 2007;20(4):74-86.
268	O99	산후 한방치료 후 체성분 변화 연구	한의치료	전후비교연구	김희준, 김정연. 산후 사상체질에 따른 체성분변화에 대한 고찰. 대한한방부인과학회지. 2004;17(1):167-77.
269	O99	출산 후 부종에 한방치료 효과 연구	한의치료	코호트연구	조형래, 이동규, 성준호, 김동일, 이태균. 산후부종의 임상연구. 대한한방부인과학회지. 2002;15(3):151-61.
270	R05	만성기침에 호도약침 효과 연구	호도약침	전후비교연구	노정두, 육태한, 송범룡, 최석우, 설현, 소웅룡. 호도약침액의 만성해수의 현증완화에 미치는 영향. 대한침구학회지. 2003;20(5):236-43.
271	R05	만성기침에 보조제제 청인트로키의 효과 연구	청인트로키	비무작위연구	노영래, 최준용, 이성헌, 김재환, 정희재, 정승기. 만성기침에 대한 보조제제로써 청인트로키 복합투여의 임상적 유효성 평가. 2008;29(3):716-29.

항	KCD	목적	intervention	Design	논문명
272	R07	흉통 흉민에 심적환의 효과 연구	심적환	무작위대조시험	장인수, 고창남, 이인, 박정미, 김세현, 김상우. 심적환®이 흉통 흉민에 대하여 미치는 영향에 대한 다기관 무작위배정 이중맹검 임상연구. 대한한의학회지. 2005;26(2):95-104.
273	R11	아편양제제로 인한 오심구토에 내관혈 자침 효과 연구	침치료내관 자침	무작위대조시험	이수경, 이시우, 최덕화. 아편양제제에 의해 유발된 오심구토의 예방에 대한 내관 자침의 효과. 동의생리병리학회지. 2007;21(6):1637-40.
274	R11	자궁절제술후 오심, 구토에 이침 효과 연구	이침	대조군전후비교연구	김용석, 김창환, 김근식. 수술후 오심과 구토증에 대한 이침요법의 효과. 대한한의학회지. 1996;17(2):331-6.
275	R11	수술 후 구토에 이침 효과 연구	이침	무작위대조시험	Kim Y, Kim CW, Kim KS. Clinical observations on postoperative vomiting treated by auricular acupuncture. Am J Chin Med. 2003;31(3):475-80.
276	R20.2	손저림 증상에 아시혈 약침치료 효과 연구 및 아시혈 반응의 양성 음성 비교	약침	전후비교연구	오성원, 정종진, 김수연, 한인선, 김병우, 강현민, 권기록. 손저림 증상을 호소하는 86명의 환자들에 대한 아시혈 진단법과 약침치료 효능에 관한 연구. 대한약침학회지. 2007;10(3):121-6.
277	R30.0	기능성 배뇨장애에 차료혈 전침 효과 연구	전침	전후비교연구	김경태, 고영진, 김은정, 류성룡, 우현수, 김창환. 차료혈 전침의 기능성 배뇨장애 환자에 대한 임상적 관찰 -배뇨일지와 요속검사를 중심으로-. 대한침구학회지. 2006;23(4):101-13.
278	R30.0	배뇨장애에 콘티나연질캅셀 효과 연구	콘티나연질캅셀	전후비교연구	권수경, 이희영, 최은미, 강명자, 신상섭, 정애경, 신대희, 고성규. 호박씨유, 복분자, 대두복합혼합물(콘티나연질캅셀)의 배뇨장애 개선에 관한 유효성연구. 대한한방부인과학회지. 2004;17(4):136-48.
279	R32	요실금에 BU 약침 효과 연구	약침	전후비교연구	정은아, 오승희, 조석기, 배일영. 약침이 폐경기 이후 요실금 환자에 미치는 영향에 대한 연구. 대한한방부인과학회지. 2003;16(1):231-9.
280	R32	폐경기 이후 긴장성 요실금에 구법 효과 연구	뜸	전후비교연구	임성민, 김형준. 폐경기 이후 긴장성 요실금에 대한 구법의 임상적 연구. 대한한방부인과학회지. 2003;16(4)170-9.
281	R45.7	정서적 쇼크 및 스트레스 상태에 호르몬 변화를 통한 전침 효과 연구	미세전류전침	무작위대조시험	김성욱, 이종수, 김성수, 신현대, 정석희. 미세전류 전침이 스트레스 관련 호르몬에 미치는 영향. 한방재활의학과학회지. 2003;13(4):1-18.
282	R50.9	중풍환자의 발열에 대추혈 사혈 효과 연구	침치료	대조군전후비교연구	손동혁, 이영구, 김영석, 배형섭, 이경섭, 조기호. 중풍환자의 發熱에 대한 大椎穴 瀉血의 효과. 대한한의학회지. 2001;22(3):119-28.
283	R50.9	발열에 대한 십선혈 사혈의 효과	십선혈 사혈	무작위대조시험	김정진, 김은주, 이상호, 이준우, 이진화, 정우상, 문상관, 조기호, 김영석, 배형섭. 발열환자에 대한 十宣穴 瀉血의 해열효과 - Aspirin 주사요법과 비교하여. 대한한방내과학회지. 2003;24(3):675-80.

항	KCD	목적	intervention	Design	논문명
284	R51	만성 두통의 통증행동에 비약물적 치료 효과 연구	침, 신경블락	무작위대조시험	최도영, 임사비나, 차남현, 김건식, 이재동, 김수영, 이윤호, 이두익. 만성두통환자에게 적용한 비약물적 치료가 통증행동에 미치는 영향. 경락경혈학회지. 2005;22(1):55-66.
285	R51	기능성 두통에 황련해독탕약침 효과 연구	약침	무작위대조시험	김홍기, 윤현민, 안창범. 기능성 두통에 대한 황련해독탕약침의 임상적 연구. 대한약침학회지. 2006;9(3):131-8.
286	R51	만성 두통에 아로마침 치료와 일반침 치료 효과 비교 연구	아로마침	무작위대조시험	정인태, 김수영, 김건식, 이두익, 이재동, 이윤호, 최도영. 만성두통환자에 대한 아로마침의 임상적 연구. 대한침구학회지. 2004;21(5):123-36.
64	R51	만성 두통에 뇌청혈해독탕 효과 연구	뇌청혈해독탕	전후비교연구	김제영, 이시섭, 유정석, 송범용, 김락형, 육태한. 만성 두통에 대한 뇌청혈해독탕의 임상적 효과. 동의신경정신과학회지. 2007;18(1):133-42.
65	R51	만성두통에 한의치료 후 인영혈 부위 뇌혈류 변화 연구	한의치료	전후비교연구	이충식, 박보라, 박인숙, 김지훤, 이상언, 임진영, 류영수, 강형원, 김태헌. 만성두통 환자에서 한방 치료 후 인영혈 부위의 뇌혈류에 대한 연구. 동의신경정신과학회지. 2009;20(1):199-214.
287	R53	피로에 사암침 효과 연구	사암침	무작위대조시험	김수현, 박회진, 박현애, 장준호, 황규선, 이소열. 피로환자에 사암침 치료 효과의 임상연구. 대한침구학회지. 2007;23(6):149-57.
288	R53	운동전후 피로 관계에 대한 자기요법의 효과	자장치료	무작위대조시험	천상렬, 이응세. 체혈에 적용한 자기요법이 운동전후 피로관련변인에 미치는 영향. 한방재활의학과학회지. 1998;8(1):158-70.
289	R53	근피로 회복에 이혈에 따른 자장치료 효과 비교	자장치료	무작위대조시험	김혜경, 이응세. 이혈(耳穴)에 대한 자장(磁場)치료가 운동 전 후 신체활성에 미치는 영향. 한방재활의학회지. 1998;8(1):187-202.
290	R53	젖산내성 및 회복률에 사물탕 효과 연구	사물탕	비무작위연구	백태현, 배동주. 四物湯 투여가 젖산내성 및 회복률에 미치는 영향에 관한 연구 대한한방내과학회지. 1999;20(2):558-70.
291	R53	만성 피로에 황기 단삼 추출물 효과 연구	황기단삼추출물	무작위대조시험	Cho JH, Cho CK, Shin JW, Son JY, Kang W, Son CG. Myelophil, an extract mix of astragali radix and salviae radix, ameliorates chronic fatigue: A randomized, double-blind, controlled pilot study. Complementary Therapies in Medicine 2009;17(3):141-6.
292	R61	수부 다한증에 양 손의 온도변화를 통한 한약치료 효과 연구	황기 계지 감초	전후비교연구	이시형, 박병민, 유윤조. 수부 다한증에서 한약치료 후 양수부의 온도변화. 동의생리병리학회지. 2003;17(5):1343-6.
293	S13 S33 S49	교통사고에 한방치료와 한양방 치료 비교	한의치료한양방협진치료	무작위대조시험	이경희, 김정은, 윤현민, 고우신, 송춘호, 장경전, 안창범, 김철홍. 교통사고 환자의 한방치료와 한양방협진치료 비교 연구. 대한약침학회지. 2007;10(3):91-9.
294	S13.4	경추 염좌로 인한 목의 운동장애에 스파이럴 테이핑의 효과 연구	스파이럴taping	무작위대조시험	Kwon KR. Effects of Spiral Taping in Motor Disturbance of the Neck Induced by Cervical Sprain -Randomized Clinical Controlled Trials. 대한침구학회지. 2006;23(2):159-64.

항	KCD	목적	intervention	Design	논문명
295	S13.4	교통사고로 인한 경항통에 키네시오 테이핑 효과 연구	키네시오테이핑	무작위대조시험	김현수, 김민균, 황재필, 윤일지, 허동석, 홍서영. 교통사고로 유발된 경항통 환자의 키네시오 테이핑의 효과에 대한 임상적 연구. 한방재활의학회지. 2008;18(3):67-80.
296	S13.4	교통사고로 인한 경항통에 수기의학인 근에너지기법 치료 효과 연구	MET	무작위대조시험	전태동, 이한길, 홍서영, 허동석, 윤일지. 교통사고로 유발된 경항통 환자의 근에너지기법(MET)의 효과에 대한 임상적 연구. 한방재활의학회지. 2009;19(1):125-34.
297	S13.4	편타성 손상에 알렉산더 테크닉 효과 연구	알렉산더테크닉	무작위대조시험	안치권, 서진우, 김수장. 알렉산더 테크닉의 4가지 심상(Imagery)이 교통사고로 인한 편타손상 환자의 예후에 미치는 효과. 한방재활의학과학회지. 2006;16(4):61-72.
298	S93.4	급성 족관절 염좌에 봉약침 효과 연구	봉약침	무작위대조시험	송호섭. 급성 족관절 염좌에 대한 봉약침 효과-무작위대조시험, 이중맹검. 대한약침학회지. 2005;8(2):11-6.
299	S93.4	급성기 족관절 염좌에 자락발관법 효과 연구	부항(자락발관법)	무작위대조시험	황종순, 임대정, 황지혜, 조현석, 김경호. 급성기 족관절 염좌에 있어 자락발관법의 효과에 대한 연구:무작위 대조 실험. 대한침구학회지. 2005;22(3):243-52.
300	S93.4	족관절 염좌에 추나요법 중 족과관절 견인법 효과 연구	족과관절견인	무작위대조시험	이동열, 김순중. 족관절 염좌에 대한 족과관절 견인치료의 임상적 연구. 한방재활의학과회지 2005;15(4):39-46.
301	S93.4	족관절 염좌로 인한 경근 손상에 첩대요법 효과 연구	경근첩대요법	무작위대조시험	박종민, 윤문식, 우인, 박원상, 윤유석, 정성엽, 김성용, 이종수. 족관절 염좌에 대한 경근 첩대요법의 치료방법에 따른 무작위대조 임상연구. 한방재활의학과학회지. 2006;16(1):63-71.
302	T08.0	흉요추 압박골절에 한의학적 치료 효과	침 전침 한약 운동요법 물리치료 약침 온침	전후비교연구	정기훈, 차정호, 황희상, 전재천, 이태호, 이은용, 노정두. 흉요추 압박골절로 입원한 환자에 대한 한의학적 치료 효과. 대한침구학회지. 2009;26(1):81-90.
303	T08.0	흉요추 압박골절에 봉독 약침의 통증제어 효과 연구	봉독약침	환자대조군연구	이성노, 홍서영, 변임정, 안광현, 권순정, 송원섭, 강미숙, 송호섭, 김기현. 봉약침 치료를 병행한 흉.요추압박골절 환자의 임상적 고찰. 대한침구학회지. 2002;19(6):35-48.
304	U22.2	화병환자를 위한 음악청취 프로그램 개발 위한 선행연구	HPS-A	전후비교연구	박소정, 정선용, 황의완, 김종우. 화병환자를 대상으로 한 음악청취 중재의 효과에 대한 연구. 2007;18(3):23-38.
305	U22.2	화병에 수지침 치료와 수지침 기공 병용요법의 효과 비교	기공+수지침	비무작위연구	서윤희, 박승정, 이현경. 홧병 환자의 수지침 발공(發功) 후 메리디안을 이용한 심장CMP의 수치변화에 대한 임상연구. 대한의료기공학회지. 2003;7(1):45-60.
306	U30.3	항강증에 수지침자침 후 부항치료 또는 외기발공 치료 효과 비교	기공+수지침+화관법	무작위대조시험	정은영, 나삼식, 이기남. 항강(項强)환자에게 기공외기요법(氣功外氣療法)을 응용한 경우의 ABR-2000측정 결과로 분석한 임상적 유효성. 대한의료기공학회지. 2003;7(1):61-76.

EVIDENCE-BASED MEDICINE

PART 2

구조화 초록

특정 감염성 및 기생충성 질환

서지사항 • • •

김윤미, 백용현, 이재동, 박동석, 김창환, 고형균. 이성대상포진으로 인한 안면신경마비환자 11례에 대한 임상적 고찰. 대한침구학회지. 2002;19(5):234-46.

1. 목적 이성대상포진에 한방 치료 효과 및 예후 분석 연구
2. 연구디자인 증례보고
3. 실시기관 한방병원 1 시설
4. 대상자 특성
   이성 대상포진으로 인한 안면마비로 진단된 환자 중 2개월 이상 치료를 진행한 11례
5. 중재/치료(+)
   침구치료: 거자법을 위주-협거 지창 찬죽 예풍 수구 양백 어요 양측의 곡지 양측의 족삼리
   약물치료: 주로 곽향정기산 가미방 등
   전자파 치료기, 향기요법 등
6. 주요평가항목
   1) 근전도검사(EMG), 신경전도검사(ENOG), 눈깜박반사(blink reflex) ⇒ 이상의 결과를 sunderland의 방법에 따라 5가지로 분류
   2) House Brackmann grade
   3) QSCC II(사상체질진단설문지)
7. 주요결과
   1) 대상환자 11례에서 H-B Gr 1로 회복된 경우는 4례이고 H-B Gr2~3호전된 경우는 7례이다.
   2) 전기진단검사상 호전을 보임
      complete: 1례(9.1%) ⇒ normal 그대로 전기진단검사상 호전
      axonal loss: 0
      severe: 2례(18.2%) ⇒ moderate로 호전
      moderate: 6례(54.5%) ⇒ 1례에서 mild 호전
      mild: 2례(18.2%) ⇒ mild 호전이나 신경 전도 검사상 더욱 호전 소견을 보임
   3) 소음인이 8례로 이성대상포진의 발생 빈도가 높게 나타남
8. 결론
   한방치료가 이성대상포진으로 인한 안면신경마비의 회복에 도움이 되는 것으로 사료된다.
9. 안전성 평가
   기재 사항 없음
10. 평가자 의견
   본 논문은 이성 대상포진으로 인한 안면신경 마비 환자를 대상으로 한방 치료의 효과를 논한 논문이다. Bell's palsy에 비해 회복률이 불량하다고 알려져 있으며 양방의 항바이러스제나 스테로이드제제와 같은 보조적 용법이 미치는 영향이 분명하지 않아 한방적 치료 효과에 대한 분석이 요구된다. 일반적으로 bell's palsy에 대한 연구가 주를 이루는 상황에서 이성대상포진에 대한 보고는 1-2례 수준으로, 본 논문은 12례로 타 보고에 비하면 많은 편에 속한다. 다만 결과에 대해 적절한 유의성을 증명할 통계는 적용되지 않았으며 12례 역시 증례수가 많은 것은 아니다. 향후 한방치료군과 양방치료군에 대한 비교 연구가 필요할 것으로 보이며 QSCCII를 통한 사상체질진단을 통해 소음인이 이성대상포진의 발생빈도가 높다는 결론도 증례수의 부족 등의 이유로 타당성이 떨어진다.
11. 평가자 이의주. 2011년 1월 19일

신생물

서지사항 • • •

Cho JH, Chung WK, Kang W, Choi SM, Cho CK, Son CG. Manual acupuncture improved quality of life in cancer patients with radiation-induced xerostomia. J Altern Complement Med. 2008;14(5):523-6.

1. 목적

두경부 암환자의 방사선 유래 구강건조증에 침치료 효과 연구

2. 연구디자인

무작위대조시험

3. 실시기관

한방병원 1 시설

4. 대상자 특성

방사선치료(최소 조사량 > 38Gy, 이하선의 노출용량 > 50%)를 받은 두경부 암환자 12명(남자 10명, 여자 2명, 나이 중간값 44세, 범위 37–72세)

5. 중재/치료

Arm 1(RA, n=6): 협거(St6), 합곡(Li4), 족삼리(St36), 삼음교(Sp6)에 유침 20분하여 1주에 2회, 6주간 시술

Arm 2(SA, n=6): 혈위에서 2cm 떨어진 비경혈에 같은 방법으로 시술

6. 주요평가항목

전타액 분비율(자극시, 비자극시), 구강건조증 설문지(Xerostomia Questionnaire)

7. 주요결과

1) 비자극시 타액분비율은 RA와 SA 모두에서 향상되었고, RA에서는 치료 전에 비해서 6주후에 타액분비의 의미있는 향상을 보였다(Wilcoxon rank–sum test, $p<0.05$).

2) 자극시 타액분비율은 RA에서 향상되었으나, 두 군사이에는 의미있는 차이가 없었다.

3) RA는 SA에 비해서 6주 후에 측정한 XQ점수가 의미있게 향상되었다(Wilcoxon rank–sum test, $p<0.05$).

8. 결론

실험군(RA)의 비자극시 타액분비율은 유의한 증가를 보였고, 구강건조증 환자의 삶의 질 향상에도 기여하였다.

9. 안전성 평가

기재 사항 없음

10. 평가자 의견

본 논문은 방사선치료를 받은 두경부 암환자 12명을 대상으로 구강건조증에 대한 전통적인 침치료 효과를 확인한 pilot 연구이다. 시험군은 협거, 합곡, 족삼리, 삼음교에 침치료(유침 20분)를 1주에 2회, 6주간 시술하였고, 대조군은 혈위에서 2cm 떨어진 비경혈에 같은 방법으로 시술하여 자극시 및 비자극시 전타액 분비율과 XQ 점수를 비교하였다. 시험군은 대조군에 비해서 타액분비율과 XQ점수의 향상을 보였으나, 대조군과의 차이를 보이지 않아서 가짜침 치료효과가 반영된 결과로 사료된다. 본 연구는 시험대상자의 수가 적어 구강건조증에 대한 효과를 확인하기 어렵고, 관련 선행연구에서도 구강건조증에 대한 침치료 효과에 대한 엇갈린 보고를 나타낸다. 그러므로 그 효과를 확인하기 위해서는 가짜침을 포함한 과학적 연구방법을 적용한 대규모 임상연구가 필요할 것으로 사료된다.

11. 평가자

김진성. 2011년 1월 19일

신생물

서지사항 • • •

유화승, 김정선. 암성통증에 대한 SBVP 효과-무작위대조시험, 이중맹검. 대한약침학회지. 2008;11(1):21-9.

1. 목적

암성통증에 Sweet BV 봉독약침 효과 연구

2. 연구디자인

무작위대조시험

3. 실시기관

한방병원 1 시설

4. 대상자 특성

18–70세의 암환자로 통증척도(Numerical rating scale; NRS)가 3일간 평균 3 이상의 통증을 호소하는 환자 11명(남자 8명, 여자 3명)

5. 중재/치료

Arm 1(n=6): SBV(조제농도 0.1mg/ml)를 1cc 주사기를 이용하여 하루 1회 5일간 중완부위 주입

Arm 2(n=5): 같은 방법으로 생리식염수 주입

6. 주요평가항목

NRS 통증척도

7. 주요결과

치료 후 1시간 이내의 치료군 및 대조군의 NRS 차이(치료 전–치료 후)를 비교한 결과, 치료군이 2.48±1.52로 대조군의 0.97±1.88보다 유의한($p<0.05$) 감소를 보였다. 또한 치료군과 대조군에 대한 단기 효과의 NRS 전후비교에 있어서 치료군은 시술 전과 시술 후 평균 NRS가 유의하게 감소하였다(5.13±1.77 vs 2.65±0.67, $p<0.05$). 그러나 치료군과 대조군의 장기 효과의 NRS 차이(치료전–치료후) 및 전후비교에 있어서는 통계적 유의성이 없었다.

8. 결론

암성통증에 있어서 SBVP가 NRS의 감소에 있어서 단기적으로 대조군보다 나은 치료 효능이 있음을 의미하며 암성통증 중에서도 장기적으로 통증을 경감시키는 효능 보다는, 돌발통이 나타나는 경우 SBVP을 사용하면 통증 제어에 도움이 될 수 있음을 시사한다.

9. 안전성 평가

기재 사항 없음

10. 평가자 의견

본 논문은 위암을 비롯한 수 종의 암환자를 대상으로 봉약침 요법의 통증조절 효과를 확인하기 위한 것이다. 본 연구에서 봉약침을 1일 1회, 5일간 중완부에 주입한 시험군은 생리식염수를 주입한 대조군에 비해서 돌발통에 대한 유의한 진통효과를 나타내었다. 그러나 시험대상자의 수가 적고, 위암과 같이 복통유발원인과 관련된 질환으로 대상질환을 한정하지 않은 제한점이 있다. 피험자 보호를 위한 연구디자인의 보완과 다수의 피험자를 대상으로 과학적 연구를 기대해 본다.

11. 평가자

김진성. 2011년 1월 19일

신생물

서지사항 • • •

Lee SH, Choi WC, Yoon SW. Impact of standardized Rhus verniciflua stokes extract as complementary therapy on metastatic colorectal cancer: A Korean single-center experience. Integr Cancer Ther. 2009;8(2):148-52.

1. 목적

전이성 결장 직장암에 건칠추출물 효과 연구

2. 연구디자인

전후비교연구

3. 실시기관

한방병원 1 시설

4. 대상자 특성

전이성 결장 직장암 환자 36명(남자 17명, 여자 19명, 나이중앙 51.5세 범위 30–76세)

5. 중재/치료

60일 이내 RVS를 복용한 11명과 60일 이상 RVS를 복용한 25명

6. 주요평가항목

Overall survival

7. 주요결과

분석시기에 10명이 생존한 반면, 26명이 사망하였다. 전체 대상자의 중간값의 Overall survival은 10.9개월(95% 신뢰구간, 5.6–16.1)이고, 추정 1년 생존율은 44.4%이었다.

8. 결론

RVS치료는 전통적인 항암화학요법에 반응이 없는 결장직장암 환자에서 특별한 부작용 없이 overall survival의 연장 가능성을 보였다.

9. 안전성 평가

RVS 치료와 관련하여 혈액학적 독성은 관찰되지 않았음. 2명의 환자에게서 각각 가벼운 가려움증과 소화불량이 나타났으나, 투여 용량을 줄인 후 소실됨.

10. 평가자 의견

본 논문은 전통적인 항암화학요법에 반응이 없는 결장직장암 환자에 대한 옻(Rhus verniciflua Stokes; RVS) 물추출 엑기스의 효능을 후향적으로 관찰한 연구이다. 분석시기에 전이성 결장직장암 환자 36명(RVS를 60일 이내 복용한 11명과 60일 이상 복용한 36명)의 중간값의 Overall survival은 10.9개월로 생명연장 효과를 나타내어 대장암에 대한 천연물 유래 암치료제의 가능성을 보였다. 그러나 본 논문은 일정시점에서 RVS를 투여한 단일군의 생존율에 대한 관찰적 연구로서, RVS의 효능과 안전성을 확인하기 위해서는 보다 큰 규모의 다기관 무작위 임상연구가 필요할 것으로 사료된다.

11. 평가자

김진성. 2011년 1월 19일

신생물

서지사항

위효선, 서현민, 최은미, 신상섭, 강명자. 자궁근종 환자 41례에 대한 임상적 고찰. 대한한방부인과학회지. 2006;19(1):272-85.

1. 목적
자궁근종에 한방치료 효과 연구

2. 연구디자인
전후비교연구

3. 실시기관
한방병원 1 시설

4. 대상자 특성
1개 한방병원에 내원한 환자로 자궁근종이 진단되었거나 이미 진단받은 환자 중 치료 결과를 측정하기 위해 최소 2개월 이상의 치료를 받은 경우.

5. 중재/치료
자궁근종 환자에 대한 2개월 이상의 한방치료

6. 주요평가항목
초음파 상 근종 크기 변화, VAS scale로 표현된 월경통의 변화

7. 주요결과
1) 치료 결과 초음파 상 2명의 자궁근종과 1명의 자궁선근증이 치료 후 소실되었으며, 6명에서 크기가 감소하였고, 2명에서 크기가 유지되었다. 8명에서 근종의 크기가 증가하거나 새로 생겼다.
2) 월경통의 변화는 VAS로 나타냈을 때, 16명(72.7%)에서 VAS scale의 수치가 감소하였으며 2명은 변화가 없었으며 3명에서 치료 전보다 수치가 증가했다(유효율=72.7%). VAS는 치료 전 6.89±3.16에서 치료 후 3.70±3.10으로 통계적으로 유의하게 감소하였다.

8. 결론
관찰요법이 아니며, 수술요법이 권해지고 있는 자궁근종에 대한 한방치료의 효과를 연구한 논문임.

9. 안전성 평가
기재 사항 없음

10. 평가자 의견
본 논문에서 자궁근종 환자에게 한방치료를 한 결과에서 근종으로 인한 증상이 개선되고 근종의 크기가 축소되거나 증가되지 않은 경우를 모두 치료의 유효율로 보고 있는 점을 감안한다면 본 연구에서 근종의 크기 상 유효율은 58%, 월경통이란 증상의 유효율은 72.7%라고 할 수 있겠다. 이는 자궁근종의 한의학적 치료의 접근성과 유효성을 기대할 수 있다고 생각된다. 따라서 모든 자궁근종 환자에서 수술요법이 필요한 것은 아니므로 환자의 연령, 임신 희망여부, 다른 질환과의 합병여부, 종양의 크기와 위치 등을 종합적으로 검토하여 치료에 접근하는 것이 필요하며 이러한 자궁근종의 보존적 치료의 목적인 증상의 완화와 근종 크기의 감소, 근종의 재발 방지, 수태능력의 보존 등임을 고려한다면 한의학적인 치료는 이러한 상당부분을 만족시킬 만한 치료 방법으로 생각되어진다.

11. 평가자
조정훈. 2011년 1월 19일

혈액 및 조혈기관의 질환과 면역메커니즘을 침범하는 특정장애

서지사항

서상호, 박상은, 홍수현, 장자원, 송수진, 홍상훈. 뇌졸중환자의 정구성정색소성 빈혈에 대한 사육탕가미방의 임상적 효과. 대한한방내과학회지. 2005;26(4):795-805.

1. 목적

정구성 정색소성 빈혈에 사육탕가미방 효과 연구

2. 연구디자인

무작위대조시험

3. 실시기관

한방병원 1 시설

4. 대상자 특성

중풍으로 입원한 환자 가운데 정구성 정색소성 빈혈 환자 34명(남자 16명, 여자 18명)

5. 중재/치료

Arm 1(n=19): 사육탕가미방 투여군

Arm 2(n=15): 이기거풍(理氣祛風), 개규성신(開竅醒神) 위주의 약물 투여군

6. 주요평가항목

Red blood cell(RBC) count, hematocrit(Hct), hemoglobin(Hb) level

7. 주요결과

사육탕가미방 치료군은 치료 전후의 비교에서 RBC는 351.94±33.65에서 368.26±31.18(×10^4㎕), Hb는 10.90±0.91에서 11.48±0.94(g/㎗), Hct는 32.38±2.51에서 33.77±2.74%로 유의한 개선효과가 나타났다($p<0.01$). 그러나 사육탕가미방 치료군은 대조군에 비해 유의한 차이를 나타내지 않았다.

8. 결론

뇌졸중 환자의 정구성 정색소성 빈혈에 대한 사육탕가미방의 빈혈개선효과가 나타났다.

9. 안전성 평가

기재 사항 없음

10. 평가자 의견

본 연구는 뇌졸중으로 입원한 환자 가운데 정구성 정색소성 빈혈을 나타낸 환자 34명을 대상으로 실험군은 사육탕가미방을 투여하고, 대조군은 전통적인 뇌졸중 치료약제를 투여하여 혈액학적 분석결과(RBC count, Hct, Hb)를 비교한 것이다. 본 연구는 순수 빈혈환자를 대상으로 하지 않았고, 실험군과 대조군의 피험자동의, 피험자 수의 산출 및 배정은닉이 분명치 않은 점 등의 제한적 요소가 있으나, 한방 임상연구의 어려움을 고려하여 빈혈에 대한 연구사례로 소개한다.

11. 평가자

김진성. 2011년 1월 19일

내분비, 영양 및 대사 질환

서지사항 • • •

김순일, 변상혁, 강기훈, 이병철, 안영민, 두호경, 안세영. 갑상선 기능저하증 환자에 대한 安全理中湯의 임상적 효능. 대한한방내과학회지 추계학술대회. 2004:65-72.

1. 목적

갑상선 기능저하증에 안전이중탕 치료 연구

2. 연구디자인

대조군전후비교연구

3. 실시기관

병원 1 시설

4. 대상자 특성

갑상선 기능저하증 환자 12명

5. 중재/치료

Arm 1(n=7): 안전이중탕(황기 인삼 백출 건강 감초 오수유) 단독치료로 1일 3회 12주간 투여

Arm 2(n=5): 갑상선호르몬제제인 Levothyroxine 양방처치에 안전이중탕(황기 인삼 백출 건강 감초 오수유) 복합치료로 1일 3회 12주간 투여

6. 주요평가항목

1) 피로, 한불내성, 소화불량에 대한 VAS

2) 갑상선 기능검사 TSH(Thyroid stimulating hormone), T3(Triiodothyronine), T4(Thyroxine)와 FT4(Free T4)

7. 주요결과

1) 단독치료군에서는 피로감이 7.71±2.36에서 4.86±2.34로 한불내성이 5.86±3.29에서 2.86±1.35로 소화불량이 5.29±2.29에서 3.00±2.16로 유의하게 감소하였다. 복합치료군에서도 피로감이 7.40±2.61에서 5.00±2.55로 한불내성이 6.40±2.79에서 4.00±3.16로 소화불량은 4.40±2.70에서 2.80±2.39로 유의하게 감소하였다.

2) 단독치료군과 복합치료군간에 연구시작과 종료후의 TSH(Thyroid stimulating hormone), T3(Triiodothyronine), T4(Thyroxine)와 FT4(Free T4) 등의 갑상선호르몬수치의 유의한 차이는 관찰되지 않았다.

8. 결론

安全理中湯 투여가 갑상선기능저하증환자의 갑상선기능 및 임상증상에 미치는 영향을 관찰한 결과에서 安全理中湯은 Levothyroxine과 유사한 갑상선호르몬 교정효과를 나타낼 뿐 아니라 Levothyroxine으로 개선되지 않은 임상증상도 호전시키는 효과를 나타내었다.

9. 안전성 평가

기재 사항 없음

10. 평가자 의견

본 논문은 갑상선 기능저하증에 대한 안전이중탕의 임상증상 및 갑상선 호르몬의 개선 효과능에 관한 것이다. 연구결과 안전이중탕의 단독치료가 기존의 갑상선호르몬 제제를 복용하는 것과 유사한 갑상선 호르몬 보충효과가 있었으며, 갑상선호르몬제제 복용으로 개선되지 않는 피로, 한불내성, 소화불량과 같은 임상증상의 개선효과까지 나타내어, 갑상선 기능저하증 환자의 갑상선 호르몬 개선 및 임상증상 개선 치료에 장점이 있는 것으로 사료된다.

11. 평가자

이병철. 2011년 1월 19일

내분비, 영양 및 대사 질환

서지사항

Lee BC, Kang SI, Ahn YM, Doo HK, Ahn SY. An Alternative Therapy for Graves' Disease: Clinical Effects and Mechanisms of an Herbal Remedy. Biol Pharm Bull. 2008;31(4):583-7.

1. 목적

그레이브스병에 안전백호탕 치료 및 관련 기전 연구

2. 연구디자인

전후비교 및 기초 세포실험

3. 실시기관

병원 1 시설

4. 대상자 특성

그레이브스병(갑상선 기능항진증) 환자 22명

5. 중재/치료

안전백호탕 단독 1일 3회 12주간 투여

6. 주요평가항목

갑상선 호르몬 TSH(Thyroid stimulating hormone), T3(Triiodothyronine), FT4(Free Thyroxine)

7. 주요결과

1) 안전백호탕 치료 3개월후 TSH는 유의하게 상승하였고, T3, FT4는 모두 유의하게 감소하였다.
2) Fisher Rat Thyroid Cells(FRTL-5) 갑상선 세포를 이용한 세포실험에서 안전백호탕은 갑상선 세포 증식을 억제하고, cyclic AMP(cAMP) 및 Thyroglobulin의 합성을 억제하였다.

8. 결론

安全理中湯 투여가 갑상선기능저하증환자의 갑상선기능 및 임상증상에 미치는 영향을 관찰한 결과에서 安全理中湯은 Levothyroxine과 유사한 갑상선호르몬 교정효과를 나타낼 뿐 아니라 Levothyroxine으로 개선되지 않은 임상증상도 호전시키는 효과를 나타내었다.

9. 안전성 평가

특이한 부작용 관찰되지 않음.

10. 평가자 의견

본 논문은 갑상선 기능항진증이 대표적인 원인인 그레이브스병에 대한 안전백호탕의 갑상선 호르몬 개선 효과 및 관련 작용기전 연구에 관한 것이다. 연구결과 안전백호탕은 기존의 항갑상선호르몬 제제의 복용 없이도 갑상선 호르몬을 개선시키는 효능을 나타내었으며, 특히 항갑상선제제인 methimazole과는 다른 작용기전을 가지고 있는 것으로 나타났다. 따라서 안전백호탕은 그레이브병 환자에 대한 1차 치료제로서뿐 아니라 양약인 methimazole에 대한 부작용 혹은 저항성을 나타내는 환자의 2차 치료 선택제로서도 활용 가능 할 것으로 사료된다. 단 질환의 특성상 대조군 설정의 윤리적 문제가 있으나, 명확한 효능판정을 위한 대조군 임상시험이 필요할 것으로 사료된다.

11. 평가자

이병철. 2011년 1월 19일

내분비, 영양 및 대사 질환

서지사항 • • •

이병철, 장원만, 안영민, 안세영, 두호경. 太谿와 足三里의 침치료가 인슐린 비의존성 당뇨병 환자의 혈당에 미치는 영향. 대한한방성인병학회지. 1999;5(1):92-101.

1. 목적

제2형 당뇨병 환자의 혈당에 태계, 족삼리 자침의 효과 연구

2. 연구디자인

전후비교연구

3. 실시기관

병원 1 시설

4. 대상자 특성

제2형 당뇨병 환자 104명

5. 중재/치료

제2형 당뇨병 환자 태계, 족삼리에 단회 20분간 침치료 1회 104명

6. 주요평가항목

혈당

7. 주요결과

치료전 140±52mg/dℓ에서 치료후 137±49mg/dℓ로 감소하였으나 유의성은 없었다.

8. 결론

태계와 족삼리에 대한 침치료가 제 2형 당뇨병 환자의 혈당강하에 유의한 효과 없었으나, 침치료가 스트레스인자로 작용하여 고혈당을 유발시키지는 않음을 보여준다.

9. 안전성 평가

기재 사항 없음

10. 평가자 의견

당뇨병에 대한 한방치료로는 한약, 침치료, 전침요법, 뜸치료, 부항요법 등이 응용되고 있으며, 당뇨병에 대한 침구 치료혈은 족삼리, 태계, 위수, 비수, 연곡, 태충, 금진옥액, 수구, 승장, 의사 등으로 알려져 있다.

본 논문은 제 2형 당뇨병 환자에 대한 태계, 족삼리 침치료의 혈당강하 효능에 관한 것이다. 태계, 족삼리의 침치료가 제 2형 당뇨병 환자의 혈당에 미치는 효과를 객관적으로 규명하고자, 104명의 환자를 대상으로 태계와 족삼리에 20분간 침치료를 시행하고 치료 전후의 혈당을 측정하였다. 연구결과 침치료로 약 3mg/dℓ 정도의 혈당이 감소되는 효과를 보였으나 유의성은 없었다. 이는 침치료가 비록 혈당 강하의 효과는 없으나, 침 자극 자체가 혈당을 상승시키는 스트레스 인자로 작용하지는 않음을 보여주어, 향후 제 2형 당뇨병 환자의 침치료에 대한 안전성을 제공하였다.

11. 평가자

이병철, 2011년 1월 19일

내분비, 영양 및 대사 질환

➡ 서지사항 • • •

류한천, 김준홍, 김영태, 신현수, 문장혁, 정동화, 안호진. 董氏奇穴刺鍼이 중풍이 병발된 당뇨환자의 혈당치에 미치는 영향에 대한 임상적 고찰. 대한한방내과학회지 2003;24(4):892-8.

1. 목적
중풍 및 당뇨병 환자의 혈당에 동씨기혈자침 효과 연구

2. 연구디자인
대조군전후비교연구

3. 실시기관
병원 1 시설

4. 대상자 특성
중풍환자 중 당뇨병 환자 60명

5. 중재/치료
Arm 1: 기존 양방처치에 좌측 下三皇, 通腎, 通胃, 通背 침자극 추가 1일 1회 30분 14일간 치료 30명

Arm 2: 기존 양방처치만 시행 30명

6. 주요평가항목
공복 혈당 및 식후 2시간 혈당

7. 주요결과
1) 시험군의 경우 치료전 공복혈당이 128.79±44.10mg/dℓ에서 치료후 100.16±28.72mg/dℓ로 감소하였으나 유의성은 없었으며, 식후 2시간 혈당은 치료전 203.53±47.95mg/dℓ에서 치료후 162.47±37.22mg/dℓ로 유의하게 감소하였다. 대조군에서는 연구 전후 유의한 차이가 관찰되지 않았다.
2) 시험군과 대조군 간의 비교에서는 연구후 공복혈당 및 이 시험군에서 대조군에 비해 감소하였으니 통계학적 유의성은 없었다.

8. 결론
중풍환자중 당뇨병 환자 대상 下三皇, 通腎, 通胃, 通背의 침자 치료는 식후혈당을 유의하게 감소시켰으나, 대조군과 비교시 통계학적 유의성은 관찰되지 않아 당뇨환자에 있어 양방 단독치료보다는 동씨기혈자침의 한양방 병용치료가 효과적임을 보여준다.

9. 안전성 평가
기재 사항 없음

10. 평가자 의견
본 논문은 중풍환자 중 당뇨병을 동반한 환자에 대한 下三皇, 通腎, 通胃, 通背 동씨기혈의 침자극의 혈당강하 효능에 관한 것이다. 양방치료와 동씨기혈에 대한 침치료 병행치료는 양방 단독치료에 비해 당뇨병환자의 식후 2시간 혈당을 감소시키는 효과가 있어 중풍의 회복과 재발 방지 및 당뇨병 조절에 도움이 될 것으로 사료된다.

11. 평가자
이병철. 2011년 1월 19일

내분비, 영양 및 대사 질환

서지사항 • • •

이현민, 조훈석, 신우진, 서상호, 박동일, 홍상훈, 김종원. 당뇨 합병증에 대한 灸치료의 임상적 연구. 동의생리병리학회지. 2004;18(1):294-300.

1. 목적

당뇨 합병증에 뜸치료 효과 연구

2. 연구디자인

전후비교연구

3. 실시기관

병원 1 시설

4. 대상자 특성

당뇨병 합병증 환자 23명

5. 중재/치료

격수, 췌수, 비수, 위수, 중완, 족삼리 4주간 뜸치료

6. 주요평가항목

1) 상 하지부 비증, 안구 증상, 신 방광 증상, 전신 증상에 대한 당뇨합병증 증상 문진

2) 당화혈색소 검사

7. 주요결과

1) 당뇨합병증 증상에 전반적인 호전을 보였음.

2) 치료전 당화혈색소 8.4 %에서 치료후 7.632%로 유의하게 감소하였음.

8. 결론

당뇨합병증 환자 23명에 대한 4주간의 뜸치료후 상하지부의 이상감각, 통증, 빈뇨, 자한, 구갈, 체중감소, 전신권태감의 임상증상에 대해 60% 이상의 호전율을 보였으며, 당화혈색소의 유의한 감소가 관찰됨.

9. 안전성 평가

기재 사항 없음

10. 평가자 의견

당뇨 합병증에 대한 뜸치료의 효과에 대한 임상연구로서 다양한 종류의 당뇨 합병증이 혼재되어 있어 연구결과의 명확성이 부족하나, 상하지부의 이상감각, 통증, 빈뇨, 자한, 구갈, 체중감소, 전신권태감의 임상증상 개선 및 당화혈색소의 감소 등의 결과로 볼 때 뜸치료를 당뇨 합병증에 활용할 수 있는 기초 자료로 활용이 가능할 것으로 사료된다. 추후 보다 명확한 결과를 위해 각각의 당뇨 합병증에 따른 대조군 임상시험이 필요할 것으로 사료된다.

11. 평가자

이병철. 2011년 1월 19일

내분비, 영양 및 대사 질환

서지사항

김동웅. 상용 한약복합 처방의 장기간 연용 투여가 당뇨병성 신증 및 만성 신부전 환자의 신기능에 미치는 영향. 동의생리병리학회지. 2001;18(4):1207-12.

1. **목적** 당뇨병성 신증 및 만성 신부전에 장기간 한약복합 처방의 효과 연구
2. **연구디자인** 전후비교연구
3. **실시기관** 한방병원 1 시설
4. **대상자 특성**

1개 한방병원 입원 환자 중 내원 당시 병력 및 혈액 생화학 검사와 혈당, 소변 검사 등을 시행하여 당뇨로 확인되고 당뇨 이외의 특별한 요인 없이 비정상적 단백뇨를 보였던 당뇨병성 신증 21례와 과거 만성 신부전증의 병력이 있으면서 내원당시 혈중 BUN과 creatinine이 과도한 비정상적 상승을 보인 만승 신부전환자 10례, 총 31례.

5. **중재/치료**

한의학적 변증논치에 따라 한약 전탕액을 1일 3회 최소 21일 이상(평균 65.21±3.57회) 투약.

6. **주요평가항목**

투약 후 7일마다 아침 공복 시 혈액 및 소변을 채취하여 혈당, 혈중 BUN, creatinine, 소변의 백혈구, 적혈구, 당, 단백질을 검사함. 신부전 병력이 있는 자의 경우 입퇴원시에 24시간 소변 중의 creatinine과 소변량으로 GFR을 구하였으며, 단백뇨 병력이 있는 자는 24시간 소변의 총단백량을 측정.

7. **주요결과**

1) 당뇨병성 신증환자들의 BUN, creatinine치는 투약전 평균 각각 BUN, creatinine각 17.63±4.38mg/dℓ, 1.09±0.26mg/dℓ, 투약 7일, 14일, 21일후의 혈청 치의 평균은 각각 14.13±3.24 1.20±0.37, 14.75±2.21 1.23±0.55, 12.34±2.89 1.18±0.42mg/dℓ로서 정상 범위 내에서의 변화가 있었다.
2) 당뇨병성 신증환자들의 24시간 소변 총 단백량은 입원시 632.25±254.43mg/dℓ에서 퇴원시 623.13±231.56mg/dℓ으로 감소하였으나 유의하지 않았다($P>0.05$).
3) 만성 신부전 환자들의 투약에 따른 투약전 혈청 BUN과 creatinine치의 평균은 각각 67.45±13.86mg/dℓ, 6.74±2.91mg/dℓ였으며, 투약 7일, 14일, 21일 후 각각 61.23±17.75 6.43±2.29, 58.84±19.36 5.83±2.51, 56.39 ±20.33 5.64±2.52으로 투약기간중 약간의 변동이 있었으나 통계적으로 유의하지 않았다($P>0.05$).
4) 신사구체 여과율(GFR)은 투약전 13.73±4.21ml/min에서 투약 7일, 14일, 21일 후 각각 15.49±3.56, 16.38±2.85, 16.73 ±3.40로 투약기간 동안 다소의 변동이 있었으나 통계적으로 유의하지 않았다($P>0.05$).

8. **결론**

정상 혈중 BUN과 creatinine 이었던 당뇨병성 신증 환자뿐만 아니라 만성 신부전 환자들에게 흔히 상용되는 처방의 한약 전탕액을 일정기간 연용하여도 신기능의 악화나 단백뇨의 증가를 발생시키지 않으며 사구체 여과율에도 영향을 미치지 않는다.

9. **안전성 평가** 기재 사항 없음
10. **평가자 의견**

당뇨병성 신증 환자에게 한약을 장기 투여하는 것은 때로 투여하는 한약이 당뇨병뿐 아니라 당뇨합병증, 특히 당뇨병성 신증에 악영향을 주지 않을까 하는 염려가 있다. 때문에 한약 처방의 선택 및 방제구성에도 많은 숙고를 요한다. 그러나 본 연구에서 관찰된 바로는 일반적으로 한방 병·의원에서 상용하는 처방은 당뇨병성 신증 및 만성 신부전 환자의 신기능에 영향을 주지 않는 것으로 나타났다. 다만 그 연구기간이 다소 짧은 경향이 있으므로 보다 장기적이고 보완된 연구가 이루어져야 할 것으로 사료된다.

11. **평가자** 조정훈. 2011년 1월 19일

내분비, 영양 및 대사 질환

서지사항 • • •

조현주, 이희영, 최은미, 신상섭, 강명자. 조기난소부전증 환자 28례에 대한 임상적 고찰. 대한한방부인과학회지. 2004;17(4):149-57.

1. 목적

조기난소부전증 환자에 대한 한의학적 치료 효과 연구

2. 연구디자인

증례보고

3. 실시기관

한방병원 1 시설

4. 대상자 특성

1개 한방병원 한방부인과에 내원했던 조기난소부전증 환자 28명.

5. 중재/치료

승금단이 가장 빈용되었고, 소요온담탕, 도담탕합가미보혈탕, 대영전합당귀보혈탕, 대영전합이선탕의 순서로 많았으며, 이외도 육미지황탕가미, 도담탕가미, 청포축어탕, 가요산가미, 황련해독탕 등 30여 가지의 처방

6. 주요평가항목

자연임신의 여부, 정상분만의 여부, IVF 성공여부, 월경의 여부 등

7. 주요결과

28명중 자연임신을 한 경우는 4명이며, 그 중 3명은 정상 분만을 하고 1명은 임신 7개월째 조산의 경과를 겪었다. 또한 1명은 치료를 받던 중 난자 공여 시험관아기 시술로 임신에 성공하였다. 3명이 초음파상 15mm 이상의 난포가 자란 것을 확인하였고, 5명이 3회 이상의 월경을 하였으며, 8명이 1~2회의 월경을 경험하였다. 7명은 치료에 반응이 없었다.

8. 결론

조기난소부전증에 대한 한의학적 치료로 자연임신, 시험관아기 시술 성공, 월경의 경험이라는 효과가 나타났으며 내원 초기의 혈중 FSH 농도가 높을수록 치료 결과가 좋지 않았다.

9. 안전성 평가

기재 사항 없음

10. 평가자 의견

조기난소부전증 환자에 대한 한의학적 치료 가능성을 보여주는 논문으로, 금번 연구에서 가장 빈용된 승금단을 이용한 무작위 대조연구를 통해 효과를 보다 정확하게 정립하는 연구가 필요할 것으로 사료된다.

11. 평가자

조정훈. 2011년 1월 19일

내분비, 영양 및 대사 질환

➲ 서지사항 • • •

김정환, 고연석, 이정한, 원재균, 신병철, 권영달, 송용선. 비만환자의 전기지방분해침 시술 후 허리둘레 감소에 대한 임상적 고찰. 한방재활의학과학회지. 2005;15(3):1-11.

1. 목적

복부비만에 전기지방분해침 효과 연구

2. 연구디자인

전후비교연구

3. 실시기관

병원 1 시설

4. 대상자 특성

아시아태평양 비만지침에 의거하여 체질량지수(BMI)를 기준으로 정상 및 과체중집단(25 이하), 경도 및 중등도 비만 집단(25–30), 고도비만 집단(30 이상) 89명

5. 중재/치료

1회 50분, 1주일 3회, 총 10회 시술

6. 주요평가항목

체지방, 체질량지수, 복부지방율, 비만도, 허리둘레

7. 주요결과

전기지방분해침 시술후의 허리둘레가 유의하게 감소하였으며, 허리둘레 감소는 경도 및 중등도 비만 집단, 고도비만 집단, 정상 및 과체중집단의 순으로 감소량의 차이를 나타냈다.

8. 결론

복부비만에 대한 전기지방분해침의 효능을 연구한 결과 허리둘레가 유의하게 감소하였으며, 허리둘레 감소는 경도 및 중등도 비만 집단, 고도비만 집단, 정상 및 과체중집단의 순으로 감소량의 차이를 나타내어 전기지방분해침의 복부비만 치료효과가 비만환자에게서 뚜렷함을 나타내었다.

9. 안전성 평가

기재 사항 없음

10. 평가자 의견

본 연구는 전기지방분해침의 복부비만 치료효과에 대한 전후비교 단일군 임상시험으로 허리둘레가 유의하게 감소하였고, 이러한 효과는 비만환자에서 뚜렷함을 나타내었다. 그러나 본 임상시험의 피험자에 정상군과 비만환자가 혼재되었고, 모든 피험자에게 동일한 시술이 이루어졌으며 대조군이 설정되지 않아 명확한 효능판정에 제한적이므로 향후 대조군을 포함한 무작위배정 임상시험이 필요할 것으로 사료된다.

11. 평가자

이병철. 2011년 1월 19일

내분비, 영양 및 대사 질환

서지사항 • • •

임청산, 박원필, 장성봉, 최영곤, 김관수, 권기록, 이희춘. Sweet BV가 복부비만에 미치는 영향. 대한약침학회지. 2008;11(2):33-40.

1. 목적

복부비만에 Sweet BV 효과 연구

2. 연구디자인

전후비교연구

3. 실시기관

병원 1 시설

4. 대상자 특성

복부 비만 여성 20명(10명 탈락)

5. 중재/치료

Sweet BV를 복부에 총 20회 시술

6. 주요평가항목

체지방, 복부지방 두께, BMI

7. 주요결과

복부지방 두께, 체지방, BMI 등에서 유의한 차이를 나타내지 않았다.

8. 결론

SBV가 복부비만을 치료 효과를 관찰하기 위해 시행한 임상시험에서 모든 평가항목에서 통계학적으로 유의한 결과를 나타내지 않아, 음식물의 섭취제한이나 운동 등을 통한 추가 열량 소비가 이루어지지 않으면 효과적인 비만치료가 이루어지기 힘들다는 결론을 얻을 수 있었다.

9. 안전성 평가

통증, 가려움 발생.

10. 평가자 의견

SBV는 전신즉시형 과민반응이나 국소 즉시형 allergy반응을 유의하게 억제하고, 퇴행성 슬관절염이나 염좌 등에 우수한 효능이 있으며, 동물실험에서 지방세포 분화능 억제효과와 성숙지방세포의 분해효과가 있음이 보고되어 비만치료에도 적용이 가능 하다고 할 수 있다.

본 연구는 복부비만에 대한 SBV의 효능을 관찰한 단일군 전후비교 임상시험으로 20명중 10명의 피험자가 탈락하는 등의 문제점으로 인해 유의한 연구결과 도출에 실패하였다. 그러나 본 연구를 통해 약물복용이나 음식물의 섭취제한이나 운동 등을 통한 추가 열량 소비가 이루어지지 않는 단순 SBV 치료만으로는 효과적인 비만치료가 이루어지기 힘들다는 결론을 얻어 추후 임상연구에 기초자료로서 활용될 수 있을 것으로 사료된다.

11. 평가자

이병철. 2011년 1월 19일

내분비, 영양 및 대사 질환

서지사항 • • •

윤현민, 김미숙, 이지원. 이침요법이 아동의 비만도에 미치는 효과. 대한침구학회지. 2005;22(5):99-109.

1. 목적

아동의 비만도에 백개자 지압 이침요법 효과 연구

2. 연구디자인

전후비교연구

3. 실시기관

병원 1 시설

4. 대상자 특성

학교신체검사에서 비만으로 판정된 아동 27명

5. 중재/치료

백개자 지압을 이용한 6주간 이침 시술 27명

6. 주요평가항목

비만도

7. 주요결과

6주간의 시술후 비만도는 치료전 35.86%에서 28.67%로 유의하게 감소하였다.

8. 결론

이개혈의 백개자 지압이 아동의 비만도에 미치는 효능을 관찰한 결과 7.18%의 비만도 감소효과가 나타나 아동의 비만감소에 효과적인 것으로 사료된다.

9. 안전성 평가

기재 사항 없음

10. 평가자 의견

비만의 치료를 위해 사용되는 이침요법 중 왕불유행, 백개자, 차전자 등의 씨앗을 귀에 있는 혈위에 붙이기도 하는데, 이는 침에 대한 두려움이 있는 아동에게 응용가능하며, 본 연구에서 사용한 백개자는 경락을 통행하게 하게 하는 작용이 있어 아동 비만에 더욱 효과적이다.

본 연구는 소아 비만환자를 대상으로 백개자를 耳穴에 붙여 자극을 주는 방법의 효과를 단일군 전후비교 임상시험으로 관찰하여 비만도 개선에 효능을 관찰되어 소아비만환자의 상대적으로 자극이 덜하고 침에 대한 두려움이 있는 아동에 효과적인 치료방법이 될 수 있을 것이다. 그러나 효능을 비교하기 위한 대조군이 설정되지 않아 명확한 효능판정에 제한적이므로 향후 대조군을 포함한 무작위배정 임상시험이 필요할 것으로 사료된다.

11. 평가자

이병철. 2011년 1월 19일

내분비, 영양 및 대사 질환

서지사항 • • •

안순선, 허동석. 경피기주요법과 전기지방분해침이 복부지방에 미치는 임상적 관찰. 한방재활의학과학회지. 2009;19(2):275-87.

1. 목적
   복부비만에 경피기주요법과 전기지방분해침의 효과 연구
2. 연구디자인
   비무작위연구
3. 실시기관
   병원 1 시설
4. 대상자 특성
   복부지방 감소 목적으로 내원한 49명
5. 중재/치료
   Arm 1(n=44): 병행치료군 경피기주요법과 전기지방분해침을 병행 치료 1주일 2회 4주간 시행
   Arm 2(n=5): 단독치료군 전기지방분해침만 1주일 2회 4주간 치료
6. 주요평가항목
   체중, 체지방량, 체지방률, 체질량지수, 상대체중, 복부지방율, 상완둘레
7. 주요결과
   1) 병행치료군에서의 체지방량은 치료 전 25.55±8.57(kg)에서 치료 후 23.755±8.433(kg)로 유의성 있게 감소하였고, 체지방률은 치료 전 35.332±6.338(%)에서 치료 후 33.900±6.544(%)로 유의성 있게 감소하였고, 복부지방율은 치료 전 0.925±0.066에서 치료 후 0.908±0.068로 유의성 있게 감소하였고, 상완둘레는 치료 전 31.739±3.748(cm)에서 치료 후 30.910±3.719(cm)로 유의성 있게 감소하였다.
   2) 병행치료군과 대조군간의 유의한 차이는 없었다.
8. 결론
   경피기주요법과 전기지방분해침을 병행 치료하였을 때 비만 치료와 복부지방 감소에 효과가 있었으나, 병행 치료가 전기지방분해침만을 단독으로 시행하였을 때와의 비교에서는 유의성 있는 감소는 보이지 않았다.
9. 안전성 평가
   기재 사항 없음
10. 평가자 의견
   본 연구는 경피기주요법과 전기지방분해침의 복부비만에 대한 치료효과를 병행치료군과 단독치료군의 비교임상연구로서 병행치료군에서 비만치료 및 복부지방 감소에 효과적이었으나, 단독치료군과의 비교에서는 유효성이 관찰되지 않았다. 이는 본 연구에 사용한 대조군 역시 전기지방분해침 시술을 받았고 피험자수 역시 5명으로 매우 적어 대조군으로서의 의미가 부족한 점이 작용했을 것으로 되므로, 향후 충분한 피험자수를 대상으로 한 대조군 무작위배정 임상시험이 필요할 것으로 사료된다.
11. 평가자
   이병철. 2011년 1월 19일

내분비, 영양 및 대사 질환

서지사항

유원근, 이명종, 오재근. 이침요법이 운동선수 체중조절시 에너지 대사 및 호르몬 변화에 미치는 영향. 한방재활의학과학회지. 2000;10(1):133-45.

1. 목적

에너지 대사와 호르몬 변화에 이침의 효과 연구

2. 연구디자인

무작위대조시험

3. 실시기관

병원 1 시설

4. 대상자 특성

국가대표 남녀 태권도 선수 20명

5. 중재/치료

Arm 1(n=10): 이침처치군. 1회 3일간 2회 시행

Arm 2(n=10): 대조군. 처치 없음.

6. 주요평가항목

1) 요중 전해질(Na, K, Cl), cortisol, epinephrine, norepinephrine
2) 혈중 glucose, total cholesterol, LDL-cholesterol, HDL-cholesterol, leptin

7. 주요결과

1) 요중 Na는 처치군은 대조군에 비해 유의하게 감소하였고, K와 Cl은 유의한 차이가 없었다.
2) 요중 cortisol과 epinephrine은 처치군에서 증가하였으나 대조군과 차이가 없었고, norepinephrine은 두 그룹 모두 감소하였으나 유의성이 없었다.
3) 혈중 glucose 및 지질은 모두 유의한 차이가 없었다.
4) 혈중 leptin은 처치군에서 유의하게 감소하였다.

8. 결론

이침 처치는 요중 Na, K, Cl과 cortisol, epinephrine 등을 증가하는 경향을 나타내었으며, leptin의 유의한 감소효과를 보였다.

9. 안전성 평가

처치후 몇 명 선수가 약간의 두통 불면을 호소.

10. 평가자 의견

본 연구는 체급경기 태권도 국가대표선수를 대상으로 한 이침요법이 요중 전해질과 혈중 호르몬에 미치는 영향을 관찰한 연구로서 이침치료는 요중 Na, K, Cl과 cortisol, epinephrine 등을 증가하는 경향을 나타내었으며, leptin의 유의한 감소효과를 보여 체중조절시 무리한 식이제한을 하지 않고 체중을 감량하는 효과를 기대할 수 있을 것이다. 그러나 명확한 효능 판정을 위해 향후 대규모 장기간의 대조군 임상시험이 필요할 것으로 사료된다.

11. 평가자

이병철. 2011년 1월 19일

내분비, 영양 및 대사 질환

서지사항

이아라, 조유정, 정원석, 양유정, 송미연. 소비음을 이용한 경피침주요법이 복부비만에 미치는 영향에 대한 임상연구. 한방재활의학과학회지. 2009;19(2):261-73.

1. 목적

복부비만에 소비음 약침액 효과 연구

2. 연구디자인

무작위대조시험

3. 실시기관

병원 1 시설

4. 대상자 특성

20–55세 사이 폐경전, BMI25(kg/m^2) 이상, 허리둘레 85cm 이상 복부비만 여성 40명

5. 중재/치료

Arm 1: 실험군(20명). 소비음 약침액 복부 주사. 1주 2회, 6주간 시행

Arm 2: 대조군(20명). 생리식염수 복부 주사. 1주 2회, 6주간 시행

각 군에서 2명의 피험자가 탈락하였다.

6. 주요평가항목

허리둘레, 체중, 체지방량, 체지방률, 체골격근율, 내장지방량

복부 fat CT

7. 주요결과

1) 실험군에서 연구 종료 후 허리둘레, 체중, 체지방량, 체지방률, 체골격근율, 내장지방량 등의 유의한 감소가 관찰되었으나($P<0.01$), 대조군과의 유의한 차이는 없었다.
2) 실험군에서 연구 종료 후 복부 fat CT 검사상 총지방면적과 피하지방, 내장지방 모두에서 통계적 유의성 있는 감소를 보였으나, 대조군과의 차이는 없었다.
3) 실험군에서 복부 총 지방면적이 감소함에 따라 내장지방면적이 유의하게 감소하였다.

8. 결론

비만 여성을 대상으로 소비음 경피침주요법의 효능을 검증하기 위해 시행한 무작위 대조군 임상시험에서 소비음 경피침주요법은 내장비만 치료에 효과적이며 향후 경피침주요법의 확대와 비만치료의 다양화를 위한 자료로 사용될 수 있을 것이다.

9. 안전성 평가

기재 사항 없음

10. 평가자 의견

본 연구는 복부 비만 여성을 대상으로 소비음 경피침주요법의 효능을 검증하기 위해 시행한 무작위 대조군 임상시험으로 복부 내장비만 치료에 효과적인 것으로 관찰되어 향후 비만치료에 응용할 수 있을 것이다. 그러나 피험자 수가 적고 상대적으로 짧은 기간에 이루어진 임상시험으로 향후 보다 명확한 효능판정을 위한 임상시험이 필요하리라 사료된다.

11. 평가자

이병철. 2011년 1월 19일

내분비, 영양 및 대사 질환

서지사항 • • •

김성철, 장은하, 나원민, 이성용, 이종덕, 문형철, 최선미, 정영해. 이중맹검용 피내침을 이용한 단순성 비만여성의 사암침 치료효과에 관한 임상 선행연구. 대한침구학회지. 2007;24(5):67-88.

1. 목적
단순성 비만여성에 사암음양오행침 효과 연구

2. 연구디자인
무작위대조시험

3. 실시기관
병원 1 시설

4. 대상자 특성
20–25세 BMI 25(kg/m^2) 이상인 단순성 비만 여성 환자 60명

5. 중재/치료
Arm 1(n=18): 침치료군. 1회 30분, 1주일 3회, 4주간 사암음양오행침 시술 + 섭생법

Arm 2(n=18): Sham 침치료군. 1회 30분, 1주일 3회, 4주간 이중맹검용 피내침 시술 + 섭생법

Arm 3(n=24): 대조군. 섭생법만 시행.

Arm 1에서 10명, Arm 2에서 5명, Arm 3에서 3명이 탈락하였다.

6. 주요평가항목
1) 체중, 체지방률
2) 혈중지질(Cholesterol, Triglyceride, HDL–Cholesterol, LDL–Cholesterol)

7. 주요결과
1) 침치료군의 경우 시술 후 체중의 감소가 나타났고, 체지방과 Cholesterol, Triglyceride, HDL–Cholesterol, LDL–Cholesterol에 차이가 없었다.
2) 가짜 침치료군의 경우 모든 항목에서 차이가 없었으며, 대조군의 경우 역시 모든 항목에서 차이가 없는 것으로 나타났다.
3) 3개군의 비교에서는 모든 항목에서 연구 종료후 차이가 없는 것으로 나타났다.

8. 결론
단순성 비만여성을 대상으로 사암침의 효능을 연구한 결과 진짜침치료군과 가짜침치료군, 대조군 간의 차이는 관찰되지 않았으나, 진짜 침치료군에서만 체중의 감소가 관찰되어 향후 비만연구의 선행연구 자료로서 활용 가능할 것으로 사료된다.

9. 안전성 평가
기재 사항 없음

10. 평가자 의견
본 논문은 비만에 대한 사암음양오행침법의 효능을 관찰하기 위해 진행된 3군 임상시험으로 객관적인 효능 분석을 위해 이중맹검, 무작위 배정, 3군 임상연구 방법을 사용하였다. 그러나 비교적 다수의 탈락자와 평가지표에서의 유의한 차이점이 발견되지 않아 유효성 검증에 제한적이었다. 향후 본 연구를 바탕으로 더욱 체계적인 임상연구가 필요할 것으로 사료된다.

11. 평가자
이병철. 2011년 1월 19일

내분비, 영양 및 대사 질환

서지사항 • • •

Yoo JH, Lee EJ, Kwak CK, Sohn EH, Koh BH, Song IB, Lee KS. Clinical trial of herbal formula on weight loss in obese korean children. Am J Chin Med. 2005;33(5): 713-22.

1. 목적

소아 비만에 태음조위탕 효과 연구

2. 연구디자인

전후비교연구

3. 실시기관

한방병원 1 시설

4. 대상자 특성

relative body weight(%RBW) 20% 이상 비만 소아환자 22명

5. 중재/치료

태음조위탕 1일 3회 30일간 복용

6. 주요평가항목

1) %RBW [(actual weight−standard weight relative to height) × 100/standard weight relative to height], body mass index(BMI), body fat mass
2) abdominal skin−fold, subscapular skin−fold
3) total cholesterol, leptin

7. 주요결과

1) 치료후 BMI는 24.34±3.10에서 23.26±3.00kg/m^2로 유의하게 감소하였고, %RBW는 34.41±10.90에서 25.94±11.18%로 유의하게 감소하였다. body fat mass는 17.99±5.37에서 16.50±4.82kg로 감소하였고, body fat은 34.16±3.75에서 32.08±3.15%로 유의하게 감소하였다.
2) abdominal skin−fold는 26.16±9.08에서 22.90±8.35mm로 감소하였고, subscapular skin−fold는 20.86±5.20에서 18.46±5.31mm로 유의하게 감소하였다.
3) total cholesterol은 195.38±31.39에서 183.25±33.27mg/dℓ로 감소하였고, arteriosclerosis index는 4.100±0.81에서 3.84±0.64mg/dℓ로 감소하였으며, leptin은 14.91±6.59에서 12.24±4.98ng/ml로 감소하였다.

8. 결론

소아 비만환자에게 30일간 태음조위탕을 투여하여 체중 및 비만도의 감소가 보였으며, 체지방 및 체지방률의 감소와 복부 및 견갑골 하부 피부 두께의 감소 효과를 보였으며, 총콜레스테롤 수치 및 동맥경화 지표와 leptin 수치 감소 효능을 보여 소아 비만화자의 체중감소와 비만 치료에 효과적이었다.

9. 안전성 평가

이상반응 및 부작용은 없었으며, 혈액검사 상 간독성이나 신독성은 관찰되지 않았다.

10. 평가자 의견

본 연구는 소아 비만환자를 대상으로 태음조위탕을 30일간 투여하여 체중 및 비만치료 효능을 보였으며, 체지방의 감소와 피하지방의 감소효과, 그리고 혈청 지질 및 leptin의 감소와 동맥경화 지표의 개선효과를 보였다. 본 연구가 대조군이 결여되어있고, 피험자수 및 치료기간이 짧아 객관적 효능판정에 제한이 있으나, 소아 비만 환자를 대상으로 체중, 체지방, 혈액학적 지표 등에 대한 폭넓은 평가지표가 설정되어 관련 근거자료로서의 가치가 높아 향후 소아 비만 치료의 기초자료로서 활용이 가능할 것으로 사료된다.

11. 평가자 이병철. 2011년 1월 19일

내분비, 영양 및 대사 질환

서지사항 • • •

김수진, 김호준, 고병표, 김형도, 김진아, 박정미, 최승기, 전우현. 저열량 식이요법을 한 폐경 전 비만 여성의 휴식 대사량에 대한 마황과 오수유의 효과. 한방비만학회지. 2004;4(1):45-54.

1. 목적

여성 비만의 휴식 대사량에 마황, 오수유 효과 연구

2. 연구디자인

무작위대조시험

3. 실시기관

병원 1 시설

4. 대상자 특성

21세 이상 체질량 지수 25kg/m^2 이상의 폐경전 가임 여성 90명중 40명 시험 완료

5. 중재/치료

Arm 1: 위약군 30명. 하루 1,200kcal의 식이요법 및 위약 8주간 복용

Arm 2: 마황군 30명. 하루 1,200kcal의 식이요법 및 마황 6g씩 1일 2회 8주간 복용

Arm 3: 오수유군 30명. 하루 1,200kcal의 식이요법 및 오수유 6g씩 1일 2회 8주간 복용

6. 주요평가항목

1) 휴대형 간접열량계(Indirect calorimetry)를 이용한 휴식대사량
2) 체성분분석기를 이용한 체중, 체지방률, 제지방량, 요둔부비 측정

7. 주요결과

50명의 피험자가 탈락하였다.

1) 휴식대사량은 마황군에서 4주째 평균 90.0 변화하여 위약군의−82.8 변화에 비해 유의한 차이를 보였다. 오수유군과 위약군간에는 휴식대사량의 변화가 없었다.
2) 체중의 변화는 마황군에서 4주째의 변화(평균2.6)와 8주째의 변화(평균3.63)가 위약군과 비교해 유의한 차이를 보였다. 오수유군에서는 유의한 차이가 없었다.
3) 체지방률의 변화는 마황군에서 4주째, 8주째의 측정치의 차이가 위약군에 비해 유의한 차이를 보였으나, 오수유군에서는 유의한 변화가 없었다.

8. 결론

비만여성에서 휴식대사량과 체구성 성분에 대한 마황과 오수유의 효과에 무작위배정법, 위약의 사용, 이중맹검법 임상시험에서 마황은 초기4주간에 휴식대사량의 유의한 증가의 효과를 보였고, 4주, 8주동안 체중, 체지방률의 유의한 감소를 보였다.

9. 안전성 평가

임상시험 중도 탈락자 30명중 8명에서 과민 반응 및 부작용이 관찰됨.

10. 평가자 의견

본 연구는 가임기 비만여성을 대상으로 마황과 오수유의 임상적 효능을 연구하여 마황에서 휴식대사량의 증가와 체중 및 체지방률의 감소를 보였다. 본 연구는 무작위 배정법, 위약의 사용, 이중맹검법 임상시험으로 임상시험 결과의 신뢰도가 높아 향후 비만 여성 치료에 응용될 수 있을 것으로 사료된다.

11. 평가자

이병철. 2011년 1월 19일

내분비, 영양 및 대사 질환

서지사항 • • •

류수민, 송미연, 정석희. 초저열량식이와 체감의이인탕을 병행한 한방비만치료가 체성분과 신체치수에 미치는 영향. 한방재활의학과학회지. 2006;16(4):1-14.

1. 목적

비만에 초저열량식이, 체감의이인탕 병용 치료 효과 연구

2. 연구디자인

전후비교연구

3. 실시기관

병원 1 시설

4. 대상자 특성

초저열량식이와 체감의이인탕을 병행한 한방비만치료 1개월 이상 시행 여성환자 127명

5. 중재/치료

Arm 1: 초저열량식이 + 體減薏苡仁湯 1일3회 복용 + 50분간 전침치료, 트레드밀 유산소운동 + 저주파 지방분해치료 45분간 1달 이상 시행

6. 주요평가항목

1) 체중, 체수분량, 제지방량, 체지방량, 체지방률, 골격근량, 부위별 근육량, 기초대사량, 내장지방면적
2) 상완둘레, 허리둘레, 엉덩이둘레, 허벅지둘레, 종아리둘레
3) 골밀도 수치

7. 주요결과

1) 치료후 체중은 5.84±1.51kg, 제지방량은 1.16±1.11kg, 체지방량은 4.62±1.43kg, 체지방률은 4.03±1.61%, 골격근량은 0.70±0.62kg, 체질량지수는 2.27±0.58kg/m^2유의하게 감소하였다.
2) 허리둘레는 6.90±3.07cm, 엉덩이둘레는 5.65±2.43cm, 허리-엉덩이둘레비(WHR)는 0.0228±0.0347 유의하게 감소하였다.
3) 골밀도 수치인 Z-score는 0.26±0.38이 유의하게 증가되었다.

8. 결론

여성 비만 외래환자 127명을 대상으로 1개월간 초저열량식이와 體減薏苡仁湯을 병행한 한방비만치료를 시행한 결과 체중, 체수분량, 제지방량, 체지방량, 체지방률, 골격근량, 부위별 근육량, 기초대사량, 내장지방면적의 감소 및 허리둘레, 엉덩이둘레의 감소 효과, 골밀도 증가효과를 나타내었다.

9. 안전성 평가

기재 사항 없음

10. 평가자 의견

본 연구는 초저열량 식이요법과 體減薏苡仁湯의 병행치료 효과를 관찰한 단일군 전후비교 후향적 임상관찰로서 비만개선 효과뿐 아니라 초저열량 식이요법의 골밀도 감소 부작용을 완화시키는 작용이 있는 것으로 관찰되었다. 그러나 본 연구는 5가지 이상의 복합치료가 시행되어 개별 치료효과의 효능 판정이 어렵고, 객관적 효능을 비교할 수 있는 대조군이 결여되어 있어 명확한 효능 판정에 제한적이므로 향후 대조군 임상시험이 필요하리라 사료된다.

11. 평가자

이병철. 2011년 1월 19일

내분비, 영양 및 대사 질환

서지사항

이수경, 이시우. 한약과 전기침치료가 비만환자의 체성분변화에 미치는 영향. 동의생리병리학회지. 2006;20(3):697-700.

1. 목적

비만환자의 체성분에 한방치료 효과 연구

2. 연구디자인

전후비교연구

3. 실시기관

병원 1 시설

4. 대상자 특성

아시아태평양 비만학회 진단기준에 따라 체질량 지수(BMI) 기준 정상인 및 위험체중, 1단계 비만, 2단계 비만 환자 총 39명

5. 중재/치료

전기지방분해침 40분간 주 2회 4주간 시행 + 조위승청탕, 형방도적산, 체감의이인탕 1일 2회 4주간 복용

6. 주요평가항목

체중, 체지방률, 체지방량, 제지방량, 체질량지수, 비만도

7. 주요결과

체중은 3.76±2.41kg, 체지방률은 1.24±1.74%, 체지방량은 2.29±1.96kg, 제지방량은 1.59±1.38kg, 체질량지수는 1.45±0.99, 비만도는 6.55±4.52%가 감소하였다.

8. 결론

4주간의 한약치료와 지방분해침 치료는 체중, 체지방률, 체지방량, 제지방량, 체질량지수, 비만도를 감소시켰고, 근육보다 지방을 유의하게 감소시키는 경향을 나타내어 단순 체중감소가 아닌 체지방감소에 효과적이었다.

9. 안전성 평가

기재 사항 없음

10. 평가자 의견

비만의 원인은 한의학적으로 脾虛而水濕停滯, 痰飮, 陽虛 兼 水濕, 食滯 肝鬱, 瘀血 등이며, 체질적으로 태음인과 소양인의 경우 肝과 脾의 기능이 상대적으로 강해 체중의 증가가 많으므로 이의 불균형을 교정하는 체질 처방을 사용한다.

본 연구는 비만환자를 대상으로 복부에 지방분해침을 시술하면서 사상체질별로 조위승청탕, 형방도적산, 체감의이인탕을 투여하여 전후 변화를 비교한 결과 한방치료가 단순 체중감소가 아닌 체지방감소에 효과적인 것으로 나타나 비만 치료에 유용하였다. 그러나 본 임상시험의 피험자에 정상군과 비만환자가 혼재되었고, 모든 피험자에게 동일한 시술이 이루어졌으며 대조군이 설정되지 않아 명확한 효능판정에 제한적이므로 향후 대조군을 포함한 무작위배정 임상시험이 필요할 것으로 사료된다.

11. 평가자

이병철. 2011년 1월 19일

내분비, 영양 및 대사 질환

서지사항 • • •

이윤재, 류은경. 과체중 비만 소아에 대한 한방비만치료프로그램 효과. 한방비만학회. 2009;9(1):45-51.

1. 목적

과체중, 비만 소아에 한방비만치료프로그램 효과 연구

2. 연구디자인

전후비교연구

3. 실시기관

병원 1 시설

4. 대상자 특성

성별·연령별 체질량 지수가 85백분위수 이상인 과체중소아와 95백분위수 이상인 비만 소아 19명

5. 중재/치료

저주파침 1주일 2회, 8회 시술 + 이침 1주일 2회, 8회 시술 + 한약 4주간 투여

6. 주요평가항목

체중, 체성분변화

7. 주요결과

1) 4주 후 체지방량은 2.38±1.19kg 유의하게 감소되었으며 체지방률, WHR도 유의하게 감소하였다.

2) 4주 치료 후 BMI는 1.43±0.89kg/m^2 감소하였다.

8. 결론

체질량지수가 연령과 성별을 기준으로 85백분위수 이상인 소아청소년 과체중·비만아를 대상으로 한방치료프로그램을 시행한 결과 체중, 체지방량, 체지방률, 체질량지수의 감소가 나타나 한방치료가 소아비만 치료에 효과적일 것으로 사료된다.

9. 안전성 평가

기재 사항 없음

10. 평가자 의견

본 연구에 사용한 한약처방은 소아의 특성에 따라 방풍통성산 등의 일반적인 비만처방이 사용되었는데, 이는 기존의 연구에서 곽향정기산, 체감의이인탕 등을 처방한 것과 차이가 있다. 방풍통성산은 脾胃實熱로 인한 食積形肥滿에 처방되어 임상적 효과를 나타내었으며, 소아비만에 있어서도 증에 따라서는 일반적인 비만처방을 사용할 수 있을 것이라 생각된다.

본 연구는 소아청소년 비만환자 대상으로 저주파침, 이침, 한약투여 등의 한방비만치료프로그램의 전후비교 단일군 임상시험으로 체중, 체지방률, 체지방률, 체질량지수 등의 감소가 관찰되었다. 그러나 본 임상시험의 치료방법이 3가지 이상 혼재되어 치료방법의 개별적 효능판정이 어렵고, 효능을 비교하기 위한 대조군이 설정되지 않아 명확한 효능판정에 제한적이므로 향후 대조군을 포함한 무작위배정 임상시험이 필요할 것으로 사료된다.

11. 평가자

이병철. 2011년 1월 19일

내분비, 영양 및 대사 질환

서지사항

박희진, 황규선, 박현애, 이창희, 박현호, 송수철, 전성하. 뇌경색환자의 고지혈증에 대한 부항요법의 임상적 효과. 사상체질의학회지. 2008;25(4):41-9.

1. 목적

고지혈증에 사혈 효과 연구

2. 연구디자인

전후비교연구

3. 실시기관

병원 1 시설

4. 대상자 특성

뇌경색 환자 중 총콜레스테롤 240mg/dℓ 이상이거나 중성지방 200mg/dℓ 이상, 저밀도 단백이 160mg/dℓ 이상의 고지혈증을 가진 자 52명

5. 중재/치료

Arm 1: 유리 부항에 알코올을 이용 불을 붙여 背部에 부착하는 火罐法. 부항 16개, 15분, 4주간 평균 10회 시술

6. 주요평가항목

1) Total cholesterol, LDL-cholesterol, Triglyceride

7. 주요결과

1) 진단기준 이상의 Total cholesterol을 포함하는 고지혈증 환자의 Total cholesterol 감소에 유의한 효능이 있었고, 진단기준 이상의 LDL-cholesterol, Triglyceride의 고지혈증 환자의 LDL-cholesterol, Triglyceride을 감소시키는 효능이 있었다.

8. 결론

부항요법은 Total cholesterol 감소에 가장 효과적이고, LDL-cholesterol 감소에 부분적 효과가 보였으나 Triglyceride에는 뚜렷한 효과가 관찰되지 않았다.

9. 안전성 평가

기재 사항 없음

10. 평가자 의견

본 논문은 고지혈증을 동반한 뇌경색 환자 대상으로 화관요법의 효능을 관찰한 임상시험으로 연구결과 Total cholesterol 및 LDL-cholesterol 감소에 효과적인 것으로 나타났다. 본 연구가 대조군이 결여된 전후비교연구로서 객관적인 효능판정에 제한적이나 부항요법의 한방물리요법을 고지혈증과 같은 내과적 질환에 적응시킨 최초의 연구로서 그 가치가 인정되면, 향후 고지혈증의 한방물리요법의 하나로 응용 될 수 있을 것으로 사료된다.

11. 평가자

이병철. 2011년 1월 19일

내분비, 영양 및 대사 질환

서지사항 • • •

이영구, 윤희식, 유준기, 허재혁, 강익현, 문병순. 高중성지방혈증 환자 165例에 있어서 He-Ne LASER 靜脈內 照射 治療가 혈중 중성지방에 미치는 영향. 대한한방내과학회지. 1999;20(2):688-702.

1. 목적

고중성지방혈증에 He-Ne 레이저 치료 효과 연구

2. 연구디자인

대조군전후비교연구

3. 실시기관

병원 1 시설

4. 대상자 특성

혈청 중성지방 수치가 160-209mg/dℓ의 경계역 환자 및 210-299mg/dℓ 이상인 고지혈증 환자 165명

5. 중재/치료

Arm 1: He-Ne 레이저 10회 조사군. 1회 조사시 2.5mW의 출력 10회/분의 pulse로 40분간 시술

Arm 2: He-Ne 레이저 20회 조사군. 1회 조사시 2.5mW의 출력 10회/분의 pulse로 40분간 시술

Arm 3: He-Ne 레이저 30회 조사군. 1회 조사시 2.5mW의 출력 10회/분의 pulse로 40분간 시술

6. 주요평가항목

Triglyceride

7. 주요결과

1) 경계역 환자에서는 He-Ne 20회, 30회 시술군에서는 중성지방이 감소하였으나, 10회 시술군에서는 증가하였다.
2) 고중성지방증 환자 특히 300mg/dℓ인 환자에서 30회 시술한 군에서는 중성지방이 감소하였으나, 다른 시술군에서는 유의한 차이가 없었다.

8. 결론

He-Ne 레이저 정맥내 조사치료는 고중성지방혈증 특히 300mg/dℓ인 환자에서 30회 시술중 20회 이상 시술을 받을 경우 중성지방의 감소효과를 보였다.

9. 안전성 평가

특이한 부작용 관찰되지 않음.

10. 평가자 의견

본 연구는 고중성지방혈증 환자를 대상으로 He-Ne 레이저 정맥 조사치료의 효능을 관찰한 임상연구로서 연구결과 30회 이상의 시술이 중성지방의 유의한 감소효과가 있는 것으로 나타났다. 본 연구에서 동일 시술의 횟수에 따라 시술을 적게 받은 피험자를 대조군으로 설정하여 효능판정을 위한 대조군으로서의 가치가 부족하고 식사 등에 민감하게 반응하는 중성지방을 평가항목으로 설정하면서 이에 대한 임상적 통제가 이루어지지 않아 객관적 효능 판정에 제한적이다. 향후 보다 객관적인 효능판정을 위한 무작위 배정 대조군 장기 임상시험이 필요하리라 사료된다.

11. 평가자

이병철. 2011년 1월 19일

내분비, 영양 및 대사 질환

서지사항 • • •

조현경, 오용성, 김용진, 오영선, 설인찬. 高脂血症에 대한 通痺飮의 실험 및 임상적 고찰. 동의생리병리학회지. 2003;17(4):1092-96.

1. 목적

고지혈증에 통비음 효과 연구

2. 연구디자인

전후비교연구

3. 실시기관

병원 1 시설

4. 대상자 특성

Total cholesterol 및 Triglyceride 수치가 정상보다 높은 환자 37명

5. 중재/치료

통비음 1일 3포씩 식후 경구로 1개월간 투여 37명

6. 주요평가항목

Total cholesterol, LDL-cholesterol, HDL-cholesterol, Triglyceride

7. 주요결과

통비음 투여 1개월 후 혈중 Total cholesterol가 228.59±5.79mg/㎗에서 200.81±5.83mg/㎗으로 유의하게 감소하였고, Triglyceride는 271.31±19.51mg/㎗에서 190.65±10.23mg/㎗로 유의하게 감소하였으며, 혈중 LDL-cholesterol은 237.37±6.08mg/㎗에서 197.21±6.39mg/㎗로 유의하게 감소하였고, HDL-cholesterol은 45.51±1.85mg/㎗에서 40.91±1.41mg/㎗로 감소하였으나 유의성은 없었다.

8. 결론

통비음은 고지혈증 환자의 Total cholesterol, LDL-cholesterol, Triglyceride 수치를 유의하게 감소시켜 고지혈증 및 동맥경화의 치료에 효과적일 것으로 사료된다.

9. 안전성 평가

기재 사항 없음

10. 평가자 의견

본 연구에 사용한 통비음은 三氣飮안에 백작약을 증량하고 육계를 빼고 계지를 더한 처방으로, 숙지황, 두충, 우슬, 당귀, 구기자, 백작약은 補肝腎, 補血和血의 작용을 하고, 계지, 부자, 세신, 백지는 散寒除濕, 通血脈하고, 백복령은 利水滲濕하여 中風으로 인한 痺證과 동통질환에 사용되는 처방이다.

본 연구는 中風으로 인한 痺證과 동통질환의 치료 목적으로 개발된 통비음에 대한 임상연구로서 통비음은 고지혈증 환자의 Total cholesterol, LDL-cholesterol, Triglyceride 수치를 유의하게 감소시키는 효능이 밝혀졌다. 본 연구가 대조군이 결여된 단일군 전후비교이며 1개월의 비교적 단기간의 임상시험으로 통비음의 명확한 효능판정에 제한이 있으나, 향후 중풍환자의 고지혈증 및 동맥경화 예방 등을 통한 중풍재발방지의 목적으로 사용될 수 있는 자료로서 활용이 가능할 것으로 사료된다.

11. 평가자

이병철. 2011년 1월 19일

내분비, 영양 및 대사 질환

서지사항

박상은, 홍수현, 권오순, 서창운, 민성순, 홍상훈. 뇌졸중환자의 고지혈증에 대한 평진건비탕가감방의 임상적 효과. 대한한방내과학회지. 2006;27(3):561-72.

1. 목적
중풍 환자의 고지혈증에 평진건비탕의 효과 연구

2. 연구디자인
전후비교연구

3. 실시기관
병원 1 시설

4. 대상자 특성
뇌졸중이 발생하여 입원한 환자 중 total cholesterol 240mg/dℓ 이상, TG 200mg/dℓ 이상의 기준에 1가지 이상 만족하는 환자 16명

5. 중재/치료
평진건비탕가감방 1일 3회 1팩(120ml) 2주간 복용

6. 주요평가항목
1) total cholesterol, triglyceride(TG), AST, ALT, BUN, creatinine

7. 주요결과
1) total cholesterol은 치료전 244.56±39.29mg/dℓ에서 치료후 229.88±46.79mg/dℓ로 유의하게 감소하였고, TG는 244.44±81.88mg/dℓ에서 치료후 235.43±110.78mg/dℓ로 감소하였으나 유의성은 없었다.
2) 치료전후 AST, ALT, BUN 항목의 유의한 변화가 없었고, creatinine은 치료전 0.944±0.15mg/dℓ에서 치료후 0.887±0.16mg/dℓ로 유의하게 감소하였다.

8. 결론
고지혈증을 동반한 뇌졸중환자 대상으로 한 2주간의 평진건비가감방의 투여에서 Total cholesterol 감소효능이 관찰되었으며, 간독성과 신독성은 나타나지 않았다.

9. 안전성 평가
간독성이나 신독성은 관찰되지 않았다.

10. 평가자 의견
본 연구에 사용한 평진건비탕가감방은 食積兼痰飮, 胃脘痞通, 嘈雜, 惡心, 噯氣, 呑酸을 치료하는 평진건비탕에 大補元氣, 補中益氣하는 人蔘, 黃芪와 補血, 補肝益腎하는 當歸, 白灼藥, 白何首烏, 五加皮와 活血祛瘀하는 丹蔘, 利水滲濕하는 澤瀉, 祛風濕하며 活血祛瘀하는 天麻, 淸頭目하는 薄荷를 加味하고 消食하는 神穀, 麥芽, 理氣行氣하는 香附子, 木香, 溫中化濕하는 蒼朮, 藿香, 砂仁을 祛한 처방으로 本虛標實하여 발생하는 담음으로 인해 발생하는 뇌졸중환자의 고지혈증에 담음의 치법인 滋補肝腎, 調理脾胃로 扶正하고 活血化瘀 利濕化痰으로 祛邪하여 고지혈증에 대한 치료효과를 극대화한 처방이다.

본 연구는 고지혈증을 동반한 뇌졸중환자 대상으로 한 2주간의 평진건비가감방의 효능연구로서 Total cholesterol 감소효능이 관찰되었다. 본 연구가 대조군이 결여된 단일군 전후비교연구이고, 연구기간이 2주간의 단기간 임상시험이어 보다 객관적인 효능 판정에 제한적이나, 향후 고지혈증을 동반한 뇌졸중 환자의 치료에 응용될 수 있는 자료로서 활용이 가능할 것으로 사료된다.

11. 평가자
이병철. 2011년 1월 19일

내분비, 영양 및 대사 질환

서지사항 • • •

Cho KH, Kang HS, Jung WS, Park SU, Moon SK. Efficacy and Safety of Chunghyul-dan(Qingwie-dan) in Patients with Hypercholesterolemia. Am J chin Med. 2005;33(2):241-8.

1. 목적

고지혈증에 대한 청혈단과 atorvastatin의 비교 연구

2. 연구디자인

비무작위연구

3. 실시기관

병원 1 시설

4. 대상자 특성

Total cholesterol 240mg/dℓ 이상인 고지혈증 환자 62명

5. 중재/치료

Arm 1: 청혈단 투여군. 청혈단 하루 2캡슐(600mg)씩 8주간 투여 21명

Arm 2: Atorvastatin 투여군. Atorvastatin 하루 10mg 8주간 투여 12명

6. 주요평가항목

1) Total cholesterol, LDL-cholesterol, HDL-cholesterol, Triglyceride, total lipid, Phospholipid
2) AST, ALT, BUN, Creatinine

7. 주요결과

1) 청혈단 치료군 및 Atorvastatin 투여군 모두 치료후 Total cholesterol, LDL-cholesterol, total lipid, Phospholipid가 유의하게 하강되었음.
2) 연구 종료시점에서의 청혈단 치료군 및 Atorvastatin 투여군간의 Total cholesterol, LDL-cholesterol, HDL-cholesterol, Triglyceride, total lipid, Phospholipid 항목에 대한 유의한 차이는 없었다.
3) 청혈단 치료군 및 Atorvastatin 투여군 모두 AST, ALT, BUN, Creatinine 항목에서 치료전후의 유의한 차이는 관찰되지 않았다.

8. 결론

청혈단 치료군 및 Atorvastatin 투여군 모두 치료후 총콜레스테롤, 저밀도 콜레스테롤, 총지질, 인지질 등 혈청지질이 유의하게 하강하였으며, 이상반응 및 부작용이 발견되지 않아 청혈단의 지질강화효능 및 안전성이 입증되어 고지혈증 환자에게 투여할 수 있는 가능성이 시사되었다.

9. 안전성 평가

청혈단 치료군 및 Atorvastatin 투여군 모두 간독성이나 신독성은 관찰되지 않았다.

10. 평가자 의견

청혈단은 황련해독탕에 대황을 가한 대황황련해독탕의 80% 에탄올 추출물을 캡슐에 넣을 것으로 고콜레스테롤 식이 유발 고지혈증에 대한 항고지혈증 효과가 있다. 이는 황금, 황련, 황백 등의 단미가 갖는 항고지혈증 효과가 HMG-CoA reductase inhibitor 저해활성이 있는 대황을 가미함으로 나타나는 synergic effect에 기인한 것으로 보인다. 본 논문은 고지혈증 치료에 대한 양약 비교임상시험으로서 기존의 고지혈증 치료제인 Atorvastatin과 유사한 총콜레스테롤, 저밀도 콜레스테롤, 총지질, 인지질 등 혈청지질의 치료효과를 나타내었다. 본 연구가 위약대조군 대신 양약 대조군을 사용하였고, 무작위 배정없이 open label로 진행된 임상연구이나 본 연구를 통해 청혈단의 지질강화효능 및 안전성이 입증되어 고지혈증 환자에게 투여할 수 있는 임상 근거를 마련하였다고 사료된다.

11. 평가자 이병철. 2011년 1월 19일

내분비, 영양 및 대사 질환

서지사항 • • •

김태경, 정우상, 박성욱, 조기호, 김영석. 고지혈증에 대한 淸血丹(HH-333)과 Atorvastatin(Lipitor®)의 지질강하 효과와 안전성에 대한 비교연구. 대한한방내과학회지. 2003;24(4):837-45.

1. 목적

고지혈증에 대한 청혈단과 atorvastatin 비교 연구

2. 연구디자인

무작위대조시험

3. 실시기관

한방병원 1시설, 양방병원 1시설. 총 2시설

4. 대상자 특성

Total cholesterol 240mg/dℓ 이상이거나 LDL-cholesterol 160mg/dℓ 이상인 고지혈증 환자 62명

5. 중재/치료

Arm 1(n=33): 청혈단 2캡슐 투여군. 청혈단 하루 2캡슐씩 8주간 투여
Arm 2(n=16): 청혈단 4 캡슐 투여군. 청혈단 하루 4캡슐씩 8주간 투여
Arm 3(n=13): Atorvastatin 투여군. Atorvastatin 하루 10mg 8주간 투여

6. 주요평가항목

1) Total cholesterol, LDL-cholesterol, HDL-cholesterol, triglyceride, total lipid, phospholipid
2) AST, ALT, BUN, Creatinine

7. 주요결과

1) 청혈단 치료군 및 atorvastatin 투여군 모두 치료후 total cholesterol, LDL-cholesterol, total lipid, phospholipid가 유의하게 하강되었음.
2) 연구 종료시점에서의 청혈단 치료군 및 atorvastatin 투여군간의 total cholesterol, LDL-cholesterol, HDL-cholesterol, triglyceride, total lipid, phospholipid 항목에 대한 유의한 차이는 없었다.
3) 청혈단 투여용량에 따른 하루 2캡슐 복용군과 4캡슐 복용군간의 차이는 관찰되지 않았다.

8. 결론

청혈단 치료군 및 atorvastatin 투여군 모두 치료후 총콜레스테롤, 저밀도 콜레스테롤 등 혈청지질이 유의하게 하강하였으며, 이상반응 및 부작용이 발견되지 않아 청혈단은 지질강화효능 및 안전성이 입증되어 고지혈증 환자에게 투여할 수 있는 가능성이 시사되었다.

9. 안전성 평가

청혈단 치료군 및 Atorvastatin 투여군 모두 간독성이나 신독성은 관찰되지 않았다.

10. 평가자 의견

본 논문은 고지혈증 치료에 대한 양약 비교임상시험으로서 기존의 고지혈증 치료제인 Atorvastatin과 유사한 총콜레스테롤, 저밀도 콜레스테롤 등 혈청지질이 치료효과를 나타내었다. 본 연구가 위약대조군 대신 양약 대조군을 사용하였고, 2 기관 모두에서 무작위 배정이 이루어지지 않았으나 본 연구를 통해 청혈단의 지질강화효능 및 안전성이 입증되어 고지혈증 환자에게 투여할 수 있는 임상 근거를 마련하였다고 사료된다.

11. 평가자

이병철. 2011년 1월 19일

내분비, 영양 및 대사 질환

서지사항

박성혜. 약선 장수차가 고지혈증 성인 여성의 혈청지질 수준과 산화적 스트레스에 미치는 영향. 동의생리병리학회지. 2006;20(5):1180-86.

1. 목적 고지혈증과 산화스트레스에 약선장수차의 효과 연구

2. 연구디자인 무작위대조시험

3. 실시기관 병원 1 시설

4. 대상자 특성

30세 이상 45세 미만 직장 여성 중 고지혈증 환자 40명

5. 중재/치료

Arm 1(n=20): 약선 장수차복용군 1일 2회. 약선 장수차(장수차 10g포함) 14일간 복용

Arm 2(n=20): 대조군 1일 2회 정수물에 0.02% xylitol 섞어 1000ml 14일간 복용

6. 주요평가항목

1) 식이섭취조사
2) 혈청지질 농도측정
3) 활성산소(H_2O_2) 측정

7. 주요결과

1) 장수차 섭취군에서 지질과 동물성 단백질 섭취가 증가.
2) 장수차 섭취군의 혈당이 83.22±4.35mg/dℓ으로 대조군의 60.12±2.05mg/dℓ에 비해 유의하게 증가하였고, 장수차 섭취군에서 혈청 homocystein 수치가 8.42±1.11umol/L으로 대조군의 10.20±1.56umol/L에 비해 유의한 감소효과를 보임.
3) 장수차 섭취군의 HDL-cholesterol 수치는 66.15mg/dℓ으로 대조군의 51.17mg/dℓ에 비해 유의하게 증가하였고, 장수차 섭취군의 LDL-cholesterol 수치는 96.15mg/dℓ로 대조군의 108.70mg/dℓ에 비해 유의하게 감소하였다.
4) 장수차 섭취군의 활성산소가 대조군에 비해 유의하게 감소하였다.

8. 결론

장수차는 고지혈증 여성에 있어 HDL-콜레스테롤 농도의 유의한 증가, SLD-콜레스테롤 및 호모시스테인의 유의한 감소가 관찰되어 객관적인 효능 평가가 이루어졌으므로, 향후 한약자원의 기능성 식품으로서의 활용 및 과학화의 기초자료가 될 수 있을 것이다.

9. 안전성 평가

특이한 부작용 관찰되지 않음.

10. 평가자 의견

본 논문은 과체중 및 비만, 고지혈증과 같은 증상을 일반 음식의 형태로 섭취하여 건강을 증진시키는 한방식사용법인 약선에 관한 연구로서 장수차의 고지혈증 개선 효능을 보고하였다. 본 연구에 사용한 장수차는 괴각, 산사, 하수오, 우롱차를 君臣左使의 원칙에 따라 배합하여 養肝益腎, 降脂減肥, 生髮烏髮, 延年益壽의 효능이 있으며, 고혈압 고지혈증, 동맥경화, 관상동맥경화증, 당뇨병, 비만, 백발, 탈모, 노화방지 효능이 있는 것으로 보고되고 있다. 본 연구가 14일간의 비교적 단기간에 이루어져 보다 명확한 효능 판정에 어려움이 있으나 향후 장수차의 기능성 식품 및 약선 등의 한방 식이요법으로의 활용 가능성을 제시하였다고 사료된다.

11. 평가자 이병철. 2011년 1월 19일

내분비, 영양 및 대사 질환

서지사항

이의주, 김윤영, 임규성, 김상복, 이수경, 고병희, 조여원, 송일병. 고지혈증환자의 체질식이 효과. 사상체질의학회지. 1999;11(2):209-26.

1. 목적

고지혈증에 일반치료식과 체질치료식 비교 연구

2. 연구디자인

환자대조군연구

3. 실시기관

병원 1 시설

4. 대상자 특성

뇌졸중 환자 중 총콜레스테롤 200mg/dℓ 이상이거나 중성지방 200mg/dℓ 이상의 고지혈증을 가진 자 65명

5. 중재/치료

Arm 1: 사상체질 치료식(소양인 8명, 태음인 20명, 소음인 2명) 6주간 복용

Arm 2: 일반 치료식(소양인 9명, 태음인 21명, 소음인 5명) 6주간 복용

6. 주요평가항목

Total cholesterol, HDL-cholesterol, Triglyceride, total lipid, Phospholipid

7. 주요결과

1) 연구종료 시점에서 체질치료식군에서는 Triglyceride, total lipid, Phospholipid에서 유의한 감소가 관찰되었으며, 일반치료식군에서는 Total cholesterol, HDL-cholesterol, Triglyceride, total lipid, Phospholipid에서 유의한 감소가 관찰되었다.

2) 연구종료 시점에서 체질치료식군에서는 소양인의 경우 total lipid가 유의하게 감소하였고, 태음인의 경우 Triglyceride, total lipid, Phospholipid가 유의하게 감소하였고, 소음인의 경우 HDL-cholesterol이 유의하게 감소하였다. 일반치료식군에서는 태음인에서만 Total cholesterol, HDL-cholesterol, Triglyceride, total lipid가 유의하게 감소하였다.

8. 결론

일반치료식과 체질치료식은 비슷한 정도의 효능을 나타내었으며, 태음인의 경우 일반치료식은 Total cholesterol, Triglyceride에 감소효과가 체질치료식은 Phospholipid의 감소효과가 나타났고, 소양인의 경우 체질치료식에서만 total lipid, Phospholipid의 감소효과가 있었고, 소음인의 경우 차이가 관찰되지 않았다.

9. 안전성 평가

기재 사항 없음

10. 평가자 의견

본 연구는 고지혈증을 동반한 뇌졸중 환자를 대상으로 사상체질별 체질치료식과 일반치료식과의 효능을 비교한 임상연구로서 연구결과 소양인에서 체질치료식이 일반치료식에 비해 효과적인 것으로 나타났다. 본 연구가 체질별 식이요법의 차이를 비교하기에 대상 피험자수가 적어 효능판정에 제한점이 있으나, 사상의학적 체질 특성을 고려한 고지혈증에 대한 식이요법의 가능성을 제시한 자료로서 활용이 가능할 것으로 사료된다.

11. 평가자

이병철. 2011년 1월 19일

정신 및 행동 장애

서지사항

장하정, 성우용, 이승현, 손지형, 한승혜, 정효창. 공진단이 알츠하이머형 치매 환자에게 미치는 영향. 동의신경정신과학회지. 2004;15(2):141-48.

1. **목적**

알츠하이머형 치매에 공진단 효과 연구

2. **연구디자인**

전후비교연구

3. **실시기관**

한방병원 1 시설

4. **대상자 특성**

초기 알츠하이머 형 치매로 분류될 수 있는 환자 43명 중 치매의 정도가 경도이며 공진단 투여에 대하여 동의하는 환자 33명

5. **중재/치료**

100일간 공진단을 매일 저녁 수면 전에 하루 1환씩 복용

6. **주요평가항목**

한국판 치매 평가 검사(K-DRS)

7. **주요결과**

공진단 복용전 K-DRS 총점의 평균은 93.2±12.1점이고, 공진단 투여후 114.7±14.5점으로 상승되었다. 치료 전후의 K-DRS 총점 차이는 21.6±12.5점이었다

8. **결론**

알츠하이머형 치매 환자에 대한 100일간의 공진단 투여가 치매 환자의 인지기능을 향상시킴을 알 수 있었다.

9. **안전성 평가**

기재 사항 없음

10. **평가자 의견**

치매의 원인으로 생각할 수 있는 것은 담음, 칠정상, 품부부족, 간신부족으로 크게 나누어 볼 수 있으며 특히 간신부족이 노년치매의 주원인이라 할 수 있다. 공진단은 준보하원지품으로 간신부족이 많은 노인들의 치매를 치료하기에 적합한 처방이라고 판단된다.

본 논문은 공진단이 알츠하이머형 치매 환자에게 미치는 영향에 관한 것으로 알츠하이머형 치매 환자에게 자주 변증이 되는 간신부족 및 담미심규의 상황에 적합할 것으로 예상되어 이를 투여해 본 결과, 임상적으로 공진단이 알츠하이머형 치매 환자의 K-DRS 수치를 향상시키고, 알츠하이머형 치매 환자에 대한 100일간의 공진단의 투여가 치매 환자의 인지기능을 향상시킨다는 내용이다.

11. **평가자**

조성훈. 2011년 1월 19일

정신 및 행동 장애

서지사항 • • •

엄효진, 김종우, 박은혜, 김현택, 황의완. 초기 알츠하이머형 치매환자에 대한 건뇌탕의 효능-12 개월 임상 연구-. 동의신경정신과학회지. 2005;16(1):43-66.

1. 목적

초기 알츠하이머형 치매환자에 대한 건뇌탕의 효능 평가

2. 연구디자인

전후비교연구

3. 실시기관

한방병원 1 시설

4. 대상자 특성

초기 알츠하이머형 치매의 진단기준을 만족하는 환자 16명

5. 중재/치료

건뇌탕 12개월간 투여

6. 주요평가항목

노인용 한국판 Mini-mental state examination(MMSE-K), 한국판 치매 평가 검사(K-DRS), 사상관련전위(ERP)

7. 주요결과

1) MMSE-K 검사의 건뇌탕 투약전의 평균점수와 12개월간 투여 후에 실시한 재검사 평균 점수를 t-test한 결과 유의한 차이는 없었다.
2) K-DRS 총점의 건뇌탕 투여 전후의 평균 점수 사이에는 통계학적으로 유의미한 차이가 없었다.
3) ERP검사에서 Fz, Cz, Pz 영역에서 잠재기를 추출하여 회기와 전극위치를 반복요인으로 두고 반복 측정 변량 분석을 한 결과, 잠재기는 회기 간에 유의미한 차이가 발견되지 않았다.

8. 결론

건뇌탕이 초기 Dementia of Alzheimer Type 환자들에게 있어 인지기능의 저하를 방지할 수 있는 효과가 있다.

9. 안전성 평가

내원시마다 문진을 통해 이상반응의 유무를 파악

10. 평가자 의견

본 논문은 초기 알츠하이머형 치매환자에 대한 건뇌탕의 효능에 대하여 연구한 논문으로, 주요내용으로는 단일군 사전사후 실험설계로 외래 방문 피험자군 중 초기 DAT 환자의 진단기준 및 조건에 부합하는 환자를 대상으로 12개월간 건뇌탕을 투여하고, 치료전후의 인지능력을 검사하기 위해 약물의 효능을 검토하는데 유효하게 활용되고 있는 검사법인 MMSE-K, K-DRS 및 ERP를 시행한 결과, 건뇌탕이 초기 DAT 환자들에게 있어 인지기능의 저하를 방지할 수 있는 효과가 있다는 내용이다.

11. 평가자

조성훈. 2011년 1월 19일

정신 및 행동 장애

서지사항 • • •

김보균, 김종우, 김현택, 정경천, 황의완. 알츠하이머형 치매환자에 대한 조위승청탕의 효능. 동의신경정신과학회지. 2003;14(2):43-59.

1. 목적

초기 알츠하이머형 치매에 조위승청탕 효과 연구

2. 연구디자인

환자-대조군 연구

3. 실시기관

한방병원 1 시설

4. 대상자 특성

초기알츠하이머형 환자 15명, 정상노인 10명.

5. 중재/치료

Arm 1(n=15): 초기 Dementia of Alzheimer Type 환자 조위승청탕 9개월 복용
Arm 2(n=10): 대조군(정상노인) 10명

6. 주요평가항목

한국판 치매검사(K-DRS), 사상관련전위(ERP)

7. 주요결과

1) 한국판 치매검사(K-DRS) 점수는 두 집단 모두에서 증가하였으나 유의성은 없었다.
2) 사상관련전위(ERP) P300의 잠재기에서 정상노인 집단의 경우 2차 측정에서 1차측정보다 증가한 반면 조위승청탕을 복용한 초기 Dementia of Alzheimer Type 환자 집단의 경우에는 회기 효과가 없었다.
3) 사상관련전위(ERP) P300의 진폭에서 유의미한 차이를 나타낸 것은 각 전극위치간에서 1, 2차 측정사이에 변화양상을 나타내나, 일관적인 특성이 관찰되지 않으므로 이것을 실제적으로 인지적 작용과 관련하여 해석하기는 어렵다.

8. 결론

조위승청탕이 초기 Dementia of Alzheimer Type 환자들에게 있어 인지기능의 저하를 방지할 수 있는 효과가 있음을 보여준다.

9. 안전성 평가

기재 사항 없음

10. 평가자 의견

본 논문은 알츠하이머형 치매환자에 대한 조위승청탕의 효능에 관한 것이다. 조위승청탕이 초기 Dementia of Alzheimer Type 환자에게 미치는 효과를 객관적으로 규명하고자, 초기 Dementia of Alzheimer Type 환자 집단과 정상 노인집단을 대상으로 한국판 치매검사(K-DRS) 와 청각 사상관련전위(ERP)를 시행하고 Dementia of Alzheimer Type 환자 집단에게 9개월간 조위승청탕을 복용시킨 후 동일한 검사를 다시 실시하여 양집단 간의 차이를 관찰한 결과, 조위승청탕이 초기 Dementia of Alzheimer Type 환자들에게 있어 인지기능의 저하를 방지할 수 있는 효과가 있음을 보여준다는 내용이다.

11. 평가자

조성훈. 2011년 1월 19일

정신 및 행동 장애

서지사항 • • •

김보균, 현경철, 김종우, 황의완. Dementia of Alzheimer Type(DAT)에 관한 한의학적 임상연구. 동의신경정신과학회지 1998;9(1):25-43.

1. 목적

   알츠하이머형 치매에 한의 치료 효과 연구

2. 연구디자인

   전후비교연구

3. 실시기관

   한방병원 1 시설

4. 대상자 특성

   DAT 진단받은 45명의 환자

5. 중재/치료

   약물(사상체질 분석후 태음인은 조위승청탕 우황청심환, 소음인 향부자팔물탕 사향소합원, 소양인 형방지황탕) + 침(태극침법)

6. 주요평가항목

   보호자가 말하는 객관적인 임상증상을 기준으로 상당호전, 다소호전, 별무변화, 악화의 4단계로 평가

7. 주요결과

   1) 치료효과에서 45환자 중 상당호전 14명, 다소호전 13명, 별무변화 16명, 악화 2명으로 호전된 양상이 60%를 차지하였다.
   2) 여자환자 31명 중 호전이 17명으로 55%의 호전율을, 남자환자 14명 중 호전이 10명으로 71%의 호전을 보였다.
   3) 체질별 분류에서 소양인 2명, 소음인 23명, 태음인 20명으로 나타났고 체질별 치료효과는 소음인과 태음인에서 비슷하게 나타났다.
   4) 치매환자의 임상정도는 전치매 9명, 경증치매 14명, 중증치매 22명이었고 치매정도에 따른 치료 경과에서 전치매에서 9명, 경증치매에서 12명, 중증치매에서 6명이 호전되었다.

8. 결론

   사상체질 분석후 이에 합당한 약물 및 침치료가 초기 DAT 환자의 임상증상 호전을 호전시키는 효과가 있다.

9. 안전성 평가

   기재 사항 없음

10. 평가자 의견

    사상의학은 만성병에 있어서 성정의 조화와 기의 편익을 막아 자생력을 키워주게 되므로 난치병을 치료하고 예방하는 하나의 방법이 될 수 있다.

    DAT로 진단받은 45명의 환자를 대상으로 하여, 체질을 분석 후 체질별 약물치료와 침치료를 하였으며 기억력, 지남력, 기명력, 주의 및 계산, 언어 및 구성능력을 기준으로 치료효과를 판단하여 유의한 결과를 얻었다는 내용으로 치매환자에 대한 객관적인 검사없이 임상증상으로 치료경과 기준을 삼은 한계를 갖고 있다.

11. 평가자

    조성훈. 2011년 1월 19일

정신 및 행동 장애

서지사항 • • •

배오성. 노인성 치매에 관한 체질의학적 연구. 대한한의학회지. 1992;13(2):101-6.

1. 목적
   노인성 치매에 관한 사상의학적 치료의 효과 검증
2. 연구디자인
   전후비교연구
3. 실시기관
   한의원 1 시설
4. 대상자 특성
   뇌혈관성 치매 8례와 알츠하이머 치매 14례
5. 중재/치료
   침 + 약물(사상체질 진단후 태음인 청심연자탕 조위승청탕 합방, 소양인 십이미지황탕 가미)
6. 주요평가항목
   우수, 양호, 무반응, 악화 의 4단계로 구분
7. 주요결과
   치료성적은 우수와 양호가 40.9%였으며 무반응이 18.2%, 악화는 없었다. 그러므로 총유효율은 81.8%였다.
8. 결론
   노인성 치매에 관한 체질의학적 치료는 유효성이 인정되었다.
9. 안전성 평가
   기재 사항 없음
10. 평가자 의견
    본 논문은 노인성 치매에 관한 사상의학적 치료의 효과를 검증하고자 한 것으로 발병기간이 짧을수록 치료효과가 신속했고, 병력이 장기화 고령화될수록 효과반응이 늦어져 평균 2-3주 후에 나타났다. 따라서 조기에 치료해야 치료율을 더욱 높일 수 있을 것이다.
11. 평가자
    조성훈. 2011년 1월 19일

정신 및 행동 장애

서지사항 • • •

이재동, 최도영, 박동석. 금연에 대한 이침요법의 임상적 관찰. 대한침구학회지. 1992;9(1)17-29.

1. 목적

금연에 이침요법 효과 연구

2. 연구디자인

전후비교연구

3. 실시기관

한방병원 1 시설

4. 대상자 특성

약 1년간 이침치료를 받은 총 1,212명 가운데 무작위로 절반을 추출한 606명(남자: 524명, 여자: 82명) 대한 임상적 고찰과, 그중 치료결과가 확인된 420명

5. 중재/치료

침(편측 이혈에 15~20분간 유침) + 이침(반대측 동일 이혈에 피내침 3~4일간 매침)

6. 주요평가항목

환자 자신의 흡연량 감소 정도에 따라 완전금연, 호전, 양호, 경감, 무변화의 5단계로 나누어 측정

7. 주요결과

1) 이침 치료후 변화별 분포는 욕구의 감소 및 담배맛의 변화(72.9%), 무변화(11.9%), 욕구만 감소(9.0%), 담배맛만 변화 20명(4.7%)로 나타났으며, 담배맛의 변화는 담배 맛이 없음(74.1%), 쓴맛(16.3%), 풀냄새(4.2%)로 나타났다.

2) 이침치료후 호전율은 67.2%이었고 완전 금연율은 40.5%이었으며 4회 이상에서는 평균 82.0%의 호전율을 나타내어 금연을 위해서는 적어도 4회 이상의 치료가 필요하다고 사려된다.

8. 결론

이침치료후 호전율은 67.2%이었고 완전 금연율은 40.5%이었으며 4회 이상에서는 평균 82.0%의 호전율을 나타내어 금연을 위해서는 적어도 4회 이상의 치료가 필요하다고 사려된다.

9. 안전성 평가

기재 사항 없음

10. 평가자 의견

본 논문은 금연을 원해 이침치료를 받은 606명(남자: 524명, 여자: 82명) 대한 후향적 연구로 치료결과가 확인된 420명에 대한 연구이다. 편측 이혈에 자침하고 반대측 해당 이혈에 피내침 사용하여 3~4일간 매침하는 방법을 통해 유효한 이침치료의 호전율을 확인하였다. 평가항목이 주관적 증상체크라는 점, 침치료와 이침치료의 복합치료 단일군 연구로 효과를 명확히 하기 어렵다는 한계를 갖고 있다.

11. 평가자

조성훈. 2011년 1월 19일

정신 및 행동 장애

서지사항 • • •

안수기, 김성철, 이문호, 금경식. 금연침 치료에 대한 임상적 고찰(시술 1년후 금연 여부를 중심으로). 대한침구학회지. 1993;10(1):175-90.

1. 목적

금연에 이침요법 효과 연구

2. 연구디자인

전후비교연구

3. 실시기관

한방병원 1 시설

4. 대상자 특성

금연침을 2회 이상 시술받고 시술도중 이미 금연에 성공했거나 현저한 흡연량 감소를 보여 치료효과가 확인된 자로서 1년 후 전화통화 및 면담설문을 통하여 추적조사가 가능했던 107명

5. 중재/치료

이침(구점 내비점 인후점 편도체점 기관점 폐점 신문점 내분비점) 시술

6. 주요평가항목

1년후 완전금연, 현저함, 호전됨, 감소함, 무변화의 5단계로 설문 실시

7. 주요결과

1) 금연침 시술후 흡연욕구의 감소자는 86명(80.3%)이고, 흡연욕구에 전혀 변화가 없는 사람이 21명(19.6%)으로 나타났다.
2) 금연침의 효과에 대한 견해에서 금연침의 효과가 좋다고 응답한 사람이 49명(45.7%), 매우 좋다가 23명(21.4%), 그저그렇다가 22명(20.5%), 없다가 13명(12.1%)로 나타났다.
3) 종합적인 효과판정은 1년후 완전 금연이 24명(22.4%), 현저가 6명(5.6%), 호전은 21명(19.6%), 감소는 18명(16.8%), 무변화는 38명(35.5%)이었고 금연침 시술 1년이 지난 후 호전율이상의 치료효과를 보인 경우는 전체의 51명(47.6%)으로 나타났다. 이상의 결과 금연침은 2회 시술부터 금연 성공이 가능했으며 1년 후 완전 금연이 22.4%였고, 호전이상의 효과를 보인 경우는 47.6%였으며, 전체 응답자 중 67.1%가 금연침이 효과가 있다고 답했다.

8. 결론

1년후 완전 금연이 24명(22.4%), 현저가 6名(5.6%), 호전은 21명(19.6%), 감소는 18명(16.8%), 무변화는 38명(35.5%)이었고 금연침 시술 1년이 지난 후 호전율이상의 치료효과를 보인 경우는 전체의 51명(47.6%)으로 나타났다.

9. 안전성 평가

기재 사항 없음

10. 평가자 의견

본 논문은 금연침을 2회 이상 시술받고 시술도중 이미 금연에 성공했거나 현저한 흡연량 감소를 보여 치료효과가 확인된 자로서 1년 후 전화통화 및 면담설문을 통하여 추적조사가 가능했던 107명에 대하여 5단계 설문을 바탕으로 연구한 결과 금연침 2회 시술부터 금연 성공에 유효한 효과를 보인다는 내용이다.

11. 평가자

조성훈. 2011년 1월 19일

정신 및 행동 장애

서지사항 • • •

황병태, 황우준, 신조용. 침의 금연효과에 대한 임상적 고찰. 대한침구학회지. 1994;11(1):265-74.

1. 목적

금연에 이침요법 효과 연구

2. 연구디자인

전후비교연구

3. 실시기관

한방병원 1 시설

4. 대상자 특성

금연을 위하여 금연침을 2회 이상 받고 결과 확인된 203명 환자(남자:192명, 여자:11명)

5. 중재/치료

이침과 이혈피내침-구(口), 내비(內鼻), 인후(咽喉), 기관(氣管), 간(肝), 내분비, 신문(神門), 폐점(肺點), 영향(迎香)

6. 주요평가항목

금연여부 설문

(완전금연, 호전(흡연량 75% 이상 감소), 양호(흡연량 50% 이상 감소), 경감(흡연량 25% 이상 감소), 무변화)

7. 주요결과

68%의 대상자가 침치료 후 흡연욕구 및 담배 맛의 변화를 느낌. 24%의 대상자가 완전금연, 32%의 대상자가 호전을 보임. 4회 침치료에서 호전율이 가장 높았고 치료 횟수가 7회 이상이 되면 호전비율은 낮아짐

8. 결론

금연침은 흡연자의 흡연욕구와 담배 맛의 변화를 유도할 수 있다.

9. 안전성 평가

기재 사항 없음

10. 평가자 의견

금연침을 2회 이상 맞은 사람의 60% 이상이 흡연욕구 감소와 담배 맛의 변화를 나타내는 것으로 나타나 금연침이 금연의 보조요법으로 사용될 수 있는 근거를 제시하였다. 그렇지만 연구가 후향적 조사 연구이므로 앞으로의 연구를 위한 선행 연구 정도의 가치를 지닌다고 할 수 있다. 앞으로 이침의 금연 효과에 대한 좋은 무작위대조시험이 나오기를 기대한다.

11. 평가자

남혜정. 2011년 1월 19일

정신 및 행동 장애

서지사항

김응식, 한상환. 이침요법의 금연효과에 대한 임상적 고찰. 대한침구학회지. 1995;11(2):231-47.

1. 목적

금연에 이침요법 효과 연구

2. 연구디자인

전후비교연구

3. 실시기관

한방병원 1 시설

4. 대상자 특성

금연을 원하여 이침요법을 받은 총 264명 가운데 2회 이상 치료를 받고 결과가 확인된 185명(남:174명, 여:11명)

5. 중재/치료

이침요법(신문 내비 인후 폐 내분비점 주혈, 위 구 기관 편도체점 보조혈) 2회 이상

6. 주요평가항목

흡연욕구의 감소, 담배 맛의 변화, 부가효과, 금연 성공률

7. 주요결과

1) 금연침 시술후 흡연욕구의 감소자는 74.8%이고, 총 시술횟수 5회에서 87%, 3회에서 86%로 나타났다.
2) 금연침 시술 후 담배 맛의 변화를 느끼는 자는 78.9%이었고, 총 시술회수 3회 이상에서 담배 맛의 변화가 현저하였다.
3) 금연침 시술 후 완전 금연이 20%, 현저 38.9%, 호전 22.2%, 감소 7.6%, 무변화 11.3%로, 총 시술회수 3회 이상에서 치료효과가 현저하였다.
4) 1알 흡연양별 금연침 시술 후 호전이상의 치료성적은 1일 흡연량이 31~40개피에서 95%, 1~10개피에서 92%, 11~20개피에서 81%, 41~60개피에서 80%, 21~30개피에서 65.7%의 순이었다.
5) 흡연기간별 금연침 시술 후 호전이상의 치료성적은 흡연기간이 51년 이상에서 100%, 11~20년 이하에서 89.8%, 21~30년 이하에서 86.4%, 31~40년 이하에서 75.8%, 10년 이하에서 74.45%, 41~50년 이하에서 58.35%의 순이었다.

8. 결론

이침요법이 금연효과를 제고시키며, 특히 총 시술회수 3회 이상에서 금연효과가 현저하였음을 알 수 있었다.

9. 안전성 평가

기재 사항 없음

10. 평가자 의견

본 논문은 이침요법의 금연효과를 평가하기 위하여 금연을 원하여 이침요법을 받은 총 264명 가운데 2회 이상 치료를 받고 결과가 확인된 185명에 대하여 흡연욕구의 감소, 담배 맛의 변화, 부가효과, 금연 성공률을 조사한 후 이침요법이 금연효과를 제고시키며, 특히 총 시술회수 3회 이상에서 금연효과가 현저하였음을 알 수 있었다. 향후 금연에 대한 이침요법에 있어서 혈위 선택 및 시술방법에 따른 금연효과의 차이 등에 대한 연구가 필요할 것이다.

11. 평가자

조성훈. 2011년 1월 19일

정신 및 행동 장애

서지사항 • • •

박원태, 송민주, 소웅, 이순호, 원영호. 금연이침에 대한 임상적 고찰(니코틴 의존도에 따른 금연 여부를 중심으로). 대한침구학회지. 2002;19(4):16-26.

1. 목적

금연에 이침요법 효과 연구

2. 연구디자인

전후비교연구

3. 실시기관

한방병원 1 시설

4. 대상자 특성

금연에 대한 욕구가 있는 직장인 91명

5. 중재/치료

금연침 무료시술

6. 주요평가항목

니코틴 의존 설문지(FIND)

7. 주요결과

낮은 니코틴 의존군에 있어서 완전 금연한 경우는 28.2%이었고, Good 이상의 경우는 57.7%이었다. 높은 니코틴 의존군에 있어서는 완전 금연한 경우는 7.7%이었고 Good 이상의 경우는 23.1%로 높은 니코틴 의존도에 있어서의 효과는 낮았다.

8. 결론

금연이침은 금연치료에 있어 효과가 있는 것으로 사료된다.

9. 안전성 평가

기재 사항 없음

10. 평가자 의견

본 논문은 금연에 이침요법의 효과를 보기 위해 금연에 대한 욕구가 있는 직장인 91명에게 금연침 무료시술 후 설문조사한 결과 금연이침은 금연치료에 있어 효과가 있는 것으로 생각된다는 내용이다.

11. 평가자

조성훈. 2011년 1월 19일

정신 및 행동 장애

서지사항

김민수, 이정현, 조현석, 박영재, 이은용. 금연침의 침자수법에 따른 효과의 임상적 고찰. 대한침구학회지. 2002;19(4):27-41.

1. 목적

금연에 이침과 이침 자락 병용 치료 비교

2. 연구디자인

비무작위 임상시험

3. 실시기관

한방병원 1 시설

4. 대상자 특성

총 3회의 금연침 시술을 받은 고등학교 남녀학생 총 73명

5. 중재/치료

Arm 1: 이침(기관 폐 외비 신문 내분비점) 35명

Arm 2: 이침(기관 폐 외비 신문 내분비점) + 자락요법 38명

6. 주요평가항목

3회의 시술 2주 후와 6개월 후에 각각 설문지를 통하여 조사(흡연욕구의 변화, 담배 맛의 변화, 흡연량의 정도)

7. 주요결과

1) 금연침 시술 2주 후에 Arm 1과 Arm 2의 흡연 욕구에는 유의성 있는 차이는 없었으나, 시술 6개월 후에 추적조사를 한 결과 Arm 1에서 흡연 욕구의 감소율이 더 높게 나타났으며, 두 Arm에 따른 유의성 있는 흡연 욕구의 변화가 나타났다.
2) 금연침 시술 6개월 후 흡연량 변화에 있어서, Arm 1의 평균 치료성적이 Arm 2보다 더 높게 나타나고, 비습관성 흡연을 하는 군이 습관성 흡연을 하는 군보다 높게 나타났으나 유의성 있는 차이는 관찰되지 않았다.

8. 결론

매침요법의 금연침만을 시술한 군과 매침요법과 자락요법을 동시에 시행한 군 모두에서 유의한 호전 결과를 얻었다.

9. 안전성 평가

기재 사항 없음

10. 평가자 의견

본 논문은 금연을 원하는 73명의 고등학교 학생들을 대상으로 한쪽 이혈에 금연침을 매침한 양성 대조군과 매침후 반대측에 자락요법을 추가한 시술한 실험군으로 나누어 흡연욕구의 변화, 담배 맛의 변화, 흡연량의 정도를 평가한 연구이다. 두 군 모두에서 유의한 치료 효과가 나타났으나 양성대조군만 설정하여 효능에 대한 평가가 제한적일 수밖에 없는 한계를 갖고 있다.

11. 평가자

조성훈. 2011년 1월 19일

정신 및 행동 장애

서지사항 • • •

정명숙, 최우진, 이경원, 이승기, 김지은, 이정찬, 박경모. 침자극이 불안 환자와 정상 성인의 피부전도도에 미치는 영향. 동의신경정신과학회지. 2009;20(2):101-10.

1. 목적

불안 환자와 정상 성인의 피부전도도에 침 효과 연구

2. 연구디자인

무작위대조시험

3. 실시기관

한방병원 1 시설

4. 대상자 특성

2007년 1월부터 2007년 9월까지의 기간 중 자의에 의해 임상시험 동의서에 서명한 피험자 중 Spielberger의 상태특성 불안검사 Y형(STAI-Y형) 한국판에서 상태불안은 남녀 각각 41점과 42점, 특성불안은 42점과 44점을 초과하는 불안환자 30명과 정상성인 15명

5. 중재/치료

Arm 1(n=15): 실험군(불안환자). 침(신문 내관)

Arm 2(n=15): 대조군(불안환자). sham needle(신문 내관)

Arm 3(n=15): 정상군(일반인). 침(신문 내관)

6. 주요평가항목

피부전도도(SCR)

7. 주요결과

1) 신문과 내관 자침중 피부전도도는 세 군 모두 통계학적으로 유의한 감소를 보였다. verum군과 sham군간의 피부전도도 차이는 2회차의 첫 5분에서 통계학적으로 유의성이 있었다.

2) STAI 점수는 verum 군과 sham군 모두 통계학적으로 유의하게 감소하였다.

8. 결론

이상의 연구 결과에서 신문과 내관은 피부전도도에서 교감신경의 활성도를 감소시키는 것으로 나타났다.

9. 안전성 평가

기재 사항 없음

10. 평가자 의견

본 논문은 일반인에 비해 교감신경 활성도가 높을 것으로 생각되는 불안환자에게 진짜 침과 가짜 침을 시술하면서 시술 전후의 피부전도도를 비교하여 자침이 불안환자의 자율신경계에 미치는 영향을 알아본 연구이다. 피부전도도는 세 군 모두 유의한 감소를 보였으며 이는 환자의 기대치, 시술자와의 관계에서 얻는 효과, 플라시보 효과 등 다양한 요소들로 인해 최적의 플라시보 대조군을 만들지 못했기 때문으로 사료된다. 향후 침 대조군 연구의 제한점을 보완한 확대된 연구가 필요할 것이다.

11. 평가자

조성훈. 2011년 1월 19일

정신 및 행동 장애

서지사항

최우진, 허용석, 이승기, 박경모, 김지은. 동공크기변이도를 통한 침자극과 스트레스의 상관관계 연구. 동의신경정신과학회지. 2005;16(2):113-24.

1. 목적

스트레스에 동공크기 변이도 통한 침자극 효과 연구

2. 연구디자인

비무작위연구

3. 실시기관

한방병원 1 시설

4. 대상자 특성

스트레스로 인한 질환임을 자각하고 있으며 외래용 스트레스량 측정도구에서 2.0점 이상으로 중등도 스트레스군에 속하는 24명, 명상과 기공수련을 6개월 이상 하고있는 사람들 중 환자군과 연령과 성비가 유사한 20명

5. 중재/치료

Arm 1(n=24): 스트레스 환자군 24명. 침(합곡, 태충, 신문, 내관, 족삼리)

Arm 2(n=20): 명상과 기공수련 대조군 20명. 침(합곡, 태충, 신문, 내관, 족삼리)

6. 주요평가항목

동공크기변이도(PSV)

7. 주요결과

1) 자침후의 동공크기변이도 측정에서 환자군의 동공면적이 1차, 2차 모두 유의성 있게 감소하였고, 대조군의 동공면적은 1차에서만 유의성 있게 감소하였다.
2) 자침전의 동공크기변이도 비교에서 환자군의 동공면적이 1차에 비해 2차가 유의성 있게 감소하였다.
3) 증상호전 여부와 동공크기변이도의 비교에서 증상이 호전된 환자군은 1차에 비해 2차에서 동공면적, LF/HF, LF norm은 감소하였고, HF norm은 증가하는 경향을 보였으나 유의한 차이는 없었다. 증상이 호전되지 않은 환자군은 동공면적, HF norm, LF/HF는 증가하였고, LF norm은 감소하는 경향을 보였으나 유의한 차이는 나타내지 않았다.

8. 결론

침자극이 스트레스로 인한 자율신경계에 영향을 미쳐 부조화를 개선하여 증상호전에 도움이 되는 것으로 생각된다.

9. 안전성 평가

기재 사항 없음

10. 평가자 의견

본 논문은 스트레스 지각척도가 높은 환자군과 명상과 기공수련을 하고 있는 대조군을 대상으로 하여 자침 전후의 동공크기변이도를 측정하여 자침이 자율신경계에 미치는 영향을 파악하고 스트레스와의 상관성을 알아보았다. 동공크기변이도의 측정값은 자율신경계의 활성도를 평가하는 지표로 활용할 수 있는 가능성을 시사하는 내용이다.

11. 평가자

조성훈. 2011년 1월 19일

정신 및 행동 장애

서지사항 • • •

이석준, 류희영. 유씨소요산과 유씨귀비탕의 항스트레스 효과에 관한 임상적 연구. 동의신경정신과학회지. 1994;5(1):41-60.

1. 목적

스트레스에 유씨소요산과 유씨귀비탕 효과 비교

2. 연구디자인

전후비교연구

3. 실시기관

한방병원 1 시설

4. 대상자 특성

행정 사법 고시 연구원 중 남자 45명

5. 중재/치료

Arm 1(n=23): 간기울결증으로 인지되는 22명. 유씨소요산 복용

Arm 2(n=23): 심혈부족증으로 인지되는 23명. 유씨귀비탕 복용

6. 주요평가항목

self-rating anxiety scale(SAS), global assessment or recent stress(GARS), 혈청지질 함량측정, 호르몬 함량측정

7. 주요결과

1) 대상군의 불안점수는 평균 41.00±7.84으로 정상인군보다 유의하게 높았고, 스트레스 지각 점수는 평균 28.62±9.00이었다, 불안점수와 스트레스 지각 점수는 유의한 상관성을 보였다.
2) 혈청지질에서 유씨소요산, 유씨귀비탕 복용군 모두 총 콜레스테롤, 트리글리세라이드치가 10일간 복용한 후부터 유의성 있는 감소를 보였다.
3) 갑상선 호르몬에서 유씨소요산, 유씨귀비탕 복용군 모두 TSH치는 증가하는 경향을 보였고, T4 치는 10일간 복용한 후에 유의성 있는 증가를 보였다.
4) 부신피질 호르몬에서 유씨소요산, 유씨귀비탕 복용군 모두 코르티졸치는 10일간 복용한 후부터 유의성 있는 감소를 보였고, ACTH치는 20일간 복용한 후에 유의성 있는 감소를 보였다.

8. 결론

유씨소요산은 간에 그리고 유씨귀비탕은 심혈부족으로 인한 심리적 불안과 정신적 스트레스에 대한 항스트레스 효과를 인정할 수 있다.

9. 안전성 평가

기재 사항 없음

10. 평가자 의견

본 논문은 유씨소요산과 유씨귀비탕의 항스트레스 효과에 관한 임상적 연구 논문으로 주요 내용으로는, 시험준비로 심리적 불안과 정신적 스트레스를 받고 있는 대상자에게 유씨소요산과 유씨귀비탕을 복용시켜 확인한 결과, 유씨소요산은 간에 그리고 유씨귀비탕은 심혈부족으로 인한 심리적 불안과 정신적 스트레스에 대한 항스트레스 효과를 인정할 수 있음을 추정하는 내용이다.

11. 평가자

조성훈. 2011년 1월 19일

정신 및 행동 장애

서지사항

이상용, 류희영. 온담탕과 사물안신탕 및 시호소간산이 비만과 스트레스에 미치는 영향. 동의신경정신과학회지. 1992;3(1):25-45.

1. 목적

비만과 스트레스에 온담탕, 사물안신탕, 시호소간산 효과 비교

2. 연구디자인

비무작위연구

3. 실시기관

한방병원 1 시설

4. 대상자 특성

global assessment or recent stress(GARS) scale로 스트레스 지각정도를 평가하여 평균 4점 이상인 환자군 42명, 대전대학교 한의과대학 본과 3학년 학생 및 병원 근무자들 중 외견상 비만한 사람 대조군 27명

5. 중재/치료

Arm 1(n=42): GARS scale로 평균 4점 이상인 환자. 한약(변증후 온담탕 사물안신탕 시호소간산) 투여

Arm 2(n=27): 대조군 외견상 비만한 사람. 한약(변증후 온담탕 사물안신탕 시호소간산) 투여

6. 주요평가항목

혈장 serotonin 함량, 요중 5-Hydroxyindoleacetic Acid(5-HIAA), 혈청지질 함량

7. 주요결과

사물안신탕 투여군에서는 5-HIAA치의 유의성 있는 증가가 있었으며 온담탕투여군에서는 혈청지질중 Total Cholesterol 치와 HDL-Cholesterol치가 유의성 있는 감소를 보였고, 시호소간산 투여군에서도 혈청지질중 Triglyceride치가 역시 유의성 있는 감소를 나타내었다.

8. 결론

온담탕과 사물안신탕 및 시호소간산이 스트레스로 인한 질환을 비롯한 비만증 치료에 응용될 수 있을 것으로 사료된다.

9. 안전성 평가

기재 사항 없음

10. 평가자 의견

본 논문은 온담탕, 사물안신탕, 시호소간산이 스트레스에 미치는 영향에 대하여 연구한 논문으로, 비만과 요중 5-HIAA, 혈청지질이 직접적으로 관련이 있음을 확인하고, 정서적 요인으로 작용하는 스트레스는 serotonin, 5-HIAA 및 혈청지질에 직접적으로 작용하지 않는 것으로 판단함으로써, 온담탕과 사물안신탕 및 시호소간산이 스트레스로 인한 질환을 비롯한 비만증 치료에 응용 가능성을 시사하는 내용이다.

11. 평가자

조성훈. 2011년 1월 19일

정신 및 행동 장애

서지사항 • • •

서진우, 황은영, 정선용, 황의완, 김종우. 심박변이도 측정을 통한 정서 상태 및 명상의 종류별 명상 효능 평가. 동의신경정신과학회지. 2009;20(3):133-47.

1. 목적

스트레스에 심박변이도 통한 자율훈련법과 명상의 효과 비교

2. 연구디자인

비무작위연구

3. 실시기관

한방병원 1 시설

4. 대상자 특성

스트레스로 인해 괴로움을 받고 있다고 생각하는 외래 내원자 30명 중 정상인 16명, 환자군 14명

5. 중재/치료

Arm 1: 정상인군 16명

Arm 2: 환자군 14명

자율훈련법과 과일명상법 중 임의로 하나를 택하여 시행

6. 주요평가항목

심박변이도(HRV) 검사

7. 주요결과

1) 간이정신진단검사(SCL-90-R) 및 스트레스 반응척도 등의 정서 검사상 높은 수치를 나타내는 사람이 낮은 사람에 비하여 명상에 더 효과적으로 반응하는 경향을 나타낸다.

2) 명상 후 명상을 잘했다고 생각하는 사람들이, 자율훈련법보다 과일명상법에서 Total power나 Low Frequency, HRV-index 등의 척도에서 높은 증가율을 나타냈다.

3) HRV와 명상이 잘 되었다고 생각하는 정도를 분석한 결과 과일명상법이 자율훈련법에 비해서 환자군에 즉각적으로 더 큰 효과를 보인다.

4) 정서적인 문제가 높은 피험자들이 자율훈련법보다 과일명상법에 더 효과적으로 반응하였다.

8. 결론

명상의 시행에 있어서 사람의 정서 상태와 명상방법이 고려되어야 한다.

9. 안전성 평가

기재 사항 없음

10. 평가자 의견

본 논문은 스트레스로 괴로움을 받고 있다고 생각하는 30명을 대상으로 자율훈련법과 과일명상법 중 선택하여 시행하고 정상인군과 불안환자군에서의 HRV 변화를 확인한 연구이다. 정서적 문제도가 높은 환자들이 그렇지 않은 사람들에 비해 명상에 의한 HRV 호전도가 크며 자율훈련법보다 과일명상법에 더 효과적으로 반응하는 것으로 확인되었다. 치료목적을 위한 명상을 임상장면에서 시행할 때 처음 명상을 하는 사람들이 정서 상태가 어떠한가를 파악하고, 이에 따른 적절한 명상 처방을 내리기 위한 연구 및 프로그램 개발이 필요하다고 보여진다.

11. 평가자

조성훈. 2011년 1월 19일

정신 및 행동 장애

서지사항

고경모, 최성훈, 김재수, 박서영, 이윤규, 이윤경, 이경민, 이봉효, 임성철, 최홍식, 이은경, 정태영, 서정철. 교통사고 후 외상성 스트레스 장애 후유증 환자에 대한 고찰; Symptom Check List90-Revision(SCL-90-R) 중심으로. 대한침구학회지. 2007;24(6):63-8.

1. **목적**
   교통사고로 인한 외상성 스트레스 장애 후유증에 한의치료 효과 연구
2. **연구디자인**
   전후비교연구
3. **실시기관**
   한방병원 1 시설
4. **대상자 특성**
   교통사고로 인한 외상성 스트레스 장애 입원환자 20명
5. **중재/치료**
   침구 + 약물 + 약침 + 물리치료
6. **주요평가항목**
   Symptom Check List90-Revision(SCL-90-R)의 네 가지 증상인 신체화, 강박증, 우울, 불안 척도
7. **주요결과**
   치료의 전후 비교에서 SCL-90-R의 네 가지 증상인 신체화, 강박증, 우울, 불안 척도는 유의미한 차이를 보여주었다. 그러나 대인예민성, 공포, 불안, 편집증, 정신병적 경향성 척도는 큰 차이를 보여주지 못했다. SCL-90-R의 전체 지표는 유의미하게 나타났다.
8. **결론**
   본 연구는 교통사고로 인한 외상성 스트레스 장애 후유증 환자에게 동양 의학이 효과가 있음을 보여주었다. 그러나 차후 연구에서는 더 많은 환자를 대상으로 연구가 이루어 져야 할 것이다라는 내용이다.
9. **안전성 평가**
   기재 사항 없음
10. **평가자 의견**
    본 연구의 결과는 SCL-90-R을 중심으로 교통사고로 인한 외상성 스트레스 장애 후유증 환자에게 침구, 약물, 약침, 물리치료 병행하여 한방치료가 교통사고로 인한 불안 등에서 유의미한 효과를 보였지만, 대상자의 진단기준이 불명확하다, 표본의 크기가 작다는 한계를 가지고 있다.
11. **평가자**
    조성훈. 2011년 1월 19일

정신 및 행동 장애

서지사항 • • •

안점우, 김정연, 김동일. 산후우울과 불안과의 상관관계에 대한 연구. 대한한방부인과학회지. 2002;15(1):89-98.

1. 목적
   산후 우울과 불안 간의 상관관계 연구
2. 연구디자인
   전후비교연구
3. 실시기관
   한방병원 1 시설
4. 대상자 특성
   2001년 7월부터 2001년 8월까지 1개 한방병원 부속 산후조리클리닉에 입원 치료한 산모 62명.
5. 중재/치료(62명)
   없음.
6. 주요평가항목
   EPDS의 점수를 통한 우울 경향과 STAI(S-A), STAI(T-A) 점수를 통한 불안지수
7. 주요결과
   1) 62명의 산모 중 산후조리를 통해서 산후우울증으로 진단할 수 있는 EPDS 값이 13점 이상인 고위험군은 7명(11.3%)에서 8명(12.9%)으로 변모되었다.
   2) EPDS 전·후값을 살펴보면 35세 이상의 고령군에서, 제왕절개를 한 군에서, 남편과의 관계가 보통인 군에서, 직업적으로 사무직인 군에서, 신생아의 성별이 여자인 군에서 다소 감소의 경향을 보였다.
   3) EPDS 값을 전·후 비교할 때 산후우울증으로 분류할 수 있는 고위험군에서 14.85±1.57에서 11.71±2.81로 유의성 있게 감소하였다.
   4) 상태 불안 지수가 상대적으로 높은 46점 이상의 군에서 전·후를 비교할 때 EPDS값이 13.50±3.25에서 10.37±2.61로 유의성 있게 감소하였고, 또한 특성 불안 지수가 상대적으로 높은 46점 이상의 군에서 12.20±3.55에서 10.53±3.62로 유의성 있게 감소하였다.
8. 결론
   STAI상 불안경향이 높은 산모에서 산후우울성의 가능성이 높고 또한 EPDS 값이 높게 형성될 수 있다.
9. 안전성 평가
   기재 사항 없음
10. 평가자 의견
    경우의 수가 다변적이며, 사회 심리적인 요인들을 통합적으로 고려하지 못한 점이 한계점으로 드러난다. 한국인의 특성에 맞게 EPDS 및 STAI를 표준화가 필요할 것으로 사료된다. 또한 산후우울증에 대한 보다 적극적인 관심과 연구가 필요할 것으로 사료된다.
11. 평가자
    조정훈. 2011년 1월 19일

정신 및 행동 장애

서지사항

백은경, 박재형, 박재현, 윤영주, 정슬기, 이현정, 임자성, 반건호, 문진수. 한약 장기복용이 발달장애아동의 간기능과 건강증진에 미치는 영향. 동의생리병리학회지. 2006;20(2):494-7.

1. 목적

발달장애아동에 한약장기복용이 간기능과 건강증진에 미치는 효과 연구

2. 연구디자인

전후비교연구(n=160 / 160)

3. 실시기관

한의원 1 시설

4. 대상자 특성

정신지체, 뇌성마비, 전반적 발달장애, 발달성 언어장애로 한의원에 내원한 아동(n=160)

5. 중재/치료

1일 2회, 총 4개월간 한의사의 처방에 따른 한약 복용(n=160)106종류의 한약재가 사용됨(구체적인 내용에 대한 언급은 없음)

한약 외의 양약, 기능성식품, 기타식품 등의 섭취는 제한하지 않았다.

6. 주요평가항목

1) 간기능: RUCAM, M&V 척도(total bilirubin(TB), direct bilirubin(DB), AST, ALT, AP, GGT, LDH)

2) 건강증진: BaDES 설문지(부모가 작성)

7. 주요결과

1) 간기능에 미치는 영향

t-test 분석시 총빌리루빈(TB), 직접빌리루빈(DB)은 소폭 상승하였으며(각각 0.36± 0.013, 0.07±0.028에서 0.42±0.017, 0.09±0.03으로), AST, LDH는 소폭 감소하였으나(각각 35.13±10.92, 711.94±315.2에서 31.70±8.13, 606.12±183.4으로) 검사상 오차범위에 들어 임상적 유의성은 없었다.

2) 건강증진에 미치는 영향

감기이환율, 수면, 혈색, 식욕, 소화력, 성격에서 개선(Improved) 이상이 각각 48.7%, 35.0%, 46.9%, 43.7%, 41.3%, 57.5%로 나타났다.

8. 결론

오연, 오경, 오지 아동에 대한 한약의 장기복용의 결과는 안전하였으며, 건강증진에 긍정적인 영향을 주었다.

9. 안전성 평가

한약복용 전후 간기능검사 결과 약인성 간손상의 범주에 해당하는 증례는 없었다.

10. 평가자 의견

발달장애아동을 대상으로 한약 장기복용(4개월)이 간기능과 건강증진에 미치는 영향에 대해 연구한 논문이다. 한약의 종류에 따라 간기능에 미치는 영향이 다르게 나타날 것으로 예측되나 투여한 한약에 대한 정보가 전혀 제공되고 있지 않으며, 건강증진을 평가하기 위해 사용한 설문지(BaDES)의 결과를 Response 수치에 대한 언급이나 부연 설명 없이 자의적으로 4단계(Significantly improved, Improved, Not significant, Deteriorate)로만 제시하고 있어 한약의 효과를 명확히 파악하기 어렵다.

11. 평가자

김종인. 2011년 1월 19일

정신 및 행동 장애

서지사항 • • •

변기원, 손인철. 주의력 결핍 및 과잉행동장애(ADHD) 아동의 한의학적 치료에 대한 사례. 대한경락경혈학회지. 2008;25(1):99-111.

1. 목적

과잉행동장애 환자의 한의치료 효과 보고

2. 연구디자인

전후비교연구

3. 실시기관

병원 1 시설

4. 대상자 특성

ADHD를 가진 12명의 초등학생

5. 중재/치료

침술 + 의약 재료의 탕재 + 수정 치료 + 한방 운동 요법

6. 주요평가항목

Diagnostic and Statistical Manual of Mental Disorder. 4th ed(DSM-4)와 ADHD diagnosis system(ADS) 점수를 치료 전후 측정

7. 주요결과

1) ADHD 아동에 대한 치료전후의 DSM-4 점수를 비교해 본 결과 과잉행동과 반항성, 사회성, 상동증, 의사소통 등에서 치료 후에 전체적으로 감소하는 경향을 보였다.

2) ADHD 아동에 대한 치료전후의 ADS 검사 점수를 비교한 결과 주의분산점수와 충동성 점수에서 치료후에 통계적으로 유의한 차이가 인정되어 전체적으로 한의학적 치료의 효과를 입증하였다.

8. 결론

본 논문의 결과는 한방의학 치료가 뇌의 불균형 장애 ADHD 치료에 효과가 있음을 시사한다.

9. 안전성 평가

기재 사항 없음

10. 평가자 의견

본 논문은 주의력 결핍 및 과잉행동장애(ADHD) 아동의 한의학적 치료 사례에 대한 연구이다. 주요 내용은 DSM-4와 ADS 점수를 치료 전후 측정하여 비교한 결과이다. 침술, 의약 재료의 탕재, 수정 치료, 한방 운동 요법을 ADHD를 가진 12명의 초등학생에게 처방했다. 모든 환자는 일주일에 2번, 석달간 치료를 받았다. 우뇌와 좌뇌의 균형은 ADHD뿐만 아니라 저항, 사회적응, 상응, 의사소통에 도움을 주었다.

11. 평가자

조성훈. 2011년 1월 19일

신경계통의 질환

서지사항 • • •

권기록. 한방치료를 통한 근위축성 측삭경화증(ALS)의 임상적 연구. 대한침구학회지. 2003;20(3)209-16.

1. 목적

근위축성 측삭경화증에 한방치료 효과 연구

2. 연구디자인

전후비교연구

3. 실시기관

한방병원 1 시설

4. 대상자 특성

ALS로 내원한 환자 중 3개월 이상 입원 치료를 통하여 치료과정 평가가 가능하였던 18명

5. 중재/치료

침, 봉침, 한약

6. 주요평가항목

ALS functional rate scale(ALSFRS)

7. 주요결과

1) 외국의 보고에 비하여 여성 환자가 많았고 발병 연령도 유의하게 낮았으며 상지에서 최초의 증상이 발현되는 비율이 상대적으로 높았다.
2) Bulbar Form의 비율도 높았고, 대부분의 환자가 여성인 것도 특이하였다.
3) 환자들이 생각하는 질병의 발생 원인 중 약 80%가 스트레스나 정신적 충격 등을 지적하여 정신적 불안 상태가 질병의 발생과 유관함을 추정할 수 있었다.
4) 한방 치료가 ALS를 호전시키지는 못하였으나(치료 전 ALSFRS: 21.11±6.13, 치료 후 ALSFRS: 20.42±5.99) 진행을 억제하였고, 국소적인 주소증을 완화시키며 심리적 안정 상태를 유지하는데 도움이 된다고 평가되었다.

8. 결론

한방 치료가 ALS를 호전시키지는 못하였으나 진행을 억제하였고, 국소적인 주소증을 완화시키며 심리적 안정 상태를 유지하는데 도움이 된다.

9. 안전성 평가

기재 사항 없음

10. 평가자 의견

본 연구는 근위축성 측상경화증의 한방치료 효과를 연구하는 전후비교연구이다. 이 연구는 그 원인과 치료가 불분명한 ALS에 대하여 한방 치료가 ALS의 진행을 억제하였고, 국소적인 주소증을 완화시키며 심리적 안정 상태를 유지하는 효과가 있다는 것을 입증하였다는 점에서 의의가 있다. 다만 연구의 디자인이 무작위대조시험이 아니라는 점, ALS라는 장기 질환에 비해 연구 기간이 짧았다는 점 등에서 한계가 있었다고 사료된다. 향후 ALS를 치료할 수 있는 좀 더 효과적인 한의학적 치료법을 소개할 수 있는 계기가 마련했으면 한다.

11. 평가자

이의주. 2011년 1월 19일

신경계통의 질환

서지사항

정지철, 김건형, 박연철, 김행범, 이상훈, 장대일, 이윤호. 태충 양릉천의 침자극이 특발성 파킨슨 환자의 UPDRS 및 HRV Parameter에 미치는 영향. 대한침구학회지. 2006;23(3):143-53.

1. 목적

태충 양릉천의 침자극이 특발성 파킨슨 환자의 UPDRS 및 HRV Parameter에 미치는 영향 평가

2. 연구디자인

무작위대조시험

3. 실시기관

한방병원 1 시설

4. 대상자 특성

특발성 파킨슨 환자 37명

5. 중재/치료

Arm 1(n=16): 太衝 陽陵泉 침 치료군

Arm 2(n=21): 대조군(太衝 上 1寸, 懸鐘 上 1寸) 침

6. 주요평가항목

UPDRS점수, HRV parameter(SDNN, LF, HF, LF/HF ratio)

7. 주요결과

1) 실험군에 있어서 침치료 전-후 UPDRS 점수는 38.44±18.633에서 28.00±16.83으로 변하여 통계적으로 유의한 차이를 관찰 할 수 있었다.
2) 대조군에 있어서 침치료 전-후 UPDRS 점수는 34.57±20.690에서 26.86±19.921로 변하여 통계적으로 유의한 차이를 관찰 할 수 있었다.
3) 침 치료 전-후 실험군과 대조군 양 군 간의 비교에서 UPDRS 점수 차는 통계적으로 유의성이 없었다.
4) 침 치료 전-후 HRV parameter 중 SDNN 점수는 대조군(25.83±19.05→22.93±9.42)에 비해 실험군(23.65±10.65→25.90±17.49)에서만 호전되는 양상을 관찰할 수 있었으나 통계적으로 유의성은 없었다.

8. 결론

특발성 파킨슨병 환자에 대한 태충, 양릉천의 침 치료가 증상의 개선을 가져 온다.

9. 안전성 평가

기재 사항 없음

10. 평가자 의견

본 연구는 태충 양릉천의 침자극이 특발성 파킨슨 환자의 UPDRS 및 HRV Parameter에 미치는 영향을 연구하는 무작위대조시험이다. 이 연구는 특발성 파킨슨병 환자에 대한 뚜렷한 치료법이 없는 현실에 미뤄 볼 때, 침구 치료가 파킨슨 증상을 일정 정도 완화시켜 줄 수 있다는 점에서 임상적 의의를 찾을 수 있다. 그러나 본 연구의 주요 평가 변수인 UPDRS와 HRV가 실험군과 대조군 사이에 통계적으로 유의한 차이가 없었다는 점에서 침치료가 증상의 개선을 가져온다고 결론 짓기에는 무리가 있다. 또한 연구에 참여한 모든 환자들이 어떠한 질환으로 침 치료를 받아본 경험이 있는 환자들로서 플라시보 효과를 완전히 배제 시킬 수 없었다는 점이 한계점으로 사료된다. 마지막으로 대조군에 사용된 혈자리 역시 실험군에 사용된 혈과 같은 경락상의 지점이며 이러한 사실은 대조군에 사용된 혈 역시 실험군에 사용된 혈과 일정 정도의 같은 효능을 발휘 할 수 있다는 점에서 대조군의 혈위 선택에 있어서도 제한점이 있다고 하겠다.

11. 평가자

이의주. 2011년 1월 19일

신경계통의 질환

서지사항

김행범, 이민호, 이소영, 남동우, 양동훈, 최양식, 박연철, 고형균, 이윤호. 체질에 따른 침치료가 특발성 파킨슨 환자의 심박변이도에 미치는 영향. 대한침구학회지. 2007;24(3)163-74.

1. 목적

특발성 파킨슨에 체질침, 경혈침 효과 비교

2. 연구디자인

무작위대조시험

3. 실시기관

한방병원 1 시설

4. 대상자 특성

특발성 파킨슨 환자 56명(이중 19명은 중도 탈락)

5. 중재/치료

Arm 1(n=8): 체질침 치료군(실험군)
Arm 2(n=16): 경혈침 치료군(표준군)
Arm 3(n=12): 대조군
19명의 피험자가 시험도중 탈락하였다.

6. 주요평가항목

HRV parameters(SDNN, TP, LF, HF norm 등)

7. 주요결과

1) 실험군에서 침 치료 전후 HRV parameters 중 SDNN, TP, LF, HF norm 값의 통계적으로 유의한 증가를 관찰할 수 있었다.
2) 표준군에서 침치료 전후 HRV parameters 중 SDNN, TP, LF값의 통계적으로 유의한 증가를 관찰할 수 있었다.
3) 침치료 전후 HRV parameters 중 SDNN, LF 점수는 공변량분석을 한 결과 군간에 통계적으로 유의한 차이를 관찰할 수 있었다. 사후 분석에서 SDNN은 실험군과 표준군간 및 실험군과 대조군간의 유의한 차이가 있었으며, LF는 실험군과 대조군간의 유의한 차이가 있었다.

8. 결론

사상체질별 침치료의 경우가 파킨슨 환자에게 더 효과적이었다.

9. 안전성 평가

기재 사항 없음

10. 평가자 의견

본 연구는 체질에 따른 침치료가 특발성 파킨슨 환자의 심박변이도에 미치는 영향을 연구하는 무작위대조시험이다. 이 연구는 자율 신경 상태를 유추 할 수 있으며 또한 파킨슨 증상의 정도를 나타내는 것으로 보고된 HRV를 통해 침치료의 효과를 알아보고자 했다는 점에서 그 특이점이 있다. 다만 군별 연구 대상자수가 적었으며, 사상체질별 침치료와 태충, 양릉천, 족삼리 자침의 결과가 큰 차이를 보이지 않으므로 결과를 단정 짓기는 힘들다고 생각된다. 앞으로 이 연구를 바탕으로 향 후 파킨슨 환자들의 개체적 특이성에 대한 심도 있는 연구 및 다양한 침치료에 대한 연구가 필요할 것으로 사료된다.

11. 평가자

이의주. 2011년 1월 19일

신경계통의 질환

서지사항 • • •

박연철, 장대일, 이윤호, 박동석. 특발성 파킨슨 환자에서 經穴에 따른 침 치료 효과의 비교 연구. 대한침구학회지. 2007;24(4):43-54.

1. 목적

특발성 파킨슨에 체질침, 경혈침 비교 연구

2. 연구디자인

무작위대조시험

3. 실시기관

한방병원 1 시설

4. 대상자 특성

특발성 파킨슨 환자 56명

5. 중재/치료

Arm 1(n=12): 체질침 치료군
Arm 2(n=21): 경혈침 치료군
Arm 3(n=13): 대조군

6. 주요평가항목

UPDRS점수, modified H-Y 단계, ADL 지수, FOGQ

7. 주요결과

1) UPDRS IV score에 대한 군간 비교에서 체질침 치료군이 대조군에 비해서 유의한 차이가 있었다.
2) UPDRS total score의 군간 비교에서는 체질침 치료군이 표준 치료군과 대조군에 비해서 유의한 차이가 있었다.
3) FOGQ score의 군간 비교에서는 체질침 치료군이 표준 치료군과 대조군에 비해서 유의한 차이가 있었다.

8. 결론

UPDRS, FOGQ 상에서의 전반적인 점수의 감소는 파킨슨병으로 인한 다양한 증상의 경감과 삶의 질을 높이는데 기여할 것으로 사료되고, 각 군간 비교에서 표준 치료군과 대조군에서 유의성을 찾지 못한 것으로 보아 더 많은 혈자리의 검증이 요구되고, 체질침 치료군이 UPDRS IV, UPDRS total score 및 FOGQ score에서 표준 치료군 및 대조군에 비해 유의한 차이를 보이는 것으로 보아 특발성 파킨슨병 환자에 대한 체질침 치료법을 임상에 적용해 볼 수 있다.

9. 안전성 평가

기재 사항 없음

10. 평가자 의견

본 연구는 특발성 파킨슨 환자에서 경혈에 따른 침 치료 효과를 비교 연구하는 무작위대조시험이다. 이 연구는 치료에 있어서 다양한 접근을 시도한다는 면과 각각의 개체 특이성을 인정하는 면에서 체질침 및 경혈침을 사용하여 비교 연구하였다는 의의가 있다. 다만 향후 개체적 특이성에 대한 보다 심도 있는 연구 및 한의학적 원리에 근거한 다양한 침 치료 기술에 대한 연구가 필요할 것으로 사료된다.

11. 평가자

이의주. 2011년 1월 19일

신경계통의 질환

서지사항 • • •

강미경, 이상훈, 홍장무, 박상민, 강중원, 박히준, 임사비나, 장대일, 이윤호. 특발성 파킨스병 환자의 전침치료 효과. 대한침구학회지. 2004;21(5)59-68.

1. 목적

특발성 파킨슨에 전침 효과 연구

2. 연구디자인

전후비교연구

3. 실시기관

한방병원 1 시설

4. 대상자 특성

특발성 파킨슨 환자 39명

5. 중재/치료

전침

6. 주요평가항목

UPDRS, modified H-Y 단계, ADL 지수, FOGQ

7. 주요결과

1) UPDRS 점수는 침치료 전, 4주 후 , 8주 후 각각 53.21±20.19, 39.33±17.83, 36.45±19.20으로 나타나 통계적으로 유의한 차치가 있었다.
2) H-Y 단계는 치료 4주 후에는 통계적으로 유의한 차이가 있었으나 8주후에는 유의한 차이가 없었다.
3) Schwab과 England에 의한 ADL은 치료 전, 4주 후, 8주 후에 통계적으로 유의한 차이가 있었다.
4) FOGQ는 치료 전, 4주 후, 8주 후 통계적으로 유의한 차이가 있었다.

8. 결론

후계, 신맥의 전침 치료가 파킨슨병 환자의 전반적인 증상 개선에 효과가 있음을 알 수 있었으며, 부작용이 적은 안전한 치료 방법으로 사료된다.

9. 안전성 평가

기재 사항 없음

10. 평가자 의견

본 연구는 파킨슨병에 대한 전침치료효과를 연구하는 전후비교연구이다. 이 연구는 파킨슨병에 대한 전침 치료의 효과를 밝혔다는 점에서 의의가 있다. 다만 외래 환자를 대상으로 하였기 때문에 환자들의 규칙적인 약물 복용을 감시하는데 어려움이 있었으며, 약물 복용 후 경과한 시간이 평가 점수에 영향을 미칠 수 있으나 이것은 무시되었다. 향후 연구에서는 이러한 문제점들을 보완하여야 하며 파킨슨병의 주증상 외에도 2차적인 증상을 평가할 수 있는 항목을 추가하여 여러 면에서 치료 효과를 평가해야 할 것으로 사료된다.

11. 평가자

이의주. 2011년 1월 19일

신경계통의 질환

➡ 서지사항 • • •

박상민, 이상훈, 강미경, 정지철, 박히준, 임사비나, 장대일, 이윤호. 특발성 파킨슨병 환자의 뜸치료 효과. 대한침구학회지. 2005;22(1):91-7.

1. 목적

특발성 파킨슨에 뜸 효과 연구

2. 연구디자인

전후비교연구

3. 실시기관

한방병원 1 시설

4. 대상자 특성

특발성 파킨슨 환자 39명(이중 10명은 중도 탈락)

5. 중재/치료

뜸

6. 주요평가항목

UPDRS, modified H-Y 단계, ADL 지수, FOGQ

7. 주요결과

1) UPDRS 점수는 침치료 전, 4주 후 , 8주 후에 각각 35.41±22.98, 31.93±23.44, 30.75±24.55로 나타나 통계적으로 매우 유의한 차이가 있었다.
2) H-Y stage의 변화는 치료 4주 후에는 통계적으로 유의한 차이가 있었으나 8주후에는 유의한 차이가 없었다.
3) Schwab과 England에 의한 ADL 변화는 치료 전, 4주 후, 8주 후에 통계적으로 유의한 변화가 없었다.
4) FOGQ는 치료 4주 후에는 유의한 차이가 있었으나, 8주 후 통계적으로 유의한 차이가 없었다.

8. 결론

파킨슨병에 대한 8주간의 뜸 치료가 파킨슨병의 세부 증상의 개선에 통계적으로 유의한 효과가 있었으며, 이는 뜸치료가 파킨슨병의 증상의 개선을 위해 적용 될 수 있는 가능성을 제시하였다.

9. 안전성 평가

대부분의 환자에서 1도 정도의 화상을 입음. 화상부위의 감염 및 궤양은 발생하지 않음.

10. 평가자 의견

본 연구는 특발성 파킨슨 환자에서 뜸치료의 효과를 비교 연구하는 전후비교연구이다. 이 연구는 파킨슨병에 대한 뜸 치료의 효과를 밝혔다는 점에서 의의가 있다. 다만 연구의 디자인이 무작위대조시험이 아니라는 점이 아쉬움으로 남으며 파킨슨병의 주증상 외에도 2차적인 증상을 평가할 수 있는 항목을 추가하여 여러 면에서 치료 효과를 평가해야 할 것으로 사료된다.

11. 평가자

이의주. 2011년 1월 19일

신경계통의 질환

서지사항

김수연, 정종진, 이슬희, 선승호. 청심연자탕가미방으로 호전된 진전 환자 치험 7례. 대한한방내과학회지. 2008;29(4):913-21.

1. 목적　본태성 진전에 청심연자탕가미방 효과 연구
2. 연구디자인　전후비교연구
3. 실시기관　한방병원 1 시설
4. 대상자 특성
   2006년 6월 29일부터 2008년 8월 9일까지 진전으로 입원한 환자
   사상체질과에 의뢰하여 태음인으로 체질 감별을 받고 본태성 진전으로 진단 받은 환자 7명
5. 중재/치료
   침치료(간정격, 간승격, 백회, 풍지 추가) 1일 1회 20분간 유침
   뜸치료(신기구틀 중완, 관원) 각각 1일 1회 시술
6. 주요평가항목
   진전을 평가하기 위한 척도가 없기 때문에 파킨슨병의 임상적 척도인 UPDRS 중 운동장애를 평가하는 UPDRSⅢ와 일상생활의 자립도를 평가하는 S&E ADL을 사용하였다.
   UPDRS는 일반적인 파킨슨병의 장애 평가 척도로 모두 4개의 항목으로 구성되어 있는데, 첫 번째(UPDRSⅠ)는 정신, 행동 및 정서(mentation, behavior, mood: 1-4항목, 만점 16점), 두 번째(UPDRSⅡ)는 일상생활 능력(activities of daily living: 5-17항목, 만점 52점), 세 번째(UPDRSⅢ) 는 운동기능검사(motor examination: 18-31항목, 만점 108점), 네 번째(UPDRSⅣ)는 약물을 복용하고 있는 환자의 경우 약제의 부작용에 관련된 항목(dyskinesia: 32-42항목, 만점 32점)으로 구성되어 있으며 점수가 높을수록 장애정도가 높다. S&E ADL은 Schwab 과 England에 의한 일상 생활평가표로서 0-100%까지로 나누는데, 80-100%는 대부분의 일상생활을 독립적으로 수행할 수 있으며, 40-70%는 일상생활에 있어서 타인에 의존적이며, 0-30%는 혼자 독립적인 생활이 불가능한 경우로 점수가 낮을수록 장애 정도는 심하다.
7. 주요결과
   UPDRS 중 운동기능을 평가하는 UPDRSⅢ에서 유의한 변화가 있었으며(p=0.017) 일상생활을 평가하는 S&E ADL에서도 (p=0.023) 유의한 변화가 있었다. 이는 청심연자탕 및 청심연자탕가미방 투여 이후 환자의 진전 및 운동성이 호전되어 일상생활에 대한 자립도가 높아졌음을 뜻한다.
8. 결론
   2006년 6월 29일부터 2008년 8월 9일까지 진전을 주소로 내과에서 치료를 받은 환자 7명을 태음인으로 체질 감별하여 청심연자탕 및 청심연자탕가미방을 투여하고, 치료전후의 상태를 UPDRSⅢ, S&E ADL을 이용하여 평가한 결과, 진전에 유의한 효과가 있었으며 병력기간이 짧은 환자일수록 치료효과가 좋았기에 본 증례들을 보고하는 바이다.
9. 안전성 평가
   기재 사항 없음
10. 평가자 의견
   진전을 호소하는 환자 7례에 대한 증례를 보고한 논문이다. 사상체질의 감별에 따른 처방으로 진전을 호전시킬 수 있는 근거를 제시한 것에 의의가 크다. 사상체질적인 접근에 대한 특징을 가지고 있지만 치료 처방이 태음인 청심연자탕에 한정되어 있고 증례수가 부족하며 전후비교라는 한계로 인해 진전에 치료효과에 충분한 근거로 채택하기에는 부족하다.
11. 평가자　장규태. 2011년 1월 19일

신경계통의 질환

서지사항

강계성, 권기록. 다발성 경화증 환자 5례에 대한 임상보고. 대한침구학회지. 2003;20(1):209-17.

1. 목적

다발성 경화증에 침구치료 효과 연구

2. 연구디자인

증례보고

3. 실시기관

한방병원 1 시설

4. 대상자 특성

다발성 경화증 5명

5. 중재/치료

침구치료, 봉약침치료, 약침치료

6. 주요평가항목

임상 증상

7. 주요결과

1) 다발성 경화증은 한의학적으로 위증의 범주에 속한다.
2) 침구치료는 봉약침 요법 위주로 하였고, 약침요법과 사암침법을 병행하였다.
3) 치료를 받은 환자 중에 신체의 가벼움과 증상 감소를 호소한 환자가 3례가 있었고, 별다른 반응을 보이지 않은 환자는 2례가 있었다. 또한 치료 중에 재발을 보인 환자는 2례가 있었고, 다른 3례의 환자에서는 확연한 재발을 보이지 않았으며, 확연한 재발을 보인 환자도 전에 비해 재발 후 관해 기간이 짧고 증상이 경미함을 관찰할 수 있었다.

8. 결론

침구치료가 다발성 경화증에 우수한 치료 효과가 나타나지는 않았지만, 재발에 대한 예방적 효과가 유추되고, 또한 앞으로도 지속적인 연구와 임상적 접근이 이뤄진다면 한의학의 치료 영역으로 평가될 수 있으리라 사료된다.

9. 안전성 평가

기재 사항 없음

10. 평가자 의견

본 연구는 다발성 경화증 환자에 대한 침구치료, 봉약침치료, 약침치료의 효과를 알아보는 증례 보고이다. 이 연구는 특별한 치료법이 없는 다발성 경화증에 대한 구치료, 봉약침치료, 약침치료의 효과를 밝힘으로서 다발성 경화증을 한의학의 치료 영역에 포함시켰다는 점에서 의의가 있다. 다만 연구의 디자인이 증례보고에 그친 점, 증상의 평가가 객관적인 Scale 등을 활용하지 못했다는 점 등이 연구 디자인의 아쉬움으로 남는다. 또한 대부분의 환자에서 약간의 근력 강화, 배뇨 배변 장애가 호전되는 경향을 나타내었으나, 우수한 치료 효과를 나타내지 못했다는 점도 아쉽다.

11. 평가자

이의주. 2011년 1월 19일

신경계통의 질환

서지사항

이시섭, 김동원, 안교필, 엄효진, 남영. 편두통 환자의 뇌혈류에 대한 침치료의 효과. 대한침구학회지. 2001;18(6):135-40.

1. 목적

편두통 환자에 침치료 시 TCD 상 뇌혈류 변화 연구

2. 연구디자인

전후비교연구

3. 실시기관

병원 1 시설

4. 대상자 특성

IHS 진단기준을 만족시키는 6명

5. 중재/치료

침

6. 주요평가항목

TCD를 통한 MCA, ACA, PCA 및 BA의 혈류 속도(MV)와 pulseactivity index(PI)

7. 주요결과

1) 대상군에게 태양, 풍지, 두유혈을 2주간 자침한 이후 경두개 도플러 초음파를 통하여 뇌혈류량을 측정, 비교 하였다.
2) 측정 결과 MCA의 MV는 13.3% 감소하였으며, PI는 10.4% 감소하여 가장 큰 폭의 뇌혈류량 감소를 보였다. PCA와 ACA의 MV와 PI는 유의성 있는 감소량을 보였다.
3) BA의 경우는 치료 이후 큰 혈류량의 변화를 보이지 않았다.

8. 결론

대상환자인 6명의 편두통 환자군에서 중대뇌동맥과 후대뇌동맥은 정상인 평균치보다 의미있는 차이를 보였지만 전대뇌동맥은 감소폭이 적고, 기저동맥에서는 의미있는 차이를 보이지 않았다.

9. 안전성 평가

기재 사항 없음

10. 평가자 의견

본 연구는 편두통 환자의 침치료 시 TCD 상 뇌혈류 변화를 확인하는 전후비교연구이다. 이 연구는 침구 치료시의 뇌혈류 변화를 확인했다는 점에서 의의가 있다. 다만 연구 참가자가 6명의로 적고, 연구 디자인이 전후비교에 그친 점이 아쉬움으로 남는다. 또한 보다 정확한 진단에서의 유의성을 확보하기 위해서는 보다 객관적인 진단 방법의 연구가 필요할 것으로 사료된다.

11. 평가자

이의주. 2011년 1월 19일

신경계통의 질환

서지사항

정인태, 이상훈, 김수영, 차남현, 김건식, 이두익, 이재동, 임사비나, 이윤호, 최도영. 만성두통환자에 대한 동서협진의 임상적 연구. 대한침구학회지. 2005;22(3):93-104.

1. **목적** 만성 두통(편두통, 긴장성두통)에 한방치료와 동서협진치료 비교 연구
2. **연구디자인** 무작위대조시험
3. **실시기관** 한방병원 1 시설, 병원 1 시설
4. **대상자 특성**

   18-65세의 남녀 환자로 국제 두통 협회 기준에 준하는 전조 증상이 있거나 없는 편두통으로 병력을 가진 환자와 국제 두통 협회 기준에 준하는 긴장성 두통 병력을 가진 환자가 한 달에 15일 이상 두통이 발생하고 치료하지 않을 경우 하루 4시간 이상 지속되는 경우의 환자 92명
5. **중재/치료**

   Arm 1(n=43): 한방치료군-침치료군(호침을 사용하여 백회, 사신총, 두유, 태양, 예풍, 풍지, 곡지, 합곡, 족삼리, 태충에20분 유침)

   Arm 2(n=49): 동서협진치료군-침치료 + 신경블록요법(성상신경절 차단, 후두신경 차단, 제2경추 신경 차단)을 병행
6. **주요평가항목**

   Visual analogue scale(VAS), Brief pain inventory(BPI)
7. **주요결과**

   한방치료군의 경우 VAS 평균수치는 치료 전에 비해 치료 한 달 후부터 유의하게 개선되었다. BPI 점수의 경우 일상생활, 기분 및 여가생활은 치료 전에 비해 치료 한 달 후부터 유의하게 개선되었으며 대인 관계 및 수면의 경우 치료 전에 비해 치료 두 달부터 유의하게 개선되었다. 동서협진치료군의 경우 VAS 평균수치는 치료 전에 비해 치료 한 달 후부터 유의하게 개선되었다. BPI 점수의 경우 역시 일상생활, 기분, 여가생활, 대인관계 및 수면 모두 치료 전에 비해 치료 한 달 후부터 유의하게 개선되었다. 한방치료군과 동서협진치료군 간의 치료 4주와 8주 후의 VAS와 BPI 점수의 변화를 비교해보면 치료 4주후는 두 군 간의 차이가 없었으며 8주 후에는 VAS와 BPI 중 여가생활, 대인관계, 수면에서 동서협진치료군이 한방치료군과 비교하여 유의성 있게 개선되었다.
8. **결론**

   한양방 치료를 병행하여 만성두통환자를 치료해 본 결과 두 달 치료 후 치료 전에 비해 VAS 통증 점수가 개선되었고, BPI 수치 모두 완화되어 삶의 질이 향상된 것으로 관찰되었다. 한양방 병행 치료가 만성 두통 환자에게 침치료만 시행한 군보다 효과가 우수하게 나타났다.
9. **안전성 평가**

   기재 사항 없음
10. **평가자 의견**

    만성두통환자의 한방(침) 치료군과 동서협진(침 + 신경블록) 치료군에 대한 개선효과를 비교 연구한 논문이다. VAS와 BPI를 통하여 확인한 연구로서 침술치료의 만성두통의 개선효과를 확인하였고 동서협진 치료군이 우수한 효과를 나타낸 것으로 볼 때 협진의 우수성을 확인한 결과가 나왔으나 무작위 배정에 대한 구체적인 언급이 없다. 다양한 관점에서 치료 효과를 접근하고 규명하는 것이 필요하다. 두통에 대한 무작위대조시험으로서의 가치가 인정된다. 참고: 침과 신경블록에 대한 비교연구는 "최도영, 임사비나, 차남현, 김건식, 이재동, 김수영, 이윤호, 이두익. 만성두통환자에게 적용한 비약물적 치료가 통증행동에 미치는 영향. 경락경혈학회지 2005;22(1):55-66"의 논문에 언급되어 있다.
11. **평가자** 장규태. 2011년 1월 19일

신경계통의 질환

서지사항

이상무, 황규선, 한희철, 정형섭. 긴장성 두통에 대한 동통유발점 자침과 원위취혈 자침의 치료효과에 대한 임상적 비교 연구. 대한침구학회지. 2001;18(1):14-20.

1. 목적

긴장성 두통에 근위취혈, 원위치혈 자침 비교 연구

2. 연구디자인

준무작위연구

3. 실시기관

한방병원 1 시설

4. 대상자 특성

이학적 및 신경학적 검사상 특이한 이상 소견이 없고 IHS에 의해 긴장성 두통으로 진단된 환자 40명

5. 중재/치료

Arm 1(n=20): 동통 유발점 자침군

Arm 2(n=20): 원위취혈 자침군

6. 주요평가항목

VAS(통증 정도)

7. 주요결과

1) 성별에 따른 두 군간의 통증 감소 정도 차이는 통계적으로 유의성이 없었다. 연령에 따른 두 군간의 통증 감소 정도 차이는 통계적으로 유의성이 없었다.
2) 이환 기간을 6개월 이내와 6개월 이상으로 분류했을 때, 두 군간의 이환 기간 분포에는 차이가 없었으며 두 군간의 이환 기간에 따른 통증 감소 정도 차이는 통계적으로 유의성이 없었다.
3) 동통유발점자침군의 치료 전후의 VAS는 치료 전 6.35±1.50에서 치료 후 2.50±1.15로 감소하여 평균 3.85±1.09의 감소를 보였고, 원위취혈자침군에서는 치료전 6.10±1.52에서 치료 후 3.00±1.12로 감소하여 평균 3.10±1.62의 감소를 보여 두 군 모두 긴장성 두통의 치료 효과에 대해 유의성은 인정되었다. 그러나 두 군간의 치료 전후의 VAS 변화값의 차이는 통계적으로 유의성이 없었다.

8. 결론

긴장성 두통에 대해 동통유발점자침군과 원위취혈자침군은 각각 치료 전후의 VAS에서 유의성 있는 감소를 보여 두 군 모두 긴장성 두통에 대한 치료 효과는 인정되지만 두 군간의 치료 효과에 대한 차이는 통계적으로 인정되지 않았다.

9. 안전성 평가

기재 사항 없음

10. 평가자 의견

본 연구는 긴장성 두통에 대한 국소통증 유발점에 대한 자침과 원위취혈 자침의 치료효과를 비교하는 준무작위연구이다. 이 연구는 긴장성 두통에 대하여 국소 동통유발점에 대한 자침과 원위취혈 자침의 치료효과를 비교했다는 의의가 있다. 다만 연구의 디자인이 무작위대조시험이 아니라는 점, 치료 효과를 평가하는 수단이 VAS에만 그쳐 객관적인 자료를 모으는데 한계가 있었다는 점, Sham acupuncture에 해당하는 대조군이 없었다는 점 등에서 연구 디자인에 한계가 있었다고 사료된다.

11. 평가자

이의주. 2011년 1월 19일

신경계통의 질환

서지사항

홍권의, 박양춘, 조정효, 조현경, 정인철, 강위창, 이상봉, 최선미. 만성 긴장성 두통 환자에 대한 사암침 치료효과의 Pilot 임상연구. 대한침구학회지. 2007;24(1)13-28.

1. 목적

만성긴장성 두통에 사암침 효과 연구

2. 연구디자인

무작위대조시험

3. 실시기관

한방병원 1 시설

4. 대상자 특성

IHS 2nd Edition의 만성 긴장성 두통에 부합하는 환자 26명

5. 중재/치료

Arm 1(n=13): 침 치료군

Arm 2(n=13): 대조군(비경혈점 취혈)

6. 주요평가항목

주 유효성 평가 변수: VAS

부 유효성 평가 변수: HDI, Six point likert scale

7. 주요결과

1) 시험군과 대조군 사이의 VAS 변화 차이를 침시술 전, 침 시술 직후, 시술 두시간 후, 시술 네시간 후, 시술 후 다음날을 기준으로 비교해 보면(대조군−시험군) 각각 2.21±8.53, −9.56±6.47, −5.48±7.58, −4.99±8.29, −4.57±6.26으로, 침 치료 후 시험군이 대조군보다 호전되는 경향을 보였으나 통계적으로 유의한 차이는 없었다.

2) HDI 평가 시 침치료 후 시험군과 대조군이 모두 호전되는 경향을 보였으나 군간 차이는 통계적으로 유의하지 않았다.

3) Six point likert scale 평가 시 침치료 후 시험군과 대조군이 모두 호전되는 경향을 보였으나 군간 차이는 통계적으로 유의하지 않았다.

8. 결론

만성 긴장성 두통의 사암침치료는 증상을 개선시키고 삶의 질을 개선시키는 효과가 있다.

9. 안전성 평가

임상시험 참여 후 나타나는 이상반응 여부를 시험 종료 직전 피험자에 대한 진찰로서 관찰함. 유해반응 발생하지 않음.

10. 평가자 의견

본 연구는 만성긴장성 두통 환자에 대한 사암침 치료의 효과를 검증하는 무작위대조시험이다. 이 연구는 인체를 대상으로 하는 임상시험이 설계된 의도에 따라 성공적으로 수행됨으로써 이러한 결과는 만성 긴장성 두통과 관련된 객관적 임상시험 방법의 정립에 참고 자료가 되면서, 실제 임상에서 사용되는 사암침 치료의 효과에 대한 근거를 제시하는 연구 개발의 기초자료로 활용 될 수 있다. 그러나 주 유효성 평가 변수인 VAS평가에서 시험군과 대조군 사이에 통계적으로 유의한 차이가 없었다는 점에서 사암침 치료가 만성 긴장성 두통의 증상을 개선시킨다는 결론을 내리기에는 무리가 있다. 이에 따라 향후 다양한 침치료법 및 치료기간과 추적 기간을 충분히 설정한 보완 연구가 필요할 것으로 사료된다.

11. 평가자

이의주. 2011년 1월 19일

신경계통의 질환

서지사항

곽병민, 김민정, 김연미, 이재민, 박양춘, 조정효, 정인철, 강위창, 이상봉, 최선미, 홍권의. 만성 긴장성 두통 환자의 침치료 지속효과에 대한 임상연구. 대한침구학회지. 2008;25(2):165-77.

1. 목적

만성 긴장성 두통에 침치료 지속 효과 연구

2. 연구디자인

무작위대조시험

3. 실시기관

한방병원 1 시설

4. 대상자 특성

IHS 2nd Edition의 만성 긴장성 두통에 부합하는 환자 32명

5. 중재/치료

Arm 1(n=17): 침 치료군

Arm 2(n=15): 대조군(비경혈점 취혈)

6. 주요평가항목

주 유효성 평가 변수: VAS

부 유효성 평가 변수: HDI, Six point likert scale, Algometer score

7. 주요결과

1) 침치료 전 VAS와 침치료 후 각각 측정시의 VAS를 비교 관찰한 결과 시험군에서는 치료 종료 4주 후, 8주 후, 12 주 후에서 각각 15.15±14.13, 16.11±14.65, 14.35±18.46으로 유의하게 감소하였으며, 대조군에서는 치료 종료 4주 후에 14.62±18.54로 유의하게 감소하였다. 요약하자면, 시험군이 대조군보다 호전되는 경향을 보였으나 통계적으로 유의한 차이는 없었다.
2) HDI, Six point likert scale 평가 시 침치료 후 시험군과 대조군이 모두 호전되는 경향을 보였으나 군간 차이는 통계적으로 유의하지 않았다.
3) Algometer score 측정 시 침치료 후 좌측과 우측에서 시험군이 대조군보다 호전되는 경향을 보였으며, 좌측은 대조군에 비해 시험군에서 통계적 유의성을 나타내었다. 치료 후 시간에 따른 Algometer score의 변화량은 좌측과 우측에서 처리군에 상관없이 통계적으로 유의하였다.

8. 결론

만성 긴장성 두통의 침치료는 증상을 감소시키고 측두근 긴장을 완화하는 지속효과가 있다.

9. 안전성 평가

임상시험 참여 후 나타나는 이상반응 여부를 시험 종료 직전 피험자에 대한 진찰로서 관찰함. 유해반응 발생하지 않음.

10. 평가자 의견

본 연구는 만성 긴장성 두통에 대한 침치료의 지속효과를 검증하는 무작위대조시험이다. 이 연구는 만성 긴장성 두통의 침치료를 통한 단기간의 효과가 아닌 지속효과에 대한 평가로서 의의가 있다. 또한 침치료의 부작용에 대한 평가를 통해 안정성 평가를 실시했다는 점에서 연구 디자인의 완성도를 높였다는 점도 의미가 있다. 아쉬운 점은 주 유효성 평가인 VAS평가에서 시험군과 대조군이 통계적으로 유의한 차이가 없었다는 점이다. 따라서 침치료가 만성 긴장성 두통의 증상을 감소시킨다는 결론은 무리가 있다고 생각된다. 또한 치료기간과 추적 기간이 부족했다는 점을 고려해 볼 때 치료기간과 추적 기간을 충분히 설정한 보완 연구가 필요할 것으로 사료된다.

11. 평가자 이의주. 2011년 1월 19일

신경계통의 질환

서지사항 • • •

강영복, 문선영, 이승기. 침과 한약 그리고 비침습 혈관 레이저를 이용한 두통 치료 효과. 동의신경정신과학회지. 2008;19(2):313-20.

1. 목적

긴장성 두통, 신경성 두통에 한방 치료 효과 연구

2. 연구디자인

전후비교연구

3. 실시기관

한방병원 1 시설

4. 대상자 특성

긴장성두통이나 신경성 두통 환자 30명

5. 중재/치료

침 + 한약 + 비침습 혈관 레이저

6. 주요평가항목

임상 증상(4단계로 구분), 혈청내 TG, cholesterol, glucose

7. 주요결과

1) 치료 후 혈청 중 TG, cholesterol, glucose의 평균치는 치료 전의 평균치 보다 모두 감소하였으며 치료 전과 비교하여 치료 후 혈청 중 TG, cholesterol, glucose는 유의성 있는 감소를 나타내었다.
2) 두통의 호전도는 80%에서 양호한 효과를 나타내었으며 양호한 효과를 나타내는 24례를 대상으로 치료전 후의 혈청 중 TG, cholesterol, glucose 변화를 살펴 본 결과 TG, cholesterol의 수치는 유의한 감소를 보였다.

8. 결론

침 + 한약 + 비침습 혈관 레이저 의 병행은 혈액을 맑게 해주고 긴장된 혈관을 풀어줌으로써 두통 치료 효과를 나타내는 것으로 생각되며, 혈청내 TG, cholesterol, glucose의 수치가 감소하는 경향을 보일수록 두통의 호전도가 좋아지는 것으로 보인다.

9. 안전성 평가

기재 사항 없음

10. 평가자 의견

본 연구는 침과 한약 그리고 비침습 혈관 레이저를 이용한 두통 치료의 효과를 확인해보는 전후비교연구이다. 이 연구는 침구 치료를 통한 임상 증상의 호전과 혈청내 TG, cholesterol, glucose의 관계를 알아보았다는 점에서 의의가 있다. 그러나 이 연구만을 통해 혈청내 TG, cholesterol가 감소할수록 두통의 호전도가 좋아지는 것으로 판단하는 것은 무리가 있어 보인다. 따라서 두통과 TG, cholesterol의 관계에 대해서는 조금 더 질이 높은 연구디자인을 통해 검토가 필요할 것으로 사료된다.

11. 평가자

이의주. 2011년 1월 19일

신경계통의 질환

서지사항

허광호, 황형주, 박영회, 금동호. 경추성 두통에서 박동성 전기자장 치료의 효과 연구: 무작위 임상 연구. 한방재활의학과학회지. 2007;17(3):147-59.

1. 목적

경추성 두통에 박동성 전기자장 치료 효과 연구

2. 연구디자인

무작위대조시험

3. 실시기관

한방병원 1 시설

4. 대상자 특성

2006년 11월 1일부터 2007년 6월 5일까지 7개월간 외래환자

이학적 검사상 경추성 두통으로 진단 받은 환자 중에서 VAS 5 이상의 통증을 가진 환자 34명

5. 중재/치료

Arm 1(n=18): 실험군-침치료 + 박동성 전자기장 치료

Arm 2(n=16): 대조군-침치료

침치료는 완골, 풍지, 풍부, 안면, 제 2,3 경추사이의 협척혈 부위 자침

박동성 전자기장 치료(PEMT): CR-3000(씨알테크놀로지, 성남, 대한민국)을 사용, 고성능의 미세작동기에 의해 디지털화된 자기박동조절기술로 조절된다. 후두하의 근막에 침치료를 한 후 주파수를 5Hz와 10Hz를 매 5초 마다 변경하면서 15분간 실시

6. 주요평가항목

Visual analogue scale(VAS)

7. 주요결과

목의 손상 유무에 따르는 통증의 양상을 비교한 결과, 목의 손상 경험이 두통의 위치와 연관성이 있는 것으로 보이며 경추성 두통을 보이는 환자가 목에 손상을 받은 경험이 있는 경우에는 우측성 두통이 잘 나타나지 않지만 좌측 혹은 양측성 두통이 잘 나타나는 경향이 있음을 보였다. 침시술만 시행한 경우와 침시술과 박동성 전자기장치료를 병행 시술한 경우 각각의 치료효과에 대해 조사한 결과 3회 치료 후와 모든 치료 후 모두에서 치료호전에 유의성이 있음을 보였다($P<0.05$). 침시술만 시행한 경우와 침시술과 박동성 전자기장치료를 병행 시술한 경우의 치료 호전도의 차이를 조사한 결과, 치료 전에는 두 그룹간 VAS의 차이는 없었으나, 3회 치료 후 및 모든 치료 후의 경우 두 그룹간 VAS가 서로 다른 것으로 나타났다.

8. 결론

박동성 전자기장치료를 시행하는 것이 이를 시행하지 않는 것보다 더 많은 호전을 보였다.

9. 안전성 평가

기재 사항 없음

10. 평가자 의견

경추성 두통에 침시술과 침시술과 병행한 박동성 전자기장 치료에 대한 효과를 확인한 연구 논문이다. VAS 점수에서 유의한 변화가 나타난 것을 볼 때 두통의 개선에 효과가 있고 특히 병행시에 더 효과가 나은 것으로 생각된다. 무작위 배정에 대한 구체적인 언급이 없는 것이 아쉽다. 두통에 대한 무작위대조시험으로서의 가치가 인정된다.

11. 평가자

장규태. 2011년 1월 19일

신경계통의 질환

서지사항 • • •

김진우, 안대종, 왕덕중, 이순이, 강형원. 불면증에 이침 시술을 한 환자 20례 임상고찰. 동의신경정신과학회지. 2004;15(1):219-30.

1. 목적
   불면증에 이침 효과 연구
2. 연구디자인
   전후비교연구
3. 실시기관
   한방병원 1 시설
4. 대상자 특성
   입원 환자 중 SMH 설문조사와 오,송,김 등이 개발한 도구를 사용하여 불면증 진단 기준에 부합하는 20명
5. 중재/치료
   이침
6. 주요평가항목
   SMH 설문조사와 오,송,김 등이 개발한 도구
7. 주요결과
   1) 수면 장애 유형에 따른 호전율은 입면장애와 숙면장애 두가지를 가지고 있는 그룹과 숙면장애만을 가지고 있는 그룹에서의 호전율이 우수했다.
   2) 점수대에 따른 치료 후의 호전율에 있어서는 20점~29점까지의 치료율이 우수했다.
   3) 연령에 따른 치료율은 40대에서 100%로 매우 효과가 우수하였다.
   4) 성별에 있어서는 여자의 치료율이 높게 나타났다.
   5) 전체적인 호전율에 있어서 20례 중 12례에서 호전 반응이 있어 60%의 호전율을 보였다.
   6) 치료 전 후의 치료 효과를 통계 분석한 결과 치료 전 26.15에서 치료 후 32.05로 통계학적 유의성이 있었다.
8. 결론
   불면증 치료에 이침이 효과적일 수 있다.
9. 안전성 평가
   기재 사항 없음
10. 평가자 의견
   본 연구는 불면증에 이침 시술 후 그 효과를 확인하는 전후비교연구이다. 이 연구는 불면증 치료에 이침이 사용될 수 있음을 밝혔다는 점에서 의의가 있다. 다만 관찰 대상으로서의 20례로 불면증에 대한 이침의 치료 효과를 일반화하기에는 대상 인원이 적은면도 있으며, 또한 시술기간도 6일로 기간이 짧은 것도 제한점으로 생각된다. 향후 본 자료를 바탕으로 이침의 불면증 치료 효과에 대한 더욱 더 심도 있는 연구가 필요하리라 사료된다.
11. 평가자
   이의주. 2011년 1월 19일

신경계통의 질환

서지사항

소웅룡, 박원태, 이순호, 신경호, 노정두, 최석우, 김제관. 뇌혈관장애환자의 불면증에 대한 이침요법과 신문혈자침 병행시술의 치료효과에 대한 비교연구. 대한침구학회지. 2003;20(5):38-49.

1. 목적

뇌혈관장애 환자의 불면증에 이침과 이침 체침 병행치료 비교 연구

2. 연구디자인

비무작위연구

3. 실시기관

한방병원 1 시설

4. 대상자 특성

뇌혈관장애로 광동한방병원에 입원한 환자 중에 수면장애를 호소하는 40명

5. 중재/치료

Arm 1(n=20): 이침시술과 함께 체침혈위 중 신문을 추가로 시술한 환자 (신문병행처치군)

Arm 2(n=20): 이침시술을 한 환자 (이침처치군)

6. 주요평가항목

SMH 수면설문지, 수면측정도구(오진주 등에 의해 개발된 설문지)

7. 주요결과

1) 총 수면시간의 변화는 두군 모두 증가하였으며 통계상 신문병행시술군(3.53±0.80→5.07±1.18)이 이침시술군(3.73±0.66→4.27±1.03)보다 더 유의성 있는 결과를 나타냈다.

2) 입면까지 걸린 시간의 변화는 두군 모두 감소하였으며 통계상 두 군간에 유의한 차이가 없었다.(이침시술군: 1.85±0.80→1.27±0.70, 신문병행시술군: 1.60±1.01→0.97±0.73)

3) 야간각성 횟수의 변화는 두군 모두 감소하였으며 통계상 두 간에 유의한 차이가 없었다.(이침시술군: 3.35±2.50→2.15±2.06, 신문병행시술군: 3.65±2.62→2.20±2.04)

4) 시술 전후 수면 측정 도구에 의한 평균 점수의 변화에서 통계 처리 결과 시술 전의 평균 점수에는 두군간에 유의한 차이가 없었으며 시술 후의 평균 점수에서는 통계상 신문병행시술군이 이침시술군보다 더 유의성 있는 결과를 나타냈다.

8. 결론

뇌혈관장애 환자의 불면증에 대한 이침요법과 이침 및 신문 병행 치료는 입면장애 및 수면유지장애에 있어서 두군 모두 양호한 치료 효과가 있음을 알 수 있었으며, 총 수면 시간과 수면 측정 도구에 의한 점수에 있어서는 신문병행시술군이 이침시술군보다 유의한 치료효과가 있음을 알 수 있다.

9. 안전성 평가 기재 사항 없음

10. 평가자 의견

본 연구는 불면증을 호소하는 뇌혈관장애환자에게 이침치료와 체침 및 이침치료 병행치료의 효과를 비교하는 비무작위연구이다. 이 연구는 불면증을 호소하는 뇌혈관장애환자에게 이침 및 체침을 시술하여 비교적 객관적인 판단 기준에 의하여 효과를 입증하였다는 점에서 의의가 있다. 그러나 연구의 디자인이 무작위대조시험이 아니라는 점, 치료 효과를 평가하는 수단이 설문지에만 그쳐 객관적인 자료를 모으는데 한계가 있었다는 점, Sham acupuncture에 해당하는 대조군이 없었다는 점 등에서 연구 디자인에 한계가 있었다고 사료된다.

11. 평가자

이의주. 2011년 1월 19일

신경계통의 질환

서지사항

윤현민, 이채우, 김홍기. 자하거 약침이 수면장애에 미치는 효과. 대한약침학회지. 2005;8(1):5-11.

1. 목적

수면장애에 자하거 약침 효과 연구

2. 연구디자인

비무작위연구

3. 실시기관

한방병원 1 시설

4. 대상자 특성

졸중풍으로 2주 이상 입원한 환자 중에 수면장애를 호소하는 48명

5. 중재/치료

Arm 1(n=25): 자하거 약침을 시술한 실험군

Arm 2(n=23): 일반 호침만을 시술한 대조군

6. 주요평가항목

설문지(이진주, 송미순, 김신미(1998)가 개발)

7. 주요결과

자하거 약침을 시술한 실험군의 수면장애 점수는 평균 28.24±6.89점, 일반 호침만을 시술한 대조군의 수면장애 점수는 평균 39.26±11.08점으로 실험군이 낮았으며 양 군간에 유의한 차이가 있는 것으로 나타났다.

8. 결론

풍지, 완골, 신문혈에 자하거 약침 시술이 일반 호침 시술에 비해 유의하게 수면 장애를 감소시켜서 수면시간을 연장하며 수면의 질을 향상시키는 것으로 나타났다.

9. 안전성 평가

기재 사항 없음

10. 평가자 의견

본 연구는 자하거 약침이 수면장애에 미치는 효과를 연구하는 비무작위연구이다. 이 연구는 허손, 오로칠상, 골증조열을 치료하는 효능의 자하거 약침이 객관적인 효능이 있음을 검증하였다는 점에서 의의가 있다. 그러나 연구의 대상 환자가 불면을 주소로 내원한 외래환자가 아니고, 졸중풍으로 입원한 환자라는 점, 시술 기간이 5일에 불과하였기 때문에 충분한 효과가 발휘되기 어려웠고, 수면 장애 개선효과가 시술 중단 후에도 지속되었는지에 대한 여부도 확인하지 않았다는 점에서 한계가 있다. 또한 수면장애의 평가 도구로 객관적으로 검증받은 평가 항목(도구)를 사용하지 않았다는 점도 문제점으로 대두된다. 향후 이런 문제점을 보완하여 충분한 환자를 대상으로 장기간에 걸쳐 자하거 약침의 효과를 평가할 수 있는 객관적인 연구가 필요하리라 사료된다.

11. 평가자

이의주. 2011년 1월 19일

신경계통의 질환

서지사항

한창, 김지형, 류기준, 안건상, 권승로. 입원 후 발생한 불면증에 추나 수기 이완요법으로 호전된 치험례. 동의신경정신과학회지. 2008;19(3):309-17.

1. 목적

불면증에 추나 수기 이완요법의 효과 연구

2. 연구디자인

증례보고

3. 실시기관

한방병원 1 시설

4. 대상자 특성

입원 환자 중 입원 후 불면증이 발생하여 Insomnia Severity Index 상 15점 이상인 환자 5명

5. 중재/치료

추나 수기 이완요법, 한약, 침

6. 주요평가항목

Insomnia Severity Index, 면담을 통한 수면의 질 확인

7. 주요결과

입원 환자의 불면증에 이완요법의 하나인 추나요법 중 JS 경추신연기법 1,2,3 단계를 시행한 결과, 수면 시간이 늘고, 수면의 질이 높아졌으며 주관적인 불면증 정도가 현저하게 감소되는 등 양호한 효과를 거두었다.

8. 결론

입원 환자의 불면증에 이완요법이 효과적일 수 있다.

9. 안전성 평가

기재 사항 없음

10. 평가자 의견

본 연구는 입원 후 발생한 불면증에 추나 수기 이완요법을 통한 치료 효과를 보여 주고자 하는 증례보고 이다. 이 연구는 일반 입원환자가 경험한 불면증의 임상적 특징을 시사하는 점과 이완요법 중 하나인 추나요법을 시행하여 주관적으로 인지하는 불면증의 심각성을 낮추고, 수면의 질을 높여 본연의 입원 치료에 전념할 수 있도록 한데에 의의가 있다. 다만 환자의 주관적인 호소에 근거하여 조사한 것이기 때문에 조사자가 직접 면담을 시행하였음에도 불구하고 객관성이 부족하다는 한계가 있다.

11. 평가자

이의주. 2011년 1월 19일

신경계통의 질환

서지사항

채우석, 노종식, 박쾌환. 말초성 안면신경마비(Peripheral Facial Nerve Palsy) 환자에 대한 투침 치료 연구. 대한한의학회지. 1986;7(2)37-42.

1. 목적

말초성 안면신경마비에 투침 효과 연구

2. 연구디자인

전후비교연구

3. 실시기관

한방병원 1 시설

4. 대상자 특성

말초성 안면신경 마비 환자 57명

5. 중재/치료

1일 1회 자침(유침 20-30분)

하관투협거, 하관투사백, 지창투협거, 지창투사백 // 예풍, 합곡 사용

증상에 따라 전두근 이완시 양백 안륜근 마비시 사죽공

구륜근 마비시 화료 이후통 심할 때 완골

6. 주요평가항목

Lovett system의 근력검사(Muscle test) 시행하여 주요증상 완전 소실된 경우 우수, 부증상은 소실 주증상은 약간 남아 있으나 치료 요하지 않는 경우 양호, 부증상은 소실되었으나 주증상은 남아있어 치료 필요한 경우 호전, 치료후 증상의 진전이 없는 경우를 불량으로 구분

7. 주요결과

1) 치료 기간은 1-2주가 가장 많았다.

2) 병력기간이 짧을수록 치료효과가 우수하였다.

3) 전체 환자 중 우수가 39례(68.4%), 양호가 10례(17.5%), 불량이 5례(8.8%), 호전이 3례(5.3%)

8. 결론

병력 기간이 짧은 환자일수록 치료 효과가 우수함

9. 안전성 평가

투침은 적은 시술로 강한 자극을 얻을 수 있으나 체력이 약한 사람이나 나이가 많은 사람에게는 주의해야 한다고 언급하고 있다.

10. 평가자 의견

본 논문은 말초성 안면 신경마비 환자에 대한 투침 치료의 효과를 밝힌 논문이다. 일반 침치료가 아닌 투자법의 효능을 살폈다는 것이 특이한 점이다. 아쉬운 점은 투자법이 다른 침이나 치료 방법에 비해 안면 마비 치료에 어떤 점에서 더욱 유효하다고 차별점을 가지지 못하고 있으며 투자법에 대해 강자극이라는 설명 이외에는 특별한 설명이 없다. 다만 이외의 혈자리 선택에 대해 상황에 따른 치료혈의 언급은 한방적인 설명이다. 투자법이라는 방법에 대한 차별성에 대한 설명이 없음은 물론 안면마비에 대한 유효성에 대해서도 몇 명이 나았다는 설명만 있지 적절한 통계처리 같은 것이 없다. 일반 침치료군 같은 대조군이 없는 점이 아쉬우며 결론으로 제시된 것들도 논문에서 투자법의 치료 연구라는 제목과는 거리가 있다.

11. 평가자

이의주. 2011년 1월 19일

신경계통의 질환

서지사항 • • •

최가원, 강재희, 김영일, 홍권의, 이현. 이후통을 동반한 Bell's palsy 환자 30례에 대한 소장정격과 체침의 임상적 비교 연구. 대한침구학회지. 2004;21(4):125-34.

1. 목적

이후통을 동반한 말초성 안면신경마비에 소장정격과 체침의 비교 연구

2. 연구디자인 비무작위연구

3. 실시기관 한방병원 1 시설

4. 대상자 특성

말초성 안면신경마비로 진단된 자로 Herpes, 당뇨병성 말초신경장애를 합병한 구안와사를 제외한 환자 중 환측 이후통을 동반한 환자 30명

5. 중재/치료(+)

침은 1일 2회 시행

Arm 1(n=15): 소장정격을 시술

Arm 2(n=15): 체침 요법 시행(협거 양백 사백 찬죽 관료 사죽공 수구 승장 영향 어요)

6. 주요평가항목

안면신경마비의 호전도 → Gross grading system of house brakmann

이후통의 호전도 → Visual analogue scale

7. 주요결과

1) Gross grading system of house brakmann 호전도의 치료 성적을 Group 1과 Group 2 간에 유의한 차이가 나타나지 않았다.
2) Visual analogue scale성적 분포는 입원 치료 5일째와 10일 째 Group 1이 구안화사 환자의 이후통에 유의성 있는 효과를 보였다.

8. 결론

이후통을 동반한 Bell's palsy 환자에 대한 소장정격과 체침의 치료 효과를 비교하여 결과 Gross grading system of house brakmann 호전도에서는 소장정격치료군과 체침치료군간의 유의한 차이가 없었으나 Visual analogue scale로 측정한 이후통의 호전도에서는 소장정격군이 체침치료군에 비해 통계적으로 유의성 있는 우수한 성적을 보여 주었다.

9. 안전성 평가 기재 사항 없음

10. 평가자 의견

본 논문은 Bell's palsy에서 나타나는 이후통에 대한 사암침의 소장정격의 효과에 대해 평가한 논문이다. 구안와사 환자들이 안면 마비가 나타나기 이전에 소장경근이 주행하는 유양돌기부 통증이 선행하는 것에 착안해 소장신경정격이 구안와사 환자들의 이후통과 안면마비 호전도에 효과가 있을 것이라는 가설을 설립하고 이를 확인한 논문이다. 안면마비의 호전도 평가에서 Gross grading system of house brakmann는 그룹간의 차이가 없었는데 이는 소장 정격만으로 치료하기에는 구안와사의 발생 요인이 다양했기 때문인 것으로 추정하고 있다. 이 논문의 아쉬운 점은 좀 더 많은 환자를 대상으로 원인에 따른 다양한 침구치료를 이용한 비교 연구가 필요할 것으로 사료되며 핵심 중재 이외에도 탕약이 처방되고 있으며 처방되는 탕약의 종류도 다양하여 소장정격과 체침치료의 효과만을 비교하기에는 다른 치료 변수들이 작용하고 있어 제대로 된 평가를 할 수 있는 연구 디자인이 부족했다.

11. 평가자 이의주. 2011년 1월 19일

신경계통의 질환

서지사항 • • •

이채우, 박인범, 김상우, 김홍기, 허성웅, 김철홍, 윤현민. 구안와사에 대한 체침과 동씨침의 효과 비교. 대한침구학회지. 2004;21(2):287-300.

1. 목적

말초성 안면신경마비에 체침과 동씨침의 효과 비교

2. 연구디자인

무작위대조시험

3. 실시기관

한방병원 1 시설

4. 대상자 특성

발병 후 7일 이내의 환자로 평균 7일이후의 입원 치료와 이후 4주간의 통원치료를 받으며 양방 이비인후과에 진단 및 치료를 받아 한·양방 치료를 동시에 병행한 총 40례의 환자.

5. 중재/치료

입원 기간중 1일 1회, 통원 기간 중 주 2회

Arm 1(n=21): 협거 지창 인중 승장 예풍 사백 양백 합곡 사죽공 찬죽 족삼리 태충 → 환측(체침 치료군)

Arm 2(n=19): 삼중 사화외 측삼리 측하삼리 → 건측(동씨침 치료군)

6. 주요평가항목

Yanagihara's unweighted grading system → 5단계로 나누어 5 point system 사용

7. 주요결과

1) Yanagihara's system으로 측정한 치료 성적은 치료 전과 1주후의 치료 성적에 있어 동씨침 치료군 성적이 체침 치료군보다 높았으나 통계적으로 유의성이 없었으며, 2주후부터 5주후까지 동씨침 치료군이 체침 치료군에 비해 유의하게 고득점을 나타내었다.

Arm 1: 19.29±4.33(치료전) → 29.05±6.22(5주후)

Arm 2: 20.42±7.36(치료전) → 35.58±6.64(5주후)

p-value: 0.361(치료전) → 0.001(5주후)

2) 체침 치료군과 동씨침 치료군 모두 각 그룹에 있어 시간에 따라 유의성 있는 성적 차이가 있었다.

8. 결론

구안와사 치료에서 동씨침 치료가 체침 치료에 비해 유의한 효과가 있음을 보고함

9. 안전성 평가

기재 사항 없음

10. 평가자 의견

본 논문은 구안와사에 대한 체침과 동씨침의 효과를 비교 고찰한 논문이다. 구안와사에 대한 다양한 치료법이 시도되고 유효한 임상보고가 있었으나 체침과 동씨침을 비교한 임상 보고는 처음이다. 구안와사로 입원한 환자 46명을 무작위 추출하여 체침 치료군과 동씨침 치료군으로 나누어 처치한 후 이중 기준에 적합하지 않은 대상자를 제외하고 평가를 하였다. 이 연구의 제한점은 대상 환자수가 많지 않고 안면마비의 특성상 5주후에 완전 회복되기가 어려운 만큼 후유증 유무에 대한 치료 효과여부에 대해 비교 분석하기 어렵다. 앞으로 더 많은 환자를 대상으로 2달 이상의 비교 관찰과 장기간의 추적관찰이 필요할 것으로 보인다.

11. 평가자

이의주, 2011년 1월 19일

신경계통의 질환

서지사항 • • •

송병재, 김성수, 신현대, 이종수. 전기침 치료에 의한 말초성 안면신경마비의 임상적 관찰. 한방재활의학과학회지. 1998;8(1)19-33.

1. 목적

예후 불량한 증상 가진 말초성 안면신경마비에 전침 효과 연구

2. 연구디자인

전후비교연구

3. 실시기관

한방병원 1 시설

4. 대상자 특성

초진시 이후통증, 미각장애, 안구건조 중 하나 이상의 증상이 있는 환자를 대상(30명, 헌트증후군, 종양, 외상으로 인한 안면신경마비 환자는 제외)

5. 중재/치료

발병일로부터 일주일 이내: 침(영향 , 찬죽, 어요, 태양, 합곡, 중저, 외관)

발병일로부터 일주일 이후: 안면부 표정근(후두전두근, 대협골근, 구륜근, 구각하수근의 기시부 정지부)에 대한 전침<저주파 2Hz, 12분간

6. 주요평가항목

House-Brackmann의 facial grading system

7. 주요결과

1) 환자 중 27명의 환자(90%)가 초진 이후 6주 이내에 완전 회복되었고 완전 회복까지 걸리는 기간은 평균 4.2주임
2) 연구 대상 환자 중 2명은 과로 등으로 인하여 증상이 악화됨
3) 발병 이후 12주가 경과하여 Gr. IV 의 상태로 내원한 1례도 6주간의 치료로 완전히 회복됨

8. 결론

전기침 치료에 말초성안면신경마비에 대한 새로운 치료방법으로 유의한 효과가 있다.

9. 안전성 평가없음

10. 평가자 의견

본 논문은 말초성 안면신경마비에 전침의 효능을 전후비교를 통하여 밝힌 논문이다. 본 논문의 의의는 단순히 안면신경마비에 대한 전침의 효능을 밝힌 것이 아니라 기존 논문에서 예후가 불량하다고 판명된 이후통, 미각장애, 안구건조를 동반한 환자들을 대상으로 전침을 적용하여 그 효과를 밝혔다는데 의의가 있다.

다만 본 연구는 대상환자의 수가 많지 않아서 그 결과에 대한 통계적 의미를 부여하기 어려우며, 결과에 대한 적절한 통계가 적용됨이 없이 단순이 몇 명 중에 몇 명이 회복되었다는 것을 언급하고 있으며, 예후가 나쁜 환자들을 대상으로 기타의 다른 논문들의 효과와 비슷한 효과를 보였다고 언급하고 있을뿐, 적절한 비교 대조군이 설정 되어 있지 않은 점이 아쉽다. 이외에 본 연구는 발병 후 2주 이내의 환자 군을 대상으로 치료를 시작하였는데 2주 이상이 경과한 환자군을 대상으로 효과를 관찰하는 연구도 필요할 것으로 보인다. 또한 향후 전기침 치료가 인체에 미치는 생리적인 효과에 대한 기초적인 연구가 지속적으로 시행되어야 할 것으로 사료된다.

11. 평가자

이의주. 2011년 1월 19일

신경계통의 질환

서지사항

이승우, 한상원. 전침을 이용한 구안와사의 임상적 관찰. 대한침구학회지. 1999;16(4)149-63.

1. 목적

말초성 안면신경마비에 체침과 전침 비교 연구

2. 연구디자인

비무작위연구

3. 실시기관

한방병원 1 시설

4. 대상자 특성

말초성 안면신경마비를 주소로 내원한 환자 중 최소 5회 이상 침 치료를 받은자

5. 중재/치료

Arm 1(n=29): 전침 이용(지창 협거 사죽공 찬죽)

Arm 2(n=21): 일반 체침 이용

6. 주요평가항목

안면 근육 마비도 평가 방법-house법을 변용하여 김(김혜남 구안와사에 관한 임상적 고찰 대한한의학회지 1994;10(2)246-252)이 밝힌 평가법

7. 주요결과

1) 치료 성적은 arm 1이 완치 82.8% arm 2이 환치 61.9%로 전침이 일반 체침을 사용한 것보다 앞서는 것으로 나타났다.

2) 마비부위별 성적에서도 arm 1이 arm 2보다 완치율이 높은 것으로 나타났다.

3) 치료기간별 성적에서도 arm 1이 arm 2보다 효과적인 것으로 나타났다.

8. 결론

구안와사 환자에 대한 침 치료중 전침치료가 단순 침 치료보다 치료효과가 높게 나타났다.

9. 안전성 평가

기재 사항 없음

10. 평가자 의견

본 논문은 구안와사에 대해 전침과 체침의 치료 효과를 비교한 논문으로 이에 대한 보고가 없는 상황에서 쓰여진 첫 보고이다. 전침 치료가 치료율이나 마비 부위별 치료기간별 성적에서 모두 체침 치료보다 효과적인 것으로 결론을 내고 있다. 제한점은 치료 결과를 평가함에 있어서 적절한 통계적 방법이 사용되지 않고 치료 효과에 대한 유의성에 대해서도 언급되어지지 않고 있어 논문에서 전침의 체침에 대한 유효성을 뒷받침하고 있지 못하다. 또한 각 환자마다 치료 기간이 달라 치료의 효과에 대한 일정한 기준을 가질 수 없다.

11. 평가자

이의주. 2011년 1월 19일

신경계통의 질환

서지사항

이정현, 김영호, 육태한, 이은용, 김이화. 자하거 약침이 말초성 안면 신경 마비에 미치는 영향에 관한 임상적 고찰. 대한침구학회지. 2002;19(1):11-23.

1. 목적

말초성 안면신경마비에 자하거 약침 효과 연구

2. 연구디자인 비무작위연구

3. 실시기관 한방병원 2기관

4. 대상자 특성

이학적 검사상 말초성 안면신경마비로 진단된 환자 26명(장애부위가 고삭신경 분지 보다 말초인 환자)

5. 중재/치료

Arm 1(n=12): 일반 한방 치료에 최소 3회 이상 자하거 약침을 추가 시술

Arm 2(n=14): 일반 한방치료만을 받은 환자(침구, 전침, 약물)

6. 주요평가항목

안면 근육 마비도 평가 방법-house법을 변용하여 김(김혜남. 구안와사에 관한 임상적 고찰. 대한한의학회지. 1994;10(2)246-252)이 밝힌 평가법

주요결과

1) Arm 1이 Arm 2에 비해 치료 성적의 호전율이 앞서는 것으로 나타났으며 불량의 성적도 Arm 1이 Arm 2에 비해 낮게 나타남

   Arm 1: normal 1 excellent 1 good 7 fair 2 poor 1

   Arm 2: normal 2 excellent 3 good 1 fair 3 poor 5

2) 입원기간에 따라 각 호전도에 소요되는 기간에 있어서는 자하거 약침 추가군이 더 효과적이지는 않았다.

   Arm 1: 완치시까지 28일

   Arm 2: 완치시까지 12.50±4.94일

8. 결론

구안와사 환자에 대한 침구치료 중 자하거 약침을 추가한 치료가 일반침구치료보다 전체적으로 호전 및 양호 이상의 치료 성적에서는 효과가 높게 나타났으나 치료 기간에 따른 성적에서는 효과적이지는 않았다.

9. 안전성 평가

기재 사항 없음

10. 평가자 의견

본 논문은 말초성 안면신경마비에 자하거 약침이 미치는 영향을 평가한 논문이다. 구안와사를 비롯하여 질환에 대한 한의학적 치료는 주로 침구치료 약물치료 추나 치료 물리 요법 등이 활용되고 있는데 그 중 약침 요법은 지속적으로 실험논문에 의해 질환과의 유효성을 보고하였으나 임상적인 보고는 드문 시점에서 약침에 대한 임상적 관찰을 논하고 있는데 의미가 있다. 논문은 이학적 검사상 말초성 안면신경마비로 진단된 환자 26명을 대상으로 한방치료와 자하거 약침 추가 치료를 비교하고 있다. 이 논문의 제한점은 병례의 수가 적고 입원치료라는 제한적인 조건이 있었다. 논문에서 약침의 유효성을 논하면서 약침 중 구안와사 치료에 있어서 자하거 약침을 선택한 이유에 대한 구체적 이유를 언급하기보다는 자하거 약침의 일반적 효능만을 언급하고 있는 점이 아쉽다. 치료 효과에 대한 평가에 있어서 적절한 통계 방법이 없는 단순 비교를 시행하여 평가에 대한 신뢰도나 유의성이 떨어진다.

11. 평가자 이의주. 2011년 1월 19일

신경계통의 질환

서지사항

이채우, 김홍기, 허성웅, 정경근, 안창범, 송춘호, 장경전, 김철홍, 윤현민. 자하거 약침의 구안와사에 대한 임상적 연구. 대한약침학회지. 2005;8(3):87-97.

1. 목적

구안와사에 대한 자하거 약침의 효능 검증

2. 연구디자인 무작위대조시험

3. 실시기관 한방병원 1 시설

4. 대상자 특성

이성 대상포진 환자 제외. 초진일이 발병후 7일이 지나지 않고 7-10일간의 입원 치료와 이후 4주간의 통원 치료를 받았으며 양방 이비인후과에서 Bell's palsy로 진단 받고 , 양방 치료도 병행한 총44례의 환자

5. 중재/치료

(환측 안면부: 양백, 관료, 지창, 협거, 예풍, 사죽공) 입원시 주 3회, 통원시 주2회 회당 총 0.03cc 주입

Arm 1(n=23): 자하거 약침 시행

Arm 2(n=21): 생리식염수 약침 시행

6. 주요평가항목

치료 성적의 평가 방법 → Yanagihara's unweighted grading system

7. 주요결과

1) 두 그룹간의 치료기간에 따른 치료 성적은 치료 전부터 3주후까지 A군이 B군보다 높았으나 유의성이 없었으며 4주후부터 arm 1이 arm 2에 비해 유의하게 고득점을 나타내기 시작하여 5주후까지 유의성 있는 치료 성적을 보였다.

Arm 1: 17.39±4.14(before treatment) 33.70±5.73(after 5week)

Arm 2: 16.43±3.97(before treatment) 28.71±7.46(after 5week)

p-value: 0.532(before treatment) 0.032(after 5week)

2) 각 그룹에 있어서 치료기간에 따른 치료 성적은 arm 1과 arm 2 모두 각 그룹에 있어 치료 기간에 따라 유의성 있는 치료 성적 차이가 있었다.(p-value: 0.05)

3) 과거력은 고혈압, 발병 원인은 과로에 스트레스가 겹친 경우, 초기 수반 증상은 이후통이 가장 빈도가 높았다.

8. 결론

자하거 약침 치료는 거풍통기가 위주가 되는 초기보다는 후기로 갈수록 유효한 것으로 생각되며 특히 고령이나 소모성 질환, 치료 경과가 느린 경우에 더욱 효과적일 것으로 추정 해 본다.

9. 안전성 평가

기재 사항 없음

10. 평가자 의견

본 논문은 자하거 약침의 객관적인 효능을 검증하는 논문으로 구안와사에 대한 자하거 약침의 효능을 평가한 기존 논문에 비해 생리식염수를 플라세보 약침으로 활용하여 자하거의 효능을 보다 객관적으로 검증하려고 한 논문이다. 제한점은 환자 수가 많지 않고 구안와사의 특성상 5주 후에 완전 회복되기가 어려운 만큼 후유증 유무에 대한 치료 효과 여부에 대해 비교 분석하기 어려운 점이다. 자하거 약침 효능의 유효성을 더욱 정확히 밝히기 위해선 좀 더 많은 환자를 대상으로 2달 이상의 비교 관찰 과 장기간의 추적 관찰이 필요할 것으로 생각 된다. 기타 중재에 있어서 양방치료와 물리치료 등 기타 치료가 시행되어 약침만의 효능으로 보기 힘들다는 점이 아쉽다.

11. 평가자 이의주. 2011년 1월 19일

신경계통의 질환

서지사항

김민수, 김현중, 박영재, 김이화, 이은용. 봉독 약침이 구안와사에 미치는 영향에 대한 임상적 고찰. 대한침구학회지. 2004;21(4):251-62.

1. 목적 말초성 안면신경마비에 대한 봉독 약침의 효과 연구
2. 연구디자인 무작위대조시험
3. 실시기관 한방병원 1 시설
4. 대상자 특성 침구과 내원한 이학적 검사상 말초성 안면신경마비로 진단된 총 30명의 환자
5. 중재/치료 Arm 1(n=15): 일반 한방 치료만을 받은 그룹
   Arm 2(n=15): 일반 한방 치료에 최소 6회 이상 봉독 약침을 추가로 시술
   봉독 치료 → 환측 안면부(양백 관료 지창 협거 예풍) 각각 0.03cc 주입. 평균 주2회 시술
6. 주요평가항목
   안면근 마비 점수 평가 방법 ⇒ Yanagihara's unweighted grading system
   치료 성적의 평가 ⇒ 치료 전후의 마비 점수를 개선지수로 산정
   #개선지수(%) = (치료후점수−치료전 점수)/치료후 점수×100
7. 주요결과
   1) 치료시기별 평균 마비 점수에 있어 1,2주 후에는 B군이 높았으며 3,4주 후에는 A군이 높게 나타났으나 모두 유의성 있는 차이는 없었다.
      arm 1: 9.93±8.42(before treatment) 35.66±5.16(after 4 weeks)
      arm 2: 15.93±9.21(before treatment) 32.40±7.15(after 4 weeks)
      p-value: 0.067(before treatment) 0.185(after 4 weeks)
   2) 치료시기별 개선 지수에 있어서 A군이 B군보다 1,2,3,4주 후 모두 높게 나타났으며, 3,4주 이후에는 유의성 있게 높았다.
      arm 1: 71.46±24.10 %(after 4 weeks)
      arm 2: 51.17±28.3 2%(after 4 weeks)
      p-value: 0.044(after 4 weeks)
8. 결론
   같은 기간 동안 구안와사 환자에게 봉독 약침을 추가로 시술한 치료가 일반적인 한방치료보다 더 효과적인 것을 알 수 있다.
9. 안전성 평가
   기재 없으나 고찰에서 봉독 약침 시술 후 환자들이 국소적인 통증, 종창, 소양감 등의 부작용으로 인하여 중도에 시술 받기를 포기하는 경우가 있어 시술 대상 선정에 어려움이 있었다는 언급이 있어, 봉독 약침의 부작용에 대해 언급하고 있음
10. 평가자 의견
   본 논문은 구안와사 환자에 대한 봉독 약침의 효능에 관한 것으로 구안와사에 대해 봉독 약침 시술 후의 임상 효과를 기존의 한방 치료 효과와 비교한 최초의 논문이다. 이학적 검사상 말초성 안면신경마비의 장애부위가 고삭 신경 분지보다 말초인 환자 30명을 무작위로 선정하여 두군으로 나누었으며 이 중 한 군에만 6회 봉독 약침을 추가적으로 시행하여 두군의 안면마비 점수를 Yanagihara's unweighted grading system을 이용하여 평가하고 이를 토대로 개선지수를 계산하여 양 집단간의 차이를 비교한 결과 구안와사 환자에게 봉독 약침을 추가로 시술한 치료가 일반적인 한방치료보다 더 효과적임을 보여 주고 있다. 그러나 본 논문에서는 시험 대상자의 수가 적고 비시술군에서는 초진시보다 치료 후에 오히려 악화된 경우도 있었기에 전체의 개선지수에도 영향을 미쳤을 것으로 추측되며, 시험기간이 4주로 제한되어 마비 회복에 소요되는 시간을 산출 하지 못하였다는 제한점이 있다.
11. 평가자 이의주, 2011년 1월 19일

신경계통의 질환

서지사항 • • •

김칠갑, 박상동, 김경호. 구안와사에 대한 침구 치료와 침, 약 병용 치료의 비교 고찰. 대한침구학회지. 2001;18(3):10-22.

1. 목적

말초성 안면신경마비에 침구치료와 침구, 약물 병용 치료 비교 연구

2. 연구디자인

환자 대조군 연구

3. 실시기관

한방병원 1 시설

4. 대상자 특성

말초성 안면신경마비증으로 내원한 환자 중 최소 5회 이상 치료를 받은 환자 중 침구 치료만 실시한 환자 15례와 침구치료와 약물치료를 병행한 환자 31례 총 46례

5. 중재/치료

Arm 1(n=15): 침구치료(협거 지창 관료 사백 하관 합곡 및 각 증상별로 혈자리를 부가)

Arm 2(n=31): 침구 치료 + 약물치료(풍한, 열증, 한증, 기혈허로 나뉘어 각기 정한 처방 사용)

6. 주요평가항목

물을 마실 때, 휘파람을 불 때, 눈을 감을 때의 호전도를 각각 6단계로 나누어 평가하는 안면신경마비 판정 기준표를 제시함

7. 주요결과

1) 치료 성적 양호한 성적은 arm 1이 7례(47%) arm 2이 12례(39%)보다 높았고 우수한 성적은 arm 2이 11례(36%)로 arm 1의 5례(33%)보다 다소 높았으나 큰 차이는 없었다.

2) 내원시 임상 증상을 기준으로 한 장애 부위별 치료 성적을 살펴 보면 고삭신경분지부보다 말초부위에서 마비가 왔을 경우 arm 1에서는 양호(50%)가 가장 많았고, arm 2에서는 우수가 6례(43%)로 가장 많았다. 양호 이상의 성적을 거둔 경우 양 군간의 차이를 발견하기 힘들다.

8. 결론

침구 치료 약물 치료가 좋은 효과를 거두고 있으나 본 연구의 목적인 침구치료와 침 약물병행치료의 상호간의 임상적 유용성을 평가하고자 한 부분에서는 임상례가 적어 비교하기 힘들다.

9. 안전성 평가

없음

10. 평가자 의견

본 논문은 구안와사에 대한 침 단독 치료와 침 약 병행 치료의 효과에 대한 비교 연구이다. 지금까지 안면신경마비에 대한 침구치료 약물 치료 전침 요법 및 한양방협진 치료 등 다양한 방법이 시도되어 유효한 임상 보고가 있었으나 아직 주된 치료법인 침구치료와 약물치료를 비교한 임상 보고는 없었기에 의미가 있다. 그러나 증례수의 부족으로 침구 치료와 약물 병행치료의 상호간의 임상적 유용성을 제대로 평가하지 못하였으며 부분적으로 고삭신경 분지부보다 말초부위에 온 case의 경우도 양 군이 비슷한 효과를 보여 의미있는 결과를 도출해내지 못한 점이 아쉽다. 또한 결과의 평가에 있어서 검증 되지 않은 기준을 적용해 등급을 매기어 평가의 객관성이 결여된 점, 적절한 통계의 활용이 없어 결과가 유의성이 있는지 판단 할 수 없는 점도 아쉬운 점으로 남는다. 앞으로 지속적인 임상례의 누적이 이루어져 더 객관적인 비교 평가를 하여 좋은 결과를 얻을 수 있으리라 사료 된다.

11. 평가자

이의주. 2011년 1월 19일

신경계통의 질환

➡ 서지사항 • • •

손인석, 서정철, 조태성, 권혜연, 윤현민, 장경천. 송춘호, 안창범. 환자 대조군 연구를 통한 입원치료가 구안와사에 미치는 영향. 대한침구학회지. 2002;19(2):201-10.

1. 목적

말초성 안면신경마비의 한방 입원 효과 연구

2. 연구디자인

환자 대조군 연구

3. 실시기관

한방병원 1 시설

4. 대상자 특성

안면신경마비로 내원한 환자 중 입원치료만 15일 이상 되는 환자 13명과 외래 치료만 15일 이상 되는 환자 14명 총 27명

5. 중재/치료

Arm 1(n=13): 입원군

Arm 2(n=14): 외래치료군

모든 환자에게 환측부에만 체침 치료를 실시(치료전, 5일 후, 10일후, 15일 후 4단계 평가)

6. 주요평가항목

Yanagihara unweighed grading system을 활용하여 마비 점수 측정

7. 주요결과

1) 발병 동기별 분포에서 입원군과 외래군 모두 스트레스와 피로의 빈도가 높게 나타나 입원 치료의 필요성이 제기되었다.

2) 입원군과 외래군의 치료 단계별 마비 점수에 있어서 치료 전에 비하여 치료 후 모두 호전도의 유의성이 인정되었다.

3) 입원군과 외래군의 마비점수의 개선지수를 비교하여 본 결과 각 평가시기 모두 두군간의 유의성 있는 차이는 없었다.

arm 1: 11.61±4.03(before treatment) 21.00±4.65(after 15days)

arm 2: 8.92±3.75(before treatment) 17.28±4.19(after 15days)

p value: $p>0.05$(before treatment) $p<0.05$(after 15days)

8. 결론

구안와사 환자의 초기 입원치료가 외래 통원치료에 비해 유의성 있는 차이를 볼수 없었으며 마비 개선지수에서도 유의한 차이는 없었다.

9. 안전성 평가없음

10. 평가자 의견

본 연구는 안면신경마비 환자 치료에 있어서 외래 치료와 입원치료의 효과를 비교한 논문이다. 일반의 한방병원에서 안면마비의 원인인 육체적 정신적 피로를 줄이고자 발병 초기 수일간 입원 치료를 시행하고 있는 현 상황에서 구안와사에 대한 임상적 연구는 많으나 입원치료가 외래 치료에 비해 얼마만큼 유익한지에 대한 관련 연구는 없는 시점에서 입원치료의 필요성에 대해 연구한 논문으로 그 의의가 있다. 다만 입원 치료에 있어서 외래 치료와 치료의 방법이 차이가 없다는 점에서 순수하게 입원 자체의 효과를 본 점이 장점이자 단점이 될 수 있다. 육체적 정신적 피로를 줄이기 위해 입원이 권유된다면 입원시 안정될수 있는 환경인자가 더 중요한데 본 논문에서 밝히고 있듯이 입원시 휴식을 취할 수 있는 안정된 환경을 만들기 더 어려운 점이 있기 때문이다. 따라서 보다 정확한 심리적, 육체적 안정을 위한 입원치료의 효과를 보기 위해서는 입원시 그러한 환경이 갖추어질 수 있는지에 대한 평가가 먼저 이루어져야 의의가 있겠다.

11. 평가자

이의주. 2011년 1월 19일

신경계통의 질환

서지사항 • • •

Kim SL, Kim YM, Ko SK, Kim EM, Song HG, Choi KW, Kim YG, Hong KE, Lee H. The Comparative Study on Oriental Medicine Treatments of Facial Paralysis Due to Mastoiditis and Bells Palsy. 대한침구학회지. 2006;23(2):181-89.

1. 목적

말초성 안면신경마비와 유양돌기염에 한방 치료 효과 연구

2. 연구디자인

비무작위연구

3. 실시기관

한방병원 1 시설

4. 대상자 특성

대전대 한방병원에서 안면신경마비로 4주 이상 입원 혹은 통원 치료 받은 이들 중 Bell's palsy 환자 15명과 simple mastoid X-ray, Br-CT, Br-MRI를 사용하여 진단한 mastoiditis 환자 15명

5. 중재/치료

Bell's palsy 환자 15명과 mastoiditis 환자 15명을 대상으로 침, 약, 물리 치료 시행

6. 주요평가항목

Yanagihara's system

7. 주요결과

1) mastoiditis환자와 Bell's palsy 환자는 치료기간 동안 양 그룹간 큰 차이가 없었다.
2) 두 환자군 모두에서 치료 기간동안 치료 효과는 유사하게 상승했다($p<0.001$).
3) 치료 기간에 따른 치료 평가의 변화상에서 등급의 차이가 있었다.
   Arm 1: 15.07±2.09(admission day) 30.07±1.49(after 4 week)
   Arm 2: 14.93±3.20(admission day) 29.87±3.50(after 4 week)
   p-value: 0.660(admission day) 0.996(after 4 week)

8. 결론

Bell's palsy 환자와 mastoiditis 환자에 대해 같은 치료 방법을 시행하더라도 같은 치료 효과의 유의성을 보였다.

9. 안전성 평가

기재 사항 없음

10. 평가자 의견

본 논문은 특발성 안면신경마비와 유양돌기염으로 발생한 안면신경마비로 서로 다른 원인에 의한 안면신경마비에 대해 같은 한방적 치료를 시행하여 원인에 따른 효과를 평가한 논문이다. 유양 돌기염과 특발성 안면신경마비에 대한 치료, 예후, 구분이 불명확한 상태에서 같은 한방치료를 가하여 그 결과를 보고한 것은 의미가 있다. 이 논문의 제한점은 병례의 수가 적고 치료 기간이 4주로 짧아 안면신경마비의 최종 치료 결과와 후유증의 유무를 정확하게 평가하기 어렵다는데 아쉬운 점이 있다.

11. 평가자

이의주. 2011년 1월 19일

신경계통의 질환

서지사항 • • •

강미정, 김기현, 황현서. 구안와사에 대한 한의 및 한서의 협진 치료의 임상 관찰. 대한침구학회지. 2000;17(1):56-66.

1. **목적** 말초성 안면신경마비에 한방 치료와 한양방 협진 치료 비교 연구
2. **연구디자인** 환자 대조군 연구
3. **실시기관** 한방병원 1 시설
4. **대상자 특성**

침구과 내원한 환자 중 자각 증상 발생 1–3일에 내원하여 이학적 검사상 말초성 안면신경마비 진단된 환자로 발 병 초기 한방 치료와 함께 스테로이드를 복용한 18례와 스테로이드를 복용하지 않은 54례에서 침구 치료를 5회 이상 실시한 환자

5. **중재/치료(+)**

Arm 1(n=18): 한방치료(침구, 약물 등) + 스테로이드 치료

Arm 2(n=56): 한방치료

침구 치료 5회(기본혈–협거 지창 승장 예풍 사백 합곡 사죽공 찬죽 어요)

안면 부종, 저혈압–수구생화지기 부족= 족삼리신허–태계

후두통, 측두통–풍지 완골 두유 열결간풍내동–백회 행간 태충

6. **주요평가항목**

치료 성적을 논문내에서 정한 기준에 따라 우수, 양호, 호전, 무효 4가지로 분류

우수–자각, 타각 증상 및 안면근 운동 상 정상으로 회복되어 일상생활에 별다른 장애가 없는 경우

양호–자각, 타각 증상 및 안면근 운동 상 초진의 상태에 비해 명백한 호전을 보인 경우

호전–자각, 타각 증상 및 안면근 운동 상 어느 한쪽만 좋아지거나 증상과 운동에서 약간의 회복만 보인 경우

무효–자각, 타각 증상 및 안면근 운동 상 초진 상태에 비하여 모두 호전이 없는 경우

7. **주요결과**

1) 내원시 장애부위와 주증에 다른 협진치료군과 한방치료군의 평균치료회수는 15.1과 34.8이며 누액 분비 장애는 15.1 과 34.8이며 등고릿경분지부와 슬신경절보다 말초 사이 청각과민은 27과 22.1이며 고삭신경과 등골신경부지보다 말초사이 즉 미각소실은 13.2와 38.8회였고 고삭신경부보다 말초 안면마비는 각각 21.4와 16.3이다.

2) 전체 치료 성적은 양호가 가장 많고 우수와 무효의 결과는 한방치료군이 양호와 호전의 결과에서는 협진 치료군이 높게 나타났다.

arm 1(18례): 우수 2(11.1%) 양호 10(55.6%) 호전6(33.3%) 무효0

arm 2(56례): 우수 17(31.5%) 양호 20(37%) 호전7(13%) 무효10(13.9%)

8. **결론**

협진 치료를 받은 환자가 한방 치료만을 받은 환자보다 무효한 경우는 없으나 우수한 성적에서는 한방 단독치료가 높게 나타남

9. **안전성 평가** 기재 사항 없음
10. **평가자 의견**

안면신경마비 치료의 협진 치료와 한방 단독 치료를 비교한 논문이다. 스테로이드치료를 겸할 경우를 한방 단독 치료와 비교하여 평가할 수 있으나 이는 당연히 두 가지 치료를 동시에 할 경우 한가지만 할 경우보다 결과가 같거나 그 이상의 결과를 나타내는 것이 보통의 일이다. 여기서 중요한 것은 겸했을 때의 치료가 단독치료보다 얼마나 유의성을 가진 결과를 나타내는가인데 그 결과에 대한 통계처리가 되어 있지 않아 유의성이 검증되지 않았다. 또한 양방 치료를 스테로이드 복용 여부를 기준으로 나누었으나, 사용 용량이나 기간에 대한 구체적인 언급이 없으며 steroid 사용에 대한 구체적인 저자의 통제여

부에 대한 언급이 없다. 치료 효과의 평가에 있어서도 일반적으로 안면마비의 치료 성적에 쓰이는 H-B grade와 같은 척도를 사용하지 않고 자의적인 4분류로 치료 효과를 평가하였고, 결과에 대해서도 적절한 통계를 이용하지 못한 점은 이 연구의 신뢰성을 떨어뜨리는 결과를 나았다. 결론에서 우수의 경우 오히려 한방 치료군이 많고, 무효의 경우도 한방 치료군이 많은 다소 의아한 결론을 도출하며 이에 대한 해석도 유보하고 있다. 좀 더 정확한 임상 연구가 진행되어져야 하겠다.

11. 평가자 이의주. 2011년 1월 19일

신경계통의 질환

서지사항

권나현, 신예지, 김찬영, 고필성, 이원일, 조병진, 우현수, 백용현, 박동석. 특발성 안면신경마비(Bell's Palsy)의 한방치료와 한양방 협진치료의 효과에 대한 임상적 비교 연구. 대한침구학회지. 2008;25(3):19-28.

1. 목적

말초성 안면신경마비에 한방치료와 한양방 협진치료 비교

2. 연구디자인

무작위대조시험

3. 실시기관

한방병원 1 시설

4. 대상자 특성

이비인후과에서 안면신경마비로 진단 받은 환자로 한방치료만을 실시한 15명과 한양방 치료를 받은 15명

5. 중재/치료

arm 1(15): 한방치료만을 받은 집단(침, 한약, 물리치료)

arm 2(15): 한양방 협진치료를 받은 집단(침, 한약, 물리치료 + 양방치료(스테로이드)

6. 주요평가항목

House–Brackmann Grading system(H–B grade)

7. 주요결과

1) 치료기간에 따른 치료 성적에서 A군 B군 모두 치료시작 전부터 4주 후까지 치료기간 경과에 따른 치료 성적이 높아졌으며 통계적으로도 유의성이 있었다.(p=0.000)

2) H–B grade로 평가한 치료 성적에서 치료 1주 후에는 A군이 B군보다 치료 성적이 높게 나타났으며 2주후에는 A군과 B군의 치료 성적이 거의 비슷하게 나타났다. 치료 3,4 주후에는 B군이 A군포다 높은 치료 성적을 나타냈으나 모든 기간에서 두 그룹간의 통계적 유의성 차이는 없었다. 치료4주후 arm 1: 1.73±0.884 arm 2: 1.93±0.799 p–value: 0.436

8. 결론

한양방 협진치료가 한방 단독 치료보다 장기적으로 우수한 치료 효과를 보일 수 있는 가능성을 제시하지만 통계적 유의성은 없었다.

9. 안전성 평가

기재 사항 없음

10. 평가자 의견

본 논문은 구안와사에 대한 한방치료와 한양방 협진치료의 효과에 대해 비교한 논문으로 최근 안면 신경마비의 치료에 한양방 협진치료가 많이 시도되고 있으며 이를 통한 한양방 협진치료에 대한 진행된 비교 연구가 요구되는 실정이다. 이전 연구(강미회 구안와사에 대한 한의 및 한서의협진 치료의 임상관찰 대한침구학회지 2000/ 김남옥 특발성 말초성 안면신경마비에 대한 한방 치료와 양방병용치료의 비교 고찰 대한침구학회지 2001)에서 한방치료군이 한양방 협진치료군보다 치료 효과가 높다고 보고한 것과는 상이한 결과이며 이전 연구에서 치료기간이 3주인 반면 본 논문에서는 치료기간이 4주였던 점이 차이점이다. 본 논문에서는 장기적으로 한양방 협진치료가 후수한 치료 효과를 보일 가능성을 제시했다고 자평하고 있다. 그러나 4주간의 시간으로 안면신경마비의 회복 정도를 비교 판단하기에는 시간이 짧았던 것으로 생각되며 최종 회복정도와 후유증의 유무를 판단하기 위해서는 2달 이상의 추적 관찰이 필요하고 더욱 더 정확한 치료효과의 비교 분석을 위해서는 특발성 안면신경마비 중 불완전 마비와 완전 마비를 구분하고 스테로이드 치료시작 시기를 좀 더 세분화하여 비교 관찰하는 것이 필요할 것으로 사료된다.

11. 평가자 이의주. 2011년 1월 19일

신경계통의 질환

서지사항 • • •

최석우, 신민섭, 박민호, 임성택, 신진철, 이부영, 이시섭, 육태한. 홍화약침을 이용한 수근관 증후군 치료. 대한약침학회지. 2005;8(2):39-45.

1. 목적 수근관 증후군에 홍화약침 효과 연구
2. 연구디자인 비무작위연구
3. 실시기관 한방병원 1 시설
4. 대상자 특성

손의 저림과 통증을 주소로 내원한 환자 중 경추 디스크 등의 타 질환이 완전히 배제된 상태에서 Phalen's test를 시행하여 45초 이내이며 손목의 정중 신경 부위를 타진하여 정중 신경 분포영역에 이상감각이나 얼얼함을 호소하는 Tinel's sign이 나타난 환자 10명(여3 남7)

5. 중재/치료(-)

Arm 1(n=5): 침만 단독 시술하고 약침 시술은 하지 않은 그룹

Arm 2(n=5): 홍화 약침을 시술한 후 침을 시술한 군(내관 대릉 간사 총0.6cc 주입)

6. 주요평가항목

환자의 자각 증상에 대한 평가(호소 증상에 따라 점수 부여)

→ 증상없다(0), 일할 때만 조금 저린다(1), 저림이나 먹먹한 느낌만 은근하게 있다(2), 저림이 지속되고 통증이 느껴지나 잠을 설칠 정도는 아니다(3), 심한 통증과 저림으로 잠을 제대로 잘 수 없다(4)

Phalen's test 시행하여 10초 단위로 점수 부여

→ 50초 이상(0), 41-50초(1), 31-40초(2), 21-30초(3), 11-20초(4), 0-10초(5)

7. 주요결과

1) 두 군 모두 두세 번째 시술 후부터 유의성($P<0.05$) 있는 호전

Arm 1: 1.40±0.55(3회 시술) Arm 2: 2.20±0.45(3회 시술)

2) 두 군간의 비교에서 세 번째 시술 후부터 CF 군이 N-CF군보다 유의성 있는($P<0.05$) 호전의 차이

Arm 1: 1.40±0.55(3회 시술) Arm 2: 2.60±0.90(3회 시술)

8. 결론

침을 단독으로 시술하는 것보다는 홍화약침(CF)을 병행 시술함이 수근관 증후군 치료에 더 효과적임

9. 안전성 평가

기재 사항 없음

10. 평가자 의견

본 논문은 수근관 증후군에 대한 침 단독 치료와 비교하여 홍화 약침 치료의 효과를 평가하기 위한 논문으로 수근관 증후군으로 진단된 환자 10명을 대상으로 침만 단독으로 시술한 군과 홍화 약침을 시술하고 침을 함께 시술한 군으로 분류하여 치료하고 난 후 환자의 자각 증상과 phalen's test를 평가하여 홍화약침 병행시술이 수근관 증후군 치료에 보다 효과적임을 밝혔다. 환자의 치료(치료혈자리와 주입하는 약침의 용량)에 대한 명확한 제시와 기타 치료 행위가 없는 등 환자들에 대한 통제가 잘 이루어진 것으로 보이며 대상자들에 대한 연구 결과를 적절한 통계를 이용하여 약침과 침에 대한 효과를 입증하였다. 아쉬운 점은 치료 대상의 수가 10명으로 표본수가 적었다는 것이고 무작위 배정에 대한 언급이 없으며 홍화 약침을 다른 약침과 비교하여 연구해보지 못했다는 것이다. 즉 다양한 종류의 약침을 사용하여 수근관 증후군 치료에 응용 연구할 필요가 있다.

11. 평가자 이의주. 2011년 1월 19일

신경계통의 질환

서지사항 • • •

임정아, 김성철, 김성남, 이성용, 문형철. 오공약침을 이용한 수근관 증후군 치료의 임상적 연구. 대한약침학회지, 2005;8(1):13-20.

1. 목적 수근관 증후군에 오공약침 효과 연구
2. 연구디자인 무작위대조시험
3. 실시기관 한방병원 1 시설
4. 대상자 특성

내원 환자 중 임상적으로 손의 통증이나 저림, 야간통 증가를 주소로, 이학적 검사상 Tinel's sign과 Phalen's test를 시행한 환자 40명(본원 치료 외에 다른 치료를 받는 것이 허락되었으며 필요에 따라 다른 치료를 받는 것이 허락됨)

5. 중재/치료(+)

Arm 1(n=20): 한방치료(약, 전침, 침, 물리치료) 시행

Arm 2(n=20): 한방치료 + 오공 약침

6. 주요평가항목

visual analogue scale → 환자만족도 평가

우수: 자각 증상 및 이하학적 검사상 정상 회복되어 일상생활에 별다른 장애가 없는 경우 VAS 70% 이상 호전

양호: 일생 생활 동작시 명백한 호전에도 불구하고 약간의 행동장애와 환부의 불편감 호소 VAS 50–70% 호전

호전: 증상의 호전이 미미하여 약간의 제한을 받으면서 심한 운동을 할 수 없고 VAS 50% 이하의 증상 호전

불량: 증상의 호전이 없거나 악화, VAS 상 20% 이하의 증상 호전을 보인 경우

7. 주요결과

1) 대조군의 경우 우수군과 양호군이 75%, 실험군의 경우 우수군과 양호군이 95%로 대조군보다 실험군이 수근관 증후군의 증상을 효과적으로 개선
2) 수술 적응증에 해당하는 무지구근 위축 환자에서 약침을 병행한 결과 통증이 완전 소실된 것이 관찰
3) 수근관 증후군에 침치료만 한 대조군보다 침치료와 오공 약침을 병행한 실험군에서 효과가 더 우수

arm 1(20): excellent 6(30%) good 9(45%) fair 4(20%) poor 1(5%)

arm 2(20): excellent 9(45%) good 10(50%) fair 1(5%)

8. 결론

약침 치료를 병행하는 것이 수근관 증후군의 치료에 유의한 효과가 있음을 보여 줌

9. 안전성 평가

기재 사항 없음. 약침 주입시 바늘 삽입에 대한 주의점은 언급.

10. 평가자 의견

본 논문은 수근관 증후군에 대한 오공 약침의 치료에 대한 평가를 한 논문으로 오공약침을 수근관 증후군에 응용에 대해 처음으로 보고한 논문이다. 내원 환자 중 임상적으로 손의 통증이나 저림, 야간통 증가를 주소로, 이학적 검사상 Tinel's sign과 Phalen's test를 시행한 환자 40명(본원 치료 외에 다른 치료를 받는 것이 허락되었으며 필요에 따라 다른 치료를 받는 것이 허락됨)을 대상으로 하였다. 제한점은 신경전도 검사(NCV) 등을 통한 정밀한 진단 및 치료 후 성적 평가가 부족했으며 수근관 증후군이 손목의 과용에 의해 재발이 잘 되는 점을 감안 하였을 때 1–6개월 후에 증상의 경과 관찰이 요구된다. 치료 평가의 유의성에 대한 적절한 통계적 평가가 없으며, 치료를 한 기간이과 횟수 등이 논문에 기재되어 있지 않다. 임상 대상자들이 다른 치료를 병행할 가능성이 높기 때문에 의미 퇴색되었다.

11. 평가자 이의주. 2011년 1월 19일

신경계통의 질환

서지사항 • • •

김은미, 박영수, 허윤경. 내경의 독취양명이론으로 치료한 요골신경마비 환자 7례에 대한 증례보고. 대한침구학회지. 2005;22(5):167-74.

1. 목적

요골신경마비에 독취양명이론을 활용한 침과 전침 효과 연구

2. 연구디자인

증례보고

3. 실시기관

한방병원 1 시설

4. 대상자 특성

요골신경마비 환자 7명

5. 중재/치료

침 치료–족삼리 해계 합곡 등 족양명경의 경락을 중심으로 배혈하여 주 2–3회씩 1회당 15분간 자극

전침–환자의 마비된 상지를 지배하는 수삼양경의 경락 중심으로 합곡 곡지 외관 중저에 전침

15~30~60 Hz을 5초씩 통전하고 1초씩 쉬게 하는 자극 사이클로 주2–3회 15분간 자극함

6. 주요평가항목

1) 관절의 운동 범위를 나타내는 coding results에 따라 주1회씩 완관절 신전 각도 평가

–비증과 무력감의 정도는 VAS

7. 주요결과

1) 치료 성적은 Excellent가 6례(85.7%), Good 1례로 양호한 결과를 나타냄

2) 치료 기간은 3–4주, 5–6주가 각각 3례, 0–2주가 1례로 나타남

8. 결론

요골신경 손상시 자연회복되는 경우 대체로 8주~5개월 시간이 걸리는 것과 비교하면 치료 기간이 평균 4.1주였으며 완관절 신전각도가 50도 이상인 Excellent가 6례 25–50도 사이인 Good이 1례로 일시적인 신경차단에는 한방적인 침구치료 전침 치료가 효과가 있음을 알 수 있다.

9. 안전성 평가

기재 사항 없음

10. 평가자 의견

본 연구는 운동장애를 특징으로 하는 요골신경마비를 한의학적으로 위증의 범주로 보고 내경에 나와 있는 '독취양명'의 이론을 근거로 침과 전침을 적용하여 치료한 증례 모음으로 증례수가 7례로 많은 편이다. 요골신경마비에 대한 한의학, 양방적 문헌적 고찰이나 치험례 등이 보고된 바 있으나 아직 임상연구는 이루어지지 않는 시점에서 본 논문은 향후 더 큰 임상연구로 나아가는 밑거름이 될 것으로 기대한다. 치료의 방법에서 한의학의 문헌에 근거하여 치료하였다는 점도 장점이다. 또한 기타 비교할 만한 대상은 없지만 자연회복되는 기간과 비교하여 치료의 효험을 논한 것도 장점이다. 다만 기존 연구에서 청장년층이 효과가 좋다고 한 것과 50대 이상의 환자의 경우 치료기간이 9주 이상으로 보고한 것에 비추어 보아 본 증례에서 치료기간이 4.1주로 빠른 것은 증례수가 충분하지 못한 결과로서 연구의 객관성을 확보하기 위해서는 더 많은 증례의 분석이 필요하리라 사료되며, 평가 방법에 있어서 객관적인 평가 방법이 제시되지 못하였고, 재발 가능성을 고려한 추적 조사가 필요할 것으로 사료된다. 향후 보다 심도 있는 연구가 진행되길 기대한다.

11. 평가자

이의주. 2011년 1월 19일

눈 및 눈 부속기의 질환

서지사항 • • •

이진훈, 조승은, 우영민, 남영. 소아근시의 침치료 효과에 대한 임상적 연구. 대한한방안이비인후피부과학회지. 2001;14(2):253-61.

1. 목적

17세 이하 가성 및 단성근시 환자에 침치료 효과 연구

2. 연구디자인

전후비교연구

3. 실시기관

한방병원 1 시설

4. 대상자 특성

17세 이하의 가성 및 단성근시 환자 50명

5. 중재/치료

주 1회 혹은 주 2회 침치료(승읍, 사백, 사죽공, 동자료, 정명, 찬죽, 양백, 두유, 상성, 목창, 승광, 풍지 등의 경혈)

6. 주요평가항목

시력검사(한천석시력표 이용. 최초 방문시 시력과 치료개시 6주후 비교)

7. 주요결과

불량 2명, 별무호전 10명, 약간호전 13명, 호전 18명, 매우 호전 7명으로 76%에서 호전되었다. 평균 양안시력은 치료 전 0.2 ±0.074에서 치료 후 0.8±0.046(P<0.001)로 상승하였다.

8. 결론

침치료는 가성 근시 및 단성 근시안의 시력 증진에 효과가 있다.

9. 안전성 평가

기재 사항 없음

10. 평가자 의견

한의학에서는 오장 육부의 정이 모두 눈으로 상주하여 골지정위동자, 혈지정위락, 기지정위백안, 근지정위흑안, 기육지정위약속맥으로 오장의 정의 발현이 시각작용을 수행하고 있으며 이러한 눈의 시각 작용에 이상을 유발하여 가까운 사물은 명확하게 보이나 멀리 있는 사물은 보이지 않는 것을 근시라고 한다고 하였다. 침치료가 가성 및 단성근시에 효과가 있는지를 평가하기 위해 6주간의 침치료를 한 후 시력 평가를 한 연구로서 침치료만을 가지고 평가했기 때문에 대조군이 없는 전후비교연구라고 해도 효과 있는 것으로 인정할 수 있다. 그렇지만 침치료가 끝난 후 효과 지속성 여부에 대한 후속 관찰이 없었다는 점은 아쉽다.

11. 평가자

남혜정. 2011년 1월 19일

눈 및 눈 부속기의 질환

서지사항 • • •

김미보, 김규곤, 홍상훈, 고우신, 윤화정. 경도근시(가성근시 포함) 환자에 있어 눈 경혈 마사지기와 침치료간의 증상개선 효과 비교를 위한 임상시험(단일기관, 무작위 배정). 대한한방안이비인후피부과학회지. 2009;22(3):80-94.

1. 목적

경도근시에 눈 경혈 마사지와 눈 주위 침치료 비교 연구

2. 연구디자인

무작위대조시험

3. 실시기관

한방병원 1 시설

4. 대상자 특성

7세 이상, −3디옵터 이하의 저도 근시 및 가성근시 환자 32명

5. 중재/치료

침(찬죽, 양백, 사죽공, 동자료, 승읍, 합곡, 광명 등의 경혈), 경혈 마사지기(눈주위)

Arm 1: 1일2회 15분, 총 8주간 경혈 마사지기를 이용한 자가 마사지(16명)

Arm 2: 주 2회 총 8주간 16회의 침치료(16명)

6. 주요평가항목

시력검사, 근시관련 삶의 질 측정도구(MQOL), DITI(적외선체열진단기)

7. 주요결과

한명의 피험자가 탈락하였다.

두 그룹 간 치료 전후 평균 시력, 삶의 질, DITI 결과에 모두 유의한 차이가 없었다. 그룹 내에서 두 군 모두 유의한 시력개선 효과가 나왔고 삶의 질 및 DITI 결과도 두 군 모두 유의하게 개선되었다.

8. 결론

눈 경혈마사지를 이용한 자가 마사지는 침치료와 비슷한 정도의 효능을 보인다.

9. 안전성 평가

소아 1인이 마사지 기계사용 중 진동으로 인한 어지럼증을 호소하여 탈락하였다.

10. 평가자 의견

한의학에서는 근시의 원인을 심양(心陽)이 부족해서 눈의 광채(神光)가 멀리 뻗어나갈 기운을 얻지 못하여 발생한다고 하였다. 또 과도한 독서로 인해서 기혈(氣血)이 손상되어도 발생한다고 하였다.

침치료가 가성 근시에 효과적이라는 것을 전제로 눈 경혈마사지기를 이용한 자가 마사지가 침치료를 대신할 수 있는지에 대한 연구이다. 본 연구에서 눈 경혈마사지기의 사용이 침치료와 비교하여 유의한 차이를 보이지 못했으나 침치료가 시간적인 제약이 따르는 치료법이라는 점을 감안할 때 최소한의 대안점에 대한 연구로서 의미가 있다고 본다.

11. 평가자

남혜정. 2011년 1월 19일

순환계통의 질환

서지사항

김자혜, 김민희, 신상호, 윤화정, 고우신, 김규곤. 이명(耳鳴)의 한방 치료에 의한 삶의 질 개선 효과. 대한한방안이비인후피부과학회지. 2006;19(3):158-70.

1. 목적

   이명 환자의 삶의 질에 한방 치료의 효과 연구

2. 연구디자인

   증례보고

3. 실시기관

   한방병원 1 시설

4. 대상자 특성

   이명(耳鳴)으로 4주 이상 지속적으로 치료 받은 환자 40명

5. 중재/치료

   침(백회, 인당, 이문, 청궁, 청회, 예풍, 태양, 합곡, 삼중 등) + 전침(이문, 청궁) + 적외선조사 + 한약(개별 변증에 의해 각각 다른 처방)

6. 주요평가항목

   이명설문지, THI(Tinnitus Handicap Inventory) 한국어판

7. 주요결과

   치료 후 THI의 각 부분에 있어서 유의한 감소를 보임

8. 결론

   한방치료는 이명 환자의 삶의 질 향상에 유의한 효과를 가진다고 할 수 있다

9. 안전성 평가

   기재 사항 없음

10. 평가자 의견

    이명은 내경에 기재된 이래 여러 의가들이 언급했는데 내경 등에 귀는 종맥이 모이는 곳으로 위내가 공허하면 종맥이 허해져서 하류되므로 맥이 고갈되거나 상기부족, 수해부족하면 이명한다고 하였다.

    이명으로 내원하여 4주 이상 지속적으로 치료 받은 40명의 환자를 후향적으로 분석한 연구이다. 이명의 경우 호전 여부를 확인하기 어려운 질환이기 때문에 THI 수치의 감소는 한방 치료가 이명 환자의 삶의 질을 향상 시켰다는 것이고 이는 한방치료가 이명에 효과적이라는 것과 같은 맥락으로 이해할 수 있다. 이 연구는 비록 후향적 Case series 연구이지만 분석이 좋은 연구이다. 앞으로 좋은 실험 연구의 선행 연구가 될 것으로 여겨진다.

11. 평가자

    남혜정. 2011년 1월 19일

순환계통의 질환

➲ 서지사항 • • •

임영남, 심성용, 한지완, 고호연, 박종형, 김동우, 한양희, 전찬용. 영골, 강압혈 자침이 혈압에 미치는 영향. 대한한방내과학회지. 2004;25(2):167-73.

1. 목적

고혈압에 영골-강압혈 침치료 효과 연구

2. 연구디자인

코호트연구

3. 실시기관

한방병원 1시설

4. 대상자 특성

고혈압으로 진단받은 환자 26명

5. 중재/치료

Arm 1: 보존적 치료 + 아달라트 투여군

Arm 2: 보존적 치료 + 영골 강압혈 자침군

Arm 3: 보존적 치료 + 자락군

6. 주요평가항목

혈압 상승후 처치후 1시간 후까지 혈압 재측정

7. 주요결과

혈압강하 효과는 수축기와 이완기 모두 아달라트 투여군(수축기 35.53±22.50mmHg 이완기 16.05±10.79mmHg), 영골-강압혈 자침군(수축기 18.00±10.79mmHg 이완기 9.33±9.07mmHg), 자락군(수축기 10.00±16.86mmHg, 이완기 10.17±10.83mmHg)의 순서로 나타났으며, 자침후 1시간까지 시간경과에 따라 혈압이 유의하게 하강하였다. 또한 자침군은 자락군에 비해 수축기 혈압은 유의하게 하강되었으나, 이완기 혈압에 대한 강압효과 차이는 없었다.

8. 결론

영골 강압혈 자침은 혈압을 낮추는데 효과가 있을 것으로 사료된다.

9. 안전성 평가

기재없음

10. 평가자 의견

본 연구는 입원한 환자들을 대상으로 혈압이 상승한 경우 응급적으로 처치할 수 있는 방법을 모색한 연구이다. 이 연구를 통하여 영골 강압혈 자침 등 비약물적인 방법으로 강압할 수 있는 것을 관찰할 수 있었으며, 추후 많은 임상의 누적과 치료 효과의 규명, 구체적인 실험디자인을 가진 연구가 필요할 것으로 사료된다.

11. 평가자

고호연. 2011년 1월 19일

순환계통의 질환

서지사항 • • •

박원태, 임춘우, 강석일, 송민주, 김순중. 인영혈 자침이 혈압에 미치는 영향. 대한침구학회지. 2002;19(1):39-45.

1. 목적

고혈압에 인영혈 자침 효과 연구

2. 연구디자인

코호트연구

3. 실시기관

병원 1 시설

4. 대상자 특성

Arm 1(n=17): 고혈압군(수축이 혈압 160 이상, 이완기 혈압 100 이상)

Arm 2(n=30): 대조군(수축기 혈압 130 이하, 이완기 혈압 90 이하)

5. 중재/치료

족양명 위경의 인영혈(ST 9) 자침

6. 주요평가항목

혈압 측정

7. 주요결과

1) 인영혈의 자침은 고혈압 상태의 수축기 혈압과 이완기 혈압에 대해 침 치료전에 비하여, 30분후, 1시간후, 2시간후 각각 통계적으로 유의하게 낮추었다.(치료전 170.65±9.98, 30분후 155.48±15.67, 1시간후 155.80±16.89, 2시간후 152.90±16.77)

2) 인영혈의 자침은 정상 상태의 혈압에 대해서는 수축기와 이완기 혈압에 대하여 유의성 있는 변화는 없었다.

8. 결론

인영혈의 자침은 정상 상태의 혈압에 대해 유의성 있는 변화는 없으나, 고혈압 상태의 혈압에 대해서는 2시간까지 수축기와 이완기 혈압에 유의한 하강 효과가 있다.

9. 안전성 평가

기재 사항 없음

10. 평가자 의견

고혈압은 각종 심혈관계 질환의 독립적 위험인자로, 관리가 매우 중요하다고 할 수 있다. 인영혈은 해부학적으로 혈압조절에 관여하는 경동맥에 위치하고 있으며, 족양명위경과 족소양담경이 교회하는 곳이다. 혈성으로는 조기혈, 이인후, 청열평천, 통경락의 성질을 갖고 있다. 이러한 관점에서 인영혈 자침시 2시간까지 고혈압의 수축기와 이완기 혈압 모두 유의하게 하강하는 것을 관찰할 수 있었다. 본 연구에서는 정상대조군만이 있지, 고혈압환자 대조군이 없다. 따라서 인영혈 자침이 고혈압 상태의 혈압에 대해 정확히 어느 정도 혈압 하강이 있는지 살펴볼 수 없다는 것이 아쉬운 부분이다.

11. 평가자

고호연. 2011년 1월 19일

순환계통의 질환

서지사항 • • •

Yin C, Seo B, Park HJ, Cho M, Jung W, Choue R, Kim C, Park HK, Lee H, Koh H. Acupuncture, a promising adjunctive therapy for essential hypertension: a double-blind, randomized, controlled trial. Neurol Res. 2007;29(suppl 1):s98-103.

1. 목적

고혈압에 침치료 효과 연구

2. 연구디자인

무작위대조시험

3. 실시기관

한방병원 1시설

4. 대상자 특성

고혈압 환자 또는 전 고혈압환자 41명(수축기 혈압이120mmHg 또는 이완기 혈압이 80mmHg 이상인 경우)

5. 중재/치료

Arm 1(n=21): 1) 足三里ST36, 曲池LI11, 大腸俞BL25, 2) 太白SP3, 太淵LU9, 肺俞BL13, 3) 商曲K17, 大赫K12, 關元CV4, 4) 商陽LI1, 大椎GV14, 風池GB20

Arm 2(n=20): Park's sham acupuncture

8주간 침을 17회 시술함

6. 주요평가항목

4주후, 8주후 혈압 측정

7. 주요결과

11명의 피험자가 시험도중 탈락하였다(Arm 6명, Arm 5명씩 각각 탈락).

8주간 시술 후 대조군에서는 혈압에서 유의한 변화가 없었다. 그렇지만, 치료군에서는 136.8/83.7에서 8주후 122.1/76.8로 유의하게 감소하였다(P value<0.001).

8. 결론

본 논문은 고혈압의 보조적 치료수단으로서 침법의 효과를 검증하기 위한 것으로, 침은 항고혈압 효과가 있는 것으로 사료된다.

9. 안전성 평가

치료군에서 약 5%정도에서 점상출혈이 나타났다.

10. 평가자 의견

본 연구는 고혈압에 대한 보조적 수단으로 침을 이용하였으며, 특히 한국 한의학의 특색인 사암침을 이용한 혈위를 선정한 것이 특징이다. 8주간 치료를 통하여 유의한 강압 효과를 얻었으며, 추후 추가조사와 대규모 연구가 필요할 것으로 사료된다.

11. 평가자

고호연, 2011년 1월 19일

순환계통의 질환

서지사항 • • •

배형섭, 신애숙, 박성욱, 손일석, 정우상, 문상관, 박정미, 고창남, 조기호, 김영석. 족삼리 자침이 고혈압환자의 혈압과 내피세포 의존성 혈관확장 반응에 미치는 영향. 대한한방내과학회지. 2008;29(3):657-65.

1. 목적

고혈압에 족삼리 자침 효과 연구

2. 연구디자인

무작위대조시험

3. 실시기관

병원 1 시설

4. 대상자 특성

본태성 고혈압을 진단받고, 혈압강하제를 복용하고 있는 18세에서 70세 사이의 성인남녀 24명

5. 중재/치료

Arm 1(n=12): 족삼리 침치료군

Arm 2(n=12): sham 침치료군

6. 주요평가항목

혈류매개성 확장(flow-mediated dilation, FMD), 혈압측정

7. 주요결과

혈압에서 유의한 변화는 없었으나, 시험군의 FMD는 족삼리 자침 후 9.5±2.0%에서 11.1±2.2%로 유의하게 증가되었으며(P value=0.006), 대조군은 9.2±2.9%에서 9.8±2.3으로 유의한 변화는 없었다(P value=0.091).

8. 결론

족삼리 자침이 혈관내피세포 기능장애를 개선시킬 수 있는 가능성을 보여주었다.

9. 안전성 평가

기재 사항 없음

10. 평가자 의견

족삼리 자침이나 뜸치료는 이전 연구에서 혈압 강하 효과가 있는 것으로 나타났으나, 본 연구에서는 자침 전후에 변화가 없는 것으로 나타났다. 본 연구의 피험자들은 혈압 강하제 복용중인 환자이며, 당시 혈압이 132.6±13.6mmHg, 대조군 129.2±17.1mmHg로 낮은 단계의 환자이기 때문인 것으로 추정된다. 그렇지만, 족삼리 자침 후 FMD가 유의하게 증가된 것으로 족삼리 자침은 혈관내피 기능 향성에 도움을 줄 수 있다는 기전을 설명한 것으로 본 논문의 의의가 있다고 할 수 있다. 향후 더 많은 증례와 다기관을 통하여 추가적인 연구가 필요할 것으로 사료된다.

11. 평가자

고호연. 2011년 1월 19일

순환계통의 질환

서지사항

김보성, 장인수, 여진주, 이태호, 손동혁, 서의석, 강신화, 곽민정, 임영진. 족삼리 애구가 고혈압 환자의 혈압 강하에 미치는 영향. 대한한의학회지. 2005;26(3):66-73.

1. 목적

갑작스런 혈압 상승에 족삼리 구법 효과 연구

2. 연구디자인

무작위대조시험

3. 실시기관

병원 1 시설

4. 대상자 특성

갑작스런 혈압상승으로 수축기 혈압이 160mmHg 이상인 환자 61례

5. 중재/치료

Arm 1(n=30): 족삼리혈 애구

Arm 2(n=31): 침상안정

6. 주요평가항목

4번의 혈압측정(intervention 후 30분, 60분, 90분, 120분)

7. 주요결과

1) 수축기 혈압은 60분, 90분, 120분에서 실험군이 대조군에 비하여 유의하게 감소하였다(각각 P value <0.01, <0.001, <0.001). 다만 시술 후 30분에서는 실험군에서−8.33±8.34mmHg, 대조군은−10.00±8.56mmHg으로 대조군에서 수축기 혈압이 더 하강하였으나 유의성은 없었다. 시술 후 2시간 후에는 실험군은−23.33±8.84mmHg, 대조군은−12.58±8.15만큼 통계적으로 유의하게 감소하였다.

2) 이완기 혈압은 120분에 실험군이 대조군에 비하여 유의하게 감소하였다(P value <0.05).

8. 결론

족삼리 애구는 혈압이 상승했을 경우 수축기 이완기 혈압 모두 유의하게 대조군에 비해 하강시켰다.

9. 안전성 평가

기재 사항 없음

10. 평가자 의견

족삼리혈은 중풍전조증, 통증의 조절, 위장관 계통의 질환에 대한 연구가 많지만, 족삼리에 침요법 시행시 심박수의 변화 없이 유의한 혈압강하 효과 등 순환기계에도 효과를 나타낸다. 본 연구는 족삼리에 뜸요법을 시행하여 혈압상승을 관찰한 연구로서, 뜸 시술시 2시간까지 유의한 혈압강하 효과와 더불어 두통, 현훈, 오심 등의 제반 증상의 개선도 보였다. 그렇지만, 본 연구는 짧은 관찰시간에 시행된 점, 피험자 수가 적은 점 등은 개선되어야 할 사항으로 추가 연구가 필요할 것으로 보인다.

11. 평가자

고호연. 2011년 1월 19일

순환계통의 질환

서지사항

이차로, 이상호, 이준우, 나병조, 김태훈, 정우상, 문상관, 조기호, 배형섭, 김영석. 한국삼, 중국삼, 서양삼이 고혈압 환자의 혈압에 미치는 영향. 대한한의학회지. 2005;26(3):228-38.

1. 목적

고혈압 환자의 혈압에 인삼이 미치는 영향

2. 연구디자인

무작위대조시험

3. 실시기관

병원 1 시설

4. 대상자 특성

고혈압 환자중 24시간 활동 혈압기로 측정한 혈압이 전고혈압 및 1기 고혈압에 해당되는 사람 123명

5. 중재/치료

총 123명 참가

Arm 1: 한국삼, 최종 분석 22명 Arm 2: 중국삼, 최종분석 25명

Arm 3: 서양삼, 최종 분석 24명 Arm 4: 한국 홍삼군, 최종분석 25명

캡슐로 만든 뒤 1회 4캡슐, 하루 3회, 4주간 복용

6. 주요평가항목

24시간 혈압 측정

고혈압과 관련된 증상 조사(두통 항강, 상열감, 두통 항강 또는 상열감을 VAS로 조사)

7. 주요결과

27명의 피험자가 시험도중 탈락하였다.

1) 중국산백삼은 수축기 혈압에서, 한국산 홍삼은 이완기 혈압에서 유의한 하강을 보였으나(각각 $P<0.05$), 투여전후 혈압차의 4군간 비교에서 유의한 차이가 인정되지 않았다.
2) 중국삼은 이완기혈압에서만 BPV와 ARV가 유의한 하강을 보였다.
3) 고혈압과 관련된 3가지 증상은 유의한 호전을 보였으며(두통 항강 또는 상열감 $P<0.001$, 두통 $P<0.001$, 상열감 $P=0.043$), 한국삼에서 더 명확했다(두통 항강 또는 상열감 P 0.01, 두통 0.016, 상열감 유의성없음).

8. 결론

한국산 백삼 및 홍삼, 중국산백삼, 서양삼의 각 군내 비교에서는 군에 따라 유의한 강압효과가 보이기도 하였으나, 군간 비교에서는 유의한 차이가 없었다. 반면 고혈압과 관련된 증상은 유의한 호전을 보였다.

9. 안전성 평가

독성에 대한 간기능 검사, 신기능 검사 결과에서 이상 소견이 나타나지 않았고, 부작용도 발견되지 않았다.

10. 평가자 의견

인삼은 따뜻한 약재로 열을 부추기는 것으로 생각되었으나, 본 연구에서는 환자들의 두통, 항강, 상열감의 증상에서 유의한 호전을 보였다. 또한 인삼의 종류별로 유의한 강압 효과를 보이기도 하였으나 군간비교에서는 유의한 차이가 없었다. 고혈압은 단기간에 치료될 수 있는 병이 아니므로, 추가 조사와 대규모 연구가 필요할 것으로 사료된다.

11. 평가자

고호연. 2011년 1월 19일

순환계통의 질환

서지사항 • • •

정기현, 노진환, 김이동, 정우상, 문상관, 고창남, 조기호, 이경섭. 삼황사심탕이 중풍환자의 경증고혈압에 미치는 영향-24시간 활동혈압측정기를 이용하여-. 대한한방성인병학회지. 2002;8(1):41-52.

1. 목적

중풍 환자의 경증 고혈압에 삼황사심탕 효과 연구

2. 연구디자인

무작위대조시험

3. 실시기관

병원 1 시설

4. 대상자 특성

중풍으로 입원한 환자중 수축기 혈압이 140~149mmHg이거나 이완기 혈압이 90~99mmHg에 해당되는 자 37명

5. 중재/치료

Arm 1(n=19): 기존 한방치료 + 삼황사심탕 투여군

Arm 2(n=18): 기존 한방치료군

6. 주요평가항목

24시간 활동혈압측정

7. 주요결과

7명이 시험도중 탈락하였다.

삼황사심탕 복용군에 있어서 일주일 후 혈압변화는 −10.42mmHg, 대조군은 3.72mmHg 였으며(P value<0.05), 2주일 후에는 baseline에서 각각 −16.00mmHg, −3.83mmHg(P value<0.05)으로 실험군의 수축기 혈압은 대조군에 비해 복용 1, 2주후 유의하게 낮아졌으나, 이완기 혈압과 맥박수는 두 군간 차이가 없었다.

8. 결론

삼환 사심탕은 경증고혈압에 효과가 있을 것으로 사료된다.

9. 안전성 평가

AST, ALT, BUN, Creatinine, 전해질 수치는 정상범위였으며, 삼황사심탕 군 1례에서 경미한 복통을 호소하였으나 인과성은 명확하지 않았다.

10. 평가자 의견

금궤요략 출전인 삼황사심탕은 최근의 약리학적 실험에 의해 혈압강하효과, 항고지혈증 작용 및 항산화 효과가 규명된 처방이다. 중풍 환자의 경증 고혈압에 양약을 새롭게 처방하거나, 용량을 증량하기에 앞서 일차적으로 삼황사심탕을 이용하여 혈압강화 효과를 기대할 수 있을 것이다. 그렇지만, 본 연구에 사용된 증례 수는 37례로 추가적인 연구가 시행 될 필요가 있다.

11. 평가자

고호연. 2011년 1월 19일

순환계통의 질환

서지사항

Yun SP, Jung WS, Park SU, Moon SK, Ko CN, Cho KH, Kim YS, Bae HS. Anti-hypertensive Effect of Chunghyul-dan(Qingxue-dan) on Stroke Patients with Essential Hypertension. Am J chin Med. 2005;33(3):357-64.

1. 목적

중풍 환자의 본태성 고혈압에 청혈단의 효과 연구

2. 연구디자인

무작위대조시험

3. 실시기관

한방병원 1시설

4. 대상자 특성

중풍 발병 후 10일이 지난 환자 중 JNC 7차 기준에 의하여 1단계 고혈압인 환자 40명

5. 중재/치료

Arm 1(n=22): 보존적 치료 + 청혈단 치료군(1200mg) 14일간, 최종분석 15명

Arm 2(n=18): 보존적 치료, 최종분석 13명

Arm 1에서 7명, Arm 2에서 5명씩 각각 탈락

6. 주요평가항목

혈압 측정

7. 주요결과

청혈단을 치료받은 군(141.37±8.96mmHg → 132.28±9.46mmHg)은 대조군에 비하여 수축기 혈압이 유의하게 하강되었다(P=0.03). 반면에 이완기혈압과 맥박수는 두 군간에 유의한 변화는 없었다.

8. 결론

1기 고혈압을 가진 중풍환자에게 청혈단 투여는 효과가 있을 것으로 사료된다.

9. 안전성 평가

이상반응은 보고되지 않았다.

10. 평가자 의견

청혈단 1,200mg은 1기 고혈압을 가진 중풍환자에게 효과가 있을 것으로 생각되며, 특이한 부작용이 나타나지 않은 것으로 추천할만한 약이라 생각된다. 다만, 본 연구에서 대상자의 30%가 연구에서 탈락하였고, 대조약을 사용하지 못한 것은 본 연구의 제한점이다. 향후 대규모로 장시간 추적관찰 할 수 있는 연구가 필요할 것이라 사료된다.

11. 평가자

고호연. 2011년 1월 19일

순환계통의 질환

서지사항

김상우, 박인범, 김철홍, 서정철, 윤현민, 장경전, 송춘호, 안창범. 뇌졸중 환자에서 강압혈 자침과 대추혈 사혈의 강압효과. 대한침구학회지. 2002;19(5):28-34.

1. 목적

중풍 환자의 혈압상승에 침과 사혈요법 강압 효과 비교 연구

2. 연구디자인

비무작위연구

3. 실시기관

병원 1 시설

4. 대상자 특성

뇌중풍으로 입원환 환자 중 혈압이 높은 19명(수축기 혈압이 160mmHg 또는 이완기 혈압이 90mmHg 이상인 환자)

5. 중재/치료

Arm 1(n=12): 강압혈 자침군

Arm 2(n=7): 대추혈 사혈군

6. 주요평가항목

혈압 측정

7. 주요결과

1) 시술 30분후 강압혈 자침군(167.69±8.63 → 155.00±20.85, P-value 0.028)과 대추혈 사혈군의 수축기 혈압(172.31±9.08 → 158.15±8.79, P-value 0.000)은 모두 유의성 있게 하강되었으나, 이완기 혈압은 저하되었으되 유의성은 없었다.

2) 시술 60분후 대추혈 사혈군의 수축기 혈압(159.44±16.61, P-value 0.019)은 유의성 있게 하강 되었으나, 강압혈 자침군의 수축기 혈압(155.00±20.85, P-value 0.054)은 저하가 유지되고 있었으나 유의성은 없었다.

3) 맥박수의 경우 시술 30분 후, 60분 후, 강압혈 자침군과 대추혈 사혈군 모두에서 유의성 있는 변화는 없었다.

8. 결론

뇌중풍으로 입원환 환자중 혈압이 높을 경우에 강압혈 자침과 대추혈 사혈은 일정 정도 혈압을 낮추는데 효과가 있을 것으로 사료된다.

9. 안전성 평가

기재 사항 없음

10. 평가자 의견

뇌중풍후 발병한 강직 및 경직은 환자의 일상생활을 방해하고, 삶의 질을 떨어뜨린다. 이에 한의학적인 관점에서 근육의 강직 및 경직을 완화하기 위하여 소양경을 사하는 치료를 하였으며, 어느 정도의 유효한 효과를 얻었다. 그렇지만, 논문에서 사용된 척도가 다소 주관적이고, 치료기간에 대한 설명이 아쉬운 부분이다.

11. 평가자

고호연. 2011년 1월 19일

순환계통의 질환

➲ 서지사항 • • •

박영수, 김은미, 김영일, 홍권의, 이현. 뇌졸중 환자에서 사암침의 혈압강하에 대한 고찰. 대한침구학회지. 2004;21(4):217-23.

1. 목적
   중풍 환자의 혈압상승에 사암침법(방광정격)의 효과
2. 연구디자인
   비무작위 연구
3. 실시기관
   병원 2 기관
4. 대상자 특성
   중풍환자 중 혈압이 높은 환자 60명
5. 중재/치료
   Arm 1(n=40): 방광정격을 시행한 치료군
   Arm 2(n=20): 침상안정을 시행한 군
6. 주요평가항목
   혈압 측정
7. 주요결과
   1) 처치 30분 후 실험군에서만 수축기혈압(184.50±13.19→168.50±19.42, P value=0.000)과 이완기 혈압(107.00±10.17→96.00±11.05, P value=0.000)이 유의하게 하강되었다.
   2) 처치 60분 후 실험군의 혈압은 161.00±15.49/92.50±8.40으로 대조군은 171.50±14.96/107.50±12.51로 유의하게 하강되었으나, 실험군이 대조군에 비해 더 유의하게 하강하였다(P value<0.05).
8. 결론
   중풍환자의 혈압상승 시 방광정격의 시술은 혈압을 유의하게 하강시킨다.
9. 안전성 평가
   기재 사항 없음
10. 평가자 의견
    중풍환자의 고혈압의 주요 원인을 화기, 혈열로 보고 사암침법 중 오행상 수, 육기상 한으로 찬 기운이 강하여, 강화, 청열시킬 수 있는 방광정격을 시술하였고, 그 결과 유의한 결과를 얻었다. 본 연구에서 한국 한의학적인 사암침을 활용한 것은 의미가 있다고 할 수 있으며, 비무작위 연구와 적은 피험자 수, 단기간 관찰은 한계라고 할 수 있다. 추후 추가적인 연구가 필요할 것으로 생각된다.
11. 평가자
    고호연. 2011년 1월 19일

순환계통의 질환

➲ 서지사항 • • •

최동준, 류순현, 정우상, 문상관, 조기호, 김영석, 배형섭. 급성기 중풍 환자에 대한 양격산화탕의 임상적 효능. 대한한의학회지. 2004;25(1):111-6.

1. 목적
   급성기 중풍에 양격산화탕 효과 연구
2. 연구디자인
   전후비교연구
3. 실시기관
   한방병원 1시설
4. 대상자 특성
   중풍 발병후 7일 이내의 환자 83명
5. 중재/치료
   보존적 치료 + 양격산화탕 1일 2첩 3분복을 2주간 투여
6. 주요평가항목
   NIHSS, MBI, 중국 중풍변증모형점수
7. 주요결과
   양격산화탕을 투여한 결과 중풍진행을 억제하고, 유의한 수준의 운동기능 호전과 변증점수의 감소를 볼수 있었다. NIHSS 항목에서는 투여전 6.0±4.1, 1주일 후 4.7±4.0, 2주일 후 3.8±3.9로 유의하게 감소하였다. MBI항목에서는 투여전 42.6±31.2, 1주일 후 54.1±32.2, 2주일 후 66.7±30.3으로 유의하게 증가하였다. 변증점수는 풍증이 6.3±4.0에서 3.9±3.4로, 화열변증은 7.5±3.9에서 3.5±3.9로, 습담변증은 5.4±5.4에서 3.2±4.3으로, 기허변증은 5.2±3.7에서 4.1±3.2로, 음허변증은 5.1±4.3에서 2.3±2.8로 통계적으로 유의하게 개선되었다. 단 어혈변증은 2.3±3.6에서 1.7±3.1로 개선되었으나 통계적으로 유의하지 않았다.
8. 결론
   양격산화탕을 중풍 초기에 화열증이 있는 환자에게 투여하는 것은 효과적일 것이라고 사료된다.
9. 안전성 평가
   양격산화탕의 부작용으로 피부소양감, 두통, 현훈, 무기력, 소화장애, 설사 등이 나타났다. 간독성 신독성을 나타내지는 않았으나 AST, ALT 수치가 일부 상승하였다.
10. 평가자 의견
   본 연구는 급성기 중풍 환자에 대한 양격산화탕의 효능을 평가하기 위한 것이다. 본 연구를 통해 중풍 초기의 화열증 환자에게 양격산화탕을 유의한 효과가 있을 것이라 생각된다. 그렇지만, 본 연구는 대조군이 없는 전후비교연구이며, 침 치료 등에 대한 영향을 배제할 수 없는 것, 단기간 평가, 적은 피험자 수라는 단점이 있다. 이러한 점을 보완하여 추가적인 연구가 필요하다고 생각된다.
11. 평가자
   고호연. 2011년 1월 19일

순환계통의 질환

서지사항 • • •

최동준, 정우상, 문상관, 조기호, 김영석, 배형섭. 급성기 중풍 환자에 대한 청폐사간탕의 임상적 효능. 대한한의학회지. 2002;23(4):9-14.

1. 목적

급성기 중풍에 청폐사간탕의 효과 연구

2. 연구디자인

전후비교연구

3. 실시기관

한방병원 1시설

4. 대상자 특성

중풍 발병후 7일 이내의 환자 88명

5. 중재/치료

청폐사간탕 1일 2첩 3분복을 2주간 투여

6. 주요평가항목

NIHSS, MBI, 중국 중풍변증모형점수

7. 주요결과

청폐사간탕을 투여한 결과 중풍진행을 억제하고, 유의한 수준의 운동기능 호전과 변증점수의 감소를 볼 수 있었다. NIHSS 항목에서는 투여전 6.4±4.1, 1주일 후 5.0±4.2, 2주일 후 4.0±3.9로 유의하게 감소하였다. MBI항목에서는 투여전 43.6±29.8, 1주일 후 56.2±29.9, 2주일 후 67.4±29.1로 유의하게 증가하였다. 변증점수는 풍증이 6.8±3.5에서 4.9±3.9로, 화열변증은 5.5±4.1에서 2.7±2.6로, 습담변증은 4.8±5.3에서 2.5±2.9로, 어혈변증은 3.1±4.0에서 1.9±3.3으로, 기허변증은 4.3±2.9에서 3.4±2.8로, 음허변증은 3.6±4.0에서 2.3±2.9로 통계적으로 유의하게 개선되었다.

8. 결론

청폐사간탕을 중풍 초기 환자에게 투여하는 것은 효과적일 것이라고 사료된다.

9. 안전성 평가

2주간의 청폐사간탕의 투여로 ALT가 상승한 경우는 16예였으며, 그중 지방간이 2례, 간농양이 1례였다. 11례는 뚜렷한 원인을 찾을 수 없었다. 체질간에 유의한 차이는 없었다.

10. 평가자 의견

본 연구는 급성기 중풍환자에 대하여 청폐사간탕의 효과를 평가하기 위한 것이다. 본 연구는 실제 임상에서 다빈도로 사용하는 처방의 효능을 객관화시킴과 동시에 안전성을 규명하였다는데 의미가 있다. 그렇지만, 본 연구는 전후비교 연구로서 대조군이 없고, 피험자수가 적으며, 단기간 평가이므로 이러한 점을 보완하여 추가적인 연구가 필요하다고 사료된다.

11. 평가자

고호연. 2011년 1월 19일

순환계통의 질환

서지사항 • • •

이범준, 이준희, 김상복, 박계수, 정용재, 이의주, 고병희, 송일병. 사상체질병증 관리가 중풍 초기 환자에 미치는 효과에 대한 임상적 연구-태음인 환자중풍중심으로-. 사상체질의학회지. 2001;13(3):23-30.

1. 목적

중풍 초기 환자에 대한 사상체질관리의 효과 연구

2. 연구디자인

대조군 전후비교연구

3. 실시기관

병원 2 기관

4. 대상자 특성

중풍 발병 7일 이내의 환자

5. 중재/치료

Arm 1(n=34): 사상체질의학과에서 동서협진 치료를 받은 환자

Arm 2(n=20): 신경외과에서 양방단독치료군

6. 주요평가항목

사상체질 태음인병증지표

7. 주요결과

동서협진치료군은 태음인병증지표가 입원당시, 1주후, 2주후, 3주후 각각 6.26±1.92, 4.73±2.44, 2.14±1.98, 1.02±1.29였으며, 대조군은 각각 5.45±1.53, 4.00±2.07, 3.45±1.87, 2.40±2.03으로 나타났다. 치료 2주후부터 동서협진치료군에서 유의하게 태음인병증지표가 개선되었다.

8. 결론

중풍초기 환자에 대해 사상체질 관리가 유효할 것으로 사료된다.

9. 안전성 평가

기재 사항 없음

10. 평가자 의견

본 연구는 중풍 초기 환자에 대해 사상의학적 관리의 효과를 평가하기 위한 것이다. 중풍환자는 질환의 특성상 운동마비, 감각마비를 포함한 다양한 증상으로 삶의 질이 악화되기 쉽다. 본 연구를 통해 중풍환자에 대해 사상체질 관리가 중풍환자의 삶의 질을 개선시킬 것이라고 추정된다. 그렇지만, 본 연구는 대조군전후비교연구로서 단일 치료가 아닌 의료시스템에 대한 것이며, 평가도구가 중풍환자의 삶의 질에 대한 측정도구가 아니다. 또한 태음인병증지표에 대해 적합한 설문지라고 하기에 설득력이 부족하다. 그렇지만, 한의학적 특성을 잘 살핀 논문으로 이런 점을 개선하여 추가적인 연구를 보면 좋을 것으로 사료된다.

11. 평가자

고호연. 2011년 1월 19일

순환계통의 질환

서지사항

김재규, 허정은, 손연희, 정현윤, 신철경, 민성순, 권정남, 김영균. 뇌졸중후 인지기능저하의 한약치료에 대한 임상적 고찰. 대한약침학회지. 2008;11(4):59-64.

1. 목적

중풍후 인지기능저하에 심적환 효과 연구

2. 연구디자인

비무작위연구

3. 실시기관

한방병원 1 시설

4. 대상자 특성

인지기능저하를 보이는 환자 19명

5. 중재/치료

Arm 1(n=6): 침 + 뜸 치료 + 한약 + 심적환 실험군

Arm 2(n=13): 침 + 뜸 치료 + 한약 대조군

6. 주요평가항목

언어유창성검사(Verbal Fluency Test), 간이정신상태검사(MMSE-KC), 단어목록기억검사(Word List immediate Recall Test)

7. 주요결과

1) 심적환군에서 MMSE-KC, 단어목록기억검사의 점수가 유의성 있는 증가를 보였고 대조군에서는 언어유창성검사, MMSEKC, 단어목록 기억검사에서 유의성 있는 증가를 보였다.
2) 심적환 군은 대조군에 비해 세가지 검사 모두에서 더 큰 인지기능개선을 보였으나 군간의 유의한 차이는 없었다.
3) 심적환투여군에서는 허혈성군이 출혈성 뇌졸중군에 비해 인지기능의 변화가 많았다.

8. 결론

한약 치료는 뇌졸중 후 인지기능저하 개선에 효과적이라는 것을 알 수 있었으며, 허혈성 뇌졸중의 경우 심적환 투여에 대한 더 많은 연구가 필요하다는 내용이다.

9. 안전성 평가

기재 사항 없음

10. 평가자 의견

심적환 처방의 주 구성 약물인 단삼은 양신정지(養神定志), 통리관맥(通利關脈)의 효능, 항혈전 형성, 혈류역학적 개선작용이 있고, 삼칠은 활혈화어(活血化瘀)하는 성질이 있어 본처방이 인지기능 개선에 효과가 있을 것으로 사료된다.

본 논문은 뇌졸중 후 인지기능저하에 한약이 치료 효과가 있는 지에 관한 것으로, 주요 내용은 4주 간 침치료, 구치료, 한약 복용, 물리치료와 작업치료를 받은 대조군과 이와 동일한 치료에 심적환을 추가 복용한 실험군의 인지기능 변화를 측정했다. 그 결과 두 그룹 모두 세 검사의 점수가 올라갔고, 심적환 투여군의 점수 상승폭이 더 컸으나 두 그룹 사이에 큰 차이는 없었다. 또한 심적환 투여군 중에서 경색군의 점수가 출혈군의 점수보다 더 많이 올라갔다. 연구 결과 한약 치료는 뇌졸중 후 인지기능저하 개선에 효과적이라는 것을 알 수 있었으며, 허혈성 뇌졸중의 경우 심적환 투여에 대한 더 많은 연구가 필요하다는 내용이다.

11. 평가자

조성훈. 2011년 1월 19일

순환계통의 질환

서지사항

선종주, 정세연, 황재웅, 김석민, 정재한, 최창민, 정우상, 문상관, 조기호, 김영석. 중풍후우울증 환자에 대한 향기침요법의 임상적 연구. 대한한방내과학회지. 2006;27(2):480-7.

1. 목적

중풍후 우울증에 향기침요법 효과 연구

2. 연구디자인

코호트 연구

3. 실시기관

한방병원 1 시설

4. 대상자 특성

2005년 11월부터 2006년 3월까지 경희의료원 한방병원 2내과에 입원한 중풍환자 중 연구에 동의하고 설문이 가능한 환자 27명

5. 중재/치료

Arm 1(n=18): 우울군(BMI 10점 이상), 한약 + 물리치료 + 향기침요법 + 침

Arm 2(n=9): 비우울군(BDI 10점 미만)

6. 주요평가항목

Beck Depression Inventory(BDI)

7. 주요결과

중풍후 우울증의 진단 기준으로 10점에서 15점까지를 가벼운 우울상태로 설정한 것을 참고해 BDI 10점 이상인 중풍우울군과 10점 미만인 중풍비우울군으로 나누어 BDI 개선효과를 살펴본 결과 중풍우울군에서 향기침 요법 전후에 통계적으로 유의한 효과를 나타내었고, 중풍비우울군에서는 오히려 BDI가 상승하였는데 이는 통계적으로 유의성이 없었다.

8. 결론

중풍후 우울군에서 향기침 요법 전후에 통계적으로 유의한 효과를 나타내었고, 중풍후 비우울군에서는 오히려 BDI가 상승하였는데 이는 통계적으로 유의성이 없었다.

9. 안전성 평가

환자 치료를 직접 담당하는 해당 주치의들에게 향기침요법의 안전성을 검토하기 위하여 치료과정 중의 부작용을 보고하게 하였다.

10. 평가자 의견

본 논문은 중풍환자 중 연구에 동의하고 설문이 가능한 27명을 대상으로 2주간의 향기침요법 적용전후 BDI 검사를 시행하고 baseline BDI 점수에 따라 중풍후우울증군과 중풍후비우울증군으로 나누어 향기침요법의 효과를 평가한 연구이다. 중풍후우울증군에서는 유의한 호전결과가 있었다. 단일군 연구로 중풍우울군에서의 향기침요법을 포함한 한의학요법이 유효한 것으로 확인되었으나 향후 향기침에 대한 대조군 비교연구가 필요할 것이다.

11. 평가자

조성훈. 2011년 1월 19일

순환계통의 질환

서지사항

나병조, 정재한, 최창민, 홍진우, 김태훈, 이준우, 이차로, 반건호, 정우상, 문상관, 배형섭. 중풍후우울증에 대한 반하후박탕의 유효성 및 적응증 평가. 대한한방내과학회지 2005;26(3):563-74.

1. 목적
중풍후 우울증에 반하후박탕 효과 연구

2. 연구디자인
무작위대조시험

3. 실시기관
병원 1 시설

4. 대상자 특성
중풍후 우울증 환자 38명

5. 중재/치료
Arm 1(n=19): 실험군 반하후박탕 투여 7일복용

Arm 2(n=19): 대조군 중풍치료에 사용되는 타처방 투여 7일복용

6. 주요평가항목
Beck Depression Inventory(BDI), Modified Barthel Index(MBI), 기울점수

7. 주요결과
BDI 10점 이상 20점의 경증의 중풍후 우울증 환자, BDI 21점 이상 중풍후 우울증 중증 환자에서 양증으로 변증한 환자보다 음증으로 변증된 환자에게서 유의한 결과를 보였다($P<0.05$).

8. 결론
반하후박탕은 중풍후우울증 환자 음증으로 변증한 중풍후우울증 환자에게 효과가 있다.

9. 안전성 평가
반하후박탕의 부작용. 환자의 치료에 관계하지 않고 군의 배정을 모르는 제 3자에 의해 부작용을 치료전과 치료과정과 치료후에 각각 파악하게 하였다

10. 평가자 의견
본 논문은 중풍후우울증 38명을 대상으로 반하후박탕의 유효성 및 적응증 평가에 대하여 연구한 논문이다. 기의 울체를 풀고 위장장애 및 신경증상을 개선시키는 효과가 있는 반하후박탕을 중풍 우울증환자에게 투여하여 그 유효성 여부 및 적응증을 살펴본 결과, 반하후박탕은 중풍후우울증 환자 중 음증으로 변증한 중풍후우울증 환자에게 BDI, MBI, 기울점수에서 효과가 있다는 내용이다. 대조군에게 쓰인 타처방이 기재되어 있지 않고 통일되지 않아 대조군으로 적합하지 않다.

11. 평가자
조성훈. 2011년 1월 19일

순환계통의 질환

서지사항

Yun SP, Jung WS, Park SU, Moon SK, Park JM, Ko CN, Cho KH, Kim YS, Bae HS. Hwangryunhaedogtang(Huanglianjiedutang) Treatment for Pathological Laughter after stroke and Importance of patterns Indentification: A Preliminary study. Am J chin Med. 2007;35(5):725-33.

1. 목적

중풍 후 병리적 웃음에 대한 황련해독탕 효과 연구

2. 연구디자인

전후비교연구

3. 실시기관

한방병원 1시설

4. 대상자 특성

중풍 발병 후 병리적인 웃음을 가진 환자 14명

5. 중재/치료

황련해독탕 1일 3회 14일간 복용

6. 주요평가항목

pathological laughter scale, 병리적 웃음 기간, 병리적 웃음 횟수, barthel index

7. 주요결과

병리적 웃음과 기간은 양이 항성한 군에서 투여전 10.88±4.67에서 투여후 6.63±4.07초로 줄었으며, 횟수는 6.38±2.72에서 3.00±1.77로 통계적으로 유의하게 각각 줄었다. 또한 양이 항성한 군에서 PLS는 9.13±1.73에서 4.75±0.71로 유의하게 감소하였다.(P 0.01).

양이 항성한 군에서 더욱 효과적으로 나타났으며, Barthel index에서 유의한 효과는 없었다.

8. 결론

병리적 웃음 증후군에 대해 황련해독탕은 효과가 있으며, 변증에 맞춰 투여하는 것이 바람직하다고 사료된다.

9. 안전성 평가

기재 사항 없음

10. 평가자 의견

본 연구는 중풍후 발생한 병리적 웃음에 대한 황련해독탕의 효능 평가 연구이다. 본 연구는 전후비교연구로서 양증의 환자에서 더욱 좋은 효과가 있었다. 중풍후 병리적 웃음은 빈도가 적기 때문에 많은 피험자를 모을 수 없는 단점과 단기간 평가로 제한점이 있기 때문에 황련해독탕의 효과에 대해 일반화 할 수는 없다.

11. 평가자

고호연. 2011년 1월 19일

순환계통의 질환

서지사항

이상호, 김은주, 김이동, 윤상필, 이차로, 홍진우, 정동원, 문상관, 조기호, 김영석. 중풍환자의 불면증에 피내침의 유효성 및 적응증 평가. 대한한방내과학회지. 2004;25(1):136-46.

1. 목적

중풍 환자의 불면증에 피내침의 효과 연구

2. 연구디자인

무작위대조시험

3. 실시기관

한방병원 1 시설

4. 대상자 특성

2002년 11월부터 2003년 7월까지 경희의료원 한방병원에 입원하여 뇌경색 및 뇌출혈로 진단받은 환자 중 ISI상 최근 3일 연속 15점 이상인 불면환자 30명

5. 중재/치료

Arm 1(n=15): 신문, 내관 피내침 치료군.

Arm 2(n=15): 비교군. 신문, 내관에 침을 자입하지 않고 부착만 함.

2명의 피험자가 탈락

6. 주요평가항목

Morning Questionnaire(MQ), Insomnia Severity Index(ISI), Athens Insomnia Scale(AIS)

7. 주요결과

1) 총수면시간, 수면의 질, 깨어날 때의 상태, 집중력, 아침에 졸린가, ISI, AIS는 치료군이 비교군보다 유의한 증가를 보였다.
2) 치료군 중에서 무효군이 유효군과 비교하여 유의하게 호소한 증상은 오심구취, 담다담성, 애기탐산이었으며 유효군은 무효군과 비교하여 심계, 흉민, 촉사이노가 유의성은 없으나 높은 빈도를 나타내었다.

8. 결론

신문과 내관의 피내침치료가 중풍환자의 불면증에 유의한 치료법으로 인정될 수 있을 것으로 사료된다.

9. 안전성 평가

기재 사항 없음

10. 평가자 의견

본 논문은 중풍 불면증에 대한 피내침의 효과를 보기 위하여 뇌경색 및 뇌출혈로 진단받은 환자 중 ISI상 최근 3일 연속 15점 이상인 불면환자 30명을 대상으로 신문, 내관 피내침 치료 및 대조군 부착군으로 연구한 결과 총수면시간, 수면의 질, 깨어날 때의 상태, 집중력, 아침에 졸린가, ISI, AIS는 치료군이 비교군보다 유의한 증가를 보였다는 내용으로 신문과 내관의 피내침치료가 중풍환자의 불면증에 유의한 치료법으로 인정될 수 있음을 시사한다.

11. 평가자

조성훈. 2011년 1월 19일

순환계통의 질환

서지사항 • • •

Lee SY, Baek YH, Park SU, Moon SK, Park JM, Kim YS, Jung WS. Intradermal Acupuncture on Shen-Men and Nei-Kuan Acupoints Improves Insomnia in Stroke Patients by Reducing the Sympathetic Nervous Activity: A Randomized Clinical Trial. Am J chin Med. 2009;37(6):1013-21.

1. 목적

중풍 환자의 불면증에 내관, 신문 피내침 효과

2. 연구디자인

무작위대조시험

3. 실시기관

한방병원 1 시설

4. 대상자 특성

2007년 11월부터 2008년 8월까지 경희의료원 한방병원에 입원하여 뇌경색 및 뇌출혈로 진단받은 환자 중 ISI상 최근 3일 연속 15점 이상인 불면환자 52명

5. 중재/치료

Arm 1(n=27): 신문, 내관 피내침 치료군

Arm 2(n=25): 대조군. 신문, 내관에 침을 자입하지 않고 부착만 함.

6. 주요평가항목

Insomnia Severity Index(ISI), Athens Insomnia Scale(AIS)

7. 주요결과

피내침 치료군에서 ISI, AIS는 비교군보다 유의한 증가를 보였다. 게다가 야간고혈압 군의 수가 큰 폭으로 감소하였으며 심박변이도 상의 LF/HF ratio도 크게 감소하였다.

8. 결론

치료군에서 교감신경활성도이 안정되는 것이 확인되었다. 따라서 신문과 내관에 대한 피내침치료가 중풍후 불면증에 효과가 있는 치료법임이 입증되었다.

9. 안전성 평가

혈압변동과 심박변이도가 체크되었다.

10. 평가자 의견

본 논문은 중풍 불면증에 대한 피내침의 효과를 보기 위하여 뇌경색 및 뇌출혈로 진단받은 환자 중 ISI상 최근 3일 연속 15점 이상인 불면환자 52명을 대상으로 신문, 내관 피내침 치료 및 대조군 부착군으로 연구한 결과 야간고혈압, 심박변이도 상의 LF/HF ratio 감소하고, ISI, AIS는 치료군이 비교군보다 유의한 증가를 보였다는 내용으로 신문과 내관의 피내침치료가 중풍환자의 불면증에 유의한 치료법으로 인정될 수 있음을 시사한다.

11. 평가자

조성훈. 2011년 1월 19일

순환계통의 질환

서지사항

홍현우, 이성도, 감철우, 박동일. 뇌혈관 장애환자의 불면증에 대한 산조인탕의 치료효과에 대한 임상연구. 동의생리병리학회지. 2004;18(5):1927-32.

1. 목적

중풍 환자의 불면증에 산조인탕 효과 연구

2. 연구디자인

전후비교연구

3. 실시기관

한방병원 1시설

4. 대상자 특성

중풍 환자 중 불면을 가지고 있지만, 이전에 불면으로 불편한 적이 없는 환자 26명

5. 중재/치료

산조인탕(호소 1일 1포, 호소 2일 3일 오후 9시에 1포, 총 3일간 3포 투여)

6. 주요평가항목

SMH 설문지를 이용

7. 주요결과

1) 총수면시간은 투여전 4.05±1.87에서 투여후 5.80±1.88로 통계적으로 유의하게 개선
2) 입면까지 걸린 시간은 투여전 2.69±2.45에서 투여후 1.12±0.97로 유의하게 개선
3) 야간각성의 경우는 투여전 3.42±1.81에서 투여후 2.50±1.10으로 통계적으로 유의하게 개선
4) 수면의 질적 변화에서 투여전보다 투여후에 우수자는 3.8%증가, 양호자는 38.5%증가, 별무변화자는 2.9%감소, 불량자는 15.4% 감소하였다.

8. 결론

중풍환자의 불면에 산조인탕은 총수면시간, 입면시간, 야간 각성의 횟수에서 호전을 줄 것으로 사료된다.

9. 안전성 평가

기재 사항 없음

10. 평가자 의견

본 연구는 변증에 상관없이 중풍환자의 불면증에 대해 산조인탕의 효능을 평가하기 위한 것이다. 본 연구를 통하여 불면증상이 개선되었다. 그렇지만, 본 연구는 적은 피험자와 대조군이 없다는 점, 단기간 평가, 추적조사가 없다는 것은 제한점이다. 추가 연구가 필요하다고 사료된다.

11. 평가자

고호연. 2011년 1월 19일

순환계통의 질환

서지사항 • • •

송민식, 김영화, 장석근, 김정호, 임윤경, 강재희, 박영수, 이병렬, 이현, 홍권의, 김영일, 송인선. 중풍후 언어장애 환자 20례에 대한 체침과 사암침 치료의 임상적 비교 관찰. 대한침구학회지. 2003;20(6):160-7.

1. 목적

중풍 환자의 언어장애에 사암침과 체침 치료 비교

2. 연구디자인

코호트연구

3. 실시기관

한방병원 1시설

4. 대상자 특성

중풍으로 인한 구음장애 환자 20명. 약 10일간 실시

5. 중재/치료

Arm 1(n=10): 보존적 치료 + 사암침치료(족삼리 영, 수 연곡 사, 이간 보 각 5분씩 유침)

Arm 2(n=10): 보존적 치료

6. 주요평가항목

조음정확도검사지, 기본모음 10개 정확도 검사, 교호운동속도검사, 문장발화속도검사

7. 주요결과

1) 조음정확도에서는 두군 모두 치료 전에 비해 유의한 호전이 있었으며, 사암침치료군이 대조군에 비하여 유의하였다.

2) 모음정확도는 두군 모두 호전되었으나, 유의하지는 않았다.

3) 문장발화속도는 사암침군에서만 유의한 호전이 있었다.

8. 결론

사암침군 중풍환자의 구음장애에서 조음정확도, 문장발화속도에서 유의한 것으로 보아 언어장애 치료에 긍정적인 효과가 있을 것이라 사료된다.

9. 안전성 평가

기재 사항 없음

10. 평가자 의견

본 연구는 중풍환자의 언어장애에 대한 사암침과 체침의 비교연구이다. 본 연구를 통해 사암침법이 체침에 비해 중풍환자의 언어장애에 대해 효과적이라 생각된다. 그렇지만, 적은 피험자, 단기간 평가 등의 제한점이 있으므로 이를 개선한 추가적인 연구가 필요하다고 사료된다.

11. 평가자

고호연. 2011년 1월 19일

순환계통의 질환

서지사항

윤종민, 이민구, 이선우, 강백규, 김태진, 신용일, 이인, 문병순. 뇌졸중 환자의 연하장애에 대한 침 치료 효과. 동의생리병리학회지. 2008;22(1):199-203.

1. **목적**

   중풍 환자의 연하장애에 침치료 효과 연구

2. **연구디자인**

   전후비교연구

3. **실시기관**

   한방병원 1시설

4. **대상자 특성**

   중풍 환자 중 연하장애를 가지고 있는 환자 9명(3명 탈락)

5. **중재/치료**

   보존적 치료 + 침치료(렴천, 천돌, 부돌, 풍지, 삼음교, 1주일에 5회, 1회 20분 유침, 총 4주간 실시)

6. **주요평가항목**

   비디오투시 연하검사

7. **주요결과**

   구강통과시간을 통한 연하장애 평가에서 침치료전 2.21±1.58, 2시간 후 1.34±0.60, 4주후 1.04±0.33으로 감소하는 경향을 보였으며, 2시간후에서는 통계적으로도 유의하였다.

   인두통과시간은 침치료전 1.76±1.96, 2시간 후 1.46±1.65, 4주후 0.82±0.20으로 감소하는 경향을 보였으며, 2시간 후에서는 통계적으로 유의하였다.

   기능적 연하곤란 척도를 통한 연하장애 검사에서 감소하는 경향을 보였으나, 통계적으로 유의하지는 않았다.

8. **결론**

   연하장애 환자 6명을 대상으로 침치료 결과 연하장애 개선에 긍정적인 효과가 있는 것으로 사료된다.

9. **안전성 평가**

   기재 사항 없음

10. **평가자 의견**

    본 연구는 중풍으로 인한 연하장애 환자에게 침치료를 시행하고 객관적으로 평가했을 때 연하장애 회복에 긍정적인 영향을 주었다는 점에서 의미가 있다. 또한 침치료후 2시간에서 뚜렷한 결과가 나타났다. 본 연구에 있어서 많은 피험자를 확보하지 못했으며, 대조군이 없는 전후비교라는 점에서 제한점이 있다. 향후 많은 임상례를 확보한 대조군 연구가 필요하다.

11. **평가자**

    고호연. 2011년 1월 19일

순환계통의 질환

서지사항

신유정, 박종혁, 백경민, 장우석, 최양규. 두침치료를 시행한 중추성 마비 말장애(Dysarthria) 환자의 모음 공간 평가. 대한한방내과학회지. 2008;29(2):413-20.

1. 목적
   중풍 환자의 구음장애에 두침 효과 연구
2. 연구디자인
   비무작위연구
3. 실시기관
   한방병원 1시설
4. 대상자 특성
   중풍 환자중 구음장애를 가지고 있으며, 발병후 6개월이 지난 환자 12명(실험군 7명, 대조군 5명)
5. 중재/치료
   Arm 1(n=7): 보존적 치료 + 두침치료(우측 운동구상 2/5영역 자침, 저주파, 30분 자극, 2주간 10회)
   Arm 2(n=5): 보존적 치료
6. 주요평가항목
   Praat프로그램을 이용한 모음공간 분석
7. 주요결과
   실험군 7례중 4례에서 모음공간의 호전이 보였으며, 1례에서 후설모음의 전설화가 관찰되었다.
   대조군은 1례에서 모음공간의 확장이 보였으나, 2례에서는 모음공간의 악화를 보였다.
8. 결론
   두침치료는 중풍후유증기 환자의 구음장애에 효과가 있을 것이라고 사료된다.
9. 안전성 평가
   기재 사항 없음
10. 평가자 의견
    본 연구는 중풍환자의 구음장애에 대해 두침치료의 효능을 평가하기 위한 연구이다. 현재 중풍환자의 언어장애에 대한 임상연구는 미비한 실정이다. 침치료를 시행한 집단에서 7증례중 4증례에서 유의할 만한 모음 공간의 호전을 보이는 등의 효과가 있었다. 그렇지만 본 연구는 적은 피험자, 전후비교연구로 대조군이 없는 것, 단기간 평가로 효과에 대해 단정할 수는 없다. 이런 제한점을 개선한 추가적인 연구가 필요하다.
11. 평가자
    고호연. 2011년 1월 19일

순환계통의 질환

서지사항 • • •

김태훈, 나병조, 이준우, 이차로, 박영민, 최창민, 선종주, 정우상, 문상관, 박성욱, 조기호. 중풍환자의 연하장애에 전중혈 구치료가 미치는 영향. 대한한방내과학회지. 2005;26(2):353-9.

1. 목적

중풍 환자의 연하장애에 전중혈 뜸 치료 연구

2. 연구디자인

전후비교연구

3. 실시기관

한방병원 1시설

4. 대상자 특성

중풍 환자 중 연하장애를 가지고 있는 환자 42명(2명 탈락)

5. 중재/치료

보존적 치료 + 전중혈 구치료

6. 주요평가항목

연하반사검사(Swallowing provocation test)

7. 주요결과

치료전과 치료후 30분 연하반사검사를 실시하였다. 뇌줄기병변군에서는 뜸치료전 3.26±2.69에서 뜸치료후 2.81±2.06으로 감소하였으나 유의한 차이는 없었다. 뇌줄기 이외 병변에서는 2.56±1.90에서 1.89±1.83으로 유의하게 호전되었다. 두군을 합하여 통계를 냈을 때는 치료전 2.75±1.90에서 2.14±1.91로 통계적으로 유의하게 호전되었다. 허증 실증으로 구분하였을 때 통계적으로 유의하지 않았다. 그렇지만, 한증과 열증으로 분류시에 한증은 0.67±0.6이 개선되었으며, 열증은 0.57±1.13정도 개선되었으며 통계적으로 유의하였다.

8. 결론

전중혈 구치료는 뇌줄기 이외의 뇌병변환자와 한증 환자의 연하장애에 대하여 더욱 효과가 있을 것이라 사료된다.

9. 안전성 평가

기재 사항 없음

10. 평가자 의견

본 연구는 중풍환자의 연하장애에 대한 전중혈 구치료의 효능을 평가하기 위한 것이다. 전중혈 구치료 전과 30분 후에 환자에게 연하반사검사를 시행하고 치료전후의 경과를 평가한 결과 뇌간이 아닌 다른 부위 환자와 한증의 환자에게서 더욱 좋은 효과를 있는 것을 확인할 수 있었다. 그렇지만, 본 연구는 전후비교연구이고, 단기간 평가로서, 추후 더 많은 피험자와 무작위대조시험 연구, 장기간의 효과 판정을 위한 연구와 침치료, 약물치료 등과의 비교 교차연구도 필요할 것으로 사료된다.

11. 평가자

고호연. 2011년 1월 19일

순환계통의 질환

서지사항 • • •

이로민, 이상훈, 남상수, 김용석. 뇌졸중 후 수부부종에 대한 주관법의 효과. 대한침구학회지. 2008;25(2):1-17.

1. 목적

중풍 환자의 수부 부종에 주관법 효과 연구

2. 연구디자인

전후비교연구

3. 실시기관

한방병원 1시설

4. 대상자 특성

Middle cerebral artery lesion이 있는 중풍 환자 중 양손의 부종 차이가 20cc 이상 되는 환자 6명

5. 중재/치료

1주간의 baseline기간을 지난 다음 처치와 무작위 처치를 1주일씩 번갈아 가며 시행.

6. 주요평가항목

손목관절 5cm까지 volumeter를 이용한 부피측정, 줄자를 이용하여 중지와 손목의 둘레 측정

1주	2주	3주	4주	5주
baseline	주관법 주 5회 실시	비치료	주관법 주 5회 실시	비치료

7. 주요결과

주관법을 시행한 결과 좌우측 부피의 차이와 백분율, 중지 둘레의 값을 통계적으로 유의하게 감소시켰다. 손의 부피에서는−5.635±2.351%(95% CI−10.14,−0.98274.129), 중지의 둘레는−0.4515±0.01087cm(95% CI−0.69,−0.2626)으로 감소되었다.

8. 결론

중풍환자의 수부 부종에 대하여 주관법을 시행하는 것은 효과가 있는 것으로 사료된다.

9. 안전성 평가

기재 사항 없음

10. 평가자 의견

부항요법은 기혈순환, 활혈화어의 작용을 가지고 있어 신진대사와 모세혈관확장 등의 작용을 하는 것으로 알려져 있다. 주관법은 음압을 이용한 치료방법으로 기존의 림프마사지, 공기 압박법 등의 양압을 이용하는 것과는 차이가 있다. 본 연구를 통하여 중풍환자의 수부 부종이 감소하는 것을 확인할 수 있었으나, 대조군이 없고, 피험자 수가 적은 것이 한계로서 추가적인 연구가 필요할 것으로 사료된다.

11. 평가자

고호연. 2011년 1월 19일

순환계통의 질환

➡ 서지사항 • • •

김자영, 정선미, 박찬규, 민은경, 왕덕중. 중풍 편마비 환자의 손 기능 회복에 대한 팔사혈 자침의 임상적 효과. 대한침구학회지. 2008;25(2):97-104.

1. 목적

중풍 환자의 손 기능 회복에 팔사혈 자침 효과 연구

2. 연구디자인

무작위대조시험

3. 실시기관

한방병원 1시설

4. 대상자 특성

중풍 편마비 환자중 발병일이 8일이 경과한 환자 62명

5. 중재/치료

Arm 1(n=31): 보존적 치료 + 팔사혈 치료(9일간 1일 2회, 회당 15분 총 10일간 19회 실시)

Arm 2(n=31): 보존적 치료

6. 주요평가항목

수근관절굴곡 근력, Fugl-Meyer motor scale, Morticity Index

7. 주요결과

1) 수근관절굴곡 근력의 변화는 두군간에 유의한 차이가 없었다.
2) 악력의 변화는 실험군이 대조군에 비해 유의한 효과를 보였다(실험군 전후차 6.45±3.71, 대조군 전후차 4.58±2.91, P 0.046).
3) Moriticity Index에서 두군간에 유의한 차이는 없었다.
4) Fugl-Meyer motor scale에서는 대조군에 비하여 유의한 호전이 있었다(실험군 전후차 4.61±1.65, 대조군 전후차 3.58 ±1.91, P 0.004).

8. 결론

팔사혈 자침군은 중풍 편마비 환자의 손 장애에 있어서 악력의 증가와 손기능 개선에 효과가 있을 것으로 사료된다.

9. 안전성 평가

기재 사항 없음

10. 평가자 의견

본 연구는 손기능 회복에 대한 팔사혈 자침의 효과를 평가하기 위한 연구이다. 八邪穴은 경외기혈로써 국소부위의 기혈을 강하게 조화시키고, 通經活絡止痛의 작용이 있어 관절부의 痺證에 자주 사용된다. 본 연구를 통하여 八邪穴 자침은 악력과 손기능 개선에 효과적이라 관찰되었다. 외적요인을 제거하지 못한 점, sham acupuncture를 사용하지 못한 점, 적은 피험자 수, 단기간 관찰 등의 아쉬운 점이 있다. 이러한 점을 보완하여 추가적인 연구가 필요할 것이라 사료된다.

11. 평가자

고호연. 2011년 1월 19일

순환계통의 질환

서지사항 • • •

김민범, 신현대, 김성수. 중풍 편마비 환자의 수부 경혈 전침이 손기능에 미치는 영향. 한방재활의학과학회지. 2005;15(4):17-28.

1. 목적

중풍 환자의 손 기능에 수부 경혈 전침 효과 연구

2. 연구디자인

무작위대조시험

3. 실시기관

한방병원 1시설

4. 대상자 특성

중풍 환자 중 발병일이 4주 이상 경과하고, 근력이 MRC기준 grade 4 이하인 환자 10명

5. 중재/치료

Arm 1(n=5): 보존적 치료 + 전침치료(합곡, 중저, 팔사혈에 전침. 6/주, 1회 20분, 2Hz)

Arm 2(n=5): 보존적 치료

6. 주요평가항목

수근관절굴곡의 근력을 MRC을 이용하여 측정, Jebsen-Taylor Hand function test, Action research action test, 악력계를 이용한 악력, modified barthel index

7. 주요결과

1) 수근관절굴곡 근력은 대조군에 비하여 통계적으로 유의하게 호전되었다(P=0.016).
2) 손기능은 Jebsen-Taylor hand function test에서 유의한 차이가 없었으나(P=0.310), action reaction action test는 대조군에 비하여 통계적으로 유의한 증가를 보였다(P=0.032).
3) 악력의 변화는 실험군이 대조군에 비해 유의한 증가를 보였다(P=0.016).
4) 일상생활의 변화(MBI)에서는 실험군과 대조군간에 유의한 차이가 없었다(P=0.095).

8. 결론

수부 경혈전침은 수근관절굴곡 근력, 악력, 손기능 검사에 효과적일 것이라 생각된다.

9. 안전성 평가

기재 사항 없음

10. 평가자 의견

본 연구는 중풍환자의 손기능 장애에 대한 전침의 효과를 평가하기 위한 연구다. 본 연구를 통하여 수근관절굴곡근력, 악력, 손기능에 대해 유의한 결과가 관찰되었다. 그렇지만 본 연구는 각 군당 5명의 적은 피험자수와 단기간의 연구, 보존적 치료가 있다는 점에서 한계가 있다. 추후 추가적인 연구가 필요할 것으로 사료된다.

11. 평가자

고호연. 2011년 1월 19일

순환계통의 질환

서지사항 • • •

류한진, 김성수. 전침 자침법에 따른 중풍 편마비 환자의 상지운동능력에 미치는 영향. 한방재활의학과학회지. 2006;16(1):49-61.

1. 목적
   중풍 환자의 상지마비에 전침 효과 연구
2. 연구디자인
   무작위대조시험
3. 실시기관
   한방병원 1시설
4. 대상자 특성
   중풍편마비 환자중 발병일이 2주 이상 경과하고 생체징후가 안정적인 환자 28명
5. 중재/치료
   1회 20분 유침, 주 6회, 4주간 전침 시술
   Arm 1(n=13): 보존적치료 + 전침치료(곡지-수삼리, 견우-노수)를 3cm 직자(근육자침)
   Arm 2(n=15): 보존적치료 + 전침치료(곡지-수삼리, 견우-노수)를 3cm 횡자(근육자침 안함)
6. 주요평가항목
   상지근력평가, Fugl-Meyer score, Modified barthel index
7. 주요결과
   1) 치료전후 견관절 근력과 주관절 근력은 두군간에 유의한 차이는 없었으나, 횡자군이 증가하는 경향성을 보였다.
   2) Fugl-Meyer score는 횡자군이 대조군에 비해 통계적으로 유의한 증가를 보였다(P=0.043).
   3) MBI평가는 두군간에 유의한 차이가 없었다.
8. 결론
   중풍 편마비 환자의 상지기능 회복을 위해, 전침이 효과적이며, 직자 보다 횡자의 전침법이 더 나을 것으로 추측됨
9. 안전성 평가
   기재 사항 없음
10. 평가자 의견
    본 연구는 중풍편마비 환자의 상지운동장애에 대한 자침 방향에 따른 전침의 효과를 평가하기 위한 연구이다. 근육내로 심자하는 것보다 횡자로 천자하는 것이 충분한 근수축을 보였으며, 더 넓은 부위에 나타났다. 따라서 근막에 자극을 주는 것이 더욱 효과적이라 판단된다. 본 연구는 피험자가 적고, 단기간 관찰로서 추가적인 보완적 연구가 필요할 것으로 사료된다.
11. 평가자
    고호연. 2011년 1월 19일

순환계통의 질환

서지사항

최요섭, 김태경, 정우상, 문상관. 중풍환자의 상지마비에 대한 뜸치료의 유효성 검토. 대한한방내과학회지. 2003;24(2):283-9.

1. 목적

중풍 환자의 상지 마비에 뜸치료 효과 연구

2. 연구디자인

무작위대조시험

3. 실시기관

한방병원 1시설

4. 대상자 특성

중대뇌 동맥 영역 뇌경색 환자중 Fugl-Meyer motor score상 45점 이하의 상지 운동장애를 가진 환자 46명

5. 중재/치료

Arm 1(n=23): 보존적 치료 + 합곡, 곡지, 중저, 외관혈에 5장 직접구, 1일 1회씩 2주간 시행(뜨거운 느낌을 가질 정도)

Arm 2(n=23): 보존적 치료

각 군에서 3명의 피험자가 탈락하였다. 탈락이유는 조기퇴원 5명, 전원 1명이었음.

6. 주요평가항목

FM score, Motricity Index score, Modified Barthel Index

7. 주요결과

상지 Fugl-Meyer motor scale(뜸치료군 치료 전 14.3±11.3에서 치료 후 27.8±17.3으로 13.6±7.5 차이남, P=0.038)과 Motricity Index(뜸치료군 치료 전 29.8±21.3에서 치료 후 48.1±20.6으로 18.2±10.2 차이남 P=0.002)에서 뜸치료군은 대조군에 비하여 유의한 호전이 있었다. 그렇지만, MBI에서는 대조군에 비해 호전되었으나 유의한 차이는 없었다.

8. 결론

직접구 뜸치료는 중대뇌영역 뇌경색 환자의 운동장애에 유효한 효과가 있는 것으로 사료된다.

9. 안전성 평가

4주간 심각한 부작용은 관찰되지 않았다.

10. 평가자 의견

본 연구는 중풍 환자의 상지마비에 대한 뜸 치료의 효과를 보기 위한 연구이다. 본 연구를 통하여 뜸의 효과를 관찰 할 수 있었다. 그렇지만, 본 연구는 적은 대상자, 짧은 시술기간, 단기 평가만 했다는 것은 아쉬운 부분이다. 추가적인 연구가 필요할 것으로 사료된다.

11. 평가자

고호연. 2011년 1월 19일

순환계통의 질환

서지사항

장재원, 홍정애, 이윤주, 박선경, 김민철, 정인태. 뇌졸중 환자의 기능적 회복에 있어 직구치료의 효과에 관한 연구. 한방재활의학과학회지. 2004;14(2):97-108.

1. 목적

중풍 환자의 편마비에 뜸치료 효과 연구

2. 연구디자인

비무작위연구

3. 실시기관

병원 2 기관

4. 대상자 특성

중풍으로 진단 받고, 입원 후 10일 이상 경과하고, 마비측의 도수근력이 2 이상 4 이하인 환자 68명

5. 중재/치료

Arm 1(n=35): 보존적 치료 + 직구치료(곡지, 외관, 수경의 6개 정혈중 하나, 족삼리, 현종혈, 족경 5개 정혈 중 한혈) 주 6회, 일일 3회, 4주간 실시

Arm 2(n=33): 보존적 치료

6. 주요평가항목

modified barthel index, manaul muscle test

7. 주요결과

상지근력에 있어서 두 군간에 유의한 차이는 없었다.

하지근력의 회복에 있어서 초기 2주후에는 구치료군과 대조군사이 유의성 있는 차이는 없었으나, 4주후 구치료군에서 유의한 상승이 있었다(P=0.01). 초기 2주 간에 灸治療群에서 유의성 있게 높게 나타났고(p=0.03), 후기 2주 간에는 두 집단간의 유의성 있는 차이는 보이지 않았다. 총 4주간의 변화량은 灸治療群에서 유의성 있게 높게 나타났다(p=0.03). MBI 평가값의 변화량은 처음 2주간은 대조군보다 구치료군에서 유의성 있게 상승하였으며(P=0.01), 2주부터 4주까지의 2주간은 두 군에서 유의성있는 차이는 보이지 않았다. 연구 전기간 4주간의 MBI 평가값의 변화량은 구치료군에서 유의하게 상승하였다(P=0.04).

8. 결론

직구치료군은 중풍환자의 일상생활과 하지의 근력 호전에 효과가 있을 것으로 사료된다.

9. 안전성 평가

기재 사항 없음

10. 평가자 의견

본 연구에서는 곡지, 외관, 삼리, 현종혈을 사용하였으면 12경의 정혈중 용천을 제외한 사지말단의 혈을 사용하여 치료하였다. 정혈은 주로 중풍구급에 사용하는 혈로서 중풍재활에 활용할 수 있을 것으로 사료되며, 추후 무작위연구가 필요할 것으로 사료된다.

11. 평가자

고호연. 2011년 1월 19일

순환계통의 질환

서지사항 • • •

Kim YS, Hong JW, Na BJ, Park SU, Jung WS, Moon SK, Park JM, Ko CN, Cho KH, Bae HS. The effect of low versus high frequency electrical acupoint stimulation on motor recovery after ischemic stroke by motor evoked potentials study. Am J Chin Med. 2008;36(1):45-54.

1. 목적

중풍 환자의 편마비에 주파수별 전침 효과 평가

2. 연구디자인

무작위대조시험

3. 실시기관

한방병원 1시설

4. 대상자 특성

편측의 마비증상을 나타내는 뇌경색 환자로서 발병후 1주일 이상 1개월 이내의 환자 62명

5. 중재/치료

합곡, 곡지, 수삼리, 외관, 족삼리, 상거허, 현종, 태충

Arm 1(n=32): 보존적 치료 + 전침 2Hz

Arm 2(n=30): 보존적 치료 + 전침 120Hz

6. 주요평가항목

motor evoked petentials(MEP), NIHSS, MBI, MMAS(modified motor assessment scale)

7. 주요결과

MEP 검사상 2Hz 전침군이 120Hz 전침군에 비하여 latency, CMCT, amplitude 등 모든 항목에서 유의하게 호전되었다.(P = 0.008, 0.002, 0.002) NIHSS, MBI, MMAS 상에서는 2Hz군에서 102Hz군보다 더 호전되었으나 유의한 차이는 없었다.

8. 결론

저주파 전침치료가 고주파 전침치료보다 뇌경색환자의 운동장애 치료에 더 나을 것이라고 사료된다.

9. 안전성 평가

기재 사항 없음

10. 평가자 의견

고주파 전침은 전신순환에 작용하는데, 저주파 전침은 교감신경계에 주로 작용한다. 본 연구를 통해 주파수별로 치료효과가 틀리고, 저주파 전침치료가 중추운동신경계에 효과적일 것이라 판단된다. 그렇지만, 전침치료 시행기간의 부족 등으로 결정적인 의의를 가지는 것에 대해서는 병변과 근력에 대한 층화를 통한 대규모 연구가 필요할 것으로 사료된다.

11. 평가자

고호연. 2011년 1월 19일

순환계통의 질환

서지사항

이상희, 김제규, 손연희, 정현윤, 김정훈, 권정남, 김영균. 중풍환자의 구치료에 따른 기능회복도에 관한 임상연구. 대한한방내과학회지. 2008;29(1):278-84.

1. 목적

중풍 환자의 기능회복에 뜸치료 효과 연구

2. 연구디자인

무작위대조시험

3. 실시기관

한방병원 1시설

4. 대상자 특성

중풍환자 중 functional independence measure score상 11점 이상 35점 이하의 편측 운동장애 환자로서 LAA(large artery atherosclerosis)와 뇌교 부위 병변 환자중 급성기를 지난 후 8주를 경과하지 않은 환자 42명

5. 중재/치료

Arm 1(n=21): 보존적 치료 + 뜸치료를 6주간 시행(합곡, 외관, 곡지, 태충, 현종, 삼리)

Arm 2(n=21): 보존적 치료

6. 주요평가항목

Functional independence measer(FIM)

7. 주요결과

FIM결과상 치료군은 19.3±9.9에서 44.7±12.5로 대조군은 19.9±10.8에서 36.5±10.7로 호전되었다. 시험군은 대조군에 비해 유의한 치료효과를 보였다(P=0.001).

8. 결론

뜸치료는 중풍환자의 기능회복에 효과가 있을 것으로 사료된다.

9. 안전성 평가

기재 사항 없음

10. 평가자 의견

본 연구는 중풍환자의 기능회복에 대한 뜸의 효과를 평가하기 위한 것이다. 본 연구를 통해 뜸 치료가 중풍환자에게 도움이 될 것이라고 생각된다. 그렇지만, 본 연구의 피험자가 적고, 보존적 치료가 두 군에 모두 들어갔으며, 장기간 뜸치료에 대한 추적관찰이 부족한 것은 아쉬운 부분으로서 추가적인 연구가 필요할 것으로 사료된다.

11. 평가자

고호연. 2011년 1월 19일

순환계통의 질환

서지사항

권오곤, 장우석, 우창훈, 안희덕. 뇌졸중 편마비 환자에서 추나요법을 통한 하지길이차이 교정의 효과. 한방재활의학과학회지. 2009;19(2):187-202.

1. 목적

중풍 환자의 기능회복에 추나요법 효과 연구

2. 연구디자인

무작위대조시험

3. 실시기관

병원 2 기관

4. 대상자 특성

중풍 발병후 2주 이상 경과하고 생체징후가 안정된 환자 39명

5. 중재/치료

Arm 1(n=20): 보존적 치료 + 추나요법

Arm 2(n=19): 보존적 치료

6. 주요평가항목

Modified barthel index, Berg balance scale(BBS), Fugl-Meyer Assessment(FMA)중 하지 기능평가

7. 주요결과

1) 실험군은 전후를 비교한 결과 MBI(전후 차이 4.80±5.12, P=0.045), BBS(전후차이 3.50±2.59, P=0.003), FMA(2.40 ±2.60, P=0.020)에서 유의한 호전이 있었으며, 대조군에 비해 실험군에서 유의한 차이가 있었다.

2) 아급성환자군에서는 전후를 비교한 결과 BBS에서만 유의한 호전이 있었으며,(전후 차이 4.00±2.83, P=0.002), 대조군과 유의한 차이는 없었다(P=0.159).

3) 만성환자군에서는 전후를 비교한 결과 BBS(전후차이 2.75±2.12, P=0.011)와 FMA(전후차이 1.63±2.39, P=0.039)에서 유의한 호전이 있었으며, 대조군에 비해 유의한 차이가 있었다.

8. 결론

중풍편마비 환자에게서 추나요법은 일상생활개선과 균형, 하지기능에 도움이 될 것이며, 만성기 환자에게 더욱 효과적일 것이라고 생각된다.

9. 안전성 평가

기재 사항 없음

10. 평가자 의견

본 연구는 중풍재활에 추나요법의 효과를 평가하기 위한 것이다. 본 연구는 피험자수가 적으며, 보존적 치료의 영향을 배제할 수 없는 등의 한계를 가지고 있다. 본 연구에서는 하지 길이를 평가하였으나, 이는 주관적으로 정확도가 떨어질 수 있는 한계가 있으며, 골반변위에 대한 하지 길이만을 대상으로 하였다. 보완점을 개선한 추가 대규모 연구가 필요할 것이라 생각된다.

11. 평가자

고호연. 2011년 1월 19일

순환계통의 질환

서지사항 • • •

정명걸, 박진용, 김진규, 김수정, 이운석, 김용찬. 강직 및 경직의 소양경 사침치료에 대한 임상적 고찰. 대한한방내과학회지. 200;21(5):845-50.

1. 목적

중풍 환자의 강직 및 경직에 사침치료 효과 연구

2. 연구디자인

전후비교연구

3. 실시기관

병원 1 시설

4. 대상자 특성

뇌중풍후 발생한 강직 및 경직을 가진 환자 41명

5. 중재/치료

手少陽三焦經의 四瀆과 足少陽膽經의 陽陵泉, 丘墟 穴에 迎隨補瀉의 瀉法으로 皮內鍼 치료

6. 주요평가항목

4점 척도(전치, 유효, 미효, 무효)

7. 주요결과

1) 전체 치료대상 환자 41명에 대한 치료효과는 전치 4명(9.76%), 유효 15명(36.59%), 미효 14명(34.15%), 무효 8명(19.51%)으로 80.49%에서 효과가 있었다.
2) 강직 환자 32명에 대한 치료효과는 전치 4명(12.50%), 유효 13명(40.63%), 미효 11명(34.38%), 무효 4명(12.50%)으로 87.50%에서 효과가 있었다.
3) 경직 환자 9명에 대한 치료효과는 전치 0명, 유효 2명(22.22%), 미효 3명(33.33%), 무효 4명(44.44%)으로 55.56%에서 효과가 있었다.

8. 결론

뇌중풍환자의 재활기에 나타나는 강직 및 경직 증상에 대해 소양경의 사독, 양릉천, 구허혈에 대한 사침치료가 효과가 있는 것으로 보인다.

9. 안전성 평가

기재 사항 없음

10. 평가자 의견

뇌중풍후 발병한 강직 및 경직은 환자의 일상생활을 방해하고, 삶의 질을 떨어뜨린다. 이에 한의학적인 관점에서 근육의 강직 및 경직을 완화하기 위하여 소양경을 사하는 치료를 하였으며, 어느정도의 유효한 효과를 얻었다. 그렇지만, 논문에서 사용된 척도가 다소 주관적이고, 치료기간에 대한 설명이 아쉬운 부분이다.

11. 평가자

고호연. 2011년 1월 19일

순환계통의 질환

서지사항 • • •

심우진, 문상현, 류한진, 정석희, 김성수, 이종수. 경근이완요법이 중풍 주관절 경직에 미치는 효과. 한방재활의학과학회지. 2004;14(1):63-75.

1. 목적

중풍 환자의 주관절경직에 경근이완요법 효과 연구

2. 연구디자인

비무작위연구

3. 실시기관

한방병원 1시설

4. 대상자 특성

중풍 환자중 발병일로부터 3주 이상 경과하고, 마비측의 상지주관절 경직이 modified Ashworth scale(MAS)에서 2등급 이상인 환자 40명

5. 중재/치료

Arm 1(n=21): 보존적 치료 + 경근이완요법(수삼음경의 경근을 경근이완요법으로 치료) 주 6회, 일정한 시간에 3분, 2주간 실시

Arm 2(n=19): 보존적 치료

6. 주요평가항목

주관절 경직평가(modified Ashworth scale, MAS), 주관절신전근력 평가, 견관절 통증평가, 견관절 외전의 수동적 가동범위 평가, Fugl-Meyer score중 상지의 운동수행 평가, modified barthel index

7. 주요결과

1) 주관절경직은 대조군에 비해 시험군에서 유의한 감소를 보였다.
2) 견관절통증은 대조군에 비해 감소하였으나, 통계적으로 유의하지는 않았다.
3) 견관절 수동관절가동범위는 대조군에 비해 실험군에서 유의하게 증가되었다.
4) 주관절 신절 근력은 두 군간에 유의한 차이가 없었다.
5) Fugl-Meyer score는 대조군에 비해 시험군에서 유의하게 호전되었다.
6) modified barthel index 결과는 대조군에 비해 유의한 차이를 보이지 않았다.

8. 결론

중풍환자의 주관절 경직에 대해 수삼음경 경근이완요법은 효과가 있을 것으로 사료된다.

9. 안전성 평가

기재 사항 없음

10. 평가자 의견

경직의 치료로는 약물치료, 수술치료, 신경차단술 등이 행해지고 있으나, 아직까지 만족할 만한 치료방법은 없는 실정이다. 본 연구는 주동근의 자극법에 해당하는 수삼음경을 경근이완요법으로 직접 자극하여 좋은 결과를 얻었으나, 비무작위연구와 적은 피험자로서 추후 대규모 무작위 연구가 필요할 것으로 사료된다.

11. 평가자

고호연. 2011년 1월 19일

순환계통의 질환

➡ 서지사항 • • •

김용석. 중풍경직에 전침, TENS 및 신경근 자극기의 효과에 대한 연구. 대한침구학회지. 2000;17(2):209-20.

1. 목적
중풍 환자의 경직에 전침, TENS 및 신경근 자극기 효과 비교

2. 연구디자인
비무작위연구

3. 실시기관
한방병원 1시설

4. 대상자 특성
경직으로 재활치료에 장애가 있는 중풍환자 45명

5. 중재/치료
Arm 1(n=15): 전침군. 환측의 곡지(LI11), 수삼리(LI10), 외관(TE5), 합곡(LI4)
Arm 2(n=15): TENS군
Arm 3(n=15): 신경근 자극기군

6. 주요평가항목
modified Ashworth scale, tissue compliance(1kg, 2kg, 3kg의 압력을 가했을 때 함몰되는 근육의 깊이)

7. 주요결과
Modified Ashworth scale상 전침군에서는 전침직전, 직후, 30분후 각각 1.87±0.91, 1.53±1.06, 1.60±1.06으로 유의하게 감소하였으며, 신경근자극기군 과 신경근 자극기군에서는 경직이 유의하게 감소하였다. 신경근자극기군에서는 자극직전, 직후, 30분후 각각 2.33±1.05, 1.80±1.26, 1.93±1.28로 각각 유의하게 감소되었다. 그렇지만, 1시간, 2시간, 24시간에는 전침군과 신경근 자극기군에서 유의한 변화는 없었으며, Tens군에서는 아무런 유의한 변화가 없었다.
Tissue compliance군에서 압력에 대한 깊이를 측정한 결과 전침군에서 1kg 압력을 가가한 측정값에서만 유의한 변화를 나타냈다.

8. 결론
전침과 신경근자극기 치료는 중풍환자의 경직에 효과가 있을 것으로 사료된다.

9. 안전성 평가
기재 사항 없음

10. 평가자 의견
본 연구에서 전침군은 중등도의 경직을 가진 중풍환자에게 현저한 효과를 나타냈으며 1회 시술시 경직 감소 효과는 시술후 30분까지 유지되고, 환자의 일반적 특성이 치료효과에 영향을 미치지 않는 것으로 나타났다. Tissue compliance를 이용한 평가는 보완할 점이 있는 것으로 판단되며, 추후 대규모의 무작위 연구가 필요할 것으로 사료된다.

11. 평가자
고호연. 2011년 1월 19일

순환계통의 질환

서지사항

이선우, 윤종민, 손지우, 강백규, 박상무, 윤효진, 김대중, 김태진, 이인, 신용일, 문병순. 뇌졸중 환자의 상지 경직에 대한 전침의 치료 효과. 대한한방내과학회지. 2007;28(3):492-501.

1. 목적

중풍 환자의 상지 경직에 전침치료의 효과 연구

2. 연구디자인

무작위대조시험

3. 실시기관

한방병원 1시설

4. 대상자 특성

중풍을 진단받은 편마비 환자 중 상지에 경직 증상이 있는 환자 20명

5. 중재/치료

Arm 1(n=10): 보존적 치료 + 전침치료(2주간, 5회/week, 총 10회, 유침시간 20분, 곡택, 천천, 내관, 척택)

Arm 2(n=10): 보존적 치료, 시험도중 2명 탈락

6. 주요평가항목

Modified ashworth scale, Fugl-Meyer motor assessment, H/M ration(H-reflex/M-response)

7. 주요결과

1) MAS 상 대조군에 비해 통계적으로 유의하지 않았다.
2) FMA 상 대조군에 비해 기능이 개선되는 경향성을 나타냈으나 통계적으로 유의하지 않았다.
3) H/M ration상 경직이 감소되는 경향을 나타냈으며, 대조군에 비해 통계적으로 유의하였다(2시간 후-34.11±34.40, 2시간후-54.47±31.24, P 0.006).

8. 결론

전침치료가 경직의 감소와 기능의 회복에 긍정적인 효과를 내는 것으로 사료된다.

9. 안전성 평가

기재 사항 없음

10. 평가자 의견

본 연구는 중풍 편마비 환자의 상지 경직에 대한 전침의 효과를 평가하기 위한 것이다. 경직의 발현기전을 토대로 전기진단검사를 이용한 H/M ratio 평가방법이 정량적인 평가방법으로 사용된다. 본 연구를 통하여 H/M ratio에서만 유의한 값을 나타냈다. 본 연구는 적은 피험자 수, 단기간 평가 등이 아쉬운 부분으로서 향후 충분한 추가 연구가 필요할 것으로 판단된다.

11. 평가자

고호연. 2011년 1월 19일

순환계통의 질환

서지사항 • • •

Moon SK, Whang YK, Park SU, Ko CN, Kim YS, Bae HS, Cho KH. Antispastic effect of electroacupuncture and moxibustion in stroke patients. Am J Chin Med. 2003;31(3):467-74.

1. 목적

중풍 환자의 경직에 전침, 뜸 치료 비교

2. 연구디자인

무작위대조시험

3. 실시기관

한방병원 1시설

4. 대상자 특성

중풍 발병후 5주 이상 경과된 환자로서 주관절 이하로 강직을 가지고 있는 환자 35명

5. 중재/치료

Arm 1(n=15): 보존적치료 + 전침치료(곡지-수삼리, 외관-합곡) 8회실시

Arm 2(n=10): 보존적 치료 + 뜸치료(곡지, 수삼리, 외관, 합곡)

Arm 3(n=10): 대조군 치료

6. 주요평가항목

Modified Ashworth Scale

7. 주요결과

1회 시술 후 전침에서는 3시간 가량 경직의 감소가 나타났으나($P<0.05$), 뜸치료군에서는 유의성 있는 경직의 감소가 나타나지 않았다. 또한 치료후 5일 이후부터서 전침치료는 유의성 있는 경직의 감소가 유지되었으나, 뜸치료는 반복치료시 유의성 있는 경직의 감소가 관찰되지 않았다. 전침치료기간이 증가할수록 경직 증상은 호전되었다.

8. 결론

중풍환자의 경직 증상에 대해 전침 치료는 유효할 것을 사료된다.

9. 안전성 평가

기재 사항 없음

10. 평가자 의견

본 연구는 중풍 후 발생하는 경직에 대한, 전침치료, 뜸치료의 효능을 보기 위한 연구이다. 전침군에서 가장 효과가 좋게 관찰되었다. 본 연구는 8주에 걸쳐 시행된 연구로서, 뜸에 대해 유의한 효과를 보지 못했다. 뜸치료에 대해 추후 다른 혈위, 양을 사용해야 할 것으로 생각되며, 추후 장기간, 대규모 연구가 필요할 것으로 사료된다.

11. 평가자

고호연. 2011년 1월 19일

순환계통의 질환

서지사항

엄재용, 원승환, 권기록, 이향숙. 견관절 동통을 호소하는 중풍편마비 환자에 대한 체침, 봉독침 및 봉약침 치료효능의 비교연구. 대한약침학회지. 2006;9(1):139-54.

1. 목적
중풍 환자의 견관절 통증에 침치료 효과 연구

2. 연구디자인
비무작위연구

3. 실시기관
한방병원 1시설

4. 대상자 특성
중풍 환자 중 견관절 통증이 VAS상 5 이상인 환자 30명

5. 중재/치료
Arm 1(n=10): 체침 곡지, 후계, 견우, 견정, 노수혈 주 3회, 4주에 걸쳐 12회 실시
Arm 2(n=10): 봉독침곡지, 후계, 견우, 견정, 노수혈 주 3회, 4주에 걸쳐 12회 실시
Arm 3(n=10): 봉약침곡지, 후계, 견우, 견정, 노수혈 주 3회, 4주에 걸쳐 12회 실시

6. 주요평가항목
VAS, Fugl-Meyer Motor Assessment, 수동운동관절범위, Modified Ashworth Scale

7. 주요결과
1) 세군 모두에서 견관절 통증이 시간경과에 따라 통증이 유의하게 감소하였으나, 4주 후에 봉독침과 봉약침이 체침에 비하여 통계적으로 유의하게 호전되었다.
   체침군 현효 0명, 호전 1명, 양호 4명, 미호전 5명
   봉독침군 현효 2명, 호전 2명, 양호 5명, 미호전 1명
   봉약침군 현효 1명, 호전 3명, 양호 5명, 미호전 1명
2) Fugl-Meyer motor assessment과 수동운동관절범위는 치료전후 세군 모두 통계적 유의하였으나, 세군간 유의한 차이는 없었다.
3) Modified ashworth scale에서는 세군 모두 유의한 차이가 없었다.

8. 결론
중풍환자의 견관절 치료에 체침, 봉독침, 봉약침은 통증과 운동 호전이 있으며, 봉독침과 봉약침이 더 유효한 것으로 사료된다.

9. 안전성 평가
기재 사항 없음

10. 평가자 의견
본 연구는 중풍환자의 견관절 통증에 대해 체침, 봉독침, 봉약침의 효과를 평가하기 위한 연구이다. 본 연구결과를 통하여 봉독침과 봉약침은 중풍후 견비통에 유효한 치료수단이라고 생각된다. 그러나 본 연구의 피험자 수가 적고, 비무작위연구라는 것은 아쉽다고 생각되며 추가적인 연구가 필요하다고 사료된다.

11. 평가자
고호연. 2011년 1월 19일

순환계통의 질환

서지사항

허성웅, 권미정, 김홍기, 정경근, 김수민, 민영광, 안창범, 송춘호, 윤현민, 장경전. 생강약침이 중풍후유증으로 인한 견비통에 미치는 효과. 대한침구학회지. 2006;23(5):145-54.

1. 목적
   중풍 환자의 견관절 통증에 생강약침 효과 연구
2. 연구디자인
   준무작위연구
3. 실시기관
   한방병원 1시설
4. 대상자 특성
   중풍환자중 견비통을 호소한 환자 53명
5. 중재/치료
   Arm 1(n=22): 보존적 치료 + 생강약침(견우, 견료, 견정, 노수, 아시혈에 총 생강약침 0.6cc주입, 3회/주, 2주간 실시)
   Arm 2(n=31): 보존적 치료
6. 주요평가항목
   VAS, 관절가동범위
7. 주요결과
   1) 견비통은 VAS상 대조군에 비해 통계적으로 유의하였다. 생강약침군은 치료전 VAS 7.14±2.38에서 5회 치료후 4.50으로 감소되었으며, 대조군은 6.32에서 5회 시술후 6.19±2.09로 감소되었다. 3회 시술후부터 유의한 차이가 있었다.
   2) 관절가동범위는 두 군간에 유의한 차이는 없었다.
8. 결론
   중풍환자의 견비통에 생강약침은 사용하는 것은 통증을 감소시키는데 효과가 있는 것으로 사료된다.
9. 안전성 평가
   기재 사항 없음
10. 평가자 의견
   본 연구는 중풍환자의 견비통에 대한 생강약침의 효과를 평가하기 위한 연구이다. 생강약침은 최근에 개발된 연구로서 연구가 부족한 실정이다. 생강약침 시술을 통해 중풍환자의 견비통이 줄어드는 것은 확인할 수 있었으나 관절가동범위는 유의한 차이가 없었다. 또한 생강약침은 체침에 비해 시술시 통증 강도가 심하였다. 또한 보존적 치료에 생강약침을 추가한 것이기 때문에 생강약침의 단독효과라 평가하기 어렵다. 이러한 부분을 개선 후 추가적인 연구가 필요할 것으로 사료된다.
11. 평가자
   고호연. 2011년 1월 19일

순환계통의 질환

서지사항 • • •

고창남, 민인규, 박성욱, 정우상, 문상관, 박정미, 조기호, 김영석, 배형섭. 뇌졸중 환자의 견관절 통증에 대한 봉독약침의 임상효과. 대한한의학회지. 2007;28(1):11-24.

1. 목적

   중풍 환자의 견관절 통증에 봉독 약침 효과 연구

2. 연구디자인

   무작위대조시험

3. 실시기관

   한방병원 1 시설

4. 대상자 특성

   입원환자 중 컴퓨터 전산화 뇌단층촬영이나 뇌자기공명영상촬영상 뇌경색 또는 뇌출혈을 진단받고 후유증으로 인해 편마비 증상을 호소하고 안정시 혹은 관절운동시의 견관절 동통을 호소하는 환자 46명을 대상

5. 중재/치료

   Arm 1(n=24): 봉독 처치군(venom:saline = 1 : 10000, 0.6mL)

   Arm 2(n=22): 생리식염수 플라시보 대조군

6. 주요평가항목

   VAS, Pain rating score, Fugl-Meyer assessment and passive external rotation.

7. 주요결과

   24명의 봉독약침 그룹과 22명의 플라시보 그룹으로 나눠 연구가 진행되었는데 봉독약침 그룹이 VAS와 PRS에 있어서 플라시보 그룹보다 더 효과가 있는 것으로 나타났다(각각 P value 0.02, 0.03).

8. 결론

   봉독약침이 뇌졸중 편마비환자의 견관절 통증에 진통효과가 있는 것으로 밝혀졌다.

9. 안전성 평가

   소양감, 발적, 통증 등 부작용 비교

10. 평가자 의견

    편마비환자에서의 어깨통증은 중풍환자가 많은 한방병원에서 매우 흔히 관찰된다. 그간, 전침, 테이핑 등 많은 치료가 시도되어 왔다. 봉독치료는 효과가 뛰어남에도 불구하고 중풍환자에서 부작용을 우려하여 많이 사용되지 못하고 있었는데 본 연구에서 특별한 부작용이 나타나지 않았음을 보고하여 임상가들에게는 반가운 결과일 것이다. 하지만 더 많은 피험자수를 확보하고 보다 다양한 임상적, 실험실적 부작용 평가가 철저히 이뤄지면 더 좋은 결과를 도출할 수 있을 것이다.

11. 평가자

    김호준. 2011년 1월 19일

순환계통의 질환

서지사항

이대용, 이건목, 염승철, 김도호, 김대중. 중풍후유증으로 인한 견비통 환자의 봉약침치료에 대한 임상적 고찰. 대한침구학회지. 2006;23(4):69-80.

1. 목적
   중풍 환자의 견관절 통증에 봉약침 효과 연구
2. 연구디자인
   무작위대조시험
3. 실시기관
   한방병원 1 시설
4. 대상자 특성
   CT, MRI 등의 검사결과 뇌졸중으로 진단받고 입원한 환자들 중 실어증과 인지능력의 장애가 없고 활력증후와 신경학적 증상이 안정된 마비측 견관절의 동통을 호소하는 환자 40명을 무작위로 선정.
5. 중재/치료
   Arm 1(n=20): 대조군과 동일한 치료(약물, 침, 뜸, 물리요법, 운동요법) + 봉약침 실험군
   Arm 2(n=20): 중풍치료를 위해 침, 뜸, 물리, 운동요법 등의 기존치료를 유지한 대조군
6. 주요평가항목
   VAS, 수동적 관절운동범위, 근력변화평가, 통증부위 동작 측정, 경직(Modified Ashworth scale)
7. 주요결과
   봉약침을 사용한 군이 사용하지 않은 군에 비해 통증 척도가 감소했으며 통계적으로 처치 후 3주 후에 유의한 차이를 보였다($P<0.05$).
8. 결론
   봉약침은 중풍환자의 견통에 유의한 효과가 있었다.
9. 안전성 평가
   기재 사항 없음
10. 평가자 의견
   중풍 환자에서의 어깨통증은 이환자의 7-80%에서 관찰되는 상견 증상이다. 대한한의학회지 28권 1호 고창남 등의 연구와 비슷한 목적으로 진행된 연구로서 무작위라는 표현이 있지만 실제 좋은 무작위대조시험이 갖춰야 할 요건이 많이 누락되어 있다. 한편, 과학적인 근거를 보다 많이 확보하기 위해서 생리식염수 등의 대조군 위약치료도 고려해 볼 만하다.
11. 평가자
   김호준. 2011년 1월 19일

순환계통의 질환

서지사항 • • •

조성우, 고경훈, 남정훈, 김민수, 이상용, 이인선, 손대용, 이명종. 중풍편마비환자의 견관절 통증에 대한 생강약침과 봉독약침의 효과. 한방재활의학과학회지. 2005;15(4):77-87.

1. 목적
중풍 환자의 견관절 통증에 생강약침과 봉독약침 비교 연구

2. 연구디자인
무작위대조시험

3. 실시기관
한방병원 2 시설

4. 대상자 특성
중풍 편마비 환자중 발병후 3주가 지난 환자로, 상지의 근력이 MRC상 Grade 1~4 사이의 환자 23명

5. 중재/치료
견우, 견료, 견정, 노수혈, 2일에 1회 실시, 2주간 실시, 총6회 실시

Arm 1(n=12): 보존적 치료 + 생강약침치료

Arm 2(n=11): 보존적 치료 + 봉독약침치료

6. 주요평가항목
상지의 근력평가(manual muscle test), 견관절 운동시 통증(VAS), 견관절의 운동범위

7. 주요결과
1) 생강약침군과 봉독약침군은 상지근력과 견관절 통증의 변화에 대해 치료전에 비해 유의한 호전이 있었다.(P<0.05)
2) 견관절 가동범위 평가에서 봉독약침군은 모든 항목에서(외전, 내전, 굴곡, 신전 P value 0.005, 0.024, 0.007, 0.007), 생강약침군은 내전(P=0.043)과 굴곡(P=0.027)에서만 유의한 호전이 있었다.
3) 견관절 통증변화는 치료후 1주일, 치료후 2주일 모두 유의한 변화는 없었다. 다만, 치료후 1주~2주간에는 봉침군에서 생강약침군에 비하여 유의한 호전이 있었다(P=0.032).

8. 결론
생강약침과 봉독약침은 중풍편마비 환자의 견관절 통증에 유의한 효과가 있었으나, 봉침이 더욱 효과적이라 사료된다.

9. 안전성 평가
기재 사항 없음

10. 평가자 의견
본 연구는 중풍 후 견관절 통증에 대한 생강약침과 봉침의 효과를 평가하기 위한 연구이다. 본 연구를 통하여 봉독약침에서 더욱 유의한 효과가 있었다. 본 연구도 적은 피험자, 단기간 평가라는 아쉬움이 있다. 추가적인 연구가 필요할 것이라 사료된다.

11. 평가자
고호연, 2011년 1월 19일

순환계통의 질환

서지사항 • • •

김민범, 정석희, 김성수. 견부견인 추나가 중풍 편마비 환자의 견관절 통증 및 관절가동범위에 미치는 영향. 한방재활의학과학회지. 2007;17(2):185-98.

1. 목적

중풍 환자의 견관절 통증에 추나 요법 효과 연구

2. 연구디자인

무작위대조시험

3. 실시기관

한방병원 1시설

4. 대상자 특성

중풍으로 인하여 견관절 통증이 발생한 환자로서 VAS 통증이 4 이상이고, 운동범위 제한이 있는 환자 60명(환자군 30명, 대조군 30명)

5. 중재/치료

Arm 1(n=30): 보존적 치료±견부견인추나(1일 1회, 2주간 총 10회 실시)

Arm 2(n=30): 보존적 치료

6. 주요평가항목

주관절 통증정도(VAS), 견관절의 수동운동 범위, 근력(MRC), 경근전도평가, 아탈구 평가

7. 주요결과

VAS 통증점수는 2주후 실험군에서 치료전 7.75±1.83에서 치료후 4.76±2.26으로 유의하게 감소하였다(P=0.000). 치료기간 중 통증정도는 실험군에서 2.98±2.20정도 감소하였으나, 대조군에서는 0.67±1.70정도 감소하였다. 견관절 수동운동범위는 외전, 내전, 외회전, 내회전 등 전 범위에서 유의하게 호전되었다.

근력, 근전도, 아탈구는 통계적으로 유의하지 않았다.

8. 결론

중풍 편마비 환자의 견관절 통증에 대하여 견부견인 추나요법은 효과가 있을 것으로 사료된다.

9. 안전성 평가

기재 사항 없음

10. 평가자 의견

본 연구는 중풍 편마비 환자의 견관절 통증에 대한 견부견인 추나요법의 효과를 평가하기 위한 연구이다. 본 연구를 통하여 견부견인법이 중풍 후 견비증에 대해 통증과 관절가동범위를 개선시킨다는 것을 볼 때 중풍환자의 재활에 도움이 될것이라고 생각된다. 그러나 본 연구는 적은 피험자와 치료 종료후 추적 관찰이 이루어지지 않은 것으로 볼 때 추가적인 연구가 필요할 것이라 생각된다.

11. 평가자

고호연. 2011년 1월 19일

순환계통의 질환

서지사항 • • •

김이순, 손윤정, 김경철. 상지경락마사지가 뇌졸중 환자의 견비통에 미치는 효과. 동의생리병리학회지. 2006;20(4):1021-6.

1. 목적

중풍 환자의 견관절 통증에 상지경락마사지 효과 연구

2. 연구디자인

준무작위연구

3. 실시기관

한방병원 1시설

4. 대상자 특성

중풍 편마비 환자 중 발병 후 2주 이상 경과되고, ADL 점수가 42점 이하인자

5. 중재/치료

Arm 1(n=17): 보존적 치료 + 3주간 격일, 1회 15분간, 총 15회 상지경락마사지 시행(건측 후 환측에 실시하였으며, 견정, 중부, 곡지, 합곡혈)

Arm 2(n=20): 보존적 치료

6. 주요평가항목

VAS(Visual analogue scale)

7. 주요결과

대조군에 비하여 실험군은 건측과 환측의 풍지혈, 견정혈, 거골혈, 비노혈에서 통계적으로 유의하게 통증이 감소하였다.

8. 결론

상지경락마사지는 뇌졸중으로 인한 편마비 환자의 견비통 감소를 가져와 뇌졸중 환자 상지 기능재활에 효과적인 방법이라 사료된다.

9. 안전성 평가

기재 사항 없음

10. 평가자 의견

본 연구는 뇌졸중후 견비통에 대한 상지경락마사지의 효과를 평가하기 위한 논문이다. 본 연구는 환측과 건측 모두 견정, 중부, 곡지, 합곡혈에 대해 상지 경락마사지를 실시하였다. 그 결과 중풍환자의 견비통에 효과가 있는 것으로 나타났으나, 보존적 치료로 인하여 경락마사지만의 단독효과로 보기 아쉬우며, VAS가 주관적이기 때문에 아쉬운 점이 있다. 추후 추가적인 대규모 무작위 연구가 필요할 것으로 사료된다.

11. 평가자

고호연. 2011년 1월 19일

순환계통의 질환

서지사항 • • •

정경숙, 김수현, 박선경, 임호제, 윤형선, 안호진. 뇌졸중 후 중추성 통증 환자에 대한 봉독약침요법약침 치료 효과에 대한 임상적 연구. 대한침구학회지. 2005;22(3):69-75.

1. 목적

중풍 환자의 중추성 통증에 봉독약침 효과 연구

2. 연구디자인

전후비교연구

3. 실시기관

한방병원 1시설

4. 대상자 특성

중풍으로 진단받은 환자 중 보존적 치료를 통하여 중추성 통증에 개선 효과가 없는 환자 20명

5. 중재/치료

봉독처치를 2일에 1회, 3주간 실시

견정(GB21), 견우(LI15), 곡지(LI11), 풍시(GB31), 족삼리(ST36), 절골(GB39)

6. 주요평가항목

시각적상사척도(Visual analog scale, VAS)

7. 주요결과

VAS 통증점수는 치료전 7.25±1.888에서 1주 후 6.45±1.932(P<0.01), 2주후에는 5.45±1.791(P<0.01), 3주 치료후에는 4.45±1.761(P<0.01)로 유의하게 감소하였다.

8. 결론

보존적 치료가 효과가 없는 중추성 통증에 봉침치료는 유의한 효과가 있는 것으로 사료된다.

9. 안전성 평가

기재 사항 없음

10. 평가자 의견

봉독요법은 혈위에 시술함으로써 침의 효과, 열감과 발적으로 뜸의 효과, 용혈작용으로 부항의 효과를 동시에 얻을 수 있으며, 항염, 항균, 순환 촉진작용 등을 가지고 있는 치료방법이다. 본 연구를 통하여 중풍 후 발생한 중추성 통증에 대한 호전을 관찰 할 수 있었으나, 대조군이 없고 피험자수가 적은 것이 한계로서 추가적인 연구가 필요하다.

11. 평가자

고호연. 2011년 1월 19일

순환계통의 질환

서지사항 • • •

강경숙, 정은정, 문상관, 고창남, 조기호, 김영석, 배형섭, 이경섭. 중풍 환자의 배뇨장애에 대한 구요법의 효과. 대한한의학회지. 2000;21(4):236-41.

1. 목적

중풍 환자의 배뇨장애에 뜸 효과 연구

2. 연구디자인

대조군전후비교연구

3. 실시기관

한방병원 1 시설

4. 대상자 특성

2000년 3월부터 7월까지 5개월간 중풍으로 입원한 환자

뇌전산화단층촬영 또는 뇌자기 공명영상으로 확진된 뇌졸중환자로 뇌졸중 후 배뇨곤란을 보여 유치도뇨관 삽입한 20명(뇌출혈 10명, 뇌경색 10명)

5. 중재/치료

Arm 1(n=10): 처치군–지름 1.4cm 높이 1.6cm의 원추형의 정화뜸쑥으로 기해, 관원, 중극에 매일 오후 간접구법으로 5장씩 시술 4주 시술 기존 중풍의 약물치료 + 침치료 + 물리치료는 지속함

Arm 2(n=10): 비교군–중풍의 약물치료 + 침치료 + 물리치료 유지군

6. 주요평가항목

잔뇨량 및 유도뇨관 삽입에서 제거까지 걸리는 시간을 조사하였고 관찰기간은 4주 이내에 배뇨장애가 소실되는 기간까지로 하였으며 계속 증상이 남아있는 경우에는 4주까지 하였다. 자가배뇨란 정기적인 배뇨가 이루어지며 잔뇨량이 100ml이하인 상태로 정의하였고 잔뇨량의 측정은 관찰기간동안 1주일마다 환자의 자가배뇨 후 10분내에 하루 2회 측정하여 평균치를 구하였다.

7. 주요결과

중풍유형에 있어 두 군간의 유의성 있는 차이는 없었다. 처치군과 비교군과의 유치도뇨관 삽입에서 제거가지 걸린 시간의 차이에 있어서 처치군은 시간이 평균적으로 약 12일 정도 걸렸고 비교군은 약 15일 걸렸다. 두 그룹간에 통계적으로 유의한 차이는 보이지 않았으나 처치군이 비교군보다 유치도뇨관 제거시간을 약 3일 단축시켰다. 처치군과 비교군간의 유치도뇨관 삽입에서 제거가지 걸린 시간이 평균 약 2주 전후이므로 2주간의 잔뇨량 변화를 비교하였는데 처치군이 비교군에 비해 잔뇨량의 감소경향을 보였다.

8. 결론

구요법은 비교군보다 균형방광에 도달하는 시간을 3일 단축시켰고, 잔료량의 변화도 구요법을 시행한 그룹이 시간에 따라 보다 크게 감소하는 경향을 보임을 알 수 있었다.

9. 안전성 평가

기재 사항 없음

10. 평가자 의견

중풍으로 치료 받는 환자의 초기 배뇨장애에 대한 구요법의 효과를 연구한 논문이다. 유치도뇨관 제거 시간과 잔뇨량 감소에 구요법이 유의성이 없는 것으로 관찰되었다. 대조군전후비교연구로의 한계가 있고 중풍유형이 뇌경색과 뇌출혈이 포함되어 있어 질환적 특성의 반영이 이루어지지 못한 점이 있다.

11. 평가자

장규태. 2011년 1월 19일

순환계통의 질환

서지사항

Yun SP, Jung WS, Park SU, Moon SK, Park JM, Ko CN, Cho KH, Kim YS, Bae HS. Effects of moxibustion on the recovery of post-stroke urinary symptoms. Am J Chin Med. 2007;35(6):947-954.

1. 목적

   중풍 환자의 배뇨장애에 뜸 효과 연구

2. 연구디자인

   무작위대조시험

3. 실시기관

   병원 2 기관

4. 대상자 특성

   중풍후 발생한 배뇨 증상으로 International Prostate Symptom Score(IPSS) 점수가 10점 이상인 환자 39명

5. 중재/치료

   Arm 1(n=20): 보존적 치료 + 중극, 관원, 기해 혈에 1일 5회, 10일간 시술하였다.

   Arm 2(n=19): 보존적 치료

6. 주요평가항목

   IPSS, Barthel Index(BI),

7. 주요결과

   IPSS 항목은 두 군에서 모두 치료전에 비하여 호전되었으나, 뜸치료군에서 대조군에 비하여 빈도, 삶의 질, 과민성, 종합점수 등에서 유의하게 호전되었다. mild, moderate군에서는 대조군에 비해 호전되었으나, severer군에서는 두군간에 유의한 차이는 없었다. 또한 barthel index에서 두 군간에 유의한 차이는 없었다.

8. 결론

   기해, 중극, 관원혈의 직접구 시술은 중풍 후 발생한 요로증상의 개선에 도움이 될 것으로 사료된다.

9. 안전성 평가

   없음.

10. 평가자 의견

    본 연구는 중풍후 발생한 요로장애에 대한 뜸치료의 효과를 평가하기 위한 논문이다. 본 연구를 통하여 뜸의 유효성에 대해 나타났다. 그렇지만, 본 연구는 적은 피험자, 단기간평가, 뜸의 치료기전이 명확하지 않은 한계가 있다. 이런 점을 개선하여 추가적인 연구가 필요할 것으로 사료된다.

11. 평가자

    고호연. 2011년 1월 19일

순환계통의 질환

서지사항 • • •

Jung WS, Choi DJ, Cho KH, Lee KS, Moon SK, Kim YS, Bae HS. Safety and efficacy assessment of chungpyesagan-tang for acute ischemic stroke. Am J Chin Med. 2003;31(2):181-90.

1. 목적

   급성기 뇌경색에 청폐사간탕의 효과 및 안전성 연구

2. 연구디자인

   대조군전후비교연구

3. 실시기관

   병원 2 기관

4. 대상자 특성

   발병 7일 이내의 급성기 뇌경색 환자

5. 중재/치료

   Arm 1(n=61): 한의학적 보존적 치료 + 청폐사간탕 2주간투여

   Arm 2(n=76): 양의학적 보존적 치료

6. 주요평가항목

   National Institute of Health Stroke Scale(NIHSS), Modified Barthel Index(MBI)

7. 주요결과

   MBI상에서는 두 군간에 유의한 차이가 없었으나, NIHSS상에서는 청폐사간탕군(치료전 6.4±4.1, 치료후 4.1±3.9)이 대조군(치료전 7.7±4.9, 치료후 6.2±6.6)에 비하여 유의한 호전이 있었다(P 0.018).

8. 결론

   청폐사간탕은 중풍 급성기 환자 치료에 있어서 유용한 효과가 있을 것으로 판단된다.

9. 안전성 평가

   치료군에서 무른 변과 소화장애를 보인 경우가 나타났다. 혈액검사상에서는 ALT의 변화가 61명중 16명(26.2%)에서 나타났지만, 2주후 추가검사에서 정상범위를 나타냈다.

10. 평가자 의견

   본 연구는 급성기 뇌경색 환자에 대해 청폐사간탕의 효과를 평가하기 위한 것이다. 본 연구는 2개 병원간 환자의 기능 회복을 평가한 것으로써 청폐사간탕의 유효함을 나타냈다. 그렇지만, 짧은 기간이고, 대조군으로 다른 지역이므로 이러한 점을 보완한 추가 연구가 필요할 것으로 사료된다.

11. 평가자

   고호연, 2011년 1월 19일

순환계통의 질환

서지사항

정원석, 김성수. 급성기 뇌경색 환자에 대한 황련해독탕 가미방의 효과 연구. 한방재활의학과학회지. 2004;14(1):107-18.

1. 목적

급성기 뇌경색에 황련해독탕 가미방의 효과 연구

2. 연구디자인

무작위대조시험

3. 실시기관

한방병원 1시설

4. 대상자 특성

중풍으로 입원한 40~70세 환자중 발병 3개월 이내, 경동맥 협착을 동반한 환자 23명

5. 중재/치료

Arm 1(n=13): 보존적 치료 + 황련해독탕가미방 3주간 1일 3회, 식후 1시간 경구 투여

Arm 2(n=10): 보존적 치료

6. 주요평가항목

뇌혈류변화측정, 혈중지질량 변화, NIHSS, Modified barthel index,

7. 주요결과

1) 대조군(1.18±1.55% 호전)에 비하여 실험군(8.68±6.12% 호전)에서 유의하게 경동맥 협착도가 개선되었다(P 0.001).

2) 대조군에 비하여 실험군에서 혈중지질이 통계적으로 유의하게 개선되었다. 실험군에서는 total cholesterol(치료 전후 차이−23.00±29.59), LDL Cholesterol(치료전후 차이−12.87±25.43)이 유의하게 감소되었으며, HDL(치료전후 차이 5.23 ±7.18)은 유의하게 상승되었다. 대조군에서는 유의한 호전은 없었다.

3) NIHSS, MBI에서 두 군 모두 유의한 호전을 보였으나, 두 군간에 유의한 차이는 없었다.

8. 결론

황련해독탕 가미방은 경동맥 혈류 증가, 혈중지질 개선, 중풍환자의 기능 호전에 효과가 있는 것으로 사료된다.

9. 안전성 평가

실험기간 동안에 간독성 신독성은 나타나지 않았다.

10. 평가자 의견

본 연구는 중풍환자에 대한 황련해독탕가미방의 효과를 평가하기 위한 연구이다. 본 연구를 실시하는 동안 중풍환자의 증상은 개선되었고, 특별한 부작용은 발견되지 않은 것으로 신경손사의 회복 및 신경보호의 목적으로 사용될수 있을 것이라 평가된다. 그렇지만, 보존적치료 등 외부적 인자를 제거하지 못하였고, 단기간 평가로 일반화하기 어려운 점이 있다. 추후 추가적인 연구가 필요하다고 생각된다.

11. 평가자

고호연. 2011년 1월 19일

순환계통의 질환

서지사항

류순현, 이경섭, 김태경, 최요섭, 윤상필, 장종철, 문상관, 고창남, 조기호, 김영석, 배형섭. 중풍 환자의 상지마비에 대한 전침치료의 효과. 대한한의학회지. 2002;23(2):180-9.

1. 목적

뇌경색 환자의 상지마비에 전침치료 효과 연구

2. 연구디자인

무작위대조시험

3. 실시기관

한방병원 1시설

4. 대상자 특성

뇌경색 환자 중 Fugl-Meyer motor assessment 치료전 46점 미만의 환자 40명

5. 중재/치료

Arm 1(n=20): 보존적 치료 + 전침치료(4주간, 주6회, 1회 20분, 곡지-수삼리, 외관-합곡)

Arm 2(n=20): 보존적 치료

6. 주요평가항목

Fugl-Meyer motor assessment, 어깨와 주관절의 근력, modified barthel index 중 상지기능 평가항목(drinking, feeding, dressing upper body, grooming)

7. 주요결과

1) 상지 Fugl-Meyer motor assessment평가에서 대조군에 비해 실험군에서 통계적으로 유의하지 않았으나 높은 경향성을 보였다(P=0.061). 어깨(P=0.008), 주관절(P=0.047)의 coordination 세부항목에서 유의하였으나, 손목과 손 항목에서는 경향성은 보였으나, 통계적으로 유의하지 않았다.

2) 어깨와 주관절의 근력 평가항목에서는 대조군에 비해 실험군이 통계적으로 유의하였다(P=0.061).

3) MBI항목 중 drinking, feeding, dressing upper body, grooming 항목에서 통계적으로 유의하지 않았다.

8. 결론

전침치료는 중풍환자의 상지마비에 대한 운동 회복을 촉진시키는 효과가 있다고 사료된다.

9. 안전성 평가

4주간 심각한 부작용은 관찰되지 않았다.

10. 평가자 의견

본 연구는 중풍환자의 상지마비에 대한 전침의 효과를 평가하기 위한 연구이다. 본 연구의 피험자 수가 각각 20명으로 적고, 보존적 치료에 전침치료가 추가되었기 때문에 전침치료의 효과로 일반화하기는 어렵다. 또한 종료 시점이 4주에 평가했기 때문에 치료 중단 후에도 치료 효과가 장기간에 걸쳐 지속되는지 불분명하다. 전침치료 표준화를 통해 추가적인 연구가 필요할 것으로 사료된다.

11. 평가자

고호연. 2011년 1월 19일

순환계통의 질환

서지사항 • • •

홍진우, 최창민, 박영민, 신원준, 정동원, 박성욱, 정우상, 박정미, 문상관, 고창남, 조기호, 김영석, 배형섭. 뇌경색 환자의 운동장애에 대한 2Hz와 120Hz 전침 치료의 효과 비교: 운동유발전위검사를 통한 비교. 대한한방내과학회지. 2006;27(1):265-75.

1. **목적**

   뇌경색 환자의 편마비에 주파수별 전침치료 비교 연구
2. **연구디자인**

   무작위대조시험
3. **실시기관**

   한방병원 1시설
4. **대상자 특성**

   뇌경색 환자중 발병일로부터 1주일에서 1개월 이하의 환자 42명
5. **중재/치료**

   환측 상지의 합곡, 곡지, 수삼리, 외관을 사용. 환측 하지의 족삼리, 상거허, 현종, 태충을 사용

   Arm 1(n=21): 저주파(2Hz) 전침치료를 2주간 사용

   Arm 2(n=21): 고주파(120Hz) 전침치료를 2주간 사용
6. **주요평가항목**

   기초항목(인적사항 및 고혈압, 당뇨, 현병력, 생화학검사)

   운동유발전위검사(Motor Evoked Potential, MEP)

   NIHSS(NIH stroke scale), MBI(Modified barthel index), MMAS(Modified motor assessment scale)
7. **주요결과**

   MEP 측정결과 120Hz군보다 2Hz군에서 유의하게 높은 호전율을 보였다.

   NIHSS, MBI, MMAS값은 120Hz군보다 2Hz군에서 더 나은 호전도를 보였으나 통계적 유의성은 없었다.
8. **결론**

   저주파 전침치료가 고주파 전침치료보다 뇌경색환자의 운동장애 치료에 더 나을 것이라고 사료된다.
9. **안전성 평가**

   기재 사항 없음
10. **평가자 의견**

    본 연구는 뇌경색 운동장애에 대한 주파수별 전침치료 효과를 평가하기 위한 논문이다. 본 연구를 통하여 2Hz 전침군이 120Hz 전침군에 비하여 중추운동계에 효과적이라 생각된다. 그렇지만, 전침치료 시행기간의 부족 등으로 결정적인 의의를 지니는 가에 대해서는 향후 다양한 병변과 다양한 근력마비를 보이는 다수의 환자에게 더욱 연장한 상태에서 다양한 연구가 필요할 것이라 생각된다.
11. **평가자**

    고호연. 2011년 1월 19일

순환계통의 질환

서지사항 • • •

Cho K, Noh K, Jung W, Park S, Moon S, Park J, Ko C, Kim Y, Bae H. A preliminary study on the inhibitory effect of Chunghyul-dan on stroke recurrence in patients with small vessel disease. Neurol Res. 2008;30(6):655-8.

1. 목적

소혈관 질환 뇌경색 환자의 중풍재발에 청혈단 효과 연구

2. 연구디자인

대조군전후비교연구

3. 실시기관

병원 2 기관

4. 대상자 특성

뇌경색으로 진단받은 환자중 small vessel disease로 분류된 환자 350명

5. 중재/치료

Arm 1(n=148): 청혈단 복용환자

Arm 2(n=202): 항혈소판 복용환자

6. 주요평가항목

중풍 재발건수, 약물부작용

7. 주요결과

청혈단 투여군은 148명의 대상자 모두 2년 뒤 Brain MRI 추적조사를 시행하였다. 3명에 있어서 새로운 병소가 나타났으며 재발율은 2.0%였다. 대조군은 208명 중 17명에게 중풍이 재발되어 재발율은 8.2%로 나타났다. 청혈단 투여군은 중풍 재발에 대한 비교위험도는 0.232였으며, 위험인자에 대한 영향을 배제했을 경우 0.208로 낮춰졌다.

8. 결론

청혈단은 대조군에 비해 중풍재발 억제 효과를 보였으므로, 청혈단이 중풍재발에 효과적인 약제라고 사료된다.

9. 안전성 평가

부작용은 발견되지 않았다.

10. 평가자 의견

본 연구는 청혈단의 중풍예방 효과를 평가하기 위한 것이다. 본 연구를 통해 대조군에 비해 유의한 중풍예방효과를 볼 수 있었다. 그렇지만 본 연구는 대조군전후비교연구로서 명확한 결론을 내릴 수는 없는 상태이다. 이러한 단점을 보완하여 추가적인 연구가 필요하다고 사료된다.

11. 평가자

고호연. 2011년 1월 19일

순환계통의 질환

서지사항 • • •

박영민, 홍진우, 신원준, 정동원, 김석민, 배형섭, 김영석, 조기호, 문상관, 정우상. 청폐사간탕이 급성기 중풍환자의 동맥경직도 및 맥압에 미치는 영향. 대한한방내과학회지. 2006;27(2):416-28.

1. 목적

중풍 급성기 환자의 동맥경직도 및 맥압에 청폐사간탕 효과 연구

2. 연구디자인

전후비교연구

3. 실시기관

한방병원 1시설

4. 대상자 특성

중풍 발병후 7일 이내인 환자 중 CAVI가 9 이상인 자 33명

5. 중재/치료

청폐사간탕 1일 2첩 3분복

6. 주요평가항목

CAVI, NIHSS, MBI

7. 주요결과

1) 33례중 13례가 중단되었다. (3례 조기퇴원, 2례 처방변경, 8례 이상반응)
2) Rt. CAVI의 경우 초기 10.96±1.83에서 와 2주후 9.82±1.43으로 유의한 감소를 보였다(P=0.040)
3) NIHSS는 초기 4.1±4.25, 1주후 3.05±2.96(P=0.011), 2주후 2.2±2.61(P=0.002)로 유의하게 감소하였으며, MBI는 초기 64.45±33.78, 1주후 70.65±34.38(P=0.017), 2주후 78.8±29.52(P=0.002)로 유의하게 증가하였다.

8. 결론

중풍급성기 환자에게 청폐사간탕 투여는 운동기능의 변화에 효과가 있을 것으로 사료된다.

9. 안전성 평가

8건의 부작용이 발생하였다. 6례는 설사, 1례는 발진 심해짐, 1례는 AST, ALT의 상승이 관찰되었다.

10. 평가자 의견

본 연구는 청폐사간탕의 동맥경직도 및 효능을 평가하기 위한 논문이다. 2주라는 짧은 투여기간, 적은 피험자수로 명확한 결과를 내기 어렵다고 판단되며, 운동기능의 개선도 청폐사간탕 단독의 효과로 평가하기 어려운 점이 있다. 따라서 이러한 점을 개선하여 추가적인 연구가 필요하다고 할 수 있다.

11. 평가자

고호연. 2011년 1월 19일

순환계통의 질환

서지사항 • • •

Park SU, Jung WS, Moon SK, Ko CN, Cho KH, Kim YS, Bae HS. Chunghyul-dan(Qingxie-dan) improves arterial stiffness in patients with increased baPWV. Am J Chin Med. 2006;34(4):553-63.

1. 목적

동맥경직도에 청혈단 효과 연구

2. 연구디자인

무작위대조시험

3. 실시기관

한방병원 1시설

4. 대상자 특성

baPWV(>1,400cm/sec)인 환자 35명

5. 중재/치료

Arm 1(n=20): 청혈단 500mg 하루 3번 8주간 투여

Arm 2(n=15): 관찰

6. 주요평가항목

baPWV, 혈압, Serum lipid level, AST, ALT, BUN, Cr

7. 주요결과

PWV가 청혈단 군에서는 8주후에 유의하게 호전되었지만(투여전 1736.0±271.1 8주후 1599.0±301.9 P=0.032), 대조군(투여전 1668.3±116.2 8주후 1653.3±184.1 P=0.774)에서는 큰 변화가 없었다.

혈압과 중성지방을 제외한 혈중지질도 유의한 변화는 없었다. 다만 중성지방 수치는 8주후 검사에서 유의하게 상승되었다(투여전 156.1±51.3, 투여후 230.7±74.2 P=0.007).

8. 결론

청혈단은 동맥 경직도를 감소시키는데 효과가 있는 것으로 판단된다.

9. 안전성 평가

간독성과 신독성은 발견되지 않았다.

10. 평가자 의견

본 연구는 동맥 경직도에 대한 청혈단의 효능을 평가하기 위한 연구이다. 본 연구를 통해 청혈단을 투여시 동맥 경직도가 감소되는 것을 확인할 수 있었다. 본 연구는 8주간의 짧은 기간, 대조약을 이용하지 못한 점이 아쉽게 느껴지며, 이러한 단점을 보충하여 추가적인 연구가 필요하다고 생각된다.

11. 평가자

고호연. 2011년 1월 19일

호흡계통의 질환

서지사항 • • •

박양춘. 풍한형 및 풍열형 감모에 대한 소청룡탕의 효과-이중맹검, 위약대조군연구. 동의생리병리학회지. 2005;19(2):524-9.

1. 목적

풍한형 및 풍열형 감모(감기)에 소청룡탕의 효과 연구

2. 연구디자인

무작위대조시험

3. 실시기관

보건진료소 1 시설

4. 대상자 특성

2004년 3월 29일부터 4월 24일까지 4주간의 환자

감기증상으로 내원한 98명

5. 중재/치료

Arm 1(n=40): 실험군–소청룡탕 1일 3회 1회 1.8mg 7일분

Arm 2(n=41): 대조군–위약 1일 3회 1회 3캡슐 7일분

일차설문조사에서 대조군 8명, 실험군 7명 탈락. 실험군 중 2명은 협습형으로 탈락

6. 주요평가항목

감기증상점수 14항목(기침, 목의 불편함, 가래, 콧물, 코막힘, 재채기, 두통, 열, 땀, 근육통, 입맛상실, 오한, 입이 쓰고 마름, 눈의 불편함) 5digit(매우 좋다. 좋다. 보통이다. 불편하다. 매우 불편하다.)

7. 주요결과

풍열형(실험군 11명, 대조군 7명)의 경우 치료전후 감모증상지수의 총합, 각 개별의 비교에서 대조군과 실험군 사이에 유의한 차이는 없었다.

풍한형(실험군 29명, 대조군 34명)의 경우 치료전후 감모증상지수의 총합의 비교에서 대조군과 실험군 사이에 유의한 차이는 없었다. 각 개별 증상지수에는 콧물, 코막힘, 재치기의 항목에서 유의한 차이가 나타났다($P<0.05$).

8. 결론

감기 치료에 있어 소청룡탕은 위약과 비교하여 풍한형의 콧물, 코막힘 증상에 유의성 있는 효과가 나타나 풍한형의 치료에 효과적일 것으로 사료된다.

9. 안전성 평가

기재 사항 없음

10. 평가자 의견

감기에 대한 소청룡탕의 효과를 평가하기 위해 한의학의 변증에 따른 풍열형과 풍한형으로 구분하여 실시한 논문이다. 실험군에는 소청룡탕과 대조군에는 위약을 투여한 후 감기증상지수의 변화를 관찰한 결과 풍열형에는 유의한 효과가 나타나지 않았고 풍한형의 콧물, 코막힘 증상에 유의한 효과가 나타나 이 유형의 감기에 효과를 나타낼 수 있을 것으로 생각된다. 소청룡탕의 풍한감모에 대한 효과는 문헌적으로 제시된 바 이에 대한 구체적인 임상 근거를 제시한 점과 감기에 대한 한약의 이중맹검 무작위대조시험이 드문 현실을 감안할 때 그 의의가 크다고 할 수 있다. 무작위에 대한 구체적 서술이 없는 점과 주관적인 감기증상점수만으로 명확한 평가가 이루어지기에 부족한 것으로 생각된다.

11. 평가자

장규태. 2011년 1월 19일

호흡계통의 질환

서지사항

배한호, 강위창, 박양춘. 감기에 대한 연교패독산의 유효성 평가를 위한 community-based 이중맹검 위약 대조군 연구. 동의생리병리학회지. 2008;22(1):234-45.

1. 목적

감기에 연교패독산 효과 연구

2. 연구디자인

무작위대조시험

3. 실시기관

보건소 1 시설

4. 대상자 특성

감기증상을 주소로 내원한 남, 여 중 감기증상을 한 가지 이상 호소하는 경우, 호흡기내과를 전공한 한의사에 의해 감기증상을 확인한 경우, 감기증상을 자각한지 3(±1)일 이내인 환자 200명

5. 중재/치료

Arm 1(n=100): 실험군-연교패독산(삼아제약, 건조엑스 800mg)

Arm 2(n=100): 대조군-평위산(삼아제약, 건조엑스)

1차는 1일 3회 1일 1포 3일분, 2차는 1일 3회 1일 1포 4일분

6. 주요평가항목

감기증상점수 14항목(기침, 목의 불편함, 가래, 콧물, 코막힘, 재채기, 두통, 열, 땀, 근육통, 입맛상실, 오한, 입이 쓰고 마름, 눈의 불편함) 5digit(매우 좋다. 좋다. 보통이다. 불편하다. 매우 불편하다)

7. 주요결과

실험군(연교패독산)은 1차 유효성 평가변수인 7일후 총 감기증상지수의 변화에서 통계적으로 유의한 효과(p=0.027)를 나타내었고 2차 유효성 평가변수인 3일후 총 감기증상지수의 변화에서 경계수준의 유의성(p=0.081)을 나타내었으며 각 시점에서 통계적으로 유의한 효과(p=0.039)를 나타내었다. 실험군은 2차 유효성 평가변수인 3일후 개별감기증상에서, 두통(p=0.029), 목의 불편함(p=0.054)에 통계적으로 유의한 효과를, 재채기(p=0.065)에 경계수준의 유의성을 나타내었고 2차 유효성 평가변수인 7일후 개별감기증상에서, 두통(p= 0.012), 입맛상실(p=0.037), 눈의 불편함(p=0.002)에 통계적으로 유의한 효과를, 재채기(p=0.093), 입이 쓰고 마름(p=0.090), 땀(p=0.059)에 경계수준의 유의성을 나타내었다. 실험구은 풍열형에서 경계수준의 유의성(p=0.057)을 나타내었고 자각증상이 소멸될 때까지 소요되는 기간 비교에서 시험군은 대조군에 비해 유의성(p=0.592)이 없는 것으로 나타났다.

8. 결론

연교패독산은 개별감기증상을 유의하게 호전시킨 것으로 볼 때 감기치료제로서 유용하다고 볼 수 있다.

9. 안전성 평가

연교패독산을 투여한 군에서 경미한 두통, 소화장애 외 이상반응은 관찰되지 않았고, 이상반응으로 인한 탈락자는 없었다.

10. 평가자 의견

감기에 대한 연교패독산의 유효성 평가를 위해 대조군으로 평위산을 사용하고 감기증상지수를 평가변수로 이용하여 그 변화를 관찰한 논문이다. 감기에 대한 한약의 이중맹검 무작위대조시험 연구가 드문 현실을 감안할 때 그 의의가 크다. 무작위 방법에 대한 구체적인 언급이 없는 점과 통계분석이 있어 유의성을 t-test로 판단한 점은 분석의 미흡함이 있으나 향후 감기치료제의 임상연구의 자료로 가치가 크다.

11. 평가자

장규태. 2011년 1월 19일

호흡계통의 질환

서지사항

박양춘, 조정효, 홍권의, 강위창, 최선미. 지속성 알레르기비염의 비폐색에 대한 침치료의 효과: 무작위배정 대조군 연구. 대한침구학회지 2005;22(6):229-39.

1. 목적

지속성 알레르기비염 비폐색에 영향, 상성, 합곡 자침 효과 연구

2. 연구디자인

무작위대조시험

3. 실시기관

한방병원 1 시설

4. 대상자 특성

2005년 8월 1일부터 10월 7일까지 9주간의 환자

지속성 알레르기비염을 내원한 환자 101명

5. 중재/치료

Arm 1(n=50): 실험군(침치료군)-영향, 상성, 합곡을 선택

Arm 2(n=51): 대조군(최소침치료군)-영향과 거료 중간의 비경혈점, 합곡 요골측방 5푼

6. 주요평가항목

음향비강통기도검사를 통한 비강용적, 비강최소단면적의 측정

7. 주요결과

실험군과 대조군 모두에서 치료직후 총비강용적이 유의성 있게 증가하였고(P<0.05) 치료 15분후 실험군에서 대조군에 비하여 증가된 총비강용적이 경계수준의 유의성으로 유지되었다. 실험군과 대조군 모두에서 치료직후 총비강최소단면적이 유의성 있게 증가하였고(P<0.05), 치료 15분후 실험군에서 대조군에 비하여 증가된 총비강최소단면적이 경계수준의 유의성으로 유지되었다.

8. 결론

지속성 알레르기비염의 비폐색에 대한 침치료는 비강용적과 비강단면적을 증가시켜 비폐색을 완화시키는 효과가 있었다.

9. 안전성 평가

발생 가능한 이상반응으로 예측되었던 심계, 현훈, 오심, 구토 등의 증상을 나타낸 경우는 없었다.

10. 평가자 의견

지속성 알레르기비염 비폐색에 동의보감에 제시된 치료혈인 영향, 상성, 합곡의 유효성을 평가한 논문이다. 침치료군과 최소침치료군를 무작위로 배정하여 음향비강통기도검사를 통한 비강용적, 비강최소단면적을 측정한 결과 침치료군이 최소침치료군에 비하여 증가된 비강용적과 비강최소단면적을 나타내어 비폐색을 완화시키는 효과가 있음을 제시하였다. 통년성 알레르기비염에 대한 침술치료 무작위대조시험 연구가 드문 현실을 감안할 때 그 의의가 크다. 무작위 배정의 방법이 언급되지 않은 점이 아쉽다.

11. 평가자

장규태. 2011년 1월 19일

호흡계통의 질환

서지사항

김주희, 고정민, 이승원, 김건형, 고영진, 이로민, 김창환, 박동석. 알레르기 비염 환자에 대한 압봉치료의 임상효과 연구-증상과 삶의 질을 중심으로-대한침구학회지. 2007;24(1):175-85.

1. 목적

알레르기 비염에 압봉치료 효과 연구

2. 연구디자인

무작위대조시험

3. 실시기관

한방병원 1 시설

4. 대상자 특성

2006년 8월 1일부터 8월 31일까지 1개월간의 환자

지속성 알레르기비염 환자 39명

5. 중재/치료

Arm 1(n=19): 실험군-실제 압봉(한쪽면에 점착제가 도포되어 있고 같은 면에 3개의 반구상의 고형물이 부탁된 지름 21mm의 원형 부착물. 고형물의 성분은 식물성 원료와 광물성 원료로 구성)을 이용하여 풍지, 합곡, 족삼리, 열결, 대추의 5경혈 총 9곳 시술

Arm 2(n=20): 대조군-압봉을 제거하여 접착포만 부착

6. 주요평가항목

비증상점수(재채기, 콧물, 코막힘, 소양), SF-36,

7. 주요결과

비증상점수의 경우 실험군에서 압봉치료전후 비교에 있어 재채기와 콧물, 소양항목과 TNSS(각 증상 점수를 모두 합한 총합)에서 통계적으로 유의한 호전을 보였으나(P<0.05) 대조군에서는 두통에서만 유의한 호전을 보였다. SF-36의 경우 실험군은 압봉치료전후 비교에 있어 감정적 역할 제한과 사회적 기능, 정신건강 영역에서 통계적으로 유의한 호전을 보였다(P<0.05). 반면 대조군에서는 어떤 영역에서도 통계적으로 유의한 호전을 보이지 않았고 신체적 역할 제한 영역에서는 유의한 악화를 보였다.

8. 결론

알레르기 비염에 대한 압봉치료가 증상의 개선 및 삶의 질 향상에 유의한 효과가 있음을 확인할 수 있었다.

9. 안전성 평가

기재 사항 없음

10. 평가자 의견

알레르기 비염 환자를 대상으로 경혈부위에 부착하는 압봉의 치료효과를 평가한 논문이다. 대조군은 접착포만을 사용하였는데 실험군이 대조군에 비하여 비증상 점수가 유의성 있게 개선되었고 SF-36을 사용한 삶의 질 평가에서도 실험군이 대조군에 하여 유의성 있는 호전을 나타내어 압봉치료가 알레르기 비염환자의 증상과 삶의 질을 개선하는 효과를 제시하였다. 무작위 방법에 대한 구체적인 언급이 없는 점과 비증상점수에만 의존하여 치료효과를 확인한 점이 명확한 평가를 내리기에 부족하다. 무작위대조시험이 드문 현실을 고려할 때 의의가 있을 것으로 생각된다.

11. 평가자

장규태. 2011년 1월 19일

호흡계통의 질환

서지사항

조원준, 황순이, 이재근, 김상찬, 백정환, 김소연, 이상곤, 지선영. 알레르기비염에서 음향 비강통기도검사를 이용한 가미통규탕의 유효성 평가. 대한한방안이비인후피부과학회지. 2007;20(3):204-11.

1. 목적

알레르기 비염에 가미통규탕 효과 연구

2. 연구디자인

전후비교연구

3. 실시기관

한방병원 1 시설

4. 대상자 특성

2006년 6월 1일부터 2007년 2월 28일까지 9개월간의 외래환자

코막힘, 맑은 콧물, 재채기 및 소양감 등의 주요증상과 비강내시경상 비점막의 창백, 수양성 비루 등의 확인된 알레르기 비염 환자 22명

5. 중재/치료

가미통규탕을 탕제로 달여 1일 2pack(1pack당 140cc) 식후 30분 후 아침 저녁 4주 복용

6. 주요평가항목

음향 비강통기도검사 및 자각적 비폐색 평가

7. 주요결과

음향 통기도검사에서 비강의 유동 저항값은 2주와 4주에서 복용전보다 다소 감소하는 경향을 보였으나 유의성 있는 변화는 없었다. 총비용적과 비강최소단면적은 2주와 4주에서 복용전보다 다소 증가하는 경향을 보였으나 유의성 있는 변화는 없었다. 그러나 자각적 비폐색 평가에서는 2주와 4주에서 복용전에 비해 유의하게 감소하여 음향 비강통기도검사 상의 평가 항목들과 환자가 실제적으로 느끼는 비폐색의 정도 사이에는 유의한 상관관계를 보이지 않았다.

8. 결론

알레르기 비염 환자에 가미통규탕을 복용한 결과 음향 비강통기도 검사 상의 유의성 있는 변화는 관찰할 수 없었으나 자각적 비폐색 평가에서는 유의성 있는 감소경향을 보여 알레르기비염 치료에 있어 가미통규탕의 자각적인 비폐색 감소 효과를 확인할 수 있었다.

9. 안전성 평가

기재 사항 없음

10. 평가자 의견

알레르기비염 환자에 대한 가미통규탕의 치료효과를 전후비교한 논문이다. 전후비교연구로서의 한계가 있고 음향비강통기도 검사상의 총비용적과 비강최소단면적의 변화에 유의성이 없고 자각적인 비폐색 평가의 감소만 관찰되어 유효성이 있다고 하기에 근거가 부족하다. 임상에서 자주 쓰는 가미통규탕의 근거를 제시한 의의가 있으나 향후 질 높은 연구가 필요하리라 생각된다.

11. 평가자

장규태. 2011년 1월 19일

호흡계통의 질환

서지사항

김형구, 이수경, 송일병, 고병희. 태음인 알레르기성 비염환자의 사상의학적 치료효과에 관한 임상 연구. 사상체질의학회지. 2006;12(1):138-46.

1. 목적

태음인의 알레르기성 비염에 사상처방 효과 연구

2. 연구디자인 비무작위연구

3. 실시기관 한의원 1 시설

4. 대상자 특성

2005년 6월 4일부터 10월 30일까지 4개월간 외래환자

알레르기성 비염을 호소하는 태음인으로 진단되는 35명

5. 중재/치료

Arm 1(n=20): 실험군(사상의학적치료군) 태음조위탕, 한다열소탕, 갈근해기탕의 순으로 2개월 사용

Arm 2(n=15): 대조군(증치의학적치료군) 소청룡탕, 계지탕, 갈근탕, 형방패독산의 빈도순으로 사용, 증상에 따라 신이, 창이자, 백지, 박하, 방풍, 황기, 천초, 오매 등이 가미

6. 주요평가항목

분체, 수양성 비루, 비폐색의 주증상과 비소양감, 안양, 후비루, 두통, 뉵혈, 기침, 불문향취, 이감모 등의 병발증상

7. 주요결과

1) 분체는 사상의학치료군에서는 치료 6주 후부터, 증치의학치료군에서는 치료 6주 후부터 유의성 있는 감소를 보여 두 군간의 차이가 없었다.
2) 청체는 사상의학치료군에서는 치료 2주 후부터, 증치의학치료군에서는 치료 4주 후부터 유의성 있는 감소를 보여 사상의학치료군에서 더 빠른 호전을 보였다.
3) 비색은 사상의학치료군에서는 치료 4주 후부터, 증치의학치료군에서는 치료 4주 후부터 유의성 있는 감소를 보여 두 군간의 차이가 없었다.
4) 자각적 증상의 만족도는 사상의학치료군에서 증치의학치료군보다 높았지만, 유의성 있는 차이는 보이지 않았다.
전체 호전도 점수의 변화에서는 사상의학치료군은 2주후부터 유의성 있는 감소가 있었고, 증치의학치료군은 4주 후부터 유의성 있는 감소를 보여 사상의학치료군이 더 빠른 호전을 보였다

8. 결론

태음인 알레르기성 비염 환자를 대상으로 사상의학적 치료를 통하여 태음인의 保命之主인 呼散之氣를 확보함으로써 청체와 전체 호전도 점수가 변화가 조금 더 빠른 것을 확인할 수 있었다.

9. 안전성 평가

기재 사항 없음

10. 평가자 의견

태음인 알레르기성 비염환자에게 사상의학 치료에 대한 효과를 증치의학치료군을 대조군으로 하여 비교한 논문이다. 사상의학치료의 특싱을 나타내주는 결과가 나타났고 비무작위연구이지만 대조군을 설정하여 그 결과를 도출한 점으로 보아 그 의의가 크다고 할 수 있다. 다양한 사상의학 치료처방을 사용함으로 인한 일관성있는 치료효과의 판정이 힘들고 자각증상에만 의지하여 평가한 한계가 있다. 독특한 한국 한의학인 사상의학에 대한 치료효과를 임상시험을 통하여 확인한 것에 의의가 크다.

11. 평가자 장규태. 2011년 1월 2011년 1월 19일

호흡계통의 질환

서지사항

최준용, 황우석, 이재성, 정희재, 이형구, 정승기. 가미패모탕의 기관지천식환자에 대한 객담배출 용이도에 따른 임상적 효과. 대한한방내과학회지. 2003;24(3):588-96.

1. 목적
기관지천식환자의 객담배출에 가미패모탕 효과 연구

2. 연구디자인
전후비교연구

3. 실시기관
한방병원 1 시설

4. 대상자 특성
2003년 12월 1일부터 외래에 내원한 환자

전형적인 임상증상(간헐적 가역적 호흡곤란, 기침, 가래, 천명, 흉부압박감 등)이 있고 β-2 기관지확장제 사용전후 시행한 PFT에서 1초간 노력성 호기량이 12% 이상 증가되어 기관지 천식으로 진단받은 36명

5. 중재/치료
가미폐모탕 엑기스제제를 1회 1포씩 1일 3회 식후 1시간에 4주간 투여

6. 주요평가항목
객담배출용이도, 삶의 질 설문지 QLQAKA, 폐기능 검사기를 이용 2회에 걸쳐 FEV1.0, FVC, PEFR 측정

7. 주요결과
가미폐모탕 투여전과 후에 폐기능 검사 결과 대상환자들의 FEV1.0, FVC, PEFR는 투여후 유의성있는 증가를 나타내었다. 가미폐모탕 투여전과 후 설문지 QLQAKA를 통하여 증상점수는 유의성 있는 상승을 나타내었다. 객담배출 용이도는 정상군과 비정상군으로 나누어 투여 후 QLQAKA의 의미있는 상승을 나타내었고 폐기능 검사상에서는 정상군의 평균치가 투약후 모두 증가했으나 유의성이 나타나지 않은 반면 비정상군은 평균치가 증가하였으며 유의성이 나타났다.

8. 결론
가미패모산은 천식환자중 기도염증의 만성화로 인해 객담배출이 용이하지 못한 사람에서 주관적 증상 및 기도폐쇄의 호전에 유의한 치료효과를 기대할 수 있을 것으로 사료된다.

9. 안전성 평가
기재 사항 없음

10. 평가자 의견
기관지천식환자에 대한 가미패모산의 치료효과를 전후비교한 논문이다. 치료전후의 QLQAKA, 폐기능 검사를 시행한 결과 유의한 호전을 나타낸 것으로 볼 때 천식 환자의 증상 호전에 유용할 것으로 생각된다. 천식환자의 가미패모산의 임상적 근거로 의의가 있으나 전후비교연구로서의 한계가 있으므로 향후 질 높은 연구가 필요하리라 생각된다.

11. 평가자
장규태. 2011년 1월 19일

호흡계통의 질환

서지사항 • • •

최준용, 이재성, 정승연, 이건영, 이경기, 정희재, 이형구, 정승기. 虛實辨證과 加味淸上補下湯의 임상효과. 대한한방내과학회지 2004;25(3):379-87.

1. 목적

기관지천식에 가미청상보하탕의 효과 연구

2. 연구디자인

전후비교연구

3. 실시기관

한방병원 1 시설

4. 대상자 특성

2003년 12월 1일부터 외래에 내원한 환자

전형적인 임상증상(간헐적 가역적 호흡곤란, 기침, 가래, 천명, 흉부압박감 등)이 있고 β-2 기관지확장제 사용전후 시행한 PFT에서 1초간 노력성 호기량이 12% 이상 증가되어 기관지 천식으로 진단받은 32명

5. 중재/치료

가미청상보하탕 엑기스제제를 1회 1포씩 1일 3회 식후 1시간에 4주간 투여

6. 주요평가항목

변증유형분류설문지로 실증군(ESG), 허증군(DSG), 허실착잡군(CSG) 구분, 삶의 질 설문지 QLQAKA(대한 천식 및 알레르기 학회 인증의 17문항의 설문지), 폐기능 검사기를 이용 2회에 걸쳐 FEV1.0, FVC, PEFR을 측정한 수치(PFT)

7. 주요결과

ESG가 DSG보다 투약 전 폐기능의 차이가 유의하게 높게 나타났다. QLQAKA에 있어서 DSG와 ESG, CSG를 각각 비교해 본 결과 유의한 차이가 없었다. DSG와 ESG를 비교해 볼 때 본 연구에서 QLQAKA에 의한 증상 호소는 DSG보다 ESG의 평균치가 높게 나타났다. 약물의 복용에 따른 QLQAKA의 변화를 볼 때 DSG에서는 처음 2주간 유의한 상상을 나타내었고 ESG에서는 후반 2주간에 유의한 상승을 보였다. 약물 복용후 폐기능 검사상 DSG와 ESG 모두에서 유의한 FEV1% 및 PEFR%의 호전이 있었다. 그러나 CSG에서는 유의한 폐기능의 호전을 관찰할 수 없었다.

8. 결론

가미청상보하탕 엑스제는 보다 허증의 환자에게 초반 2주부터 효과적인 삶의 질 관리 및 폐 기능의 호전을 나타낼 수 있는 처방으로 가능성이 있다고 할 수 있다.

9. 안전성 평가

기재 사항 없음

10. 평가자 의견

기관지천식환자에 대한 가미청상보하탕의 치료효과를 전후비교한 논문이다. 설문지를 통한 허실 변증에 따라 삶의 질과 폐기능 검사를 치료전후에 측정한 결과 허증에서 유의한 결과가 도출된 것으로 보아 가미청상보하탕의 한의학적 변증에 대한 임상적 근거를 마련한 의의가 있다. 전후비교연구로서의 한계가 있으므로 향후 질 높은 연구가 필요하리라 생각된다.

11. 평가자

장규태. 2011년 1월 19일

호흡계통의 질환

서지사항

정승연, 이재성, 최준용, 이건영, 정희재, 이형구, 배현수, 정승기. 천식 완해기 유지치료로서 AF-365의 임상적 효과. 대한한방내과학회지. 2005:26(1):1-11.

1. 목적

천식 완해기에 AF-365의 효과 연구

2. 연구디자인

전후비교연구

3. 실시기관

병원 1 시설

4. 대상자 특성

2003년 12월 1일부터 외래에 내원한 환자

전형적인 임상증상(간헐적 가역적 호흡곤란, 기침, 가래, 천명, 흉부압박감 등)이 있고 β-2 기관지확장제 사용전후 시행한 PFT에서 1초간 노력성 호기량이 12% 이상 증가되어 기관지 천식으로 진단받은 30명

5. 중재/치료

기관지 천식으로 진단받아 4주간 가미청상보하탕을 투여받은 환자를 4주간 복용을 중단시킨 후 다시 다음 4주간 AF-365를 1회 1포씩 1일 3회 식후 1시간에 투여

6. 주요평가항목

삶의 질 설문지 QLQAKA(대한 천식 및 알레르기 학회 인증의 17문항의 설문지), 폐기능 검사기를 이용 2회에 걸쳐 FEV1.0, FVC, PEFR을 측정한 수치(PFT)

7. 주요결과

가미청상보하탕 엑기스제제의 복용후 QLQAKA 및 PFT 상에서 유의한 호전을 나타낸 27명의 기관지 천식 환자에서 투여 중단 4주 후 AF-365의 복용으로 QLQAKA 및 PFT 상에서 유의한 호전 또는 통계적으로 유의한 하강이 없이 유지를 나타냈으며 중등도에 따라 이들을 나누어 분석한 결과 3단계 이상의 지속형 천식 환자에서 지속적인 삶의 질의 향상을 보였고 3단계의 중등증 지속형 천식 환자에게서 폐기능의 유의한 호전을 나타내었다.

8. 결론

임상에서 AF-365는 완해기 천식환자의 장기 관리하는 측면에서 유용할 것으로 생각되며 투여를 중단 후 재투여하는 시점은 중지 후 4주에서 3개월 이내가 적합할 것으로 생각된다.

9. 안전성 평가

기재 사항 없음

10. 평가자 의견

가미청상보하탕으로 천식이 조절된 완해기 환자에 대한 AF-365의 치료효과를 전후비교한 논문이다. 1차적으로 가미청상보하탕으로 호전된 환자의 치료 중단 후 AF-365를 투여하여 치료전후의 QLQAKA, 폐기능 검사를 시행한 결과 유의한 호전을 나타낸 것으로 볼 때 천식 환자의 장기관리에 유용할 것으로 생각된다. 전후비교연구로서의 한계가 있으므로 향후 질 높은 연구가 필요하리라 생각된다.

11. 평가자

장규태. 2011년 1월 19일

소화계통의 질환

서지사항 • • •

송민식, 허윤경, 최가원, 강민완, 김성래, 김정호, 김영일, 홍권의, 이현, 임윤경. 추나치료를 병행한 척추측만증을 동반한 악관절장애환자 40례에 대한 임상적 비교 고찰. 대한침구학회지. 2005;22(5):133-40.

1. 목적
척추측만증을 동반한 악관절장애에 추나요법 효과 연구
2. 연구디자인
무작위대조시험
3. 실시기관
한방병원 1 시설
4. 대상자 특성
악관절장애를 주소로 내원 환자가운데 특발성 척추 측만증이 있는 환자 40예(남자 18명, 여자 22명)
5. 중재/치료
외관, 합곡, 곤륜, 임읍 족삼리 등 침치료 유침 20-30분 시행
Arm 1(n=20): 침치료와 더불어 추나요법 1주 2회 5주간 시행
Arm 2(n=20): 침치료만을 시행
6. 주요평가항목
Facial pain score scale, tempomandibular function score scale, limitaiton of activity score scale
7. 주요결과
측두하악기능 점수 및 활동제한 점수는 치료 전에 비해 치료 후 Arm 1과 Arm 2 모두 유의한 호전을 나타내었으며, Arm 1이 Arm 2보다 유의한 호전을 나타내었다($P<0.05$).
8. 결론
특발성 척추측만증이 병발한 악관절장애에는 악관절에 대한 침치료와 더불어 척추측만을 교정하기 위한 추나요법을 병행하는 것이 보다 효과적이다.
9. 안전성 평가
기재 사항 없음
10. 평가자 의견
척추측만증을 동반한 악관절장애에 추나요법을 응용하여 임상 효과를 관찰한 무작위대조시험이다. 악관절장애가 척추측만증이 병발했을 경우, 악관절장애에 대한 침치료와 더불어 추나요법을 시행하여 척추측만증을 교정하는 것이 효과적임을 보여주었다. 그러나 연구방법에 대한 설명이 부족하고, 시험대상자의 수가 적으며, 무작위배정 및 평가시 맹검이 이루어지지 않았고, 단순 무처치를 대조군으로 설정하는 등의 연구방법의 제한적 요소가 아쉽다.
11. 평가자
김진성. 2011년 1월 19일

소화계통의 질환

➡ 서지사항 • • •

김태수, 김창연, 이기하, 엄태웅, 정영훈, 고영탁. 측두하악 증후군에 대한 침치료 군과 추나치료 군의 임상적 고찰. 척추신경추나의학회. 2006;1(1):55-64.

1. 목적
측두하악 증후군에 사암침과 신연이행기법의 추나치료 비교 연구

2. 연구디자인
무작위대조시험

3. 실시기관
한방병원 1 시설

4. 대상자 특성
일반 두개하악 검사로 측두하악 증후군으로 진단된 환자 31명(남자 7명, 여자 24명)

5. 중재/치료
설상근 교근 측두근에 대한 근 이완 수기요법을 공통적으로 6회 시행

Arm 1(n=20): 침치료군. 담정격과 위정격을 선택적으로 자침 후, 염전보사 20분 유침

Arm 2(n=20): 신연이행기법 시행군. 장축신연기법 3회 시행 후, 이행기법 선택적 시술

6. 주요평가항목
기왕 장애지수(Anamnestic dysfunction index),

변형측두하악 장애지수(Modified craniomandibular index)

7. 주요결과
침치료군과 신연이행기법 시행군간의 치료효과 비교는 Mandibular Movement(MM)지수에 대한 호전도는 침치료군에서 높은 것으로 나타났고, TMJ Noise(TN)지수에 대한 호전도는 신연이행기법시행군에서 높게 나타났다.

8. 결론
침치료는 기능적 측면이라 할 수 있는 측두하악관절의 운동에 있어 추나치료보다 우수한 것으로 나타났고, 추나치료는 구조적 측면인 측두하악 관절의 연발음에 있어 침구치료보다 우수한 것으로 나타났다.

9. 안전성 평가
기재 사항 없음

10. 평가자 의견
본 논문에서 측두하악 증후군 환자에 대한 사암침 치료와 신연이행기법 시행군의 치료효과의 차이를 비교한 결과, 침치료는 기능적 측면이라 할 수 있는 측두하악관절의 운동에 있어 추나치료보다 우수한 것으로 나타났고, 추나치료는 구조적 측면인 측두하악 관절의 연발음에 있어 침구치료보다 우수한 것으로 나타났다. 그러나 시험대상자의 수가 적고, 무작위배정 및 평가시 맹검이 이루어지지 않았으며, 치료중재가 혼재되어 있는 등의 연구방법의 제한적 요소가 있으며, 침치료군과 신연이행기법 시행군 두군에서 각각 전후비교연구를 시행한 후, 동시성으로 두 군의 치료효과를 비교한 연구디자인에 해당하는 것으로 사료된다.

11. 평가자
김진성. 2011년 1월 19일

소화계통의 질환

서지사항 • • •

Park YC, Kang W, Choi SM, Son CG. Evaluation of manual acupuncture at classical and nondefined points for treatment of functional dyspepsia: A randomized-controlled trial. J Altern Complement Med. 2009;15(8) 879-84.

1. 목적

기능성 소화불량증에 전통적 혈위와 비특정 지점 침치료 효과 비교

2. 연구디자인

무작위대조시험

3. 실시기관

한방병원 1 시설

4. 대상자 특성

ROME-Ⅱ criteria에 따라 정의된 기능성 소화불량증 환자 68명을 대상으로 하였다(남자 14명, 여자 54명, 중간나이 32.5세, 범위 20-60세).

5. 중재/치료

Arm 1: classical acupoints group(CA)은 양측의 합곡(LI4), 태충(LR3), 족삼리(ST36), 내관(PC6), 공손(SP4)과 중완(CV12)의 모두 11개 혈위에 멸균침(직경 0.25mm, 길이 30mm)을 부위에 따라 1-2.5cm의 깊이로 삽입하여 시계방향으로 3회 염전한 후, 15분간 유침. 1주에 3회, 2주간 시행.

Arm 2: nondefined points group(NP)은 전통적 혈위에서 약 1cm 떨어진 지점

6. 주요평가항목

Nepean Dyspepsia Index(NDI), 삶의 질 평가

7. 주요결과

1) 2주간의 침치료는 CA군에서 NDI 점수가 치료 전 59.59±22.03에서 치료 후 25.44±17.96로, NP군에서는 55.71±22.94에서 26.38±15.69로 나타나서, 두 그룹 모두에서 유의하게 FD의 증상을 개선시켰으나($p<0.001$), 두 군간의 평균점수는 유의한 차이가 없었다.

2) NDI 점수의 Quality of life 점수는 CA군에서 치료전 67.10±15.06에서 치료 후 88.27±7.65로, NP군에서는 70.47±19.66에서 86.50±9.78로 두 그룹 모두에서 유의한 개선효과를 보였으나, 두 군간의 유의한 차이는 없었다.

8. 결론

FD 환자에 대한 침치료는 관련 증상과 삶의 질에 대하여 유의한 개선 효과를 보였다. 특히, 전통적인 혈위에서 약 1cm 벗어난 비특정 지점에 대한 침자극도 전형적인 혈위사용시와 대체로 비슷한 효과가 나타났으며, 이 결과는 적어도 FD에 대해서는 혈위나 주위의 침자극 만으로 그 효과가 발현되는 것으로 여겨진다.

9. 안전성 평가

임상시험 관련 부작용 사례 없음.

10. 평가자 의견

기능성 소화불량증에 대한 침치료 효과를 확인하기 위하여 실험군은 합곡, 내관, 태충, 공손, 족삼리 및 중완에 자침(15분간 유침)을 1일 1회, 1주 3회씩 2주간 시행하였고, 대조군은 혈위에서 1cm 떨어진 비특정 지점(nondefined points)을 자극하였다. 치료 전 후의 NDI와 삶의 질 설문평가를 비교한 결과, 시험군과 대조군에서 모두 유의한 개선효과가 나타났다. 하지만 기능성 소화불량증과 같은 placebo effect에 민감한 질환임에도 가짜침의 대상을 비특위적 혈위로 설정하여 실험군과 대조군의 차이를 분명히 드러내지 못한 제한적 연구설계가 아쉬운 사항이다.

11. 평가자

김진성. 2011년 1월 19일

소화계통의 질환

서지사항 • • •

조종관. 각종 소화기 증상에 대한 HPS-A의 임상실험. 동의신경정신과학회지. 1992;3(1):107-16.

1. 목적

각종 소화기 증상에 대한 HPS-A의 효과 연구

2. 연구디자인

증례보고

3. 실시기관 병원 1 시설

4. 대상자 특성

각종 소화기 증상을 호소하는 환자 31례, 심한 위십이지장 궤양이나 위암 등 기질적인 소화기 질환을 가진 환자와 간장해, 신장해 등 중증의 합병증을 가진 환자 제외

5. 중재/치료

작약감초탕 증상을 함께 가지고 있는 점에 착안하여 두가지의 처방방법을 합방하여 HPS-A

6. 주요평가항목

복약후 1주일, 2주일의 자각증상 보고

7. 주요결과

복약후 1주일후 각종 증상 평균 개선율은 85.2%였으며(심하비만 89.9%, 소화불량 85.1%, 공복산통 84.6%) 복약후 2주일 후의 개선률은 94.5%(심하비만 96.6%, 공복산통 96.5%, 소화불량 96.3%)

8. 결론

HPS-A은 급, 만성위장장애 및 초기의 소화성 궤양 치료제로 활용될 수 있을 것이다.

9. 안전성 평가

투여 후 종료까지의 이상증상의 발현여부와 투약전, 후의 임상검사의 이상유무로 판정, 이상소견 없음.

10. 평가자 의견

본 논문은 각종 소화기 증상에 대한 HPS-A의 임상실험을 연구한 논문으로 주요 내용으로는 임상에서의 환자들이 안중산 증상 뿐만 아니라 작약감초탕 증상을 함께 가지고 있는 점에 착안하여 두가지의 처방방법을 합방하여 HPS-A라 명명한후 소화기 질환 환자에게 투여하여 자각증상을 중심으로 유효성, 안정성을 관찰한 것을 근거로 복약후 1주일후 각종 증상 평균 개선율은 85.2%였으며(심하비만 89.9%, 소화불량 85.1%, 공복산통 84.6%) 복약후 2주일 후의 개선률은 94.5%였으며(심하비만 96.6%, 공복산통 96.5%, 소화불량 96.3%) 전 증례에서 부작용은 발견되지 않았고 이상의 결과를 종합해 볼 때 HPS-A은 급, 만성위장장애 및 초기의 소화성 궤양 치료제로 활용될 수 있을것이라는 내용이다.

11. 평가자

조성훈. 2011년 1월 19일

소화계통의 질환

서지사항

김연미, 박양춘, 조정효, 강위창, 손미원, 홍권의. 기능성 소화불량증 환자에 대한 한약복합제의 치료 효과: 무작위배정 표준치료제 위약 대조군 연구. 대한한의학회지. 2010;31(1):1-13.

1. 목적
기능성 소화불량증에 한약 복합제(DA-9701) 효과 연구

2. 연구디자인
무작위대조시험

3. 실시기관
한방병원 1 시설

4. 대상자 특성
기능성 소화불량증 환자 42명(남자 9명, 여자 33명)

5. 중재/치료
1일 3회, 1회 1정 을 2주간 경구 투여

Arm 1(n=14): 한약 복합제(DA-9701) 투여군. 한약 복합제는 백개자 100mg, 현호색 200mg, 흑축 200mg, 미결정 셀룰로오즈, 유당, 전분 100mg으로 구성된 황갈색 장방형의 정제

Arm 2(n=14): 표준치료제(mosapride) 투여군. mosapride citrate 5mg의 회색 장방형 정제

Arm 3(n=14): 위약군. 미결정 셀룰로오즈, 유당, 전분 600mg으로 구성된 회색 장방형 정제

6. 주요평가항목
Nepean Dyspepsia Index, Functional Dyspepsia Quality of Life

7. 주요결과
1) Arm 1에서 NDI의 소화불량 관련 주요 증상이 유의하게 개선되었으나, mosapride군과 placebo군에 비하여 유의한 차이를 보이지 않았다(DA-9701; $p<0.05$, Mosapride; $p<0.01$, placebo; $p<0.001$).

2) Arm 1에서 NDI 삶의 질이 유의하게 개선되었으나, 군간 차이에는 통계적 유의성이 없었다.

8. 결론
한약 복합제인 DA-9701은 기능성 소화불량증 환자의 증상과 삶의 질을 개선시키는데 일정한 효과가 있는 것으로 여겨진다.

9. 안전성 평가
연구기간 중 모든 실험군에서 이상반응 없었음.

10. 평가자 의견
기능성 소화불량증 환자에 대한 한약복합제 추출물의 효능과 안전성을 확인하기 위한 무작위대조시험로서, 3 arm의 평행배정의 연구방법으로 이루어졌다. 한약복합제(DA-9701) 투여군에서 NDI의 소화불량 관련 주요 증상과 삶의 질이 유의성 있게 개선되었으나, mosapride군 및 placebo군간 차이에는 통계적인 유의성이 없었다. 본 연구는 무작위배정의 방법, 선정 및 제외기준 설정 등의 연구방법에 미비한 면이 있고, 특히 active control을 사용한 동등성 또는 비열등성 시험분석의 결여 등의 제한적 요소가 있으나, 확증형 연구를 위한 pilot study로서 이해할 필요가 있다고 사료된다.

11. 평가자
김진성. 2011년 1월 19일

소화계통의 질환

서지사항

박재우, 윤성우, 김진성, 류봉하. 만성변비에 대한 홍화약침의 효능 연구. 대한침구학회지. 2008;25(5)127-37.

1. 목적

   만성변비에 홍화약침 효과 연구

2. 연구디자인

   무작위대조시험

3. 실시기관

   병원 1 시설

4. 대상자 특성

   로마기준의 기능성 변비, 변비형 과민성 장증후군의 범주에 속하는 24명

5. 중재/치료

   Arm 1(n=12): 홍화약침액을 양측의 천추, 대거, 지실 및 기해의 총 7경혈에 각각 0.1cc를 1/2-1 inch 자입, 주 2회, 4주간 총8회 약침 시술

   Arm 2(n=12): 생리식염수를 동일 경혈에 동량 주입 시술

   1군에서 중단 1인, 프로토콜 위반 1인, 2군에서 2명 중단하였다.

6. 주요평가항목

   Scoring system for stool consistency and ease of evacuation

7. 주요결과

   홍화약침 치료군에서는 1주 후부터 배변회수의 증가 및 대변 굳기 정도와 배변의 수월감에서 통계적으로 유의한 호전을 보였으며, 4주후에 무처치 추적 1주일간에도 유의한 증상개선이 관찰되었다($P<0.05$). 그러나 대조군에서는 두 증상 모두에서 통계적으로 유의한 변화가 없었다.

8. 결론

   만성변비의 증상개선에 홍화약침이 효과적이다.

9. 안전성 평가

   약침 시술의 중대한 부작용은 발생하지 않았으나, 시술부위의 멍듦, 자입시 통증 및 경도의 발적이 관찰됨.

10. 평가자 의견

    본 논문은 만성변비에 대한 홍화약침의 효능을 평가한 최초의 무작위 대조군 임상시험이다. 로마기준의 기능성 변비 및 변비형 과민성 장증후군의 범주에 속하는 환자를 대상으로 홍화약침액을 양천추, 대거, 지실 및 기해의 총 7경혈에 주입한 실험군과 생리식염수를 주입한 대조군 사이의 배변회수, 대변의 굳기 정도 및 배변의 수월감을 평가한 결과, 홍화약침액 치료군이 대조군에 비하여 유의한 증상개선 효과를 나타내었다. 무작위 배정과 배정은닉이 적절히 이루어졌고, 탈락율에 대한 기록이 분명하여 연구의 질이 비교적 높으나, pilot 시험으로 피험자 수가 적고, 단일 맹검으로 진행된 제한적 요소가 있다.

11. 평가자

    김진성, 2011년 1월 19일

소화계통의 질환

서지사항 • • •

손동혁, 조기호, 김영석, 배형섭, 이경섭, 이영구. 급성기 중풍 환자에 있어서 보류관장과 일반관장의 사하효과에 대한 비교 연구. 대한한의학회지. 2001;22(3):51-62.

1. 목적

급성기 중풍 환자에게 일반관장과 보류관장의 효과 비교

2. 연구디자인

무작위대조시험

3. 실시기관

한방병원 1 시설

4. 대상자 특성

뇌졸중으로 확진된 급성기 중풍 환자 가운데 변을 보지 못한 일수가 3일 이상이거나 3일 이내라도 복부불쾌감 및 복만감을 호소하는 환자 63명(남자 34명, 여자 29명)

5. 중재/치료

보류관장액은 대승기탕 2배용량을 물에 200cc로 전탕 후 사용

보류관장1군(n=10): Finger-glycerin enema 1회를 1차 보류관장 1시간 전에 시행하고, 보류관장은 오전 오후 2회 시행

보류관장2군(n=19): Finger-glycerin enema 1회와 보류관장 1회 시행

일반관장1군(n=16): Finger-glycerin enema 오전과 오후 2회 시행

일반관장2군(n=18): Finger-glycerin enema를 오전 1회 시행

6. 주요평가항목

배변회수, 배변량, 복진상의 변화(복직근의 긴장도, 복력의 변화), 관련 증후의 변화(복부불쾌감, 소화상태, 기력)

7. 주요결과

1) 보류관장군은 처치 당일 배변회수와 총배변량, 보정된 배변량, 복직근 긴장도의 변화 및 기력의 변화에서 일반관장군보다 효과적이었다.

2) 처치 당일 배변회수와 총 배변량 및 복직근의 긴장도의 변화에서는 보류관장 1군이 가장 효과적이었고, 보정된 배변량, 복부불쾌감의 변화에서는 보류관장 2군이 가장 효과적이었다.

8. 결론

보류관장은 일반관장에 비해 사하효과가 뛰어나고, 복직근의 긴장완화, 복부불쾌감의 개선, 소화상태의 호전에 있어 일반관장에 비해 효과적이었다.

9. 안전성 평가

중풍 급성기 환자에 대한 체온, 호흡수, 혈압 및 맥박수 측정결과, 관장후 안정적 상태유지 보고함.

10. 평가자 의견

본 논문은 급성기 중풍 환자를 대상으로 일반관장과 보류관장의 효과를 비교검토한 무작위 대조군연구이다. 관장시행 방법 및 회수에 따라 4개군으로 나누어서 배변회수, 배변량, 복진상의 변화 및 관련 증후의 변화를 평가하여 보류관장이 일반관장에 비해 사하효과가 뛰어나고, 복직근의 긴장완화, 복부불쾌감의 개선, 소화상태의 호전에 있어 일반관장에 비해 효과적이라고 보고하였다. 그러나 복직근 긴장의 평가도구가 미비하고, 군간 배정에 오류가 있으며, 평가변수의 측정방법이 불분명한 제한점이 있다.

11. 평가자

김진성. 2011년 1월 19일

소화계통의 질환

서지사항

이용연, 송기철, 최병렬, 서상훈, 유화승, 최우진, 조정효, 이연월, 손창규, 조종관. 가미청간산을 투여한 알콜성 간질환 환자 25예에 대한 임상보고. 대한한방내과학회지. 2001;22(4):414-9.

1. 목적

   알콜성 간질환에 가미청간산 효과 연구

2. 연구디자인

   전후비교연구

3. 실시기관

   한방병원 1 시설

4. 대상자 특성

   간계내과에 내원하여 가미청간산을 1개월 이상 투약한 알콜성 간염 및 간경변 환자 가운데 재검사가 가능했던 25명

5. 중재/치료

   가미청간산

6. 주요평가항목

   임상증상 호전도, 혈액학적 상태분석

7. 주요결과

   임상증상 호전율에서 호전 21예(84.0%), 별무변화 4예(16.0%), 악화된 환자는 없었다.

   알콜성 간염에서 혈청 AST, ALT 및 r-GTP의 호전율은 각각 84.6%, 83.3% 및 75%로 나타났다.

8. 결론

   가미청산산은 알콜성 간질환에 대하여 임상증상의 호전 및 각종 간기능 검사상 71.2%의 호전율을 나타내었다.

9. 안전성 평가

   기재 사항 없음

10. 평가자 의견

    본 논문은 알콜성 간질환에 대한 가미청간산의 효과를 확인하기 위한 관찰적 연구이다. 가미청간산을 1개월 이상 투여한 알콜성 간염 및 간경변 환자 가운데 재검사가 가능했던 25명을 대상으로 일정시점에서 후향적으로 조사하여 알콜성 간염에 대하여 임상증상 및 혈청학적 호전을 확인하였다. 질 높은 임상연구의 제한적 사항을 고려하여 알콜성 간질환의 한방치료에 대한 사례로 소개한다.

11. 평가자

    김진성. 2011년 1월 19일

소화계통의 질환

서지사항 • • •

홍수현, 권오순, 김상현, 김효진, 김기탁, 박상은, 김원일, 홍상훈, 김창완, 조정효. 손창규, 윤우상, 김경남. 인진오령산의 알콜성 간염에 미치는 영향. 동의생리병리학회지. 2008;22(1):204-8.

1. 목적

알콜성 간염에 인진오령산 효과 연구

2. 연구디자인

무작위대조시험

3. 실시기관

한방병원 2 시설

4. 대상자 특성

20세 이상 70세 이하의 남자로서 주 1회 이상 음주하면서 일평균 알코올 섭취량이 40g 이상인자를 대상으로 하였고 AST, ALT, γ-GTP가 정상 이상, 복부 초음파 검사에서 간암, 간경변의 소견이 없음, 바이러스성 간염, 약인성 간염, 대사 이상 질환이 아님, 무작위 배정 이전에 서면 동의서에 서명하고 날인한 자 40명

5. 중재/치료

Arm 1(n=15): 인진오령산 제제약 2주간 투여

Arm 2(n=12): 위약 2주간 투여

9명은 screening 탈락. 4명은 유효성 평가가 이루어지지 않음. 27명이 최종분석.

6. 주요평가항목

복부 초음파, 일반혈액검사, 일반화학검사를 약물투여 후 2주, 4주, 6주에 내원하여 검사하였고 체성분 변화는 투약 전후를 측정하여 비교

7. 주요결과

Arm 1은 Arm 2에 비해 AST, ALT, AST/ALT의 감소가 없었으나 복용 2주후에는 γ-GTP, 4주후에는 MCV, γ-GTP, 6주 후에는 MCV가 통계적인 유의성을 찾을 수 있었다.

8. 결론

알콜성 간염의 개선에 인진오령산은 부분적으로 유의성을 나타내었으며 추가적인 연구가 필요하다.

9. 안전성 평가

시험군에서 1명이 시험약을 하루 복용한 후에 머리가 허공에 뜬 느낌 등의 금단증상과 더불어 양측 대퇴내측의 발진이 발생하였다. 시험약을 중지 후에 1주일 내에 증상이 개선되었고, 시험약과 관련 있다고 추정되었다. 대조군중 1명의 간 기능이 악화되었으나 환자가 추적검사에 불응하였다. 실험실 검사 분석 결과, 최초검사와 2주, 4주, 6주 후의 변화를 살펴보았을 때 두 군 모두 대부분의 검사항목에서 정상범위 이내의 변화이거나 임상적으로 유의하지 않는 변화로 판단되었다.

10. 평가자 의견

본 연구에서는 투약기간의 짧았던 점과 예상외로 중간 탈락자가 많았다. 추후 이에 대한 보정 가능한 임상연구의 설계를 통하여 알코올성 간질환의 치료에 도움이 되는 한약제제를 찾는 지속적인 연구가 필요할 것이다.

11. 평가자

조정훈. 2011년 1월 19일

소화계통의 질환

서지사항 • • •

구본수, 김태경, 한진안, 문상관, 김영석. 부자를 포함한 한약처방이 간효소치에 미치는 영향-임상 6예를 중심으로. 대한한의학회지. 2002;23(1):177-82.

1. 목적

부자를 포함한 한약처방이 간효소치에 미치는 영향 연구

2. 연구디자인

증례보고(n=6)

3. 실시기관

한방병원 1 시설

4. 대상자 특성

경희의료원 한방병원 입원환자 중 부자가 포함된 처방이 투여된 환자(n=6)

5. 중재/치료

Case 1: 오적산가미방(부자 2g), 2첩 3분복, 11일간 투여(요추압박골절, 척추후방전위증, 골다공증)
Case 2: 오약순기산가미방(부자 8g), 2첩 3분복, 4일간 투여(요추추간판탈출증, 감염성척추염 의증)
Case 3: 소음인 승양익기부자탕(부자 4g), 3첩 3분복, 5일간 투여(뇌경색)
Case 4: 온경탕가미방(부자 2g), 3첩 3분복, 10일간 투여(뇌경색, 당뇨)
Case 5: 구기부자탕(부자 5g), 3첩 3분복, 4일간 투여(요추척추증, 골다공증)
Case 6: 오약순기산가미방(부자 8g), 3첩 3분복, 3일간 투여(요추추간판탈출증, 요로감염)

6. 주요평가항목

AST, ALT, γ-GTP

7. 주요결과

부자포함처방 투여 전 평균 AST는 30.5±12.4U/L, 평균 ALT는 30.7±22.5U/L였으며 부자포함처방 투여 후 평균 AST는 25.7±8.7U/L, 평균 ALT는 28.0±14.8U/L이었다. 부자포함처방 투여 후 γ-GT의 평균은 34.3±19.4U/L이었다.

부자포함처방 투여 후 γ-GT는 1예(Case 4)를 제외하고 정상범위(<50U/L)를 나타내었다. 부자포함처방 사용 전 γ-GT 검사를 시행한 2예의 경우 사용전후의 γ-GT 수치는 별다른 변화가 없었다.

8. 결론

부자가 포함된 처방의 경시적인 투여가 AST, ALT, γ-GT를 중심으로 본 간효소치에 별다른 영향을 미치지 않는 것으로 사료된다.

9. 안전성 평가

부자포함처방 투여 후 γ-GT는 1예(Case 4)를 제외하고 정상범위(<50U/L)를 나타내었다. 부자포함처방 사용 전 γ-GT 검사를 시행한 2예의 경우 사용전후의 γ-GT 수치는 별다른 변화가 없었다.

10. 평가자 의견

부자의 부작용에 대해서는 aconitine의 강심작용이 심장에 미치는 부담과 관련하여 주로 연구되어 왔으나 이 연구에서는 간수치를 분석, 간독성이 없다는 결론을 내리고 있어, 임상에서 부자가 포함된 처방을 투여할 때 의미있는 고려 대상은 되지 못할 것으로 보인다. 또한 대상자가 모두 여자환자이며 평균 연령이 67±12.3세로 고령자에 치우쳐 있다. 부자포함 처방의 투여일수가 비교적 짧고 모든 환자에서 투여 전후에 γ-GT 검사를 시행하지 못하였다는 한계가 있다.

11. 평가자

김종인. 2011년 1월 19일

소화계통의 질환

서지사항 • • •

윤여광, 손덕청, 주입산, 정대영. 청심연자탕으로 인한 간손상 유발가능성에 대한 임상연구. 대한한방내과학회지. 2003;24(4):792-5.

1. 목적

청심연자탕의 간손상 여부 연구

2. 연구디자인

전후비교연구

3. 실시기관

한방병원 1 시설

4. 대상자 특성

입원환자 24례

5. 중재/치료

한약(청심연자탕) + 양약 + 물리치료 + 침

6. 주요평가항목

ALP, AST, ALT, r-GTP의 수치의 변화

7. 주요결과

3주간의 투여후에도 ALP, AST, ALT 수치상의 유의성 있는 변화가 없음을 관찰할 수 있었고 r-GTP 경우에는 유의성 있게 감소되었다.

8. 결론

청심연자탕이 유의성 있게 간손상을 유발하지 않는 것으로 사료된다.

9. 안전성 평가

기재없음

10. 평가자 의견

내경에서 약물은 대독, 상독, 소독으로 구분하고 하품은 '독이 많으며 장기간 복용하지 못한다'고 하여 약물독성과 작용 그리고 장기간 복용여부가 가능한지를 구분한 기록이 있다.

본 논문은 후향적 연구로 청심연자탕이 3주 이상 투여된 환자 24례를 대상으로 ALP, AST, ALT, r-GTP의 수치의 변화를 통해 청심연자탕이 간손상에 미치는 영향을 확인한 연구이다. 3주간의 투여 후에도 ALP, AST, ALT, r-GTP의 수치의 변화가 없으므로 청심연자탕이 유의성 있게 간손상을 유발하지 않는 것으로 사료된다. 지금까지 대부분의 연구는 복합처방의 교환투여시 간손상여부를 연구한 것이 많았으며 이는 어떤 약재 또는 처방이 간손상과 연관이 있는지 알기 어려운 문제점이 있었다. 본 조사에서는 이런 변수를 최소화하고자 단일처방에 가감없이 투여된 경우만 추적조사하였다.

11. 평가자

조성훈. 2011년 1월 19일

피부 및 피하조직의 질환

서지사항

신상호, 김자혜, 김미보, 윤화정, 유선애, 이승연, 이미연, 김규곤, 고우신. 升葛湯을 사용한 아토피 피부염 환자에 대한 임상실험. 대한한방안이비인후피부과학회지. 2007;20(2):199-212.

1. 목적
아토피 피부염에 승갈탕 분말 엑기스 효과 연구

2. 연구디자인
무작위대조시험

3. 실시기관
한방병원 1 시설

4. 대상자 특성
Hanifin & Rajka 기준에 의한 만 14~65세 미만 아토피 피부염 환자

5. 중재/치료
Arm 1(n=13): 升葛湯 엑기스를 하루 3회 8주간 복용(남자 8명, 여자 5명)

Arm 2(n=10): 위약 엑기스를 하루 3회 8주간 복용(남자 1명, 여자 9명)

6. 주요평가항목
1) 피부 측정-유분함유량, 경피수분손실량, 피부수분함량, 홍반 및 흑반

2) 육안적 평가-자체 개발한 Clinic Index 사용

3) 혈액 검사-IgE Mast 검사

7. 주요결과
16명의 피험자가 탈락하였다.

1) 피부상태변화-투약 8주 후 Arm 2의 인당혈 부위의 수분함류량이 유의하게 증가(P=0.0168)

2) 아토피 진단지수-Arm 1은 유의하게 소양감과 수면장애 감소. Arm 2는 유의성 없음

3) 혈액검사-Arm 1, Arm 2 모두 유의한 변화가 없었음

8. 결론
승갈탕이 아토피 환자의 자각적 증상 개선에는 효과가 있으나 피부 상태 및 혈액 검사 상에서는 유의한 변화를 보이지 못한다.

9. 안전성 평가
실험 시작 전후 혈액검사와 소변검사로 안정성 확인.

10. 평가자 의견
아토피 피부염은 풍열, 혈열, 습열, 혈허 등에 의한 질병으로 인식되어 있고 특히 외부 풍습열이 피부에 침입하여 형성된다고 하였다. 승갈탕은 비위습열로 인한 여러 피부질환에 응용되는 처방이다.

아토피 피부염의 한약 내복에 대한 무작위대조시험이라는 점이 높이 평가된다. 그렇지만 39명이 연구에 참여하여 16명이 중도 탈락 하였다는 점은 시사하는 바가 크다. 중도 탈락율이 높았기 때문에 연구 결과에 있어서도 신뢰도가 떨어지게 된다. 본 연구는 한약 내복을 중재로 한 실험 연구가 얼마나 어려운 것이냐에 대한 좋은 본보기가 될 수 있다고 생각한다. 그러므로 이 연구는 그 결과보다는 앞으로 아토피 피부염 환자의 좋은 실험 연구에 있어서 선행연구로서 좋은 가치가 있다고 사료된다.

11. 평가자
남혜정. 2011년 1월 19일

피부 및 피하조직의 질환

서지사항 • • •

김성호, 윤대철, 김희택, 호동수, 윤경섭. 연교승마탕이 함유된 한방화장품이 아토피 피부염에 미치는 임상 연구. 대한한방안이비인후피부과학회지. 2008;21(2):126-41.

1. 목적

아토피 피부염에 연교승마탕 함유된 외용 화장품의 효과 연구

2. 연구디자인

무작위대조시험

3. 실시기관

한방병원 1 시설

4. 대상자 특성

Hanifin & Rajka 기준에 의한 만 16세 이상 아토피 피부염 환자

5. 중재/치료

Arm 1(n=17): 連翹升麻湯을 함유한 피부외용제를 4주간 하루 2-3회 아토피 피부염이 있는 피부에 도포

Arm 2(n=16): Atopico skin care cream을 4주간 하루 2-3회 아토피 피부염이 있는 피부에 도포

6. 주요평가항목

1) 육안적 평가-SCORAD Index, 이미지촬영
2) 혈액 검사-Total IgE, Eosinophil count
3) 피부 측정-피부표면온도, 경피수분손실량, 피부수분함량, 피부산성도
4) 총괄적 유효성에 대한 피험자 자체평가

7. 주요결과

1) 육안적 평가-Arm 1(P=0.014), Arm 2(P=0.021) 모두 유의한 감소
2) 혈액 검사-Total IgE 유의성 없음. Eosinophil count는 Arm 1이 유의하게 낮음
3) 피부 측정-두 군 모두 피부표면온도, 피부수분함량, 피부산성도가 유의하게 상승. 경피수분손실량은 Arm 1이 유의하게 감소
4) 총괄적 유효성에 대한 평가-Arm 1이 높게 나타남

8. 결론

연교승마탕이 함유된 한방피부외용제가 Atopico skin care cream과 비교하여 더 효과적이며 안전하게 사용할 수 있는 것을 확인.

9. 안전성 평가

기재 사항 없음

10. 평가자 의견

연구가 항온항습시설에서 적절한 피부측정 장비를 이용해서 평가되었기 때문에 가치있는 연구라고 할 수 있다. 또한 Atopico skin care cream은 아토피 피부염 환자들 사이에서 널리 사용되고 있는 아토피 외용제품 중 하나로 連翹升麻湯이 함유된 크림이 최소한 Atopico skin care cream 보다 좋은 효과를 보였다는 점에서 긍정적이라고 할 수 있다. 그렇지만 Eosinophil count가 감소하고 IgE가 증가한 점, 대조군에서 수분함유량이 증가했음에도 불구하고 TEWL이 증가한 점 등에 대해 명확한 설명을 하지 못하고 있다.

11. 평가자

남혜정. 2011년 1월 19일

피부 및 피하조직의 질환

서지사항

윤대철, 김희택, 김이화, 호동수. 아토피 피부염 환자에서 황련해독탕(黃連解毒湯)이 함유된 한방화장품에 대한 임상 연구. 동의생리병리학회지. 2008;22(6):1611-20.

1. 목적

아토피 피부염에 황련해독탕 함유된 외용 화장품 효과 연구

2. 연구디자인

무작위대조시험

3. 실시기관

한방병원 1 시설

4. 대상자 특성

Hanifin & Rajka 기준에 의한 만 16세 이상 아토피 피부염 환자 31명

5. 중재/치료

Arm 1(n=15): 황련해독탕을 함유한 한방보습제 크림을 4주간 하루 2-3회 아토피 피부염이 있는 피부에 도포(남자 7, 여자 8)

Arm 2(n=16): 황련해독탕만 없는 한방보습제 크림을 4주간 하루 2-3회 아토피 피부염이 있는 피부에 도포(남자 3, 여자 13)

6. 주요평가항목

1) 육안적 평가-SCORAD Index, 이미지촬영
2) 혈액 검사-Total IgE, Eosinophil count
3) 피부 측정-피부표면온도, 경피수분손실량, 피부수분함량, 피부산성도
4) 총괄적 유효성에 대한 피험자 자체평가

7. 주요결과

1) 육안적 평가-Arm 1은 유의하게 감소(P-0.008), Arm 2는 변화 없음
2) 혈액 검사-두 군 모두 Total IgE, Eosinophil count 모두 유의성 없음
3) 피부 측정-두 군 모두 피부표면온도와 경피수분손실량, 피부산성도는 유의성 있는 차이 없음. 피부수분함량은 Arm 1에서 유의성 있게 증가(P=0.03)
4) 총괄적 유효성에 대한 평가-Arm 1이 유의하게 높게 나타남

8. 결론

黃連解毒湯이 함유된 한방피부외용제가 아토피 피부염에 비교적 효과적임을 확인

9. 안전성 평가

큰 이상 반응 없었음

10. 평가자 의견

黃連解毒湯이 함유된 외용제와 함유되지 않은 외용제를 이용하여 아토피 환자에게 동일한 방법으로 사용하게 한 것으로 서로 다른 외용제를 사용한 연구에 비하여 가치 있다. 그렇지만 아토피 피부염에서 가장 중요하다고 할 수 있는 경피수분소실도(TEWL)가 두 군에서 모두 증가했다는 점은 납득하기 어려운 부분이다. 연구가 항온항습시설에서 적절한 피부측정 장비를 이용해서 평가되었기 때문에 가치있는 연구라고 할 수 있다.

11. 평가자

남혜정. 2011년 1월 19일

피부 및 피하조직의 질환

서지사항 • • •

김창훈, 황동성, 김정태, 정현아, 노석선, 임남규. 한방 샴푸/에센스의 비듬에 대한 무작위배정, 이중맹검, 위약 대조군 연구. 대한한방안이비인후피부과학회지. 2007;20(3):222-35.

1. 목적

두부지루에 한방 추출물 함유 샴푸/세럼에센스 효과 연구

2. 연구디자인

무작위대조시험

3. 실시기관

한방병원 1 시설

4. 대상자 특성

두피 지루 비듬균 양성 반응을 보인 두피 비듬환자 중 자원자

5. 중재/치료

Arm 1(n=25): 한방샴푸/세럼에센스로 2주간 1일 1회 매일 아침 세발(남자 14,여자 11)

Arm 2(n=22): 일반샴푸/세럼에센스로 2주간 1일 1회 매일 아침 세발(남자 19, 여자3)

6. 주요평가항목

1) 비듬균 계수

2) Sebumeter를 이용하여 이마 상단 피지 분비량 측정

3) 자각적 증상 평가

7. 주요결과

1) 비듬균 계수-Arm 1에서 비듬균 수가 통계적으로 유의하게 감소(P=0.0083)

2) 이마 상단 피지 분비량-Arm 1의 두피 피지량이 유의하게 감소(P=0.0182)

3) 자각적 증상 평가-두 군 모두 사용 전후 유의하게 개선됨. 두 군간 개선도의 차이는 없음

8. 결론

한방 샴푸/세럼에센스가 두피지루 비듬에 효과가 있음을 확인함.

9. 안전성 평가

2일간 피부 질환에 없는 성인 남자 20명을 대상으로 herbal patch test 시행하였음

10. 평가자 의견

비듬은 한의학의 백설풍의 범주에 들어가며 병인은 풍열외감으로 혈조하거나 고량후미를 과다 섭취하여 비위습열이 기육에 축적되어 발생하는 것으로 알려져 있다.

고삼, 세신, 황련, 패모, 창출의 5가지 한약재 추출물이 함유된 한방샴푸/세럼에센스가 두피 지루로 인한 비듬에 일반 샴푸/세럼에센스보다 효과적이라는 것을 확인한 연구이다. 안정성 평가를 먼저 실시했다는 점, 그리고 사용자의 자가 평가에 추가하여 비듬균 계수를 확인하여 객관적 자료를 확보했다는 점에서 높이 평가된다.

11. 평가자

남혜정. 2011년 1월 19일

피부 및 피하조직의 질환

서지사항 • • •

김남권, 두인선, 문연자, 우원홍. 생모근이 탈모에 미치는 임상적 연구. 동의생리병리학회지. 2005;19(1):270-8.

1. 목적

탈모에 한방 비누 생모근(生毛根) 효과 연구

2. 연구디자인

전후비교연구

3. 실시기관

한방병원 1 시설

4. 대상자 특성

남성형탈모, 비반흔성탈모, 원형탈모 증상이 있는 남성 지원자 20명

5. 중재/치료

생모근 비누로 12주간 1일 1회 두피를 3분간 문지른 후 세발하게 함.

6. 주요평가항목

1) 자각적 평가-설문조사(두피세정력, 두피자극느낌, 모발성장감, 모발윤택감)
2) 타각적 평가-고배율 디지털 영상 진단 장치와 자체 제작한 탈모진단용 모자 사용

7. 주요결과

1) 환자 자가 평가-자극성은 없었으나 전반적으로 50점 미만의 평가
2) 타각적 평가-시간에 따라 모발개수, 모낭개수, 성모개수는 유의성 있게 증가. 모발견인검사 상 모발탈락율은 유의하게 감소. 두피홍반 및 인설은 유의하게 호전

8. 결론

한방비누인 生毛根이 탈모에 어느 정도 유의한 효과가 있다

9. 안전성 평가

5명이 모발이 뻣뻣해진다고 하였고 1명이 두피 이상감을 호소하였으나 실험을 중단하지는 않았다.

10. 평가자 의견

천궁 당귀 인삼 행인 어성초 해조 등의 한약재는 활혈행기 보혈활혈 대보원기 보비익기 청열해독 도담 등의 작용이 있어 열독이 있거나 기혈 순환 장애로 인한 탈모에 효과가 있을 것이다.

한약제가 함유된 비누의 탈모연구로 대조군 연구가 아니고 전후비교라는 문제점은 있으나 12주라는 긴 기간 동안의 연구였고, 자체 진단 방법을 개발했다는 점에서 가치가 있다고 평가하였다. 단지 본 연구에서 환자 자각적 평가는 효과 없음으로 나왔고 타각적 평가는 효과 있음으로 나왔는데 탈모에 있어 자각적 만족도가 중요한 부분이므로 타각적 평가 결과만으로 효과 있음으로 판단한 점은 문제가 있다고 본다.

11. 평가자

남혜정. 2011년 1월 19일

피부 및 피하조직의 질환

서지사항 • • •

이태후, 문정배, 김영진, 안경애. 남성의 안드로겐성 탈모증에 대한 한의학적 치료 효과. 대한침구학회지. 2006;23(1):179-86.

1. 목적

남성 안드로겐성 탈모증에 한의치료 효과 연구

2. 연구디자인

전후비교연구

3. 실시기관

한의원 1 시설

4. 대상자 특성

최근 1년 이내 탈모에 대한 서양의학적 치료를 받은 적이 없는 남성 안드로겐 탈모증 환자 82명

5. 중재/치료

주치료: 약침(두유, 상성, 전정, 백회, 승광, 사신총 등을 선택하여 자하거 혹은 홍화를 각 혈위 0.05ml 이하로 자입)

부치료: 침, 한약, 추나, Blue spring 샴푸

6. 주요평가항목

1) 환자 자가 평가 설문지
2) 연구자 임상 평가
3) 전반적 사진 평가

7. 주요결과

1) 환자 자가 평가–전반적으로 긍정적인 결과
2) 연구자 임상 평가–긍정적인 효과 확인
3) 전반적 사진 평가–48.8%에서 긍정적 효과

8. 결론

한의학적 방법의 치료가 남성 안드로겐성 탈모에 어느 정도 유의한 효과가 있다

9. 안전성 평가

제시 없음

10. 평가자 의견

한의학에서 안드로겐성 탈모증을 독락(禿落), 조락(早落), 전독(全禿) 등으로 언급하고 있으며 혈허, 신음허, 풍열, 어혈, 음식상, 정신적 인자 등을 원인으로 기술하고 있다.

대조군 연구가 아니고 전후비교 연구며, 각 환자 간 치료 기간도 차이가 있어 연구 자체로는 좋은 연구는 아니다. 그렇지만 남성 안드로겐성 탈모는 일반적으로 치료에 반응하지 않는 난치 질환임을 감안할 때 참고가 되는 연구라고 할 수 있다. 특히 약침을 주된 치료로 사용하였기에 더욱더 가치가 있다고 여겨진다.

11. 평가자

남혜정. 2011년 1월 19일

피부 및 피하조직의 질환

서지사항

정재철, 노진주, 최민선, 김동일. 한약 성분 함유 기능성 비누의 여드름 피부 개선에 대한 pilot test. 대한한방부인과학회지. 2009;22(1):182-90.

1. 목적

여드름 피부에 한약 성분 기능성 비누 효과 연구

2. 연구디자인

전후비교연구

3. 실시기관

한방병원 1 시설

4. 대상자 특성

12-45세의 한국인 여드름 중증도 시스템 기준 1-4단계에 해당하는 지원자

5. 중재/치료

한약 성분 함유 기능성 비누 8주간 사용

6. 주요평가항목

- 한국인 여드름 중증도 시스템(Korean Acne Grading System, KAGS)
- 피험자 호전도 평가
- 연구자 호전도 평가

7. 주요결과

주요 평가 항목에서 어느 정도 유의한 호전도를 나타내었다.

8. 결론

한약 성분 함유 기능성 비누는 여드름 증상 개선에 효과를 보일 가능성이 있다.

9. 안전성 평가

1명의 환자가 증상이 악화되어 실험에서 탈락 함

10. 평가자 의견

여드름은 좌창, 면포에 해당하며 임상적으로 오래전부터 면열, 풍자, 풍열독 등에 의한 질환으로 여겨져 여러 방면에서 연구가 되어왔다.

30명 모집에 11명이 탈락했고, 그 중 1명은 부작용을 호소하였다는 점에서 안정성에 대한 사전 평가가 필요했다. 또한 심각한 부작용을 호소한 1명을 제외 한, 연락이 두절된 10명 또한 악화로 인해 실험을 포기했을 가능성을 배제할 수 없다. 그러므로 19명의 결과를 가지고 호전 가능성 보였다고 하기에는 문제가 있다. 다만 간편하고 값싼 치료를 선호하는 여드름 환자의 특성을 감안할 때, 앞으로의 연구를 위한 pilot study로서 의미 있다고 본다.

11. 평가자

남혜정. 2011년 1월 19일

피부 및 피하조직의 질환

서지사항 • • •

김경미, 김민지, 홍승욱. 자하거 약침을 이용한 기미 환자 치료에 대한 임상연구. 대한한방안이비인후피부과학회지. 2003;16(2):212-20.

1. 목적

기미에 자하거 약침 효과 연구

2. 연구디자인

전후비교연구

3. 실시기관

한방병원 1 시설

4. 대상자 특성

기미를 호소하는 지원자 15명

5. 중재/치료

주 2회 총 8주간 자하거 약침 피하주사(기미가 있는 부위에 각 0.1cc, 총 용량 1cc 미만) 및 약침주사 후 20분간의 적외선 조사

6. 주요평가항목

2주마다 MASI(Melasma Area and Severity Index) scoring system

7. 주요결과

치료 전과 비교하여 치료 후 MASI score 유의하게 감소

8. 결론

자하거 약침이 기미 치료에 효과적일 수 있다는 가능성을 제시

9. 안전성 평가

약침 주입시 통증을 호소한 환자가 있었고 약침 주입후 주입 부위에 부종과 발적이 있었으나 시간이 지나면서 서서히 가라앉았다.

10. 평가자 의견

약침요법은 인체의 질병을 효과적으로 치료할 수 있는 약물을 선정하여 유효성분을 추출한 다음 이것을 적정한 경혈 또는 통처에 주입하는 방법이다. 그 특징은 피하, 기육 등에 주사함으로써 약효의 발생이 빠르고 용량이 정확하며 약물이 위장관에서 파괴되는 것을 방지할 수 있고 내복하기 어려운 환자에게도 사용할 수 있다.

자하거 약침의 기미 치료 효과를 규명하고자 한 연구로, 기미 치료에 있어 새로운 방법을 제시하고 있다. 그렇지만 평가 방법인 MASI score는 관찰자가 육안으로 환자의 안면을 나누어서 평가하는 방법으로 객관적이기 못하다. 최근의 기미 치료효능에 대한 객관적 평가지표인 기기 이용 진단이 이루어지지 않은 점이 아쉽다. 또한 안면부 약침 치료 시 나타날 수 있는 통증 및 부작용에 대한 적절한 관리법이 제시되지 못하고 있는 점도 문제가 된다.

11. 평가자

남혜정. 2011년 1월 19일

근골격계통 및 결합조직의 질환

서지사항

이상훈, 홍승재, 김수영, 양형인, 이재동, 최도영, 이두익, 이윤호. 무작위 대조 이중맹검 시험을 통한 봉독 약침의 류마티스 관절염 치료 효과 연구. 대한침구학회지. 2003;20(6):80-8.

1. **목적** 류마티스 관절염에 대한 봉독의 치료 효능 평가
2. **연구디자인** 무작위대조시험(n=80 / 69)
3. **실시기관** 한방병원 1 시설
4. **대상자 특성** 류마티스 관절염 환자(n=80)
5. **중재/치료**

Arm 1(n=40): 봉독약침 치료군(n=40, 탈락 8)

Arm 2(n=40): 생리식염수 주사군(n=40, 탈락 3)

매주 2회, 2개월간, 총 16회 시술

시술 혈위: 염증부위의 국소 취혈을 원칙으로 함(손-원위지절관절(DIP), 근위지절관절(PIP), 중수지절관절(MCP), 완관절-양곡, 양지, 양계, 대릉, 주관절-곡지, 천정, 소해, 소해, 견관절-견우, 견료, 슬관절-학정, 내외슬안, 족삼리, 양릉천, 음릉천, 족과관절-구허, 신맥, 상구, 조해)

기존에 복용중인 약물은 변경없이 그대로 복용

탈락 이유: 환자 협조 부족(5명), 원거리 통원(3명), 소양감 등의 부작용 발생(2명), 약효에 대한 부정(1명)

6. **주요평가항목**

1) 압통 관절수, 종창 관절수, 조조강직, VAS, 설문지(HAQ)

2) ESR, CRP

7. **주요결과**

1) 임상 증상의 평가: 압통 관절수, 종창 관절수, 조조강직에서 치료 1개월 후 치료군과 대조군간에 유의한 차이는 없었으며, 치료 2개월 후에는 치료군(각각 2.5±1.4, 2.5±1.4, 1.4±0.8)이 대조군(각각 3.4±2.8, 3.4±2.8, 1.9±1.2)에 비해 유의하게 감소하였다($p<0.05$).

2) 삶의 질 평가: HAQ는 치료 1개월 후 치료군과 대조군간에 유의한 차이는 없었으며, 치료 2개월 후 치료군(0.7±0.6)이 대조군(0.4±0.3)보다 유의한 감소를 나타냈다($p<0.05$).
VAS는 치료 1개월 후(치료군 48.5±2.3, 대조군 58.9±17.4), 치료 2개월 후(치료군 40.3±2.7, 대조군 57.2±27.8) 모두 치료군이 대조군보다 유의한 감소를 나타냈다($p<0.05$).

3) 혈액학적 평가: ESR, CRP는 치료 1개월 후와 2개월 후 치료군(1개월 후 28.3±12.0, 1.1±1.3, 2개월 후 18.3±10.3, 0.8±0.7)이 대조군(1개월 후 30.6±19.8, 2.5±4.6, 2개월 후 37.7±24.5, 2.5±2.5)보다 유의한 감소를 나타내었다($p<0.05$).

8. **결론**

봉독약침 치료는 류마티스 관절염 환자의 임상증상, 삶의 질, 염증지표 개선에 효과가 있으며 전반적으로 유의한 효과를 위해서는 2개월 이상의 치료기간이 필요하다고 사료된다.

9. **안전성 평가** 기재 사항 없음
10. **평가자 의견**

류마티스 관절염 환자에 대하여 봉독 치료와 위약(생리식염수) 치료의 효과를 비교하는 논문으로 치료군이 대조군보다 유의한 호전을 나타내어 객관적 치료 효과가 있음을 보여주고 있다. 무작위대조시험으로 환자를 무작위 배정하여 실험을 진행하였으며, 탈락의 이유에 대해서도 기재하였다. 다만 무작위 배정 방법에 대한 상세한 언급이 없으며, 맹검이 이루어진 과정이 자세히 서술되지 않았고, 분석시 ITT가 아닌 PP 분석을 시행한 한계가 있다.

11. **평가자** 김종인. 2011년 1월 19일

근골격계통 및 결합조직의 질환

서지사항 • • •

변혁, 김선웅, 안지현, 김용석, 서정철, 최선미, 박지은, Kawakita K, Takahashi N, Sumiya E, 이승덕. 퇴행성 슬관절염에 대한 맞춤형 침 치료 효과 검증 무작위 대조군 임상연구(무작위대조시험)(IS무작위대조시험N 40706107). 대한침구학회지. 2007;24(4):183-95.

1. 목적 퇴행성 슬관절염에 맞춤형 침치료 효과 연구
2. 연구디자인 무작위대조시험(n=50 / 47)
3. 실시기관 한방병원 1 시설
4. 대상자 특성 ACR 기준에 부합하는 퇴행성 슬관절염 환자(n=50)
5. 중재/치료

   Arm 1(IA, n=25): 고정된 근위취혈과 개개인에 따른 사암침을 병행(탈락 3)

   Arm 2(SA, n=25): 고정된 근위취혈만 시행

   침치료: 주 2회, 6주, 총 12회

   근위취혈: 환측의 양릉천, 음릉천, 독비, 학정, 슬안, 아시혈(총 6point)양 쪽 무릎이 모두 아프다면 양쪽 모두 자침한다.(총 12point)Mix frequency, low2-high30의 전기 자극을 준다.

   원위취혈: 건측의 간정격, 간승격, 신정격, 신승격(총 4point)양 쪽 무릎이 모두 아프다면 덜 아픈 쪽만 자침한다.(총 4point)

   탈락 이유: 추적관찰 실패(1명), 거주지 이동(1명), 침 치료 시의 통증(1명)(이상반응으로 인한 탈락 없음)
6. 주요평가항목

   1) primary outcome: VAS

   2) secondary outcome: WOMAC, SF-36, LFI, KHAQ
7. 주요결과

   1군에서 3명의 피험자가 탈락하였다.

   1) 침치료 시행 전, 시행 후

   VAS(SA, IA 각각 치료 전 71.4±12.6, 72.0±11.3에서 치료 후 49.6±20.3, 47.1±23.2로, p=0.000), WOMAC(SA, IA 각각 치료 전 11.3±3.6, 11.5±3.4에서 치료 후 6.2±3.1, 7.2±4.2로, p=0.000), LFI, KHAQ에서 모두 유의한 감소를 나타내었으며, SF-36은 유의한 변화를 보이지 않았다.

   2) 맞춤형 침 치료와 정형화된 침 치료의 효과

   치료 전과 시험 3, 6, 18주차에 따른 VAS와 WOMAC의 회귀 적합선의 기울기는, IA군의 VAS에서 치료가 경과함에 따라 조금씩 감소하다가 시험 18주차에 완전히 역방향으로 바뀌었다.

   VAS의 평형 상자 그림에서는, SA군의 산포가 시험 6주차를 제외하고 Baseline, 시험 3주차 및 6주차에서 SA군의 산포보다 더 크게 나왔다. VAS와 WOMAC에서 중위수 변화는, IA군이 지속적으로 감소를 보인 반면 SA군은 지속적으로 감소하다 시험 18주차에 다시 증가를 보였다.

   LFI와 KHAQ에 있어서는 두 군 간에 유의한 차이가 나타나지 않았다.
8. 결론

   IA와 SA 모두 유효성 면에 있어서 퇴행성 슬관절염의 증상 개선에 유의한 결과를 보이고 안전하였다. 특히 IA의 경우 치료 후 3개월에 통증 감소 변에서 SA보다 우수한 결과를 보여 퇴행성 슬관절염에 수기법에 따른 침 치료가 치료 효과에 있어서 편차를 만들어낼 수 있음을 알 수 있었다.
9. 안전성 평가

   IA군 및 SA군에서 중대한 이상반응을 포함하여 이상반응을 나타낸 피험자는 없었다.
10. 평가자 의견

   퇴행성 슬관절염 환자에 대하여 맞춤형(근위혈 전침 + 원위혈 사암침) 침치료와 정형화된(근위혈 전침)침 치료의 효과를 비교한 논문이다. 퇴행성 슬관절염 환자에 대하여 근위취혈과 원위취혈 침치료의 효과를 비교하고자 한 무작위 대조 연구 논문이다. 연구 과정에 대한 flowchart를 제시하였으며, STRICTA checklist에 따라 연구 내용을 기재하며, 탈락자나 분석 배제자의 수, 이유 등을 명시하여 연구 과정을 비교적 투명하게 보여주고 있다. 단일 맹검을 사용하였으나, 진단 한의사와 치료 한의사를 구분하여 둠으로써 치료 한의사를 제외한 모든 피험자, 연구자 및 진단 한의사를 맹검할 수 있었다. 결과를 제시함에 있어서는 PP 분석을 시행하였다는 점이 한계가 될 수 있겠고, graph로 제시된 값의 의미를 명확하게 설명하고 있지 않아 연구의 결과를 파악하기 어렵다. 또한 Sham 치료군이나 Waiting list를 두지 않고 대조군의 치료에 퇴행성 슬관절염에 유효한 침 치료법을 적용함으로써 시험군의 치료 효과가 자연 관해와 비교되지 않은 한계점이 있다.

11. 평가자 김종인, 2011년 1월 19일

근골격계통 및 결합조직의 질환

서지사항

박인식, 정찬영, 장민기, 강미숙, 이승우, 김은정, 이승덕, 김갑성. 퇴행성 슬관절염에 대한 근위취혈과 원위취혈 침 치료의 효과 비교에 대한 임상연구. 대한침구학회지. 2008;25(2): 227-42.

1. 목적 퇴행성 슬관절염에 근위취혈과 원위취혈 침치료 비교 연구
2. 연구디자인 무작위대조시험, cross-over design
3. 실시기관 한방병원 1 시설
4. 대상자 특성

만 55-80세 성인으로 ACR 기준을 충족시키는 퇴행성 슬관절염 환자(n=26)

5. 중재/치료

Arm 1(n=13): washout(2주)-침치료(근위)-washout-침치료(원위)(n=13 / 8)
Arm 2(n=13): washout(2주)-침치료(원위)-washout-침치료(근위)(n=13 / 9)
침치료: session마다 주 3회, 2주, 총 6회
근위취혈: 환측 독비, 슬안, 학정, 아시혈(총 4point)
원위취혈: 건측 간수, 신수, 곤륜, 현종, 삼음교, 행간, 해계, 태계 중 4개(총 4point)
양측이 아플 경우 양측 모두 자침하였다.(총 8point)
탈락 이유: 자침 중 혹은 자침 후 통증(4명), 거주지 이동(2명)(이상반응으로 인한 탈락 없음)
분석 배제된 추가 인원: WOMAC 점수가 40점 이하인 피험자(3명)

6. 주요평가항목

1) primary outcome: VAS
2) secondary outcome: WOMAC, WOMAC pain

7. 주요결과

1군에서 5명, 2군에서 4명 총 9명의 피험자가 탈락하였다.

1) 침치료 시행 전, 시행 후

침 치료 시행 후 VAS(75.82±17.22에서 63.94±26.06으로, p=0.048), WOMAC pain 점수(13.29±3.50에서 11.18±2.63으로, p=0.023), WOMAC 점수(63.82±12.81에서 56.12±11.71으로, p=0.028)에서 유의한 증가가 있었다.

2) 근위취혈과 원위취혈 침 치료의 효과

근위취혈의 VAS(75.24±13.88에서 55.71±26.28으로, p<0.001), WOMAC 점수(60.53±11.64에서 47.47±17.08으로, p=0.022)에서 유의한 감소가 있었으며, 원위취혈의 WOMAC pain 점수(13.00±3.41에서 11.35±2.47으로, p=0.023)와 WOMAC 점수(63.06±13.00에서 58.12±10.52으로, p=0.018)에서 유의한 감소를 보였다. WOMAC 점수에서 근위취혈 침 치료와 원위취혈 침 치료 사이에 유의한 차이가 있었다(각각 47.47±17.08, 58.12±10.52, p=0.036).

8. 결론

1) 근위취혈 침 치료와 원위취혈 침 치료의 각각 유효성 면에 있어서 퇴행성 슬관절염의 증상 개선에 유의한 결과를 보였으며, 근위취혈 침 치료의 경우 원위취혈 침 치료 보다 WOMAC 항목에서 우수한 결과를 보였다.
2) 근위취혈 침 치료와 원위취혈 침 치료에서 두 치료법에 일정한 기긴을 두고 순차적으로 시행 했을 때, 신행된 침 치료에 따른 효과 비교에서 두 군 간의 유의성 있는 차이는 보이지 않았다.
3) 침 치료 유무에 이어지는 2주간의 washout period 중 효과 비교와 근위취혈과 원위취혈 침 치료 후 이어지는 short term follow up 효과 비교에서 두 군 간의 유의성 있는 차이는 보이지 않았다.

9. 안전성 평가

근위취혈 침 치료군과 원위취혈 침 치료군에서 중대한 이상반응을 포함하여 이상반응을 나타낸 피험자는 없었다.

10. 평가자 의견

퇴행성 슬관절염 환자에 대하여 근위취혈과 원위취혈 침치료의 효과를 비교하고자 한 무작위 대조 연구 논문이다. 연구 과정에 대한 flowchart를 제시하였으며, STRICTA checklist에 따라 연구 내용을 기재하며, 탈락자나 분석배제자의 수, 이유 등을 명시하여 연구 과정을 비교적 투명하게 보여주고 있다. 단일 맹검을 사용하였으나, 진단 한의사와 치료 한의사를 구분하여 둠으로써 치료 한의사를 제외한 모든 피험자, 연구자 및 진단 한의사를 맹검할 수 있었다. 결과를 제시함에 있어서는 PP 분석을 시행하였는데, 26명 중 9명(34.6%)이 분석에서 배제되어 탈락율이 비교적 높다. 결과적으로 근위취혈 군이 더 효과적이라면 결론이 도출되었는데, 원위취혈 침 치료의 경우 올바른 변증이 중요한 요소로 작용하여, 변증이 잘못되거나 무시된 원위취혈 침 치료의 경우 좋은 효과를 보기가 힘들 수도 있으므로 원위취혈 시 변증에 대한 신중함이 요구된다.

11. 평가자 김종인, 2011년 1월 19일

근골격계통 및 결합조직의 질환

서지사항 • • •

김행범, 이로민, 이민호, 최양식, 김종인, 이윤호, 이재동. 퇴행성 슬관절염 환자에서 근육 내 봉독약침과 피내 봉독약침의 효능 비교연구. 대한침구학회지. 2008;25(2):151-64.

1. 목적

퇴행성 슬관절염에 근육 내 봉독약침과 피내 봉독약침 비교 연구

2. 연구디자인

무작위대조시험

3. 실시기관

한방병원 1 시설

4. 대상자 특성

만 40세 이상의 남녀로 퇴행성 슬관절염을 진단받고 6개월 이상의 슬관절 통이 있는 환자(n=45)

5. 중재/치료

Arm 1(n=21): 근육 내 봉독약침 치료군. 초음파로 확인된 병소에 가장 가깝게 심부 근육 내 부위로 한쪽 무릎당 총 0.5cc 주입

Arm 2(n=24): 피내 봉독약침 치료군 학정, 내슬안, 독비, 족삼리, 곡천 혈에 각각 0.1cc 씩 총 0.5cc 주입

1주일에 2회, 4주동안, 총 8회 치료

타병원에서의 한방치료는 제한하였으며, 외래에서 시행되는 침치료 및 한약물치료, TDP를 이용한 온열요법은 그대로 병행시켰다. 기존에 퇴행성 슬관절염 치료를 위한 simple analgesics, NSAIDs, COX-2 selective inhibitor 등을 사용하고 있는 경우 사용량의 변화 없이 연구 종료시까지 지속하도록 하였다.

탈락 이유: 타 질환 병발(3명), 설문지 누락(3명), 원거리 통원의 어려움(3명), 연락 두절(2명), 치료효과 불만족(2명)

6. 주요평가항목

1) 한글통증평가카드, KWOMAC, VAS
2) SF-36
3) Nine Point Scale

7. 주요결과

1군에서 4명, 2군에서 9명 총 13명이 탈락하였다.

1) KWOMAC 근육 내 봉독약침 치료군은 치료 전 37.82±17.91에서 치료 후 26.47±18.00으로 감소($p<0.001$)하였으며, 피내 봉독약침 치료군은 치료 전 40.07±23.02에서 치료 후 33.33±20.63으로 감소($p=0.017$)하여 유의한 호전을 나타냈다. 두 군간에는 통계적으로 유의한 차이가 없었다.
2) VAS 근육 내 봉독약침 치료군은 치료 전 7.74±1.68에서 치료 1주 후 6.56±2.24, 치료 2주 후 5.97±2.54, 치료 3주 후 5.79±2.31, 치료 4주 후 4.97±2.58로 꾸준히 감소하였으며, 치료 1주 후($p=0.010$)부터 통계적으로 유의하였다. 피내 봉독약침 치료군은 치료 전 7.07±2.55에서 치료 1주 후 6.63±2.55, 치료 2주 후 6.00±2.49, 치료 3주 후 5.63±2.87, 치료 4주 후 5.23±2.90으로 꾸준히 감소하였으며, 치료 2주 후($p=0.02$)부터 통계적으로 유의하였다. 두 군간에는 통계적으로 유의한 차이가 없었다.
3) SF-36 세부 항목 중 신체적 기능(PF)은 64.12±17.58에서 73.53±16.00으로, 사회적 기능(SF)은 70.00±29.15에서 73.53±16.01로, 신체적 역할제한(RP)은 57.94±22.92에서 63.24±26.28로, 감정적 역할제한(RE)은 65.10±28.04에서 72.55±26.02로, 정신건강(MH)은 69.65±18.50에서 71.53±21.40으로, 활력도(VT)는 56.77±18.37에서 57.35 ±18.12로, 신체적 통증(BP)은 48.67±12.42에서 60.43±19.27로, 일반건강(GH)은 72.06±18.55에서 72.94±19.61로 증가하였다. 이 중 PF($p=0.006$)와 BP($p=0.006$)에서만 통계적으로 유의한 호전을 나타냈다. 두 군간에는 통계적으로 유의한 차

이가 없었다.

4) Nine Point Scale 근육 내 봉독약침 치료군은 우수 1명(5.9%), 양호 11명(64.7%), 호전 3명(17.6%), 불량 2명(11.8%)으로 체크되어 88.2%에서 호전 이상의 평가를 받았다. 피내 봉독약침 치료군은 양호 10명(66.7%), 호전 4명(26.6%), 불량 1명(6.7%)으로 체크되어 93.3%에서 호전 이상의 평가를 받았다. 평균 수치를 보면 근육 내 봉독약침 치료군은 5.82±1.98, 피내 봉독약침 치료군은 5.60±1.12로, 두 군간에는 통계적으로 유의한 차이가 없었다.

8. 결론

근육 내와 피내 봉독약침 치료법의 효능은 통계적으로 유의한 차이를 보이지 않았다. 그러나 봉독약침 치료 자체는 퇴행성 슬관절염 환자의 통증 감소 및 기능 향상에 통계적으로 유의한 효과가 있음을 확인할 수 있었다.

9. 안전성 평가

근육 내 봉독약침 치료군에서 소양감 2명(11.8%), 종창 1명(5.9%), 통증 1명(5.9%) 등이 보고되었고, 피내 봉독약침 치료군에서 소양감 4명(26.7%), 종창 1명(6.7%) 등이 보고되었다. 근육 내 봉독약침 치료군과 피내 봉독약침 치료군 모두 Mueller Grade 0에 해당하는 국소반응만을 호소하였으며 중대한 이상반응을 호소한 자는 없었다. 두 군간 부작용의 통계적으로 유의한 차이는 없었다.

10. 평가자 의견

군 배정의 방법(컴퓨터를 이용한 무작위 배정, block size 4), 선정 및 배제 기준, 병용약물, 탈락 내용에 대하여 상세히 기술하고 있으며 안전성 평가도 시행하였다. 진단 및 치료에 있어 관절초음파를 사용한 것은 참고할 만하다. '두 군간의 차이는 없으나 근육 내/피내 모두 봉독약침은 효과가 있다'는 결론을 내리고 있는데, 봉독약침을 시행하지 않은 대조군이 없는 상태에서는 효과의 크기를 명확히 파악할 수 없으므로 봉독약침을 시술하지 않은 대조군을 추가로 설정하여 연구를 진행하였다면 더욱 객관적인 분석이 이루어질 수 있었을 것이다.

11. 평가자

김종인. 2011년 1월 19일

근골격계통 및 결합조직의 질환

서지사항 • • •

김성철, 나원민, 이성용, 장은하, 임승일. 동일 농도(0.1mg/ml)의 Sweet Bee Venom과 봉약침의 퇴행성 슬관절염에 대한 임상연구. 대한약침학회지. 2008;11(1):31-40.

1. 목적

퇴행성 슬관절염에 대한 Sweet Bee Venom(효소제거봉독)과 봉약침의 효과 비교

2. 연구디자인

무작위대조시험(n=30 / 30)

3. 실시기관

한방병원 1 시설

4. 대상자 특성

퇴행성 슬관절염으로 진단받은 50세 이상의 임상자원자(n=30)

5. 중재/치료

Arm 1(SBV, n=15): Sweet Bee Venom 약침치료군

Arm 2(BV, n=15): Bee Venom 약침치료군

주 3회, 2주, 총 6회

환측 양릉천, 독비, 음릉천, 학정, 슬안, 압통점 등 5-7개의 혈위에 1회 총 1cc를 나누어 시술. 양측이 아프다면 통증이 더 심한 쪽에만 시술함.

임상연구 중 양약이나 한약 등의 약을 일체 복용하지 못하게 하였다.

6. 주요평가항목

VAS

7. 주요결과

1) VAS(몸 전체)

실험 전, 후의 VAS 차이를 비교한 결과, SBV 군은 18.20±15.15, BV 군은 15.60±16.26으로 SBV 군이 더 우수한 효과를 나타내었다(p=0.002).

2) VAS(환부)

실험 전, 후의 VAS 차이를 비교한 결과, SBV 군은 33.33±8.30, BV 군은 25.86± 15.26으로 SBV 군이 더 우수한 효과를 나타내었다(p=0.000).

8. 결론

SBV가 봉약침 시술에서 나타나는 국소, 지연형 과민 반응을 억제하는데 유의한 효과가 있으며, 퇴행성 슬관절염의 통증감소 효과에 있어서도 BV보다 뛰어난 치료효과를 보였다.

9. 안전성 평가

1) 전신 즉시형 과민반응과 전신 지연형 과민반응은 어느 사례에서도 보이지 않았다.

2) 국소 즉시형 과민반응

약침 시술시에 나타나는 통증은 SBV군과 BV군이 거의 차이를 나타내지 않았으나 BV군에서는 시술부위의 통증이 6-24시간까지 지속되었고 SBV군에서는 1-6시간 내에 통증이 소멸되었다.

BV군 15명 중 3명에게서 시술시마다 반복되는 극심한 부종 및 발적을 볼 수 있었고, BV군 중 4명에서는 초기 1, 2회 시술시에는 부종 및 발적이 발견되지 않다가 후기 5, 6회 시술시 중등도의 부종 및 발적을 볼 수 있었다. 그에 반해 SBV군에서는 거의 부종이 발생하지 않았으나 15명 중 2명에서 초기 1, 2회 시술시에 미약한 부종 및 발적이 있었다가 후기 치료시에는 완전히 소멸됨을 발견하였다.

BV군 15명 중 3명이 시술 매회마다 24-48시간까지 지속되는 중등도의 소양감을 호소하였고 4명은 초기 1, 2회 시술시에는 소양감이 없다가 후기 5, 6회 시술시에 소양감이 발생하여 12-24시간까지 지속됨을 호소하였다. 그에 반해 SBV군에서는 거의 소양감이 발생하지 않았으나 일부 2명에서 총 6회 시술 중 1-2회에서 시술 후 2-3시간까지 지속되는 미약한 정도의 소양감을 호소하였다.

10. 평가자 의견

봉독약침의 과민반응(특히 아나필락시스)으로 인한 부작용을 개선하기 위하여 항원 역할을 하는 효소를 제거한 효소제거봉독(SBV)이 치료 및 안전성에서 BV와 차이가 있는지 확인하기 위한 논문이다. SBV가 BV에 비해 과민반응이 적을 것이라는 가설에 입각, 안전성에 대하여 상세히 보고하고 있으며, 과민반응 뿐만 아니라 치료효과 면에서도 SBV가 뛰어나다는 결론을 내려 추후 임상에서 SBV를 적용하여 봉독약침의 활용 범위를 넓힐 수 있는 시도라고 할 수 있다. STRICTA checklist에 따라 침 치료 방법에 대해 자세히 서술하고 있으나, 무작위 배정 방법에 대한 상술이 누락되어 있고 전체 실험과정에 대한 flow chart가 기술되어 있지 않은 점은 아쉽다. 또한 평가변수로서 환자 주관에 의지하는 VAS만을 사용하여 보다 객관적이고 정량화된 결과를 도출하기 위한 추가 연구가 필요할 것으로 사료된다.

11. 평가자

김종인. 2011년 1월 19일

근골격계통 및 결합조직의 질환

서지사항

양가람, 송호섭. 퇴행성슬관절염에 대한 봉약침과 온침효과 비교. 대한약침학회지 2008;11(2):21-31.

1. 목적 퇴행성 슬관절염에 봉약침과 온침 비교 연구
2. 연구디자인 무작위대조시험(n=49 / 33)
3. 실시기관 한방병원 1 시설
4. 대상자 특성 50-70세의 퇴행성 슬관절염 환자(n=49)
5. 중재/치료

SPSS에 의해 생성된 random table에 따라 두 군으로 무작위 배정

arm 1(BVP, n=25): 봉약침 치료군(탈락 7) / arm 2(WN, n=24): 온침 치료군(탈락 9)

시술은 1주 2회, 총 8주(16회) 시행하였다.

시술혈위: 기본혈-음릉천, 혈해, 곡천, 양관, 양릉천, 위중, 양구, 음곡(4개 선택)추가혈-아시혈(1-2개 선택), 총 4-6개의 혈위에 시술

1) 봉약침 치료: 상기 혈위에 혈위당 0.01ml의 봉약침을 주사(총량이 0.2ml 넘지 않게)봉약침 시술 후 동일 혈위에 호침을 놓고 20분간 유침 후 발침
2) 온침 치료: 상기 혈위에 호침을 시술하고 moxa stick을 관통시켜 7-8분간 연소봉약침 치료와 동일하게 20분간 유침 후 발침

   탈락 이유: other disease(1명), discontinued study(2명), personal reason(13명)

6. 주요평가항목
   1) primary outcome: KWOMAC
   2) secondary outcome: VAS, SF-36
7. 주요결과

49명의 피험자중 1군에서 7명 2군에서 9명 총 16명이 탈락하였다.

1) KWOMAC, VAS

   8주간의 치료 전 후 VAS, KWOMAC 총점, function subscale 점수의 변화량은 BVP군에서 각각-3.39±1.50,-14.44 ±8.41,-11.11±5.85, WN군에서 각각-3.13±0.99,-9.07± 6.36,-6.26±4.40으로 WN군의 치료성적이 유의하게 우수하였다($p<0.05$). function subscale 외의 다른 subscale에서는 두 군간 유의한 차이가 없었다.
2) SF-36

   8주간의 치료 전 후 SF-36 총점, physical health score, mental health score의 변화량은 BVP군에서 각각 11.79± 7.06, 15.12±9.24, 8.37±8.62, WN군에서 각각 9.66± 5.27, 13.19±8.09, 7.03±8.65였으며, 두 군간에 통계적으로 유의한 차이는 없었다.

8. 결론

환자들의 만족도 및 기능 향상에 있어서 봉독 치료군이 온침치료군에 비해 유의하게 효과적이라는 결론을 얻었다.

9. 안전성 평가 기재 사항 없음
10. 평가자 의견

본 연구는 봉독과 온침이 모두 온성을 가지고 있다는 점에서 서로의 효과를 비교하고 있으나, 두 처치의 치료 효과가 명확하게 밝혀져 있지 않은 상황에서 대조군 없이 두 치료를 비교하였다는 한계가 있다.

11. 평가자 김종인, 2011년 1월 19일

근골격계통 및 결합조직의 질환

서지사항

Lee HJ, Park HJ, Chae Y, et al. Tai chi qigong for the quality of life of patients with knee osteoarthritis: A pilot, randomized, waiting list controlled trial. Clin Rehabil. 2009;23(6):504-11.

1. 목적

퇴행성 슬관절염에 기공치료 효과 연구

2. 연구디자인

무작위대조시험

3. 실시기관

건강센터 1 시설(화성시 건강센터)

4. 대상자 특성

K-L Gr. II 이상의 퇴행성 슬관절염 환자(n=44)

5. 중재/치료

computer-generated balanced block randomization 이용하여 2:1의 수로 무작위 배정

Arm 1(n=29): 기공치료군(탈락 1)

Arm 2(n=15): 대조군(탈락 2)

기공치료: 1주 2회, 회당 1시간씩 18동작 기공을 총 8주간(16회) 시행

탈락 이유: professional activities(1명), moving the other place(1명), noreason(1명)

6. 주요평가항목

1) primary outcome: SF-36

2) secondary outcome: WOMAC, 6m 보행시간

8주간 기공치료 시행 후 재평가

7. 주요결과

1) SF-36

SF-36 총점에서는 기공치료군 64.4±20.9, 대기군 55.1±17.5으로 유의한 차이가 있었다(p=0.010). mental(p=0.018), physical(p=0.030) subscore에서도 기공치료군이 유의하게 더 좋은 효과를 나타냈다.

2) WOMAC, 6m 보행시간

WOMAC 점수에서는 기공치료군 20.8±18.7, 대기군 28.5±19.6으로 유의한 차이가 없었으며(p=0.086), pain subscale에서만 기공치료군 -2.2±4.1, 대기군 0.2±1.8으로 유의한 차이가 있었다(p=0.030).

6m 보행시간에서는 기공치료군 5.9±1.0초, 대기군 6.7±1.8초로 유의한 차이가 있었다(p=0.005).

8. 결론

8주간의 기공요법은 퇴행성 슬관절염 환자의 증상 관해와 삶의 질 향상에 효과가 있다.

9. 안전성 평가

기재 사항 없음

10. 평가자 의견

Flowchart를 제시함으로써 연구 과정이 명확하게 기술되었고, 탈락자 및 탈락의 이유에 대해서도 기재하였다. 또한 ITT 분석을 시행함으로써 bias가 적은 결과를 도출하고자 하였다. 기공치료의 특성상 맹검이 이루어지지 못한 점이 아쉽다.

11. 평가자 김종인. 2011년 1월 19일

근골격계통 및 결합조직의 질환

서지사항

서병관, 류성룡, 강중원, 안경애, 이상훈, 최도영, 김건식, 이두익, 이윤호, 이재동. 퇴행성 슬관절염에 대한 제통단의 안전성과 효능 임상연구. 대한한의학회지. 2005;26(2):231-40.

1. 목적

퇴행성 슬관절염에 제통단 효과 연구

2. 연구디자인

무작위대조시험(n=80 / 항목에 따라 차이가 있음)

3. 실시기관

한방병원 1 시설

4. 대상자 특성

퇴행성 슬관절염 환자(n=80)

5. 중재/치료

Arm 1(n=42): 제통단 투여군. 제통단을 1회 3캡슐, 1일 3회 투약

Arm 2(n=38): 위약 투여군. 위약을 동일한 캡슐에 담아 동일한 방법으로 투약

총 8주간 시행, 임상시험 이전에 소염진통제를 복용한 경우 1주일간의 washout 기간이 지난 후 투약 시작

6. 주요평가항목

WOMAC score와 ESR을 치료 시작 전, 치료 시작 후 4주, 8주에 측정

7. 주요결과

1) composite WOMAC index score에 미치는 영향 시간의 변화에 따라 유의하게 감소되었으며($p<0.001$), 군의 차이에 따라 유의하게 감소되었으나($p<0.05$), 시간과 약물투여에 의해서는 유의하지는 않았다.
2) WOMAC pain subscale index score에 미치는 영향 시간의 변화에 따라 유의하게 감소되었으나($p<0.001$), 군의 차이에 따라서는 유의하지 않았으며, 시간과 약물투여에 의해서도 유의하지 않았다.
3) WOMAC stiffness subscale index score에 미치는 영향 시간의 변화에 따라 유의하지 않았으며, 군의 차이에 따라서도 유의하지 않았으며, 시간과 약물투여에 의해서도 유의하지 않았다.
4) WOMAC physical function subscale index score에 미치는 영향 시간의 변화에 따라 유의하게 감소되었으며($p<0.001$), 군의 차이에 따라서도 유의하게 감소되었으나($p<0.05$), 시간과 약물투여에 의해서는 유의하지 않았다.
5) ESR에 미치는 영향 시간의 변화에 따라 유의하지 않았으며, 군의 차이에 따라서도 유의하지 않았으며, 시간과 약물투여에 의해서도 유의하지 않았다.

8. 결론

1) 제통단이 간기능과 신장기능에 부정적인 영향을 미치지 않았다.
2) 제통단이 WOMAC score와 ESR 수치에 효과가 있는 것으로 나타났다.
3) 약물의 차이에 의한 주효과의 통계적 차이는 초기 집단간 특성의 비동질성에 기인하는 것으로 사료되며, 따라서 약물의 차이에 의한 주효과는 통계적으로 유의하지 않은 것으로 사료된다.

9. 안전성 평가

제통단 투약 전후의 AST는 각각 24.32(SD 7.073), 23.72(SD 7.086), ALT는 각각 22.62(SD 10.177), 20.11(SD 8.683), BUN은 각각 14.91(SD 3.740), 16.1702(SD 3.738), Cr는 각각 0.825(SD 0.151), 0.809(SD 0.136)으로 모두 유의한 차이가 없었으며, 모두 연령대비 정상범위를 벗어나지 않았다.

10. 평가자 의견

퇴행성 슬관절염 환자를 대상으로 제통단을 투여하여 효과 및 안전성을 평가하고자 한 논문이다. 무작위로 군을 배정

(randomization code를 이용)하고 맹검(임상시험용 의약품 관리자가 정해진 코드에 해당하는 시험약물을 투약하고, 환자와 평가자에게는 약물의 종류를 알 수 없도록 코드를 공개하지 않았다)을 시행하였다. 그러나 실험군과 대조군의 치료 전 WOMAC score가 각각 48.29±12.835, 56.29±16.672(p=0.038)로 차이가 있었기 때문에 결과적으로는 무작위배정이 성공적으로 이루어지지 못한 셈이 되었고, 이로 인해 결과에 왜곡이 발생하였을 수 있다. 제통단의 성분 및 제형에 대한 설명이 없으며, 결과 분석 항목에 따라 n수가 변하는데도 분석에서 누락된 이유를 기재하지 않았고 시간별, 군별 WOMAC score, ESR의 변화를 제시함에 있어 실제 측정값은 제시하지 않고 p 값만을 분석하여 제시함으로써 효과의 크기에 대한 설명이 부족한 것으로 보인다.

11. 평가자

김종인. 2011년 1월 19일

근골격계통 및 결합조직의 질환

서지사항 • • •

서병관, 류성룡, 강중원, 우현수, 이상훈, 이재동, 최도영, 김건식, 이두익, 이윤호. 제통단이 퇴행성 슬관절염 환자의 삶의 질에 미치는 영향. 대한침구학회지 2005;22(6):219-28.

1. 목적

퇴행성 슬관절염에 제통단이 삶의 질에 미치는 효과 연구

2. 연구디자인

무작위대조시험(n=80 / 52)

3. 실시기관

한방병원 1 시설

4. 대상자 특성

퇴행성 슬관절염 환자(n=80)

5. 중재/치료

Arm 1(n=40): 제통단 투여군 제통단을 1회 3캡슐, 1일 3회 투약 총 8주간 투여

Arm 2(n=40): 위약 투여군 위약 동일한 캡슐 동일한 방법으로 투약, 총 8주간 투여

6. 주요평가항목

설문지: KHAQ, LFI, VAS 각각을 치료 시작 전, 치료 시작 후 4주, 8주에 측정

7. 주요결과

1군에서 15명, 2군에서 13명 총 28명이 탈락하였다.

1) KHAQ 실험군에서 치료 전 33.04±5.834, 8주 후 27.64±4.030으로 유의하게 감소되었으며(p<0.000), 군의 차이에 따라 유의하게 감소되었다(p<0.015).

2) KHAQ subscale Hygiene 항목에서 치료 전 4.76±1.332, 치료 후 3.80±0.816으로 시간에 따라 유의하게 감소되었으며(p=0.006), 군의 차이에 따라 유의하게 감소되었다(p=0.024). Activities 항목에서 치료군은 6.48±1.327에서 5.20±0.913으로, 대조군은 5.70±1.898에서 6.00 ±1.494로 군에 따라 유의한 차이가 있었다(p=0.001).

3) LFI, VAS 두 군간 유의한 차이성이 없었다.

8. 결론

제통단은 퇴행성 슬관절염 환자의 삶의 질에 영향을 미치는 지표들을 향상시키는 데 도움을 준다.

9. 안전성 평가

기재 사항 없음

10. 평가자 의견

서병관 외, 퇴행성 슬관절염에 대한 제통단의 안전성과 효능 임상연구. 대한한의학회지 2005;26(2):231-240의 논문과 동일한 연구에 기반한 논문으로 판단된다. 시험 시작 당시 80명을 대상으로 하였으나 군간 몇 명이 배정되었는지, 탈락한 28명에 대한 사유에 대한 언급이 없으며, 탈락률이 35%로 상당히 높다.

11. 평가자

김종인. 2011년 1월 19일

근골격계통 및 결합조직의 질환

서지사항

이승교, 인창식. 강직성척추염에 대한 봉약침요법 증례보고. 대한약침학회지 1999;2(1):39-49.

1. 목적

강직성척추염에 봉약침 효과 보고

2. 연구디자인

전후비교연구(n=14 / 14)

3. 실시기관

한의원 1 시설

4. 대상자 특성

강직성 척추염 환자(n=14)

5. 중재/치료

주 2회 봉약침 시술(총 치료 기간은 6주-10개월로 환자마다 상이함)대추, 신수, 대장수, 요양관 등 혈위를 중심으로 환자에 따라 환도, 풍지, 견우, 견정, 위중 등 혈위를 겸하여 환자의 증상에 따라 적절히 주입함

환자의 증상이 심하고 체력저하나 과민반응이 없는 경우 치료 빈도를 높이거나, 환자의 체력이 저하되고 과민반응이 심한 경우 치료 빈도를 낮추는 경우도 있었고, 환자의 사정으로 외래로의 방문이 정기적으로 이루어지지 않은 경우도 있었다.

6. 주요평가항목

치료성적 평가: 문진을 통해 동통, 강직의 호전에 따라 3단계(Good, Fair, Failure)로 평가

7. 주요결과

1) 치료 성적

명백한 호전이 나타난 경우가 43%, 미약한 호전이 나타난 경우가 29%, 별무호전인 경우가 29% 이었다.

2) 치료기간에 따른 치료 성적

치료기간이 3개월 미만인 경우는 별무호전인 경우가 14%로 높은 비중을 차지, 치료기간이 6개월 이상인 경우 명백한 호전이 나타난 경우가 29%로 높은 비중을 차지하였다.

3) 치료횟수에 따른 치료 성적

30회 이하인 경우 치료성적이 별무호전인 경우 14%로 나타난 반면 치료횟수가 41회 이상인 경우 치료성적이 별무호전인 경우가 나타나지 않았다. 치료횟수가 많아짐에 따라 치료성적이 좋아지는 경향은 나타나지 않았다.

8. 결론

봉약침요법은 강직성 척추염을 관리하는 데 유용한 처치방법의 하나로 개발될 수 있을 것으로 보인다.

9. 안전성 평가

Muller grade에 따라 증상이 없는 경우, 피부증상, 소화기증상, 호흡기증상, 순환기증상을 각각 Grade 0, 1, 2, 3, 4로 하여 관찰한 결과 모든 예에서 Grade 1 반응이 나타났고, 3례에서 Grade 2 반응이 나타났다.

10. 평가자 의견

강직성 척추염 환자를 대상으로 봉독요법의 효과를 연구한 논문이다. 전후비교연구로 대조군이 설정되어 있지 않으며, 봉독 시술 횟수, 치료 기간도 환자마다 상이할 뿐 아니라 그 외의 치료가 제한되었다는 언급이 없다. 또한 평가 항목으로서 평가자의 주관에 크게 좌우되는 3단계의 평가법을 사용하여 결과에 왜곡이 발생하였을 가능성이 크다.

11. 평가자

김종인. 2011년 1월 19일

근골격계통 및 결합조직의 질환

서지사항

정선미, 박찬규, 김광호, 김자영, 손성철. 요추관 협착증에 대한 봉약침 병행 치료 효과의 임상적 연구. 대한침구학회지. 2008;25(1):97-106.

1. 목적

요추관 협착증에 봉약침 효과 연구

2. 연구디자인

대조군전후비교연구(n=16 / 16)

3. 실시기관

한방병원 1 시설

4. 대상자 특성

요추관 협착증으로 입원한 환자(n=16)

5. 중재/치료

Arm 1(n=9): 일반치료(침, 부항, 뜸, 물리치료, 첩약)

Arm 2(n=7): 일반치료(침, 부항, 뜸, 물리치료, 첩약)와 봉약침 치료 병행

봉약침 치료: 1-2일 간격, 혈위당 0.2-0.5cc, 1회 총 시술량 0.8-1cc제 4, 5번 요추 양방 5푼처의 화타협척혈, 환측 환도, 양릉천, 절골 중 선혈

동일하게 시행한 처치:

1) 침치료: 1일 2회, 오전과 오후에 근위취혈과 원위취혈을 교대로 시행근위취혈-요부 양측의 신수, 기해수, 대장수, 관원수, 지실, 환측 환도, 위중, 양릉천, 삼음교, 승산, 절골, 곤륜 중에서 선혈하여 자침원위취혈-환자의 통증 양상에 따라 위정격, 담정격, 신정격, 방광정격 중 선용장침-대둔근, 이상근, 장요근, 요방형근 등의 부위에 압통점이 있는 경우
2) 물리치료: hot pack, TENS, ICT, U/S를 매일 실시환자 상태에 따라 골반 견인 및 수기, 추나 치료 추가
3) 약물치료: 환자에 따라 변증시치. 신통축어탕가감방, 독활기생탕가감방(저림)
   처방구성: 신통축어탕가감-백작약, 당귀, 단삼, 속단, 우슬, 모과, 도인, 홍화, 천궁, 계지, 현호색, 강활, 감초
   독활기생탕가감-독활, 속단, 우슬, 두충, 백복령, 백작약, 당귀, 천궁, 인삼, 세신, 방풍, 진범, 육계, 숙지황, 감초, 생강

6. 주요평가항목

1) VAS, ODI
2) 객관적 증상 호전 정도: Gr.I-IV(Gr.I이 양호한 상태)

7. 주요결과

1) VAS 입원시와 퇴원시에 측정한 VAS 값으로 VAS 호전율을 계산하여 비교한 결과 1군이 26.7±22.9, 2군이 68.6±22.7로 2군의 치료성적이 유의하게 우수하였다(p=0.012).
2) ODI 입원시와 퇴원시의 ODI 차로 개선지수를 구하여 비교한 결과 1군이 5.0±3.4, 2군이 9.9±3.6으로 2군의 치료성적이 유의하게 우수하였다(p=0.023).
3) 객관적 증상 호전 정도 입원시와 퇴원시 두 차례에 걸쳐 단계를 매겼고 그 차를 구하여 호전도를 비교한 결과 1군이 0.4±0.5, 2군이 1.3±0.8로 2군의 치료성적이 유의하게 우수하였다(p=0.042).

8. 결론

1) 일반침 치료군과 봉약침 병행치료군 모두 VAS, ODI, 객관적 증상 단계에서 유의한 감소를 보였다.
2) 봉약침 병행 치료군이 일반 침치료군에 비해 VAS 호전율, ODI 개선지수, 객관적 증상 단계 호전지수에서 모두 유의한 증가를 보였다.
3) 요추관 협착증 환자에게서 기존의 한의학적 치료에 봉약침 치료를 병행할 경우 통증과 일상생활에서의 장애정도를 경감

시키는데 더욱 유효한 방법이 될 것이다.

9. 안전성 평가

기재 사항 없음

10. 평가자 의견

요추관 협착증으로 진단받은 16명을 대상으로 일반침 치료군과 봉약침 치료를 병행한 군으로 나누어 비교하여 봉약침 병행 치료 효과에 대한 후향적 연구를 시행하였으며, 요추관 협착증 환자에게서 기존의 한의학적 치료에 봉약침 치료를 병행할 경우 통증과 일상생활에서의 장애정도를 경감시키는데 더욱 유효한 방법이 될 것이라는 결론을 얻었다. 하지만 모집단이 정규분포를 따르지 않았고 그 수가 임상적인 의의를 가질 만큼 충분하지 못하였으며, 각 군별로 연령대와 병력에 차이가 있었다. 또한 부항 및 뜸요법, 물리치료, 첩약치료 등 추가적 치료 요인들이 같은 조건으로 통제되지 않았다는 한계가 있는 논문이다.

11. 평가자

김종인. 2011년 1월 19일

근골격계통 및 결합조직의 질환

서지사항 • • •

김은걸, 이동건, 윤은혜, 정원제, 김경호, 조현석, 황민섭. 굴곡신연법으로 시술한 요각통 환자 60례에 대한 임상적 고찰. 척추신경추나의학회. 2009;4(1):43-52.

1. 목적

요추관 협착증에 굴곡신연법과 일반 한방치료 비교 연구

2. 연구디자인

비무작위연구

3. 실시기관

한방병원 1 시설

4. 대상자 특성

요각통을 호소하고 요추관협착증으로 진단받은 60명의 환자를 대상으로 함.

5. 중재/치료

Arm 1(n=30): 추나 굴곡신연법 + 한방보존요법(침구, 봉독약침, 한방약물, 부항)

Arm 2(n=30): 한방보존요법(침구, 봉독약침, 한방약물, 부항)

6. 주요평가항목

VAS, ODI

7. 주요결과

시험군과 대조군 모두 VAS, ODI가 시험 전후 비교에서 치료 효과가 있었으며, 시험군이 대조군에 비하여 통계적으로 유의하게 치료 성적이 더 좋은 것으로 나타났다.

VAS 값보다는 ODI 개선 지수가 더 유의하게 치료 효과가 나타났다.

8. 결론

굴곡신연기법은 요각통 환자에게 효과적인 치료법이며, 통증의 호전보다는 기능의 회복에 더 도움이 된다.

9. 안전성 평가

기재 사항 없음

10. 평가자 의견

일반 한방치료에 더해서 굴곡신연기법을 사용하였을 때 부수적인 요통 개선효과가 있는지를 평가한 연구로서 시술자의 자격을 명시하고 추나 방법이 구체적으로 언급되어 객관성을 확보한 점이 높게 평가되지만 피험자 선정기준이 명확하지 않고 군 분류 방식에 대한 언급이 없다는 점, 치료기간이 정해지지 않고 환자 스스로 기간을 정하는 방식으로 진행되어 일관성이 결여된 점이 아쉽다.

11. 평가자

김호준, 2011년 1월 19일

근골격계통 및 결합조직의 질환

서지사항

김종욱, 최성용, 황우준, 이순호, 유인식. 척추관내 인대 골화증 6례에 대한 임상적 고찰-후종인대 골화증(OPLL) 3례 및 황색인대 골화증(OLF) 3례-대한침구학회지. 2004;21(6):127-49.

1. 목적 척추관내 인대 골화증 치료 보고
2. 연구디자인 증례보고(n=6)
3. 실시기관 한방병원 1 시설
4. 대상자 특성
   후종인대 골화증 환자(n=3)
   황색인대 골화증 환자(n=3)
5. 중재/치료
   arm 1: 침치료, 봉약침 치료, 부항치료, 약물치료, 물리치료(n=6)(총 치료기간에 대한 기재 사항 없음)
   1) 침치료: 1일 1회, 풍부, 풍지, 대추, 견중수, 견외수, 견정, 후계, 중저, 신수, 지실, 기해수, 대장수, 곤륜, 신맥
   2) 봉약침치료: 2일 1회, 각 혈에 0.05cc씩 3회(6일) 시술 후 각 혈에 0.1cc로 증량OPLL-견중수, 견외수, 견정, 견우OLF-신수, 지실, 기해수, 대장수
   3) 부항치료: 1일 1회(건식), 경항 및 요배부 족태양방광경 1, 2선2-3일에 1회(건식), 대추, 견정, 견우, 견중수, 견외수, 환도, 아시혈
   4) 약물치료: 오적산, 빈소산, 서경탕 등을 환자의 증상에 따라 가감하여 투여
   5) 물리치료: hot pack, ICT, U/S
6. 주요평가항목
   1) 임상증상 평가
      OPLL-JOAS system for Cervical myelopathy
      OLF-JOAS for the assessment of myelopathy
   2) 치료효과
      Excellent, Good, Fair, Failure의 4단계 평가
7. 주요결과
   Case 1(OPLL): 치료 전 11.5에서 치료 후 13.5, Failure
   Case 2(OPLL): 치료 전 7.5에서 치료 후 12.5, Good
   Case 3(OPLL): 치료 전 14에서 치료 후 16, Fair
   Case 4(OLF): 치료 전 6에서 치료 후 10, Excellent
   Case 5(OLF): 치료 전 9에서 치료 후 9, Failure
   Case 6(OLF): 치료 전 8에서 치료 후 9, Fair
8. 결론
   척추관내 인대 골화증의 한방 치료에 대해 대체로 통증의 감소, 척수증의 완화 등의 호전을 보였으나 일부 환자에서는 그 효과가 미미하여 좀 더 다양하고 효과적인 치료 방법에 대한 연구가 필요하다.
9. 안전성 평가 기재 사항 없음
10. 평가자 의견
    다양한 중재가 시행되어 어느 중재에 의한 치료효과인지 명확하지 않다. 증상의 완화 뿐만 아니라 실제 인대 골화증의 방사선상 소견의 변화 여부가 기재되어 있지 않은 점 역시 한계라 하겠다.
11. 평가자 김종인, 2011년 1월 19일

근골격계통 및 결합조직의 질환

서지사항 • • •

김언국, 김현욱, 이건휘, 이건목. 경추 추간판 탈출증 환자의 침도요법 치료 효과에 대한 임상적 연구. 대한침구학회지. 2009;26(1):67-79.

1. 목적　경추 추간판 탈출증에 침도요법 치료효과 보고
2. 연구디자인　전후비교연구(n=23 / 23)
3. 실시기관　한방병원 1 시설
4. 대상자 특성　경추 추간판 탈출증으로 경항통 및 상지방사통을 호소하는 환자(n=23)
5. 중재/치료

침치료, 침도요법, 한약치료(n=23)

1) 침치료: 총 10회 시술방광경과 독맥경을 위주로 견정, 천종, 견우, 대저, 풍지, 대추 등접경과 통경을 통한 소장경과 폐경 및 그 외 아시혈을 위주로 시술
2) 침도요법: I-4형 침도침 사용항인대기시/종지점, 승모근기시점, 두반극근종지점, 두판상근기시/종지점, 경판상근기시점, 흉쇄유돌근종지점, 두최장근종지점, 극간인대 절개
3) 한약치료: 요통방(용안육, 당귀, 백작약, 천궁, 숙지황, 골쇄보, 속단, 두충, 감초, 백출, 강활, 독활, 맥아, 신곡, 산사, 현호색)

6. 주요평가항목

(결과변수)

1) 객관적 치료성적 평가(Odom's degree): Excellent, Good, Fair, Poor의 4단계 평가
2) VAS
3) NDI
4) JOA score

7. 주요결과

1) 객관적 치료성적 평가

Excellent가 12례(52.17%)로 가장 많았으며, Good이 5례(21.74%), Fair가 4례(17.39%), 불량이 2례(8.70%)의 순이었다.

2) VAS

치료 전 9.17±1.67, 치료 후 4.00±2.13로 평균 5.17±2.44의 차이를 보였으며 통계적으로 유의한 차이가 있었다($p<0.05$).

3) NDI

치료 전 19.26±10.14, 치료 후 10.87±7.09로 평균 8.39±7.95의 차이를 보였으며 통계적으로 유의한 차이가 있었다($p<0.05$).

4) JOA score

치료 전 12.22±0.67, 치료 후 12.52±0.67로 평균 0.30±0.56의 차이를 보였으며 통계적으로 유의한 차이가 있었다($p<0.05$).

8. 결론　침도요법을 위주로 한 한의학적 치료가 경추 추간판 탈출증 환자에게 유의한 효과가 있다.
9. 안전성 평가　기재 사항 없음
10. 평가자 의견

경부는 혈관들이 많고, 복잡하게 맺히고 얽혀있는데 그 해부관계에 대한 대처가 익숙하지 않을 수 있기 때문에 침도침을 시술함에 있어 신중을 기해야 하며 안전성을 확보해야 한다. 상기 논문에서는 안전성에 대한 평가가 보고되지 않았다.

11. 평가자　김종인, 2011년 1월 19일

근골격계통 및 결합조직의 질환

서지사항

장석근, 김영화, 강재희, 김정호, 임윤경, 이현, 이병렬. 두침을 시행한 요추간판탈출증 환자 30례에 대한 임상적 고찰. 대한침구학회지. 2003;20(5):252-60.

1. 목적

요추 추간판탈출증에 두침(족운동감각구, 감각구) 효과 연구

2. 연구디자인

전후비교연구(n=30 / 30)

3. 실시기관

한방병원 1 시설

4. 대상자 특성

요추간판탈출증으로 입원한 요각통 환자(n=30)

5. 중재/치료

두침치료, 약물치료, 침상안정, 물리치료 및 체조요법(n=30)(총 치료 기간에 대한 기재 사항 없음)

1) 두침치료: 1일 1회 대측의 족운동감각구, 감각구에 자침하고 염전
2) 약물치료: 3첩 3분복초기에는 활락탕가미, 활혈탕, 후기에는 쌍화탕가미, 사육탕가미 등을 변증시치
3) 침상안정: hard board, knee pillow
4) 물리치료 및 체조요법: hot pack, 부항, 간섭파, EST, Lumbar traction, 추나치료(Cox), 기타 물리치료, 체조요법을 환자의 상태에 따라 시행

6. 주요평가항목

1) 이학적검사: SLRT, Lumbar flextion, Milgram test, ADF, APF, Peyton sign
2) 치료효과 판정: Excellent, Good, Fair, Poor의 4단계로 평가

7. 주요결과

1) 임상증상 분포
   하지방산통은 두침치료 전 29례에서 두침치료 후 5례(16.6%)로 크게 감소하였다.
2) SLRT 각도 분포
   두침치료 후 SLRT 각도는 전반적으로 상승하여 60° 이상이 25명(83.3%)로 나타났다.
3) 치료성적
   Good 12명(40%), Exellent 7명(23.3%), Fair 6명(20%), Poor 5명(16.6%)이었고, Fair 이상의 치료율은 25명(83.3%), Good 이상의 치료율은 19명(63.3%)이었다.

8. 결론

두침요법은 요추간판탈출증 환자의 증상 호전(특히 하지방산통)에 효과가 있음을 보여준다.

9. 안전성 평가

기재 사항 없음

10. 평가자 의견

본 논문은 요추간판탈출증 환자에 대하여 족운동감각구 및 감각구 두침 시술의 효능에 관한 것이다. 요추간판탈출증 증상 중 특히 하지 방산통에 효과가 있음을 보고하였으며 83.3%에서 Fair 이상의 치료성적을 나타내었다. 이는 신침 요법에 해당되는 두침에 대한 임상연구로서 의의를 가지나, 대조군이 설정되어 있지 않고 복합치료로서 두침만의 치료효과로 단정짓기 힘들다. 또한 결과를 평가하는 변수로서 주관이 개입되기 쉬운 4단계 평가를 사용한 한계점이 있다.

11. 평가자 김종인, 2011년 1월 19일

근골격계통 및 결합조직의 질환

서지사항 • • •

위준, 류미선, 이지은, 윤여충, 김재홍, 박윤희. 요각통 환자의 화타협척혈 침치료에 대한 임상적 연구. 대한침구학회지. 2009;26(1):58-66.

1. 목적 요추 추간판탈출증에 화타협척혈 침치료 병용 효과 연구
2. 연구디자인 비무작위연구(n=40 / 40)
3. 실시기관 한방병원 1 시설
4. 대상자 특성

CT나 MRI로 protrusion, extrusion으로 진단받은 요추추간판탈출증 환자(n=40)

5. 중재/치료

Arm 1(A n=20): 일반적인 침요법만을 시술

Arm 2(B n=20): 협척혈을 병행하여 시술

1일 1회 시술

혈위A군-신수, 기해수, 대장수, 지실, 환도, 후계를 기본혈로 하고 통증의 상태 및 방산통 부위의 환측 경락을 따라(위중, 곤륜),(양릉천, 절골) 등을 증상에 따라 가감취혈

B군-A군과 같은 침치료에 협척혈(HNP로 진단된 척추부위, 압진상 통증을 가장 많이 호소하는 부위를 중심으로 상하에 있는 화타협척혈 1-3개 선택)

동일하게 시행한 처치:

1) 부항요법: 환자의 상태에 따라 시술. 자락관을 시술하기도 하였음
2) 약물치료: 환자의 상태와 병증에 따라 변증시치(구체적인 처방 기재는 없음)
3) 물리치료: Hot pack, ICT, TENS, Microwave, US

6. 주요평가항목 VAS, ODI
7. 주요결과

1) VAS

입원시와 퇴원시에 측정한 VAS 값으로 VAS의 개선지수를 계산하여 비교한 결과 A군은 54.5±14.68, B군은 69.5±13.56으로 B군이 유의하게 큰 차이를 나타냈다($p<0.05$).

2) ODI

입원시와 퇴원시의 ODI 차로 개선지수를 구하여 두 군을 비교한 결과 A군은 11.7±4.725, B군은 15.0±3.569로 B군이 유의하게 큰 차이를 나타냈다($p<0.05$).

8. 결론

화타협척혈을 사용한 군에서 치료성적이 유의하게 높은 것으로 나타나므로, 화타협척혈의 침치료가 요각통의 통증 경감 및 증상으로 인한 일상생활에서의 장애 정도의 회복에 효과적이라 할 수 있다.

9. 안전성 평가

기재 사항 없음

10. 평가자 의견

본 연구에서 모집단의 남녀비가 1:1.67이고 모집단의 수가 충분하지 않아 정규분포를 따른다고 할 수 없었으며 입원환자를 연구대상으로 하였기에 체침과 협척혈 이외에 부항 및 물리치료, 첩약치료 등의 추가적 치료 요인들이 같은 조건으로 통제되지 않았던 점도 연구결과에 영향을 끼쳤을 수 있으므로 모집단의 확대와 추가적 요인을 통제한 심화 연구가 필요할 것으로 사료된다.

11. 평가자 김종인, 2011년 1월 19일

근골격계통 및 결합조직의 질환

서지사항

윤기붕, 조마리나, 정홍. 추간판탈출증환자의 침구치료에서의 아시혈 병행에 대한 임상적 고찰. 대한침구학회지. 2001;18(1):226-36.

1. 목적 요추 추간판탈출증에 아시혈 치료 병행 효과 연구
2. 연구디자인 비무작위연구(n=30 / 30)
3. 실시기관 한방병원 1 시설
4. 대상자 특성 요추추간판탈출증으로 입원한 요각통 환자(n=30)
5. 중재/치료

Arm 1(A n=15): 경혈 및 아시혈 치료

Arm 2(B n=15): 경혈 치료

아시혈 치료: 1일 1회, 통증이 심한 경우 전침을 활용족태양경근-관원수, 요양관, 요수, 은문 양방족소양경근-환도, 풍시-중독, 외구, 양보 부근족양명경근-천추, 비관, 복토, 족삼리-상거허 부근족태음경근-누곡-지기, 기문, 충문, 복결 부근족궐음경근-음렴 부근족소음경근-축빈 부근

동일하게 시행한 처치:

1) 경혈치료: 1일 1회, 통증이 심한 경우 전침을 활용신수, 기해수, 대장수, 관원수(이상 양측), 팔료혈, 환도, 위중, 승산, 곤륜(이상 환측)을 기본혈로 하고 증상에 따라 가감방광경형-승부, 은문, 승근담경형-풍시, 양릉천, 절골중간형-승부, 은문, 풍시, 양릉천(환측)혼합형-승부, 승근, 풍시, 양릉천, 절골(환측)
2) 약물요법: 초기에는 활혈통락, 지통, 행기혈, 후기에는 강근골, 보간신, 보혈익기(구체적인 투약 내용은 기재되어 있지 않음)
3) 침상안정: hard board, knee pillow
4) 물리치료: 환자의 상태에 따라 온수포, 부항, ICT, EST, 요추견인치료, 추나치료(Cox), 기타 물리치료, 체조요법

6. 주요평가항목

1) 이학적 검사: SLRT, Lumber flexion, Laseque Test, Peyton Sign, Milgram Test, Ankle Dorsiflexion/Plantarflexion
2) 치료성적: Excellent, Good, Fair, Poor의 4단계 평가

7. 주요결과

1) Lumbar Flexion 호전 정도에 따른 평균 최소치료일수 및 음성반응의 수

A군에서는 Gr.I이 17.2일, Gr.II이 9.4일, Gr.III이 8.3일로 13례(86.7%)에서 음성을 나타냈고 B군에서는 Gr.Idl 2.3일, Gr.II이 17.3일, Gr.III이 10.6일로 12례(73.3%)에서 음성을 나타냈다.

2) 치료성적

A군에서는 우수가 57.9%, 양호가 28.4%, 호전이 13.7%로 나타났으며 B군에서는 우수가 19.8%, 양호가 33.7%, 호전이 46.5%로 나타났다.

8. 결론

경혈만을 사용한 경우보다, 아시혈의 병행치료로 요추추간판탈출증을 진단받은 요각통환자의 운동제한개선 및 하지비증 등에 더욱 높은 유효율이 나타났으며, 임상증상의 호전에 유의성이 있는 것으로 사료된다.

9. 안전성 평가 기재 사항 없음
10. 평가자 의견

A군에만 아시혈 치료를 시행하였으나, 두 군에 동일하게 시행된 '경혈치료'도 원위취혈만 시행한 것이 아니라 아시혈과 일치할 수 있는 근위취혈을 다수 사용함으로써 연구 design 자체에 한계가 있다. 또한 두 군의 배정(무작위 등) 방법에 대한 언급이 없고, 효과를 확인하고자 하였던 중재 외에 다른 치료가 통제되지 않았다.

11. 평가자 김종인, 2011년 1월 19일

근골격계통 및 결합조직의 질환

서지사항 • • •

박상길, 최우성, 박종민, 윤문식, 이정훈, 신준식. 온침을 시행한 요각통 환자의 임상 고찰. 한방재활의학과학회지. 2005;15(1):9-24.

1. 목적 요추 추간판탈출증으로 인한 요각통에 온침 효과 연구
2. 연구디자인 준무작위연구(n=42 / 42)
3. 실시기관 한방병원 1 시설
4. 대상자 특성 요추 추간판탈출증으로 하지방산통이 있으며 4주 이상 입원한 환자(n=42)
5. 중재/치료

홀수 번에 입원한 환자를 실험군으로, 짝수 번에 입원한 환자를 대조군으로 분류하였다.

Arm 1(n=22): 기본치료 4주 시행, 온침치료 격일 시행

Arm 2(n=20): 기본치료 4주 시행

온침치료: 병변이 있는 요추 극돌기간, 환측 환도부위 압통점에 격일로 시술

동일하게 시행한 처치(기본치료 4주):

1) 침치료: 1일 1회, 요각통에 응용빈도가 높은 경혈 이용, 상태에 따라 수증가감기본취혈-신수, 지실, 기해수, 대장수, 환도, 곤륜, 위중보조취혈-(승산, 승근, 신맥),(풍시, 양릉천, 절골, 구허), 아시혈
2) 약물치료: 1일 3회 독활기생탕, 오적산을 기본방으로 환자에 따라 선용초기-유향, 몰약, 도인, 홍화, 소목, 의이인 등 가미후기-모과, 오가피 등 가미경우에 따라서는 기본방이 아닌 처방으로 변증시치
3) 추나요법: 2일 1회, 요추 신연교정법, 굴곡전환기법, 측굴, 회선 기법
4) 이학요법: 1일 1회, hot pack, 약침요법, TENS, U/S

6. 주요평가항목 ODI, VAS, SLRT
7. 주요결과

1) ODI: 실험군은 입원 당시 43.09±6.57점에서 4주치료 후 22.82±5.71점으로 통계적으로 유의하게 감소하였다(p=0.021). 대조군은 입원 당시 43.60±4.33점에서 4주치료 후 30.95±6.86점으로 통계적으로 유의하게 감소하였다(p=0.042). 입원치료 3주째 평가부터는 대조군에 비해 실험군에서 ODI 점수가 보다 유의하게 감소하였으며(p=0.007) 입원치료 4주째에는 p=0.001로 실험군의 ODI 점수가 보다 유의하게 감소하였다.
2) VAS: 실험군은 입원당시 7.50±0.96에서 4주치료 후 1.95±1.00으로 통계적으로 유의하게 감소하였다(p=0.021). 대조군은 입원당시 7.65±1.09에서 4주치료 후 3.20±0.83으로 통계적으로 유의하게 감소하였다(p=0.012). 실험군과 대조군의 비교에서는 입원치료 2주째에 p=0.026, 3주째에 p=0.015, 4주째에 p=0.001로 실험군의 VAS 점수가 보다 유의하게 감소하였다.
3) SLR: 실험군은 입원 전 49.09±15.17에서 4주치료 후 78.64±11.25로 통계적으로 유의하게 증가하였다(p=0.038). 대조군은 입원 전 49.09±15.17에서 4주치료 후 78.64±11.25로 증가되는 경향성을 보였으나 통계적으로 유의하지는 않았다(p=0.061). 두 군의 차이는 통계적으로 유의하지 않았다.

8. 결론

요각통의 치료에 있어서 온침을 시술한 군이 온침을 시술하지 않은 군보다 유의한 치료효과를 나타내리라 사료된다.

9. 안전성 평가 기재 사항 없음
10. 평가자 의견

군 배정시 무작위 배정을 시행하지 않았으며, 온침 외의 치료를 통제하지 않아 연구 결과가 완전히 온침의 효과인지는 명확히 알 수 없다.

11. 평가자 김종인, 2011년 1월 19일

근골격계통 및 결합조직의 질환

서지사항 • • •

고강훈, 박소영, 이경윤, 최회강, 소기숙, 이종덕, 김성철. 오공약침을 이용한 요추간판탈출증 치료의 임상적 연구. 대한약침학회지. 2001;4(3):47-57.

1. 목적 요추 추간판탈출증에 오공약침 효과 연구
2. 연구디자인 전후비교연구(n=10 / 10)
3. 실시기관 한방병원 1 시설
4. 대상자 특성 요추간판탈출증으로 원광대 광주한방병원에 입원한 환자(n=10)
5. 중재/치료

   침치료, 약물치료, 약침치료를 모든 환자에게 시행(n=10)

   1) 침치료: 후계, 합곡, 신맥, 중저, 풍시, 양릉천, 족삼리, 곤륜, 통곡1일 1회, 7일간 시술(소화불량, 두통 등 상태에 따라 가미)
   2) 약물치료: QSCCII 설문조사 후 태음인은 가미청심탕, 소양인은 형방지황탕, 소음인은 십이미관중탕을 7일간 사용(체질판정 전까지는 통치방으로 '오적산 거 마황 가 목향 빈랑 등'을 사용)
   3) 약침치료: 요추간판탈출 병변 부위, 요부 아시혈(압통 부위)을 공통으로 사용통증양상이 족태양경상이면 통곡, 속골, 곤륜, 승산, 은문 등통증양상이 족소양경상이면 협계, 임읍, 구허, 현종, 양릉천 등1일 1회, 7일간 시술, 한 혈위당 0.1-0.5ml 주입
6. 주요평가항목
   1) DITI
   2) 이학적 검사: SLRT, Slump, Heel/Toes walking, Lumbar flexion/extension
   3) Oswestry 요통장애지수
   4) 자각적 통증정도 검사: 처음 입원했을 당시의 통증을 100으로, 통증이 전혀 없을 때를 0으로 정의하여 환자가 주관적으로 잔여통증의 정도를 기록
7. 주요결과
   1) DITI

      10명의 환자 모두 좌우혈위의 차이가 낮아졌으며, 0.1도 이하의 차이가 나는 환자가 2명이었고, 나머지는 0.20-0.68도의 온도차를 보였고 전체적인 온도차이의 평균은 0.32도로 나타났다. 혈위별 치료전후 체표온도의 변화는 7군데의 혈위에서 모두 좌우차가 낮아졌고 0.19-0.52도의 비교적 고른 분포를 보였다. 근사 유의확률은 신수 0.032, 환도 0.013, 위중 0.074, 승산 0.032, 풍시 0.007, 양릉천 0.241, 절골 0.007로 7개의 혈위 중 신수, 환도, 승산, 풍시, 절골의 5개 혈위에서 유의한 변화를 보였다.
   2) 이학적 검사

      (1) SLRT-2명의 환자가 10-30도의 호전을 보였고, 8명의 환자는 치료시작전과 같았으며, 그 8명중 7명은 치료시작 전부터 70/70 이상의 정상의 소견을 보이는 환자였다.

      (2) Slump test-치료 전 편측 또는 양측에서 양성소견을 보인 환자가 7명이었고, 모든 예에서 치료종료 후 편측 또는 양측의 호전을 보였으며, 처음 음성이었던 3명의 환자는 음성으로 유지되었다.

      (3) Heel walking, Toe walking-각각 2명의 양성 소견을 가진 환자가 있었고 그 중 각각 1명의 경우에서만 검사상 호전이 있었다.

      (4) Lumbar flexion-6명의 환자가 10-30도의 호전을 보였고 3명의 환자는 정상인 상태에서 그대로 유지하였으며 1명은 35도의 악화를 보였다.

      (5) Lumbar extension-flexion 검사에서 호전을 보였던 6명이 5-20도의 호전을 보였고, 마찬가지로 3명의 경우는 정

상상태의 유지, 1명은 10도의 악화를 보였다.

3) 요통장애지수

10명 중 8명에서 치료 후가 전보다 낮은 수치를 기록했으며 그 중 6명은 3-7점 사이의 차이를, 2명은 25점과 32점의 비교적 높은 차이를 보였고 10명중 2명은 각각 1점과 12점의 상승을 보였다. 그러나 통계적으로는 p=0.059로 유의한 변화를 보이지 않은 것으로 나타났다.

4) 자각적 통증 정도

10명중 8명이 10-70의 호전을 보였고, 2명은 전후변화가 없었으며 10명의 전후차이 평균은 19로 유의한 변화를 가져온 것으로 나타났다(p=0.011).

8. 결론

DITI에서는 100%의 유효율을 보였고 7개 중 5개의 혈위에서 유의한 변화를 나타냈으며, 이학적 검사에서는 50-100%의 유효율을 나타냈고, 요통장애지수와 자각적 통증 정도에서는 모두 80%의 유효율을 보였고 자각적 통증정도는 유의성 있는 전후변화를 나타냈다.

9. 안전성 평가

시술하는 동안 피부변화 등의 부작용은 나타나지 않았다.

10. 평가자 의견

일반적으로 잘 사용되지 않는 오공약침의 효능에 대해 연구하고자 하였으며, 약침 제조 과정에 대해 상술하여 임상에서 적용이 가능하도록 하였다. 그러나 연구 design 면에서 대조군이 설정되어 있지 않으며, 오공약침 치료 외에 침치료, 한약치료가 통제되지 않아 정확한 치료효과를 평가하기 힘들다.

11. 평가자

김종인. 2011년 1월 19일

근골격계통 및 결합조직의 질환

서지사항 • • •

차재덕, 정성민, 김경옥, 김경석, 김남옥. 요추간판탈출증에 기인한 요통환자의 침치료와 봉독약침 병행치료에 대한 비교 연구. 대한침구학회지. 2004;21(1):149-58.

1. 목적

요추 추간판탈출증으로 인한 요통에 침치료와 봉독약침 병행치료 비교 연구

2. 연구디자인

비무작위연구(n=29 / 29)

3. 실시기관

한방병원 1 시설

4. 대상자 특성

20−50세, 요추추간판탈출증(bulging 이상)으로 내원한 환자(n=29)

5. 중재/치료

Arm 1(n=16): 침치료 및 봉독약침 요법

Arm 2(n=13): 침치료

2일 1회 시술, 약물치료와 물리치료는 시행하지 않았다.

1) 침치료: 방광경, 독맥의 요부 혈들, 환측 환도, 양릉천, 현종, 족삼리

2) 봉독약침: 요수, 요양관, 명문혈. 피하에 1:10000 0.05ml부터 시작하여 증량

6. 주요평가항목

VAS, ODI

치료 전, 4회 시술후, 7회 시술후 평가함

7. 주요결과

1) VAS

4회 시술후 VAS의 호전율은 실험군(36.62%±4.02)이 대조군(17.31%±5.20)에 비해 유의성 있는 호전율을 보였으며 ($p<0.02$), 7회 시술후 VAS의 호전율 또한 실험군(62.25% ±5.20)이 대조군(35.23%±6.60)에 비해 유의성 있는 호전율을 보였다($p<0.05$).

2) ODI

4회 시술후 실험군(21.50±2.06)과 대조군(25.23±2.11)의 성적은 유의성이 없었으나($p>0.05$), 7회 시술후의 실험군(10.69±2.96)과 대조군(19.08±2.83)의 성적은 유의성 있는 결과를 나타내었다($p<0.05$).

8. 결론

추간판 탈출증에 의한 요통에 대해 봉독약침 치료의 병행은 침치료만 행하는 것보다 유효한 것으로 판단할 수 있다고 사료된다.

9. 안전성 평가

기재 사항 없음

10. 평가자 의견

무작위 배정이 이루어졌다는 언급이 없고 군 배정 방법에 대한 설명이 기재되어 있지 않으며, 봉독약침에 대한 안전성 평가가 누락되어 있다.

11. 평가자

김종인. 2011년 1월 19일

근골격계통 및 결합조직의 질환

서지사항 • • •

김경운, 서보명, 윤종석, 이윤경, 최성훈, 이경민, 임성철, 서정철, 정태영, 한상원. 요추간판탈출증에 봉약침의 근위 취혈과 근위 및 원위 취혈의 비교. 대한침구학회지. 2005;22(6):181-7.

1. 목적

요추 추간판탈출증에 봉약침의 근위 취혈과 근위 및 원위 취혈 비교 연구

2. 연구디자인

비무작위연구(n=30 / 30)

3. 실시기관

한방병원 1 시설

4. 대상자 특성

요추간판탈출증으로 대구한의대 대구한방병원에 입원한 환자(n=30)

5. 중재/치료

Arm 1(n=15): 근위취혈 봉약침 시술

Arm 2(n=15): 근위취혈 및 원위취혈 봉약침 시술

1일 1회, 10일간

1군: 허리 협척혈 4곳 위주로 봉약침 시술

2군: A군 시술부위 외에 추가로 하지방산통 양상에 따라 환도, 양릉천, 현종, 승산, 곤륜, 태계 등의 혈위에 시술

동일하게 시행한 처치:

1) 침치료: 1일 1회, 삼초수, 신수, 기해수, 대장수, 관원수, 환도, 위중, 양릉천, 현종, 승산, 곤륜, 아시혈을 배합하여 시술
2) 구치료: 신수, 대장수, 기해수, 양릉천, 족삼리, 아시혈에 1일 3장씩 간접구 시술
3) 한약치료: 초기 환자(대부분)에게는 활락탕, 신허에는 독활지황탕, 가미쌍화탕, 한습에는 가미오적산, 가미빈소산 등의 처방을 가감응용
4) 물리치료: 환자의 상태에 따라 ICT, EST, hot pack 등을 시행

6. 주요평가항목

VAS, 요통평가지수

7. 주요결과

입원 10일 후의 VAS는 1군이 4.5±2.09, 2군이 4.3±2.05였으며, 요통평가지수는 1군이 70.1±12.93, 2군이 71.6±10.80으로 2군이 비교적 호전도가 높았으나 통계적으로 유의성은 없었다.

8. 결론

요추간판탈출증에 따른 요각통 치료에 있어 근위 취혈과 근위 및 원위 취혈 방법은 치료 효과에 있어 유의한 차이가 없었다.

9. 안전성 평가

기재 사항 없음

10. 평가자 의견

군 간 무작위 배정이 이루어지지 않았으며, 중재 외에도 침구치료, 한약치료, 물리요법들이 통제되지 않은 채 시행되어 의도한 가설을 명확히 검증하기에는 부족한 연구 design이다. 안전성(이상반응)에 대한 기재도 없다.

11. 평가자

김종인. 2011년 1월 19일

근골격계통 및 결합조직의 질환

서지사항 • • •

유상민, 이종영, 권기록, 이향숙. 요추 추간판 탈출증 환자의 침 치료와 봉독침, 봉약침 병행치료에 대한 비교연구. 대한침구학회지. 2006;23(5):39-54.

1. 목적

요추 추간판탈출증에 침치료, 봉독침, 봉약침 병행치료 비교 연구

2. 연구디자인

무작위대조시험(n=37 / 35)

3. 실시기관

한방병원 1 시설

4. 대상자 특성

20-60세, 요추추간판탈출증으로 입원한 환자(n=37)

5. 중재/치료

Arm 1(n=15): 일반치료(침치료, 약물치료, 물리치료)

Arm 2(n=11): 일반치료와 봉약침 치료 병행

Arm 3(n=11): 일반치료와 봉독침 치료 병행

1일 1회, 오후에 실시. 명문, 요양관, 신수, 기해수, 대장수, 관원수, 환도

A군은 호침, B군은 봉약침, C군은 봉독침을 시술

봉약침: 초기에 0:4000 0.1ml에서 증량하여 1:2000 1ml까지 시술

봉독침: 호침의 침첨에 봉독 코팅(0.7-0.8μg/needle)이 되어 있음

동일하게 시행한 처치:

1) 침치료: 1일 1회, 오전요퇴점, 후계, 족삼리, 양릉천, 영골(통증 양상에 따라 신정격, 간정격, 담정격)

2) 약물치료, 물리치료, 침상안정(구체적인 내용에 대한 서술은 없음)

탈락 이유: 환자가 수술을 원함(2명)

6. 주요평가항목

1) VAS, ODI: 치료 전, 10일 후, 20일 후, 30일 후

2) 이학적 검사를 이용한 4단계 평가(Excellent, Good, Fair, Poor)

7. 주요결과

2군과 3군에서 각각 1명의 피험자가 탈락하였다.

1) 각 군별 VAS의 분포 및 호전율

일반침 치료군, 봉독침 치료군과 봉약침 치료군 세군 모두 치료시 유의한 호전을 보였다. 초진일과 10일, 20일, 30일 후를 비교한 VAS 호전율은 10일 후 세군의 VAS 호전율에서는 유의성 있는 차이는 없었고($p>0.05$), 세군의 20일 30일 후 호전율에서는 유의성 있는 차이가 나타났다($p<0.05$).

2) 각 군별 ODI의 분포 및 개선지수

일반침 치료군, 봉독침 치료군과 봉약침 치료군 세군 모두 치료 시 유의한 호전을 보였다. 초진일과 10일, 20일, 30일 후를 비교한 ODI 개선지수는 10일 후, 20일 후 그리고 30일 후 모두 유의한 차이가 나타났다($p<0.05$).

3) 4 Grades of Recovery Degree 비교

치료 30일 후 하지 직거상 검사 및 요부가동범위의 이학적 검사 상의 객관적 치료 성적을 보면 Fair인 경우가 전체 16례(45.7%)로 가장 많았으며, Good인 경우가 전체 14례(40%)로 많았으며, Excellent가 전체 5례(14.3%)이며 Poor로 평가된 경우는 없었다. 이 중 침 치료군은 Excellent 0례, Good 4례, Fair 11례이며 Poor는 0례 였으며 봉독침 치료군은

Excellent 3례, Good 5례, Fair 2례, Poor 0례 였으며 그리고 봉약침 치료군은 Excellent 2례, Good 5례, Fair 3례, Poor 0례로 나타났다.

8. 결론

요추 추간판 탈출증 환자 치료시 일반 침 치료만 하는 것보다 봉독침, 봉약침을 병행 치료하는 것이 통증과 일상생활에서의 장애정도를 감소시키는데 더욱 유효한 방법이다.

9. 안전성 평가

기재 사항 없음

10. 평가자 의견

용어의 사용에 있어 '봉독침', '봉약침'의 구분은 일반적으로 널리 사용되고 있지 못하다. 또한 무작위 배정에 대한 자세한 언급이 부족하며, 요통 치료에 유효한 효과가 있는 것으로 알려진 침치료 군을 대조군으로 설정하여 엄정한 의미의 placebo를 평가하지 못하였다고 볼 수 있다.

11. 평가자

김종인. 2011년 1월 19일

근골격계통 및 결합조직의 질환

서지사항

이성환, 강민완, 이현, 이소열. 요각통에 대한 단침치료군, 봉약침 병행치료군, 중성어혈약침 병행치료군의 비교연구. 대한침구학회지. 2007;24(5):197-205.

1. 목적

요추 추간판탈출증에 침, 봉약침, 약침의 효과 비교

2. 연구디자인

무작위대조시험(n=60 / 60)

3. 실시기관

한방병원 1 시설

4. 대상자 특성

요추추간판탈출증으로 입원한 요각통 환자(n=60)

5. 중재/치료

Arm 1(I n=20): 침치료군

Arm 2(II n=20): 침치료와 봉약침 치료 병행군

Arm 3(III n=20): 침치료와 중성어혈 약침 치료 병행군

1) 봉약침: 2일 1회. 요부 아시혈 부위에 0.1-0.6cc까지

2) 중성어혈:(빈도 기재 사항 없음). 요부 아시혈 부위에 0.6cc처방 내용-치자, 현호색, 유향, 몰약, 도인, 적작약, 단삼, 소목

동일하게 시행한 처치:

1) 침치료: 1일 2회. 오전 근위취혈(신수, 지실, 기해수, 대장수, 관원수, 요양관), 오후 원위취혈(족임읍, 합곡, 외관, 곤륜, 양릉천, 족삼리)

2) 약물치료: 1일 3회 복용. 초기에 활락탕, 후기에 쌍화탕가미방

3) 물리치료: 환자에 따라 hot pack, ICT, TENS, 부항

6. 주요평가항목

입원 9일째까지의 결과를 비교함

1) VAS

2) 임상증상 등급: Excellent, Good, Fair, Poor의 4단계 평가

3) SLR을 이용한 호전도:(퇴원시 SLR-입원시 SLR) / 퇴원시 SLR × 100

7. 주요결과

1) VAS 변화: 입원치료 3일, 5일 후 I, II, III간의 VAS는 77, 80, 70.5(p=0.114)와 69.5, 76, 57(p=0.000)으로 입원 3일째에는 세 그룹간의 유의한 차이를 보이지 않았지만 입원치료 5일 후에는 III의 평균 VAS가 다른 그룹에 비해 유의하게 낮았다. 입원치료 7일, 9일 후에는 49.5, 60.5, 47.5(p=0.047)와 41.5, 28.5, 36(p=0.076)으로 7일째, 9일째 모두 유의하게 차이를 보였으며 입원치료 9일 후에는 II의 평균 VAS가 다른 그룹에 비해 유의하게 낮았다.

2) 통증의 호전도(VAS 감소율의 평균): 초기 5일 동안의 I, II, III의 VAS 감소율은 30.5%, 23%, 44%(p=0.000)로 나타났으며 입원 5일째부터 입원 9일째까지는 41.9%, 62.3%, 35.6%(p=0.04)로 나타났다. 초기 5일 동안은 III의 VAS 감소율이 유의하게 크며 입원 5일째부터는 II의 VAS 감소율이 유의하게 차이를 보였다.

3) 임상등급 분포 입원 5일째에는 세 그룹에서 14명의 환자가 Fair에 있으나 III에서 Good이 6명으로 다른 그룹보다 많은 것을 볼 수 있으며, II는 I보다 주관적인 호전도가 떨어지는 것으로 나타났다. 입원 9일째에는 II에서 Excellent가 다른 그룹에 비해 많았지만 Fair에 머물고 있는 환자도 다른 군에 비해서 많았으며 III에서는 대부분의 환자들이 Good에 분포해 있었다.

4) SLRT 변화 I에서는 20명 중 8명에서 SLRT 제한을 보였고 호전도는 40.95%, II에서는 20명 중 9명에서 SLRT 제한을 보였고 호전도는 52.48%, III에서는 20명 중 6명에서 SLRT 제한을 보였고 호전도는 53.75%로 나타났으나 유의성은 없었다.

8. 결론

단독으로 침치료를 시행한 Group I보다 입원초기(입원치료 5일째)에는 중성어혈약침이 치료에 있어 유의한 결과를 나타내며, 입원 초기 이후에는(입원치료 5-9일째) 봉약침이 요통 치료에 있어서 우수한 것으로 나타났다.

9. 안전성 평가 기재 사항 없음

10. 평가자 의견

무작위 배정을 시행하였으나 배정 방법에 대한 자세한 언급이 없고, 효과를 보고자 하였던 중재 외의 다른 치료가 통제되지 않았다. 안전성에 대한 평가를 시행하지 않았다.

11. 평가자

김종인. 2011년 1월 19일

근골격계통 및 결합조직의 질환

서지사항

김중길, 송봉근, 정인석. 한·양약의 병행투여가 요추간판탈출증의 보존적치료에 미치는 영향. 대한한방내과학회지. 2000;21(1):1-6.

1. 목적

요추 추간판탈출증에 한약치료와 한양방병행치료 비교 연구

2. 연구디자인

대조군전후비교연구(n=48 / 48)

3. 실시기관

한방병원 1 시설

4. 대상자 특성

요추추간판탈출증으로 원광대 광주한방병원에 입원한 환자(n=48)

5. 중재/치료

Arm 1(A n=11): 우슬탕가미A만 투여한 군
Arm 2(B n=11): 우슬탕가미B만 투여한 군
Arm 3(A + W n=14): 우슬탕가미A와 양방치료를 병행한 군
Arm 4(B + W n=12): 우슬탕가미B와 양방치료를 병행한 군
우슬탕가미A, 우슬탕가미B는 1일 3회 투여
양방치료는 NSAIDs를 1일 3회 경구투여하고, Diclofenac sodium을 IM으로 1일 1회 주사
동일하게 시행한 처치:
1) 침상안정
2) 침치료(요양관, 대장수, 관원수, 포황, 환도, 상양릉천, 곤륜): 15분간 전침자극
3) 물리치료(온습포, 간섭파치료, 초음파치료, 골반견인요법)
처방구성우슬탕가미A: 우슬, 모과, 위령선, 해동피, 의이인, 당귀, 진피, 현호색, 백굴채, 잠사, 유향, 몰약, 전갈, 마전자, 초오, 감초
우슬탕가미B: 숙지황, 두충, 당귀, 우슬, 모과, 해동피, 위령선, 의이인, 현호색, 백작약, 감초, 잠사, 유향

6. 주요평가항목

VAS(처음 내원시의 통증정도를 기준으로, 검사시 남아있는 통증정도를 십분율로 환산)

7. 주요결과

1) 약물에 따른 차이
2주후 A + W군이 가장 많은 통증의 감소를 보였고(4.57±2.95), A(4.91±1.97), B(4.72 ±2.68). B + W(5.41±2.67) 군의 순으로 각 군 모두 유의하게 감소하였으나 각 군간의 치료 성적에서의 유의한 차이가 없었다.

2) 양약군과 한약군의 차이
양약 병행 투여군(arm 3 + 4)과 한약 단독 투여군(arm 1 + 2)의 치료 성적은 1주 후 7.13±2.37, 7.36±1.82, 2주 후 5.08±2.64, 4.72±2.52로 유의한 차이가 없었다(A군과 A + W군, B군과 B + W군을 비교 분석한 결과는 기재되어 있지 않았다.).

8. 결론

1) 모든 군에서 치료 후 통증의 감소를 보였으나, 군 간의 차이는 없었다.
2) 실험군 간의 유의한 차이가 인정되지 않은 것은 우슬탕가미의 진통효과가 NSAIDs의 영향을 받지 않을 정도로 우수하기 때문이라고 보여진다.

9. 안전성 평가 기재 사항 없음

10. 평가자 의견

요추추간판탈출증 환자를 대상으로 한약투여(우슬탕가미A,B)와 양방치료 병행의 치료효과를 비교한 논문이다. 연구대상을 네 군으로 구분하였으나 '무작위로 배정하였다'는 말 이외에 구체적인 배정 방법에 대한 언급이 없고, 맹검이 이루어지지 않았다. 탈락자가 없어 ITT분석이 시행된 점은 장점이라 하겠으나, 초기에 피험자 수를 설정하게 된 근거를 제시하지 않았다. 또한 대조군으로 약물을 투여하지 않은 군과, 양약을 단독으로 투여한 군을 관찰하지 못하여 중재의 효과를 명확히 평가하지 못하였음에도 '우슬탕가미의 진통효과가 NSAIDs의 영향을 받지 않을 정도로 우수하다'는 다소 비약된 결론을 내리고 있다.

11. 평가자

김종인. 2011년 1월 19일

근골격계통 및 결합조직의 질환

서지사항

이길재, 이병이, 장건, 송윤경, 임형호. 요추 추간판 탈출증 환자의 굴곡신연기법 치료효과에 대한 임상적 고찰. 척추신경추나의학회. 2007;2(2):79-88.

1. 목적

요추 추간판탈출증에 굴곡신연기법 효과 연구

2. 연구디자인

비무작위연구

3. 실시기관

한방병원 1 시설

4. 대상자 특성

입원 치료 환자 중 MRI상 요추 추간판 탈출증으로 확진 받은 30명을 대상으로 함

5. 중재/치료

Arm 1(n=15): 추나 굴곡신연법 + 일반 한방보존요법(침구, 한약, 부항, 물리치료)

Arm 2(n=15): 일반 한방보존요법(침구, 한약, 부항, 물리치료)

6. 주요평가항목

VAS, 환자 자각 증상 평가(Gr.0 ~ Gr.4)

7. 주요결과

시험군과 대조군 모두 치료 전후 VAS 차이에서 유의성 있는 호전을 보였다.

시험군과 대조군의 두 그룹간의 치료 전후 차이 비교는 굴곡신연기법을 병행한 군에서 유의성 있게 치료 효과가 더 높은 것으로 나타났다.

치료 후 임상 증상 등급별 분표에서 대조군에서는 Gr.1이 7예, Gr.2 6예, Gr.3, Gr.0 1예, Gr.4 0예로 나타났고, 시험군에서는 Gr.1 8예, Gr.2 5예, Gr.0 2예, Gr.3,4 0예로 나타났다.

8. 결론

요추 추간판 탈출증 환자에게 기본적 한방치료에 추나의 굴곡신연법을 병행하여 치료 할 경우 우수한 치료 효과를 나타냄을 알 수 있다.

9. 안전성 평가

기재 사항 없음

10. 평가자 의견

요추간판탈출증에 굴곡신연법이 임상에서 빈용되고 있어 필요한 연구이며, 후향적 연구이지만 적절한 디자인으로 진행되었다. MR에서 herniation이 진단된 환자를 대상으로 시행되어 객관성을 확보하였지만 향후 보다 많은 샘플수를 확보하고 통증 정도 및 탈출정도 등을 층화하여 유사한 연구를 진행하면 보다 의미가 있을 것으로 생각된다.

11. 평가자

김호준. 2011년 1월 19일

근골격계통 및 결합조직의 질환

서지사항 • • •

김경태, 송호섭. 무작위 대조 이중맹검 시험을 통한 봉약침의 경항통에 미치는 영향. 대한침구학회지. 2005;22(4):189-95.

1. 목적

경항통에 봉약침의 효과 연구

2. 연구디자인

무작위대조시험

3. 실시기관

한방병원 1 시설

4. 대상자 특성

신경근성 통증, 기질적 질환이 배제된 순수 연부조직 손상으로 확진된 경항통 환자 26명을 대상으로 함.

5. 중재/치료

Arm 1(n=13): 봉약침 + 호침

Arm 2(n=13): 호침

6. 주요평가항목

VAS, NDI

7. 주요결과

1군에서 3명, 2군에서 2명 총 5명의 피험자가 탈락하였다.

봉약침병행 치료군과 호침 치료군 각 군에 있어서 치료 전에 비해서 치료 종류 후의 치료 성적이 VAS, NDI에서 모두 유의한 감소를 나타내었다.

시험군과 대조군 두 군간의 치료성적 비교에서 봉약침치료군이 치료 종류 후에 VAS, NDI 모두에서 치료 성적의 유의한 감소를 나타내었다.

8. 결론

호침치료에 봉약침 치료를 병행하는 것이 연부조직손상으로 인한 경항통 환자의 치료에 호침 단독치료보다 효과적이다.

9. 안전성 평가

기재 사항 없음

10. 평가자 의견

봉약침 치료는 요통 경항통 등 임상에서 흔히 사용되고 있어 중요한 의미를 가지는 연구로 생각되며 피험자가 도중에 치료를 중단한 경우 이유가 명시되었고 동전던지기 등의 맹검이 사용된 것은 논문의 질에 긍정적인 영향을 미친 것으로 생각된다. 하지만 봉약침의 육안적 혹은 임상적 부작용 평가라도 병행되었으면 하고 신경근성 통증 및 기질적 경추질환은 어떤 방법으로 평가후 배제하였는지 명기하면 더 좋은 연구가 되었을 것으로 생각된다.

11. 평가자

김호준, 2011년 1월 19일

근골격계통 및 결합조직의 질환

서지사항 • • •

이경희, 윤현민, 고우신, 송춘호, 장경전, 안창범, 김철홍. 낙침 환자에 대한 Sweet Bee Venom과 Bee Venom의 치료효과 및 Allergy 반응 비교 연구. 대한약침학회지. 2008;11(4):39-48.

1. 목적

Sweet BV와 BV의 낙침에 대한 치료 및 알러지 반응 비교

2. 연구디자인

무작위대조시험

3. 실시기관

한방병원 1 시설

4. 대상자 특성

낙침을 주소로 외래 통원 치료한 41명의 환자를 대상

5. 중재/치료

Arm 1(n=21): 부항 + 봉약침(BV) + 침치료

Arm 2(n=20): 부항 + 봉약침(S-BV) + 침치료

6. 주요평가항목

임상 증상: VAS, NDI, CEG

알러지: VAS

7. 주요결과

치료 전에 비하여 BV 치료군과 Sweet-BV 치료군의 치료 후의 VAS 및 NDI, CEG는 모두 유의하게 감소하였다.

BV 치료군과 Sweet-B 치료군의 군 간의 치료 전과 치료 후 VAS, NDI, CEG는 BV 치료군이 약간 높았으나 유의한 차이가 없었다.

국소즉시형 반응에서는 Sweet-BV 치료군이 BV 치료군에 비하여 시술 직후 및 24시간 후의 시술부위 부종과 시술 부위 소양감은 유의하게 적게 나타났다.

8. 결론

Sweet-BV가 낙침의 치료에 있어서 BV와 비교하여 대등한 치료 효과를 지니고 있으며 allergy 반응에서도 비교적 안전한 것을 찾을 수 있었다.

9. 안전성 평가

알러지에 대한 안전성 평가는 있으나 나머지 안전성 여부에 대한 언급은 없음

10. 평가자 의견

봉약침의 종류에 따른 부작용과 낙침 치료 효능을 비교한 연구로서 피험자 선정기준이 명확하고 맹검 유지도 양호하게 진행되어 임상가에서 봉약침 선택시에 지침이 될 수 있을 것으로 생각된다. 하지만 알러지 평가 방법이 지나치게 주관적이고 침, 부항 등 부가 치료가 통증에 보다 더 큰 영향을 주지 않았나 의구심이 든다.

11. 평가자

김호준. 2011년 1월 19일

근골격계통 및 결합조직의 질환

서지사항 • • •

류헌식, 전성하, 박동수, 이수길. 과소전만된 경항통 환자에 대한 추나요법 임상연구. 척추신경추나의학회지. 2006;1(2):11-20.

1. 목적

과소 전만된 경항통에 추나요법 효과 연구

2. 연구디자인

무작위대조시험

3. 실시기관

한방병원 1 시설

4. 대상자 특성

경추 염좌로 목의 운동장애가 있는 환자 20명을 대상으로 함.

5. 중재/치료

Arm 1(n=10): 침치료 + 앙와위경추신전법

Arm 2(n=10): 침치료

6. 주요평가항목

VAS, 경추 전만도

7. 주요결과

1) VAS에서는 치료 3회 후, 치료 5회 후 모두 대조군과 실험군간에 통계적으로 유의성이 있었다.

2) 경추 전만의 회복에서는 치료 5회 후 대조군과 실험군간에 통계적으로 유의성이 없었다.

8. 결론

과소 전만된 경항통 환자에 있어 추나치료(앙와위경추신전법)를 침치료에 병행하는 것이 침치료를 단독으로 하는 것보다 통증의 감소에 있어 더 효과적이다. 하지만 경추 전만도를 회복하는데에는 단기간의 추나치료의 효과를 입증하지는 못하였다.

9. 안전성 평가

기재 사항 없음

10. 평가자 의견

추나치료를 경항통환자에게 적용함에 있어 그 효과를 검증한 연구로서 방사선 검사 등으로 통해 추나치료의 효과를 객관적으로 밝히려는 점이 장점인 연구이다. 비록 전만도를 회복시키지는 못 하더라도 통증개선은 별도로 이뤄질 수 있다는 점을 밝혔다는 점에서 의미가 있다고 보여지며 실험군과 대조군의 배정에 있어 적절한 방법이 동원되지 못하였다는 아쉬움이 남는다.

11. 평가자

김호준. 2011년 1월 19일

근골격계통 및 결합조직의 질환

서지사항 • • •

박찬규, 김수장, 김자영, 정선미, 민은경. 요둔통 환자에 흉요추이행부 협척혈 병행 치료 효과의 임상적 연구. 대한침구학회지. 2009;26(1):15-22.

1. 목적

요둔통에 흉요추이행부 협척혈 병행치료 효과 연구

2. 연구디자인

대조군전후비교연구

3. 실시기관

한방병원 1 시설

4. 대상자 특성

요둔통으로 입원 치료한 26명의 환자를 대상으로 함.

5. 중재/치료

Arm 1: 침치료(협척혈 + 일반혈) + 봉약침(협척혈 + 일반혈) + 약물치료 + 기타(부항, 뜸, 핫백, TENS)–13명

Arm 2: 침치료(일반혈) + 봉약침(일반혈) + 약물치료 + 기타(부항, 뜸, 핫백, TENS)–13명

6. 주요평가항목

VAS, ODI, 객관적 증상 호전정도(Gr.1~Gr.4)

7. 주요결과

흉요추이행부 치료군과 일반침 치료군 모두 증상 호전에 있어 유의한 결과가 나타났다.

시험군이 대조군에 비해서 VAS, ODI 호전율이 좀 더 유의한 것으로 나타났다.

8. 결론

요통 및 둔통이 있는 환자에게 기존의 치료에 흉요추이행부 치료를 병행할 경우 증상 경감에 더 유의한 효과가 있다.

9. 안전성 평가

기재 사항 없음

10. 평가자 의견

후향적으로 협척혈 침 및 봉침 치료가 일반혈위 치료에 부가적인 효과를 가져다 줄수 있는지를 관찰한 연구이다. 디자인에서 전향적이지 못하였고 대상자 선정이 어떻게 이뤄졌는지 명확하지 않는 등의 아쉬움이 남는다.

11. 평가자

김호준. 2011년 1월 19일

근골격계통 및 결합조직의 질환

서지사항 • • •

이태호, 황희상, 장소영, 차정호, 정기훈, 이은용, 노정두. 요각통 환자에 대한 Bee Venom과 Sweet Bee Venom의 효능 비교 연구. 대한약침학회. 2007;10(3):85-89.

1. 목적

요각통에 Sweet BV와 BV 효과 비교

2. 연구디자인

무작위대조시험

3. 실시기관

한방병원 1 시설

4. 대상자 특성

요각통을 호소하는 환자 24명을 대상으로 함.

5. 중재/치료

Arm 1(n=14): 봉약침(SBV) + 침치료

Arm 2(n=10): 봉약침(BV) + 침치료

6. 주요평가항목

VAS, SLR test

7. 주요결과

치료 후 통증의 변화는 SBV 치료군이 BV 치료군과 유의한 차이가 없었다.

치료 후 하지 직거상 검사의 변화는 SBV 치료군이 BV 치료군과 유의한 차이가 없었다.

8. 결론

SBV 의 시술이 BV 의 시술과 유사한 효율성을 나타낸다.

9. 안전성 평가

기재 사항 없음

10. 평가자 의견

맹검을 잘 유지하였으며 무작위 배정도 양호하다. 다만 환자 동의서 등 윤리적 문제가 덜 고려된 점이 아쉽고 부작용 검증에 대한 면이 부족한 편이다. 게다가 피험자 탈락에 대한 이유 언급이 전혀 없다. 한편 하지직거상검사의 초기값이 거의 정상수치에 가까워서 통계적으로 의미있는 결과가 도출되지 않았나 한다.

11. 평가자

김호준. 2011년 1월 19일

근골격계통 및 결합조직의 질환

서지사항 • • •

조재흥, 정석희, 김성수. 영골·대백 자침이 족태양경근 긴장도에 미치는 영향. 한방재활의학과학회지. 2006;16(3):83-92.

1. 목적

족태양경근 긴장도에 영골, 대백 자침 효과 연구

2. 연구디자인

무작위대조시험

3. 실시기관

한방병원 1 시설

4. 대상자 특성

건강한 30명의 사람을 대상으로 함.

5. 중재/치료

Arm 1(n=15): 영골, 대백 자침 + 5분 기립자세 유지

Arm 2(n=15): 5분 기립자세 유지

6. 주요평가항목

슬굴곡근의 긴장도, 척추기립근의 긴장도, 경근전도

7. 주요결과

슬굴곡근의 긴장도 평가에서 실험군에서 통계적으로 유의한 감소를 보였으며(P=0.001), 두 군 간의 비교에서 실험군이 대조군에 비해 유의하게 감소하였다.

척추기립근의 긴장도는 실험군과 대조군 모두 유의성 있는 결과를 내지 않았으며, 두 군 간에 비교에서도 유의한 차이를 보이지 않았다.

경근전도를 통한 족태양경근의 긴장도 평가에서 실험군이 좌우측 척추기립근과 슬굴곡근에서 모두 유의한 감소를 보였으며, 실험군과 대조군 비교에서도 좌우측의 척추기립근과 슬굴곡근 모두 실험군이 대조군에 비해 유의하게 감소하였다(Lt. P=0.002, Rt. P=0.003).

8. 결론

수양명경근 상에 위치한 영골, 대백 자침이 족태양경근의 긴장도를 감소시키는 효과가 있다.

9. 안전성 평가

기재 사항 없음

10. 평가자 의견

임상에서 활용도가 높은 영골-대백 혈위의 실제 효용을 밝히려는 좋은 시도의 연구로서 근전도 등의 객관적 지표를 활용한 점이 높게 평가된다. 슬굴곡근의 긴장도를 finger to floor test 만으로 시행한 것은 과학적으로 아쉬운 점이 있으며 대상자 선정기준이 명확하지 않아 아쉽고 총 몇 명이 자원해서 몇 명이 어떻게 탈락하고 총 몇 명이 남았는지 분명히 밝혀져야 한다. 한편, 학생, 직원 등 취약한 위치의 피험자를 선정할 때는 윤리위원회의 지침을 준수하도록 하여야 한다.

11. 평가자

김호준. 2011년 1월 19일

근골격계통 및 결합조직의 질환

서지사항 • • •

권영달, 이상규, 이정우, 정순관, 김동은, 최선미. 만성 요통에 대한 침치료의 단기 효과에 관한 연구:무작위대조시험. 한방재활의학과학회지. 2007;17(2):123-32.

1. 목적

만성 요통에 침치료 효과 연구

2. 연구디자인

무작위대조시험

3. 실시기관

한방병원 1 시설

4. 대상자 특성

3개월 이상의 요통을 가진 환자 50명을 대상으로 함

5. 중재/치료

Arm 1(n=25): 수기자극 침치료, 14개의 경혈자리에 20분간 자침

Arm 2(n=25): 표피자극 침치료, 비경혈자리에 20분간 자침

6. 주요평가항목

VAS, RDQ, PGA, DT

7. 주요결과

1군에서 1명, 2군에서 2명 총3명의 피험자가 탈락하였다. 수기침 처치군에서 처치 전, 처치 2주 후, 처치 4주 후의 VAS 점수는 통계적으로 유의한 감소를 보였고(P<0.05), RDQ 점수 또한 감소하였으나 통계적으로 유의하지 않았다.

표피자극침 처치군에서 처치 전, 처치 4주 후의 VAS 점수는 통계적으로 유의한 감소를 보였으나(P<0.05), 처치 전, 처치 2주 후의 VAS 점수의 감소는 통계적으로 유의하지 않았고, RDQ 점수 또한 감소하였으나 통계적으로 유의하지는 않았다.

수기침 처치군과 표피자극침 처치군 간에, VAS와 RDQ 점수의 차이는 없었다.

각 군의 시기별 DR 측정치와 PGA 점수는 통계적으로 유의한 차이가 없었고 두군 간의 비교에 있어서도 마찬가지 결과를 보였다.

8. 결론

단가간의 침치료는 만성요통에 있어 효과적이고 안전한 치료 방법이다. 그러나 본 연구에서는 침치료는 표피자극침 처치에 비해 뛰어난 효과를 보여주지는 않았다.

9. 안전성 평가

치료 기간 중 이상반응을 기록하였다. 총 3명(시험군1명, 대조군2명)에서 피로감을 호소하였으며, 기타 심각한 이상반응은 없었다.

10. 평가자 의견

몇몇 샴침이 고안되었지만 침치료의 대조군 설정은 여전히 침 효과의 과학적 규명에 큰 걸림돌이다. 본 연구에서는 표층자극 침치료와 심부자극 및 수기병행 침치료군을 나누어 실험이 진행되었지만 큰 차이를 나타내지 못했다. 몇몇 다른 연구에서는 표층 자극도 심부 자극 못시 않은 효과를 보인다고도 하였다. 디자인의 문제인지 샘플수의 부족인지 기타 다른 변수가 관여했는지를 잘 파악하면 향후 더 좋은 연구가 될 것으로 생각된다.

11. 평가자

김호준. 2011년 1월 19일

근골격계통 및 결합조직의 질환

서지사항 • • •

김기현, 임형호, 황현서, 송호섭, 송영상, 권순정, 김경남, 안광현, 이성노, 강미숙, 전임정. 좌섬·어혈 요통에 동기침법 및 복합치료의 유효성 및 안정성 연구. 대한침구학회지. 2002;19(3):107-14.

1. 목적

좌섬, 어혈 요통에 동기(動氣)침법 효과 및 안전성 연구

2. 연구디자인

무작위대조시험

3. 실시기관

한방병원 1 시설

4. 대상자 특성

좌섬, 어혈 요통으로 진단된 환자 97명을 대상으로 함.

5. 중재/치료

Arm 1(n=37): 능동동기침법 + 약물치료 + 물리치료

Arm 2(n=15): 수동동기침법 + 약물치료 + 물리치료

Arm 3(n=45): 유침법(허리 경혈, 위중, 속골 20분 유침) + 약물치료 + 물리치료

6. 주요평가항목

좌섬 어혈 요통에 대한 통증, 운동 경증에 대한 점수를 바탕으로 하여 현효, 양호, 유효, 무효로 등급화

SGOT, SGPT, r-GTP, BUN, Creatinine

7. 주요결과

능동동기침법, 수동동기침법, 유침법은 각각 97%, 87%, 89%의 유효율을 보였다.

운동동기침법, 수동동기침법, 유침범을 중심으로 시행한 복합치료는 초진, 종진 사이에 통증과 운동의 악화, 이상반응을 보이지 않았다.

혈액검사상에서 SGOT, SGPT, γ-GTP 함량은 1예에서 초진시 비정상인 수치가 상승하였고, 33예에서 유해한 변동이 없었으며, BUN과 creatinine 함량은 유해한 변동을 보이지 않았다.

8. 결론

동기침법을 중심으로한 한방복합치료는 좌섬, 어혈 요통 환자의 치료에 효과적이고 안전한 방법이다.

9. 안전성 평가

치료 과정에서 나타나는 통증과 운동 기능의 악화, 혈액검사 상 간기능과 신장기능의 변화를 관찰하였다.

10. 평가자 의견

어혈요통과 좌섬요통 구분 기준이 불명확한 점이 큰 약점으로 생각되며 통증과 운동 경중에 따른 점수 기준 또한 출처가 불분명하여 논문의 객관성에 감점요인이 된다. 능동-수동 동기치료군, 유침군을 배정할 때 구체적인 무작위 배정 방법 언급이 없는 아쉬움이 있지만 대부분의 침치료 연구에서 시행하지 않은 간-신기능 부작용 평가는 침치료의 안전성 검증에 중요한 역할을 한 것으로 평가된다.

11. 평가자

김호준. 2011년 1월 19일

근골격계통 및 결합조직의 질환

서지사항 • • •

정민수. 급성요통의 치료에 홍화약침과 홍화약침 + 첩대요법의 비교연구:무작위 대조군 임상실험. 대한약침학회지. 2002;5(2):25-38.

1. 목적

급성요통에 홍화약침과 홍화약침 첩대요법의 병행 치료 효과 비교

2. 연구디자인

무작위대조시험

3. 실시기관

한의원 1 시설

4. 대상자 특성

최근 6주 이내 요통을 앓은 적이 없는 급성요통 환자 103명을 대상으로 함.

5. 중재/치료

Arm 1(n=52): 약침요법 + 첩대요법, 핫백

Arm 2(n=51): 약침요법 + 핫백

6. 주요평가항목

VAS, ROM, ODI

7. 주요결과

1) 시험군과 대조군은 각 그룹 내에서 모두 VAS는 치료전과 매회 치료시, 그리고 3개월 뒤 추적조사에서 유의성 있는 호전도를 나타내었다(P<0.05).
2) 시험군과 대조군 각 그룹 내에서 ROM은 치료 전과 매회 치료시 유의성 있는 호전도를 나타내었다(P<0.05).
3) 시험군과 대조군 두 그룹 각각 ODI에서 유의성 있는 개선이 보였다(각각 P<0.001, P<0.05)
4) 시험군과 대조군의 VAS 비교에서 시험군이 대조군보다 더 유의성 있는 개선을 보였다(P<0.05).
5) 시험군과 대조군의 ROM은 시험군이 보다 유의성 있는 개선을 보였다(P<0.05).
6) 시험군과 대조군의 ODI는 유의성 있는 차이가 나타나지 않았다.

8. 결론

홍화약침이 효과적인 급성요통에 효과적인 치료법으로 응용될 수 있으며, 첩대요법을 병행한 것이 홍화약침 단독 치료보다 더 효과적인 치료법이다.

9. 안전성 평가

기재 사항 없음

10. 평가자 의견

홍화약침 단독치료군과 홍화약침 및 테이핑요법을 병용했을 때 요통에 미치는 영향을 연구하였다. 디자인을 봐서는 테이핑요법의 부가 효과를 검증하는 것으로 보이지만 결론에서는 홍화 약침의 효능도 보고하였다. 개원가에서 시행하였지만 통계처리와 무작위 배정 방식 등 임상시험의 원칙을 잘 이행한 좋은 연구이다. 다만, 피험자 동의서 등 윤리적인 면에서 고려가 아쉽다.

11. 평가자

김호준. 2011년 1월 19일

근골격계통 및 결합조직의 질환

서지사항

김경태, 송호섭. 좌섬요통에 있어 봉약침의 효과에 대한 연구(A Randomized Controlled Trial; Double Blinding). 대한침구학회지. 2005;22(4)113-20.

1. 목적

좌섬요통에 봉약침 치료 효과 연구

2. 연구디자인

무작위대조시험

3. 실시기관

한방병원 1 시설

4. 대상자 특성

신경근성 통증 및 기질적인 요추질환을 배제한 순수 연부조직 손상으로 인한 좌섬요통으로 확진하고, 발병일 5일 이내인 30명을 선정

5. 중재/치료

Arm 1(n=13): 봉약침 + 호침 치료군 13명

Arm 2(n=17): 호침 치료군 17명 호침치료는 10일 동안 5차례 20분간 유침

6. 주요평가항목

VAS(visual analog scale), ODI(oswestry disability index)

7. 주요결과

1군에서 2명, 2군에서 4명 총 6명의 피험자가 탈락하였다.

1) 봉약침병행치료군과 호침치료군 모두 치료 전과 치료 5일 후, 치료 5일후와 치료 10일 후의 치료 성적이 ODI, VAS에서 모두 유의한 감소($P<0.01$)를 나타내었다.

2) 치료 10일 후 봉약침병행치료군은 ODI와 VAS 모두에서 치료성적의 유의한 감소($P<0.05$)를 나타내었다.

8. 결론

봉약침 요법을 적용하여 좌섬요통을 효과적으로 치료할 수 있다.

9. 안전성 평가

기재 사항 없음

10. 평가자 의견

맹검, 무작위 배정, 대조군 설정 등 기본적인 무작위대조시험의 요건을 잘 갖춘 연구로 생각되며 탈락자에 대한 이유 설명도 충실한 편이다. 다만, 좌섬요통을 진단하는 과정에서 기질적 원인을 어떻게 배제하였는지 설명이 부족하며 연구기간이 짧았는데도 ODI 등 삶의 질과 관련된 지표가 의미있게 개선된 점은 추가 설명이 필요해 보인다.

11. 평가자

김호준. 2011년 1월 19일

근골격계통 및 결합조직의 질환

서지사항 • • •

김재홍, 장선희, 윤현민, 안창범, 장경전, 김철홍, 송춘호, 최하나. 만성요통환자에 대한 Bee Venom과 Sweet Bee Venom의 치료효능 비교 연구. 대한약침학회지. 2008;11(4):15-24.

1. 목적
만성요통에 Sweet BV와 BV 비교 연구

2. 연구디자인
무작위대조시험

3. 실시기관
한방병원 1 시설

4. 대상자 특성
3개월 이상 지속된 만성요통 환자 39명을 대상으로 함.

5. 중재/치료
Arm 1(n=20): 봉약침(SBV) + 호침치료

Arm 2(n=19): 봉약침(BV) + 호침치료

6. 주요평가항목
VAS, ODI

7. 주요결과
1) VAS와 ODI에 의한 치료성적 분석에 있어서 BV군과 SBV군 모두 통증의 정도는 감소하였지만, BV군이 SBV군보다 통계적으로 유의하게 감소하였다.
2) VAS에 의한 알러지 반응 중 소양감의 정도 분석에 있어서는 BV군은 치료 횟수가 증가함에 따라 소양감의 정도가 증가하지만, SBV군은 횟수가 증가하여도 소양감의 정도가 큰 변화가 없으며 이는 통계적으로 유의한 차이를 나타내었다.

8. 결론
SBV가 봉약침의 시술에 나타나는 알러지 반응 중 소양감을 억제하는데 유의한 효과가 있지만, 만성 요통환자의 통증 감소 효과에서는 BV의 치료 효과에 미치지 못함을 알 수 있다.

9. 안전성 평가
알러지 반응 중 소양감에 대한 서술은 있지만 나머지 안전성에 대한 기재는 없다.

10. 평가자 의견
봉약침의 효과가 널리 알려지고 있는 반면 간헐적으로 발생하는 부작용에 대한 체계적인 연구는 여전히 부족한 실정이다. 본 연구에서는 요통에 대한 봉약침의 효능을 관찰하기도 했지만 소양증 부작용에 대한 기존 봉약침과 개량 봉약침을 비교하였다. 통증개선과 부작용 감소라는 각각의 장점이 밝혀졌으므로 임상가에서 봉약침 선택시에 좋은 지침이 될 수 있겠다.

11. 평가자
김호준. 2011년 1월 19일

근골격계통 및 결합조직의 질환

서지사항

송수철, 정다운, 여경찬, 박회진, 김은걸, 문성일. 요통을 주소로 내원한 환자에게 침구 치료 및 Sacro Occipital Technique Blocking 기법 병행 시에 환자 호전도에 관한 고찰. 대한침구학회지. 2008;25(2):27-40.

1. 목적

요통에 SOT의 블로킹 기법과 침구 치료 병용시 효과 연구

2. 연구디자인

무작위대조시험

3. 실시기관

한방병원 1 시설

4. 대상자 특성

요통으로 내원한 환자 72명을 대상으로 함.

5. 중재/치료

Arm 1(n=13): category 1 + 침 치료
Arm 2(n=24): category 2 + 침 치료
Arm 3(n=19): category 3 + 침 치료
Arm 4(n=16): 침 치료

6. 주요평가항목

ODI, VAS

7. 주요결과

단독 침 치료군에 비하여 category 2와 category 3은 초진과 2차 방문 사이에 효과가 있었다. category 2는 초진과 3차 방문 사이에서 유의성이 더 있었으나 category 3은 유의성이 없었다. category 1은 단독 침 치료 군에 비해서 효과가 없었다.

VAS로 측정한 경우에는 SOT 군 치료군 어느 군에서도 단독 침 치료 군에 비해 통계적으로 유의미한 효과를 보이지 못했다.

8. 결론

요통에 침구치료를 겸한 SOT 블로킹 치료는 선택적으로 효과를 보이며 그 가운데 category 2로 진단된 요통환자에서 높은 효과를 보인다.

9. 안전성 평가

기재 사항 없음

10. 평가자 의견

정골의학적 치료로 많이 활용되는 블록치료의 효과를 검증하고자 진행된 연구이다. 블록을 사용하는 임상가들이 카테고리 1-2-3 구분을 하지 않고 사용하기 때문에 연구의 효용이 반감되지 않나 생각되며 연구디자인이 4그룹으로 나뉘어져 복잡하고 군당 피험자수가 줄어들기 때문에 2-3군으로 먼저 연구를 진행하고 추가 연구가 향후 진행되었으면 더 좋았을 것 같다.

11. 평가자

김호준. 2011년 1월 19일

근골격계통 및 결합조직의 질환

➡ 서지사항 • • •

고영진, 이로민, 김주희, 남상수, 김창환. 만성요통 환자에 대한 압봉요법의 임상적 관찰. 대한침구학회지. 2007;24(3):187-96.

1. 목적

만성 요통에 압봉요법 효과 연구

2. 연구디자인

무작위대조시험

3. 실시기관

한방병원 1 시설

4. 대상자 특성

3개월 이상 요통으로 호소하는 환자 61명을 대상으로 함.

5. 중재/치료

Arm 1(n=15): 압봉 치료
Arm 2(n=16): 압봉과 모양은 같으나 유효성분이 없는 압봉을 사용
Arm 3(n=9): 압자극을 줄 수 없는 같은 색과 모양의 원형 접착포만 부착한 경우

6. 주요평가항목

VAS, SF-MPQ, SF-36

7. 주요결과

만성 요통에서 VAS는 압봉군, 대조 1군에서는 치료 전, 후 유의한 차이가 있었고, 대조 2군에서는 유의한 차이가 없었으나, 군간 비교에서는 유의한 차이가 있었다.

만성 요통에서 SF-MPQ는 압봉군에서만 치료 전, 후 유의한 차이가 있었고 대조 1, 2군과의 군간 비교에서도 유의한 차이가 없었다.

만성 요통에서 SF-36 중 압봉군에서는 신체적 기능, 감정적 역할제한, 정신 건강, 통증 항목에서 압봉 치료 전, 후 유의한 차이가 있었으나, 대조 1군에서는 모든 항목에서 압봉 치료 전후의 유의한 차이가 없었으며, 대조 2군에서는 통증 항목에서만 유의한 차이가 있었다. 그리고 군간 차이는 신체적 기능(P=0.03)을 제외한 세부 항목에서 유의한 차이가 없었다.

8. 결론

압봉 치료가 만성 요통 환자의 통증을 완화시키고, 삶의 질을 개선시킬 수 있다.

9. 안전성 평가

기재 사항 없음

10. 평가자 의견

압봉이 한방임상에서 흔히 사용되는 치료는 아니지만 경혈자극과 유효성분 전달을 통한 이중의 치료 효과를 기대할 수 있는 방법으로 생각된다. 무작위 배정 방식 명기와 피험자군 설정도 잘 이뤄진 것으로 보인다. 단일 맹검이 잘 이뤄졌는지 시술 후 평가가 이뤄졌으면 수준 높은 연구가 되었을 것으로 생각되며 탈락자들의 탈락 원인이 명기되어야 한다. 4주간의 치료로 삶의 질이 개선되기는 매우 어려울 것으로 생각된다.

11. 평가자

김호준, 2011년 1월 19일

근골격계통 및 결합조직의 질환

서지사항 • • •

이상훈, 정병식, 윤형석, 조성규, 김성욱, 이윤호. 위중혈 자락의 요통에 대한 치료효과. 대한침구학회지. 2002;19(1):65-75.

1. 목적

요통에 위중혈 자락 효과 연구

2. 연구디자인

무작위대조시험

3. 실시기관

한방병원 1 시설

4. 대상자 특성

요통을 주소로 내원한 환자 중 46명을 무작위로 선정하여 실험군 25명, 대조군 21명을 연구대상자로 하였다.

5. 중재/치료

Arm 1(n=25): 위중혈 방혈 + 호침 치료군

Arm 2(n=21): 호침 치료군. 호침은 허리 경혈자리에 20분간 유침

6. 주요평가항목

PRS(Pain rating score)

7. 주요결과

통증의 강도, 통증의 지속시간, 통증의 발생 빈도, 동작에 따른 통증의 양상 4가지 항목 및 통증 평정 지수에서 자침만을 시행한 대조군과, 자침과 함께 위중혈 자락을 시행한 실험군 모두에서 통계적으로 유의한 치료 효과를 나타내었다.

위중혈 청근이 있는 환자군이 청근이 없는 환자군보다 전반적 통증의 상태를 반영하는 통증 평정 지수에서 통계적으로 유의한 치료효과를 나타내어 위중혈 부근 청근을 자락요법의 주요한 적응증으로 볼 수 있다.

8. 결론

위중혈 부근 청근이 있는 환자군에 있어서 위중혈 자락이 효과적인 치료 방법으로 볼 수 있다.

9. 안전성 평가

기재 사항 없음

10. 평가자 의견

위중혈 자락법은 요통의 치료로서 한방임상에서 매우 광범하게 사용됨에도 불구하고 연구를 통해 효능을 검증하고자 하는 노력이 부족하였다. 무작위 배정방법, 선정기준, 제외 기준 등 좋은 임상시험으로서 갖춰야 할 부분이 많이 부족하다. 한편, 자락에는 이런저런 부작용이 뒤따를 것 같은데 부작용에 대한 언급이 없어 아쉽다.

11. 평가자

김호준. 2011년 1월 19일

근골격계통 및 결합조직의 질환

서지사항 • • •

Choi SH, Ko KM, Kim KW, Lee YK, Lim SC, Jung TY, Lee KG, Hwang JW, Seo JC. The Effects of Spiral Taping Therapy-A Randomisation Controlled Trial. 대한침구학회지. 2006;23(2):165-72.

1. 목적

요통에 대한 테이핑의 효과

2. 연구디자인

무작위대조시험

3. 실시기관

한방병원 1 시설

4. 대상자 특성

26명의 경항통, 요통 환자들

5. 중재/치료

Arm 1(n=11): 테이핑 치료군

Arm 2(n=10): 호침 치료군 침치료는 1회 15분씩 일주일에 2회, 총 6번의 치료를 실시

6. 주요평가항목

pressure pain threshold, VAS, ROM

7. 주요결과

1군에서 3명, 2군에서 2명, 총 5명의 피험자가 탈락하였다. 두 그룹간에 있어서 압통 역치와 VAS는 의미있게 다른 결과가 나왔다. 테이핑 치료군은 모든 부위 통증의 압통 역치는 대조군 보다 증가하였고($P<0.01$) VAS는 대조군 보다 감소하였다($P=0.003$). 그러나 ROM은 두 그룹 간에 특별한 차이가 없었다.

8. 결론

압통 역치와 VAS를 통하여 테이핑 요법이 경항통, 요통 환자에 있어서 효과가 있는 것을 알 수 있었다.

9. 안전성 평가

기재 사항 없음.

10. 평가자 의견

요통과 경항통에 있어 한방 치료의 효과를 검증하고자 하는 많은 논문이 있지만 주로 평가법이 VAS, ODI 등 설문에 의존하고 있다. 본 연구에서는 주평가변수를 압통역치를 측정하여 통증개선 효과의 객관성을 높여다는 데 의미가 있으며 선정-제외기준, 군배정, 무작위화 등 기본적인 임상시험의 요건을 잘 갖추었으나 동의서 등 윤리적 문제에 대한 언급이 전혀 없다. 더 많은 영문 논문이 발표되어 연구성과를 널리 알리기 바라는 바 크다.

11. 평가자

김호준, 2011년 1월 19일

근골격계통 및 결합조직의 질환

서지사항 • • •

이장원, 김철한, 문세희, 유정석, 송범용, 육태한, 김순근. 스파이랄 테이핑 요법 시술이 요통환자에 미치는 효과. 대한침구학회지. 2006;23(5):1-10.

1. 목적

요통에 스파이랄테이핑 효과 연구

2. 연구디자인

무작위대조시험

3. 실시기관

한방병원 1 시설

4. 대상자 특성

6개월 이내 요통이 없었던 단순 요통환자이면서, O-ring 테스트에서 좌방계인 사람 60명을 대상으로 함.

5. 중재/치료

Arm 1(n=30): 스파이랄 테이핑 + 침구치료 + 부항치료 + 물리치료
3×4 테이핑을 주3회 10곳에 사용

Arm 2(n=30): 침구치료 + 부항치료 + 물리치료

6. 주요평가항목

VAS, ROM, ODI

7. 주요결과

시험군과 대조군의 VAS 비교에서 처음 내원 시 측정값과 세 번째 시술 후 측정값의 차이는 두 군 간에 높은 유의성을 보였다. 처음 내원 시 측정값과 첫 번째 시술 후 측정값 차이는 두 군 간에 유의성 있는 차이를 보였고, 첫 번째 시술 후와 두 번째 시술 후 측정값 차이에서도 두 군 간에 유의성 있는 차이를 보였다. 두 번째 시술 후와 세 번째 시술 후 측정값 차이에서는 두 군 간의 유의성은 없었다($P<0.0001$).

ODI의 비교에서 두군 간의 시술 전 측정값 비교와 두 군 간의 세 번째 시술 후 측정값 비교에서는 유의한 차이가 있었으나 시술 전 측정값과 세 번째 시술 후 측정값 차이에서는 두 군 간에 유의성 있는 차이를 보였다($P<0.0001$).

ROM에서는 시술을 거듭할수록 두 군 간에는 더 높은 유의성을 나타냈지만 시술 전후 비교에서는 두 군 간에 유의성이 없었다.

8. 결론

스파이랄 테이핑 요법의 시술이 단순요통환자의 통증 감소에 효과가 있었으며 특히 요통환자의 초기 통증감소에 더 높은 효과가 있다.

9. 안전성 평가

기재 사항 없음

10. 평가자 의견

비탄력 스파이럴 테이핑을 요통에 적용한 논문으로서 무난한 디자인으로 생각된다. 선정기준에서 좌방계 우방계를 나누는 기준이 과학적 검증이 충분하지 않은 오링테스트만으로 이뤄졌다는 점은 연구의 질을 떨어뜨린 것으로 생각되고 가려움증, 피부 발적 등 안전성 평가가 함께 있었으면 더 좋았을 것 같다.

11. 평가자

김호준. 2011년 1월 19일

근골격계통 및 결합조직의 질환

서지사항

양재훈, 이언정, 한상칠, 오로사, 오명진, 김형균. 가미우슬탕의 요통치료효과 및 신기능에 미치는 영향에 대한 임상적 고찰. 대한한의학회지. 2000;21(4):216-26.

1. 목적

요통에 가미우슬탕과 기존의 요통 치료처방 비교 및 신독성 연구

2. 연구디자인

무작위대조시험(n=64 / 64)

3. 실시기관

한방병원 1 시설

4. 대상자 특성

요추추간판탈출증, 급만성요부염좌, 척추관협착증 등 요추부 질환으로 입원한 환자(n=64)

5. 중재/치료

Arm 1(n=32): 가미우슬탕 투여군

Arm 2(n=16): 오적산(상용약-1) 투여군

Arm 3(n=16): 독활기생탕(상용약-2) 투여군

1일 3회 투여, 총 3주 이내 동일하게 시행한 처치:

1) 침상안정
2) 침치료(요양관, 대장수, 관원수, 환도, 신수, 지실, 위중, 곤륜, 태계): 환자의 증상에 따라 가감, 부항요법, 압통점 사혈을 병행
3) 물리치료(온습포, 간섭파치료, 초음파치료, 골반견인요법)
4) 양약, 주사제: 대부분 제한하였으나 부득이한 경우 NSAIDs(Detain) 1@ IM injection

처방구성가미우슬탕: 우슬, 모과, 위령선, 해동피, 당귀, 의이인, 백복령, 방풍, 잠사, 유향, 몰약, 현호색, 백굴채, 마전자, 전갈, 황금, 황련, 황백, 백출, 두충, 파고지, 금모구척, 생강, 감초

오적산: 창출, 진피, 후박, 길경, 지각, 건강, 당귀, 백복령, 반하, 천궁, 백지, 계지, 도인, 홍화, 진교, 오가피, 감초, 생강

독활기생탕: 독활, 당귀, 백작약, 속단, 숙지황, 인삼, 백복령, 천궁, 두충, 우슬, 세신, 계지, 원방풍, 오가피, 진교, 금모구척, 감초, 생강

6. 주요평가항목

1) 요통: VAS
2) 신기능: BUN, Cr, 요검사, 혈중전해질 농도

7. 주요결과

가미우슬탕 투여군의 치료성적은 1주후 7.25±1.05, 2주후 5.21±1.52, 3주후 4.10±1.77, 상용약 투여군은 1주후 8.36±1.62, 2주후 7.15±2.56, 3주후 6.50±3.44로 가미우슬탕 투여군의 치료성적이 우수하였다($p<0.05$).

8. 결론

가미우슬탕이 치료효과 면에서 기존의 상용방보다 우수하고 장기간 복용하여도 정상신기능 환자에서는 신장에 이상을 초래하지 않는 것으로 사료된다.

9. 안전성 평가

BUN은 입원당시 14.69±4.0, 1주후 13.64±3.92, 2주후 13.48±3.00, 3주후 13.26±3.73으로 나타나 정상범위 8-20mg/dℓ에 해당하였다($p<0.05$).

Creatinine은 입원당시 0.76±0.19, 1주후 0.77±0.19, 2주후 0.82±0.21, 3주후 0.87±0.21로 나타나 정상범위 0.7-1.4mg/

dℓ에 해당하였다($p<0.05$).

3주동안 검사에서 요의 현미경적, 화학적 이상변화는 관찰되지 않았다.

10. 평가자 의견

가미우슬탕이 기존에 요통치료에 사용하는 처방(오적산, 독활기생탕)에 비해 효과가 뛰어나고 안전하다는 결론을 내리고 있다. 그러나 치료 효과가 정확히 알려져 있지 않은 오적산 치료군 및 독활기생탕 치료군을 대조군으로 설정하여 연구 design 자체에 한계가 있는 것으로 보인다. 또한 대상 환자군이 요추추간판탈출증, 급만성요부염좌, 척추관협착증 등으로 다양하게 설정되어 있고, 처방을 투여함에 있어 변증이 고려되지 않았으며, 추가 처치로 침치료나 양약(진통제) 사용을 환자마다 다르게 시행함으로써 연구의 결과를 임상에 적용하기에는 무리가 있다.

11. 평가자

김종인. 2011년 1월 19일

근골격계통 및 결합조직의 질환

서지사항 • • •

김기현, 최용태, 박동석. 양지혈 부근에 발생한 담핵의 침구치료에 관한 임상적 관찰. 대한침구학회지. 1989;6(1):83-9.

1. 목적
   양지혈 결절종에 침구 치료 효과 연구
2. 연구디자인
   전후비교연구
3. 실시기관
   한방병원 1 시설
4. 대상자 특성
   담핵치료를 원하는 자로서 양지혈 부근에 발생한 환자 19명을 대상.
5. 중재/치료
   침, 뜸
6. 주요평가항목
   치료효과는 침구치료 회수, 담핵의 크기, 감소 및 재발에 따라 3단계로 구분하였다(良好, 好, 無效)
7. 주요결과
   담핵에 대한 침구치료의 유효율은 94.7%(18예)로 매우 높았으며, 치료회수는 2~14회로 평균 약 10회에 효과를 보았다.
   담핵치료에 적용된 침구치료법의 장점은 치료의 유효율이 매우 높고, 간이하며, 재발율이 낮다는 것이며, 단점으로는 구흔이 남는다는 것이었다.
8. 결론
   담핵의 치료에 침구법이 임상적으로 유용하게 적용 될 수 있음을 입증한 것으로 사료 된다.
9. 안전성 평가
   기재 사항 없음
10. 평가자 의견
    담핵 ganglion은 치료의 노하우가 한방임상가들에게 널리 전해져 있지 않은 편인데 연구를 통해 흔치 않은 치료 성과를 정리하였다는데 의미를 두고 싶다. 물론 연구디자인, 성과의 평가 등 지금의 기준으로는 아쉬운 점이 많지만 보다 다양한 질환에 대한 임상연구를 촉진하고 널리 소개하는 의미가 있다.
11. 평가자
    김호준. 2011년 1월 19일

근골격계통 및 결합조직의 질환

서지사항

김기현. 완관절 결절종에 대한 배담, 양자침구치료의 관찰. 대한침구학회지. 2000;17(4)113-9.

1. 목적

완관절 결절종에 배담 양자침 치료 효과 연구

2. 연구디자인

전후비교연구

3. 실시기관

한방병원 1 시설

4. 대상자 특성

완관절 결절종 남자 7예, 여자 23예, 총 30예를 대상.

5. 중재/치료

단일 arm: 침, 뜸, 배담

6. 주요평가항목

경과 판정은 초진과 종진 시에 결절종의 외견상 좌우 직경을 재어 결절종의 크기를 관찰하였다. 종진 후 효과 판정 기준은 다음과 같다(顯效, 良好, 好轉, 無效)

7. 주요결과

1) 완관절 결절통에 대한 총치료회수는 1~14회였으며, 배담양자침구법 및 양자침구법을 시행한 경우 평균 치료회수가 각각 4.0 및 9.6회로 나타나 배담양자침구법을 사용한 치료회수가 적게 나타났다.
2) 완관절 결절종의 치료 효과에서 顯效, 良好, 好轉 및 無效가 각각 20.0, 50.0, 26.7 및 3.3%를 보였고, 배담양자침구법이 양자침구법에 비하여 顯效의 유효율이 높게 나타났다.

8. 결론

완관절 결절종의 치료에는 직경이 큰 주사액을 이용한 배담의 방법으로 결절종 중심부에 침시술로 하고, 결절종의 경계부위에서 사방 또는 팔방에서 중심을 향하여 사자하는 변형된 양자법을 시행한 다음, 결절종의 크기에 적당한 뜸으로 시구하는 방법을 적용하는 것이 유효하리라 판단된다.

9. 안전성 평가

기재 사항 없음

10. 평가자 의견

11년전 동일저자에 의해 발표된 연구 결과를 보완하는 새로운 연구로서 배담요법이 추가 되었고 증례수도 늘어났다. 단순 관찰 그룹을 대조군으로 하거나 평가를 사이즈 감소율 등 보다 객관적으로 하였다면 매우 좋은 연구가 될 수 있었겠다.

11. 평가자

김호준. 2011년 1월 19일

근골격계통 및 결합조직의 질환

서지사항 • • •

김우영, 백승태, 박준성, 이승덕, 김갑성. 녹용약침으로 호전된 족근통 및 족저 근막염 환자 10례에 대한 임상적 고찰. 대한침구학회지. 2004;21(6):121-6.

1. 목적

족근통 및 족저근막염에 녹용약침 효과 연구

2. 연구디자인

증례보고

3. 실시기관

한방병원 1 시설

4. 대상자 특성

이학적 및 방사선 검사상 족근통 및 족저근막염으로 진단된 환자 중 약침요법을 단독으로 사용한 환자 10례를 대상.

5. 중재/치료

단일 arm: 녹용약침

6. 주요평가항목

Algometer Pressure, VAS, 치료성적의 평가기준-우수(Excellent), 양호(Good), 호전(Fair), 불량(Poor)

7. 주요결과

1) 치료회수로 볼 때 4회 이하에서 효과를 거둔 경우는 발병 1주일 이내에 내원한 경우였고, 발병후 1개월 이상 지나 내원한 경우는 10회 이상의 치료에서 종결할 만한 결과를 가져왔다.
2) 이상의 결과로 치료성적을 5단계로 분석해 봤을 때 Good 40%, Excellent 30%, Normal 20%로 Good 이상의 증례가 전체 치료한 증례의 90%이므로 녹용약침은 족저 근막염 및 족통에 유의할 만한 효과가 있음이 입증되었다.

8. 결론

족저근막염 및 족통에 약침 특히, 녹용약침이 통증을 감소 시켜주고 치료 기간을 단축 시켜주는 데 도움이 되었다.

9. 안전성 평가

기재 사항 없음

10. 평가자 의견

족저근막염이라는 쉽지 않고 증례를 모으기 힘든 질병으로 10례의 치험례를 소개하였다. 압통 역치 측정 등 평가기준이 객관적이고 병행치료가 없었던 점은 녹용약침의 효과를 보다 믿을 만하게 하고 있다. 하지만 대조군이 없는 전후 비교 연구라 향후 연구의 디자인을 개선하고 증례를 늘린다면 훌륭한 임상연구가 될 수 있겠다.

11. 평가자

김호준. 2011년 1월 19일

근골격계통 및 결합조직의 질환

서지사항

김찬영, 권나현, 신예지, 남동우, 김건형, 김종인, 최도영, 이윤호, 이재동. 만성 견비통에 대한 동씨침 치료의 무작위 대조군의 임상 연구. 대한침구학회지. 2007;24(6):89-96.

1. 목적

만성견비통에 침치료 효과 연구

2. 연구디자인

무작위대조시험

3. 실시기관

한방병원 1 시설

4. 대상자 특성

산업장에 근무하는 근로자로서 단말기 작업을 하루 3시간 이상 하는 직업의 종사자로서 만성 견비통을 호소하는 20세 이상 60세 이하의 남녀 40명을 대상.

5. 중재/치료

Arm 1(n=20): 한방치료군 18명(침) 환측 LI15, TE14, GB21, 건측 동씨혈(견중, 신관)

Arm 2(n=20): 무처치 대조군 18명(생활지도를 통한 자가 운동요법)

6. 주요평가항목

Constant Shoulder Assessment(CSA), Shoulder Pain and Disability Index(SPADI), VAS.

7. 주요결과

각 군에서 2명씩 총 4명의 피험자가 탈락하였다.

1) 만성 견비통의 치료에 있어서 4주간의 침 치료는 CSI, SPADI 및 VAS의 평균 수치를 유의하게 개선시키는 효과가 있었다($p<0.05$).
2) 만성 견비통 환자에 있어서 CSA는 4주간 아무 처치 없이 자가 운동 요법만 시행하여도 유의하게 개선되었다($p<0.05$)
3) 만성 견비통 환자에 있어서 4주간 아무 처치 없이 자가 운동 요법만 시행할 경우 SPADI와 VAS에는 변화가 없었다($p<0.05$)
4) 만성 견비통의 치료에 있어서 4주간의 침 치료는 CSA 및 SPADI에서 아무 처치를 하지 않은 경우보다 유의한 개선 효과가 있는 것으로 나타났다($p<0.05$)

8. 결론

만성 견비통의 치료에 있어서 4주간의 침 치료는 CSA 및 SPADI에서 아무 처치를 하지 않은 경우보다 유의한 개선 효과가 있는 것으로 나타났다($p<0.05$)

9. 안전성 평가

기재 사항 없음

10. 평가자 의견

좌식직업을 가지고 정신적 스트레스가 많은 현대의 직장인에게 흔히 발생하는 견비통의 침치료 효과를 검증한 연구이다. 무작위배정, 선정기준의 명시, 윤리적 문제 모두 양호하게 진행된 편이나 모집된 초기 피험자의 탈락여부와 그 이유를 밝혀야 하며 탈락자가 있다면 통계 방식을 설명할 때 탈락자 포함 여부를 밝혀야 한다.

11. 평가자

김호준. 2011년 1월 19일

근골격계통 및 결합조직의 질환

서지사항

남동우, 최양식, 김행범, 김종인, 임사비나, 김건식, 이두익, 이재동, 이윤호, 최도영. 여성 만성견비통 환자에 대한 동서 협진 치료의 무작위대조시험. 대한침구학회지. 2007;24(6):113-22.

1. 목적
여성 만성견비통에 동서 협진 치료 효과 연구

2. 연구디자인
무작위대조시험

3. 실시기관
한방병원 1 시설

4. 대상자 특성
만성 견비통 환자 60명을 대상 동서병행치료군(EW group, n=20), 한방 침치료군(E group, n=20), 무처치 대조군(C group, n=20)으로 무작위 배정한 후 연구를 시작.

5. 중재/치료
Arm 1(n=20): 한방침치료 + 신경차단술
Suprascapular nerve block(steroid mixed with 1% lidocane 5 ml),
subacromial injection, trigger point injection(0.5 – 2 ml topical anesthetic)
Arm 2(n=20): 한방침치료군(견우LI15, 견료TE14, 견정GB21, 동씨(신관, 견중),
주당 2회, 총4주
Arm 3(n=20): 무처치 대조군 20명

6. 주요평가항목
Constant Shoulder Assessment(CSA), Shoulder Pain and Disability Index(SPADI), 및 VAS

7. 주요결과
동서병행치료군 및 한방 침치료군 모두 CSA, SPADI 및 VAS 상에서 유의한($p<0.05$) 호전을 보였다. 동서병행치료군의 CSA, SPADI 및 VAS는 무처치 대조군과 비교하여 유의한 우위를 나타냈으며($P<0.01$), 한방 침치료군과 비교하여 VAS에서 유의한 차이를 나타냈다($P=0.012$).

8. 결론
침치료와 신경차단술 병행 치료방법은 만성 견비통을 유의하게 호전시켰다.

9. 안전성 평가
기재 사항 없음

10. 평가자 의견
동서협진 치료는 현시대의 화두이다. 상견질환인 만성 견비통을 대상으로 단독 침치료군과 침치료 및 신경차단술 병행치료의 효과를 대조군과 비교하였다. 전반적인 디자인 및 무작위 배정, 선정기준 등이 명확히 제시되고 있으나 신경차단술의 추가적 효과를 검증하는 식의 설계가 되어 버린 것 같은 아쉬움이 남는다.

11. 평가자
김호준. 2011년 1월 19일

근골격계통 및 결합조직의 질환

서지사항

이성용, 임정아, 나원민, 이충식, 김대중, 김성철. 견비통 치료 혈위에 있어 Kim Sham Acupuncture를 이용한 단일 맹검에 관한 임상실험. 대한침구학회지. 2006;23(6):133-43.

1. 목적

견비통에 피내침 효과 연구

2. 연구디자인

무작위대조시험

3. 실시기관

한방병원 2 시설

4. 대상자 특성

시술 전에 "진짜침과 가짜침의 느낌을 비교하는 연구에 참여해주시겠습니까? 동의하시면 성별, 나이, 이름을 쓰신 후 동의 서명을 해 주십시오"라고 한 후 동의한 60명을 대상.

5. 중재/치료

Arm 1(n=29): real acupuncture

Arm 2(n=31): sham acupuncture(Kim sham acupuncture)

근위혈 견정, 견우, 견료 원위혈 곡지 후계 중저 합곡 30분간 유침후 발침

6. 주요평가항목

첩부감

7. 주요결과

real acupuncture와 sham acupuncture에 대한 첩부감으로 구분이 가능한 견비통 치료를 위한 혈자리로 견료, 견우, 후계가 있는 것으로 보인다.

8. 결론

향후 견비통 연구에 있어서 Kim Sham Acupuncture를 이용한 연구는 견우, 견료, 후계 세 혈자리는 배제된 상태로 취혈을 해야만 맹검이 가능할 것으로 생각된다.

9. 안전성 평가

기재 사항 없음

10. 평가자 의견

다른 기기를 이용한 임상연구와 마찬가지로 침연구에서도 플라세보 대조군을 설정하기가 여간 어려운 것이 아니다. 본 연구에서는 연구진이 개발한 샴침을 얼마나 피험자들이 진위를 가려 내는지 알아보았다. 향후 침 연구에 중요한 근거자료가 될 것으로 보인다. 한국인 등 동양인에서는 침치료 경험이 가짜침과 진짜침을 가려내는 데 중요한 역할을 하므로 침치료 경험 여부 및 그 횟수를 가지고 피험자를 층화하여 연구하는 것도 좋은 생각일 수 있겠다.

11. 평가자

김호준, 2011년 1월 19일

근골격계통 및 결합조직의 질환

서지사항 • • •

정동화, 안호진, 황규선, 윤기봉, 김태우, 문장혁, 백종엽, 이상무. 홍화 약침의 견비통에 대한 임상적 연구. 대한침구학회지. 2002;19(6):184-92.

1. 목적

견비통에 홍화 약침 효과 연구

2. 연구디자인

전후비교연구(n=30 / 30)

3. 실시기관

한방병원 1 시설

4. 대상자 특성

견비통을 호소하여 경희의료원에 입원 또는 내원한 환자(n=30)

5. 중재/치료

윤제 중 CF(홍화유)를 0.02cc씩 주입. 2일에 1회 치료(n=30)통증 및 경결 호소부위와 주위 국부 경혈(견정, 견우, 견료, 곡지, 합곡)

(총 치료 기간에 대한 언급이 없으며, 홍화 약침의 제조 과정이나 구입 방법에 대해서도 명시되어 있지 않다.)

6. 주요평가항목

1) 임상등급: 동통, 활동제한정도에 따라 4단계(Gr.I-Gr.IV, Gr.I이 정상 상태)
2) 치료성적: Excellent, Good, Fair, Bad의 4단계(Martin.A.N.의 방법)
3) VNRS

7. 주요결과

1) 임상등급의 변화

치료전 Gr.IV 12명(40%)에서 치료후 4명(13.3%), Gr.III 13명(43.3%)에서 11명(36.7%), Gr.II 5명(16.7%)에서 12명(40.0%), Gr.I 0명(0.0%)에서 3명(10.0%)으로 변화를 나타냈다.

2) 치료성적

급성기에서는 Excellent 4명(28.6%), Good 9명(64.3%), Fair 1명(7.1%), 아급성기에서는 Excellent 2명(15.4%), Good 10명(76.9%), Fair 1명(7.7%), 만성기에서는 Fair 2명(66.7%), Bad 1명(33.3%)으로 나타났다.

Gr.IV에서는 Good 8명(66.7%), Fair 3명(25.0%), Bad 1명(8.3%), Gr.III에서는 Excellent 3명(23.1%), Good 9명(69.2%), Fair 1명(7.7%), Gr.II에서는 Excellent 3명(60.0%), Good 2명(40.0%)으로 나타났다.

3) 통증 변화

치료하기 전의 통증을 10이라고 보았을 때 치료후의 환자가 자각하는 통증을 수치로 나타내게 하였을 때 치료후의 통증은 평균 4.53±1.63이었으며 통증의 감소 정도는 평균 5.47±1.63이었다.

8. 결론

홍화약침 치료는 견비통 환자의 통증과 활동제한에 유효한 것으로 평가되며 특히 급성기와 아급성기의 환자들에게서 호전율이 좋은 것으로 나타났다.

9. 안전성 평가

기재 사항 없음

10. 평가자 의견

견비통 환자에 대하여 홍화 약침액의 치료 효과를 평가한 전후비교연구 논문이다. 평가 항목으로서 환자의 호전도에 대한 주관적 인식, 의사의 관찰에 의존한 자료에 따른 결과만을 사용하여 객관성의 면에서 한계를 갖고 있으며, 대조군이 없어 Regression이나 Placebo에 따른 효과를 배제할 수 없다. 또한 약침 치료 이외의 치료를 제한하였다는 언급이 없고, 기타 침치료나 약물치료가 환자마다 다르게 적용되었을 가능성이 있어 약침 자체의 치료 효과를 명확히 파악하기는 더욱 힘들다. 약침 치료 후 '환자에 따라 소양감, 피부국소부위의 발적, 발열 등의 일시적 반응 증상의 발현으로 환자들이 불쾌감을 호소하는 단점도 있었다'고 서술하고 있으나 어느 정도의 환자가 어떤 증상을 호소하였는지에 대한 명확한 기재가 없어 안전성 평가에 대한 기재가 부족하다.

11. 평가자

김종인. 2011년 1월 19일

근골격계통 및 결합조직의 질환

서지사항 • • •

남동우, 김행범, 양동훈, 임사비나, 김건식, 이두익, 이재동, 최도영, 이윤호. 동결견(凍結肩) 환자의 동서협진 치료의 임상효과 비교연구-견관절 가동운동범위(ROM) 변화를 중심으로-. 대한침구학회지. 2006;23(5):105-13.

1. 목적

동결견에 침, 신경블록, 침 신경블록 병용치료 비교 연구

2. 연구디자인

무작위대조시험

3. 실시기관

한방병원 1 시설

4. 대상자 특성

종합일간지와 지역방송 및 경희의료원 홈페이지 광고를 통해 4주간 모집한 환자 중 적어도 1개월에서 12개월 이내의 기간 동안 어깨 통증 호소하는 자, 수동적, 능동적 운동의 분명한 제한이 있는 자, 밤에 통증이 있으며 환측으로 누울 수 없는 자 59명 대상.

5. 중재/치료

Arm 1(n=22): 한방 치료군 한방침치료군(견우LI15, 견료TE14, 견정GB21, 동씨(신관, 견중), 주당 2회, 총4주

Arm 2(n=17): 양방 치료군(신경 블록)

Suprascapular nerve block(steroid mixed with 1% lidocane 5 ml),

subacromial injection, trigger point injection(0.5 – 2 ml topical anesthetic)

Arm 3(n=20): 협진 치료군(침 + 신경 블록)

중도탈락자 8명, 1군에서 4명, 2군에서 2명, 3군에서 2명 총 8명의 피험자가 탈락

6. 주요평가항목

VAS, 굴곡 신전 외전 내전의 ROM을 진료실에 부착된 Goniometer를 이용하여 측정

7. 주요결과

1) 치료군별 치료만족도는 침치료만 한 한방이 5.67±2.14, 침치료와 신경 블록을 동시에 겸한 협진이 7.67±1.28, 신경 블록만 수행한 양방이 7.73±2.14의 순으로 높았다.

2) 한방치료군은 외전, 내전, 굴곡에서 모두 통계적으로 유의하게 ROM이 개선되었으며($P<0.05$), 신전은 통계적으로 유의하지 않았다. 양방치료군은 내전에서 통계적으로 유의하게 개선되었으며, 나머지 외전, 굴곡, 신전은 모두 통계적으로 유의하지 않았다. 동서협진 치료군은 한방과 마찬가지로, 외전, 내전, 굴곡에서 모두 통계적으로 유의하게 개선되었으며 ($P=0.018$) 신전에서는 통계적으로 유의하지 않았다.

8. 결론

동결견 호전 정도의 군간 ROM 차이는 모두 치료 전후에 일정정도 이상의 유의한 호전이 있었고 협진치료가 외전에 있어서 유의한 개선이 있었다.

9. 안전성 평가

기재 사항 없음

10. 평가자 의견

임상에서 동결견환자의 병정은 보통 통증 완화가 먼저 된 다음 관절가동범위의 개선이 일어나는 것이 보통이다. 동결견의 치료에 있어 침치료와 신경차단술 치료를 단독 혹은 병행하여 진행한 연구로서 치료기간 한 달 사이에 유의한 관절가동범위 개선이 일어난 점은 고무적이다.

11. 평가자 김호준. 2011년 1월 19일

근골격계통 및 결합조직의 질환

서지사항

남동우, 정인태, 김주희, 박유선, 임사비나, 이두익, 이재동, 이윤호, 최도영. 유착성 관절낭염 치료에 있어서 한방 치료와 양방 치료의 임상적 고찰-동서협진 모델 개발을 위한 기초 연구를 중심으로-. 대한침구학회지. 2006;23(5):177-85.

1. 목적
유착성 관절낭염에 침과 신경블록 치료 비교 연구

2. 연구디자인
무작위대조시험

3. 실시기관
한방병원 1 시설

4. 대상자 특성
견관절 유착성 관절낭염의 대표적인 증상인 운동장애 및 통증을 호소하는 초발환자 중 임상시험모집에 참여한 남녀 39명(남:16, 여:23)을 대상.

5. 중재/치료
Arm 1(n=22): 한방 치료군(침)(견우, 견료, 견정, 동씨(신관, 견중), 주당 2회, 총4주)

Arm 2(n=17): 양방 치료군(신경블록)

Suprascapular nerve block(steroid mixed with 1% lidocaine 5 ml), subacromial injection, trigger point injection(0.5-2 ml topical anesthetic)

6. 주요평가항목
Constant Shoulder Assessment(CSA), Shoulder Pain and Disability Index(SPADI), 및 VAS.

7. 주요결과
한방치료군(E group)과 양방 치료군(W group) 두 군 사이의 CSA, SPADI 변화 차이는 없는 것으로 나타났다($p<0.05$).
치료 종료 후 환자의 치료 만족도(VAS)의 경우 그 평균치가 양방 치료군이 7.73, 한방치료군이 5.67로 양방 치료군이 높게 나타났다.

8. 결론
한방, 양방 치료군 모두 치료 전후에 있어서 유의한 호전이 있었으며, 그 호전 정도의 군간 차이는 유의하지 않아 한쪽으로 편향됨이 없었다.

9. 안전성 평가
기재 사항 없음

10. 평가자 의견
향후 한의진료에 있어서도 표준진료지침 개발이 질환별로 매우 중요한 역할을 하게 될 것이다. 본 연구는 동결견 치료에 있어 한의학적, 서양의학적 접근 방식의 효과 비교를 하면서도 어깨통증에 있어 협진진료의 모델을 개발하는 것을 목표로 하였다. 이러한 작은 연구들이 늘어나서 밑거름이 되면 권위 있는 진료지침의 개발도 멀지 않을 것이다.

11. 평가자
김호준. 2011년 1월 19일

근골격계통 및 결합조직의 질환

서지사항

남동우, 임사비나, 김종인, 김건식, 이두익, 이재동, 이윤호, 최도영. 유착성 관절낭염에 대한 침 및 신경차단술 처치의 임상적 관찰. 대한침구학회지. 2007;24(4):143-55.

1. 목적 유착성 관절낭염에 침 및 신경차단술 처치의 효과 비교
2. 연구디자인 무작위대조시험
3. 실시기관 한방병원 1시설
4. 대상자 특성

   유착성 관절낭염의 대표적인 증상인 운동장애 및 통증을 호소하는 남녀 59명(남: 24, 여: 35)을 대상.
5. 중재/치료

   Arm 1(n=22): 침 처치군(견우, 견료, 견정, 동씨(신관, 견중), 주당 2회, 총4주)

   Arm 2(n=17): 신경차단술군

   Suprascapular nerve block(steroid mixed with 1% lidocane 5 ml),

   subacromial injection, trigger point injection(0.5 – 2 ml topical anesthetic)

   Arm 3(n=20): 침 + 신경차단술 병행군
6. 주요평가항목

   Constant Shoulder Assessment(CSA), Shoulder Pain and Disability Index(SPADI), ROM, VAS, Digital Infrered Thermographic Imaging(DITI).
7. 주요결과

   1) 침, 처치군은 CSA(P=0.005), SPADI(P=0.012), VAS(P=0.007), ROM의 내전(P=0.01)과 신전(P<0.001) 및 DITI(P=0.007)측정치에서 유의한 호전을 나타냈다.

   2) 신경차단술군은 CSA(P=0.006), SPADI(P=0.037), VAS(P<0.001), ROM의 외전(P=0.004)과 신전(P<0.001) 및 DITI(P=0.014)측정치에서 유의한 호전을 나타냈다.

   3) 침 신경차단술 병행 처치군은 CSA(P<0.001), SPADI(P<0.001), VAS(P<0.001), ROM의 외전(P<0.001), 내전(P=0.01), 신전(P<0.001) 및 굴곡에서 유의한 호전을 나타냈다.

   4) 침 신경 차단술 병행군을 단독 치료군들과 비교, 분석한 결과 치료 2주후와 4주후에 CSA(P<0.025)와 ROM의 외전상 유의한 군간 차이를 나타냈다.

   5) 침 신경 차단술 병행군을 단독 치료군들과 비교, 분석한 결과 환자의 치료 만족도에 있어서 유의한 차이를 나타냈다.
8. 결론

   침 신경차단술 병행 치료는 환자의 객관적 상태와 주관적 상태 모두에서 단독 치료보다 유의한 호전을 나타냈다는 점에서 추후 새로운 치료 모델 개발에 활용해 볼 수 있을 것으로 사려된다.
9. 안전성 평가

   기재 사항 없음
10. 평가자 의견

    대한침구학회지 24권 6호 남동우 등의 연구, 23권 5호 남동우 등의 연구, 대한한의학회지 28권 1호의 고창남 등의 연구와 비슷한 디자인과 목적의 연구로서 침 혹은 신경차단술 단독 치료 보다 병행치료가 우수한 효과를 나타냄을 입증하였다. 서양의학에서도 약물의 병용투약이 단독 투약보다 효과가 뛰어날 때 임상에서 널리 응용된다. 침치료 등 한방치료도 협진 모델을 통해 공공의료로서 다양한 역할을 하기 바라 마지 않는다.
11. 평가자 김호준. 2011년 1월 19일

근골격계통 및 결합조직의 질환

서지사항 • • •

김경태, 송호섭. 상완골외측상과염에 대한 봉약침 요법이 미치는 영향. 대한약침학회지. 2006;9(2):93-7.

1. 목적

상완골외측상과염에 봉약침 효과 연구

2. 연구디자인

비무작위연구

3. 실시기관

한방병원 1 시설

4. 대상자 특성

상완골외측상과염 발병 후 이환일이 2개월 이하인 환자 중 봉약침 치료군 16명, 호침 치료군 8명을 대상.

5. 중재/치료

Arm 1(n=16): 봉약침 치료군

Arm 2(n=8): 호침 대조군 8명

6. 주요평가항목

VAS

7. 주요결과

1) 봉약침병행치료군과 호침치료군 각 군에 있어서 치료 전에 비해서 치료 종료 후의 치료 성적이 VAS score에서 유의한 감소($p<0.01$)를 나타내었다.

2) 봉약침병행치료군과 호침치료군 두 군 간의 치료 성적 비교에서, 봉약침병행치료군이 치료 종료 후에 VAS score에서 치료성적의 유의한 감소($p<0.05$)를 나타내었다.

8. 결론

봉약침병행치료군이 호침치료군에 비해 상완골외측상과염에 치료효과가 우수함을 시사한다.

9. 안전성 평가

기재 사항 없음

10. 평가자 의견

상완골외측상과염은 임상에서 흔히 관찰되는 질환으로 일반 침치료의 효과가 상대적으로 낮아 봉약침을 많이 응용하게 된다. 따라서 본 연구의 임상적 가치가 있는 것으로 생각되지만 피험자를 봉약침군과 호침군으로 나눈 근거와 방법에 대해 언급이 없다. 간단한 차이지만 연구의 질과 도출된 결과의 신뢰성에 지대한 영향을 미치므로 연구를 설계할 때 무작위코드를 이용하여 환자의 상태에 상관없이 무작위로 그룹을 나누는 과정이 필수적이다.

11. 평가자

김호준. 2011년 1월 19일

근골격계통 및 결합조직의 질환

서지사항 • • •

황덕상, 김용석, 이경섭. Ultraviolet-B(UV-B)가 폐경기 여성의 혈중 Calcium, Vitamin D3 및 total Cholesterol에 미치는 영향에 대한 연구. 대한한방부인과학회지. 2004;17(4):166-73.

1. 목적

골다공증에 Ultraviolet-B(UV-B) 램프의 예방과 치료 효과 연구

2. 연구디자인

무작위대조시험

3. 실시기관

한방병원 1 시설

4. 대상자 특성

50대 이상 폐경기 여성으로 폐경기 후 호르몬 대체요법을 실시하지 않고 있으며, 뼈에 영향을 줄 수 있는 스테로이드, 갑상선호르몬, 항경련제, 이뇨제, 제산제 등을 복용하지 않은 50명을 대상으로 하였다. 무작위로 calcium보조제를 복용하면서 UV-B를 조사하는 군(이하 병행투여군)과 UV-B만을 조사하는 군(이하 UV-B군)으로 나누었다. Calcium보조제로 동화제약 헬스칼을 사용하였고, 1일 1500mg을 복용하도록 하였다.

5. 중재/치료

Arm 1(n=24): 자외선 조사기 + calcium보조제 병행

Arm 2(n=23): 자외선 조사기만 사용

자외선 조사기는 1일 1회 20분씩 2주간 일정시간에 조사

Arm 1에서 1명, Arm 2에서 2명 총 3명의 피험자가 탈락하였다.

6. 주요평가항목

Calcium, vitamin D3와 total cholesterol의 농도변화를 관찰.

7. 주요결과

2주 후 total cholesterol은 Arm 1과 Arm 2 모두에서 유의한 감소를 나타내었으며, calcium, vitamin D3은 Arm 1과 Arm 2 모두에서 유의한 증가를 나타내었다.

8. 결론

골다공증 조절을 위해 자외선 조사기가 유용함을 입증함.

9. 안전성 평가

기재 사항 없음

10. 평가자 의견

자외선 조사기의 사용법이 정확히 기재되어 있지 않으나, 조사기의 사용부위를 조절할 수 있다면, 경혈부위 조사에 따른 차이 연구도 가능할 것으로 사료된다.

11. 평가자

조정훈. 2011년 1월 19일

근골격계통 및 결합조직의 질환

서지사항 • • •

엄재원, 정석희, 이종수, 금성수, 신현대. 보중익기탕과 사물탕이 골다공증에 미치는 임상적 연구. 한방재활의학과학회지. 1999;9(1):59-74.

1. 목적

골다공증에 보중익기탕과 사물탕 비교 연구

2. 연구디자인

전후비교연구

3. 실시기관

한방병원 1 시설

4. 대상자 특성

65세 이상의 노인을 기허군, 혈허군으로 각각 10명씩 분류

5. 중재/치료

Arm 1(n=10): 기허증을 가진 보중익기탕 투여군(남녀 각각 5명씩)

Arm 2(n=10): 혈허증을 가진 사물탕 투여군(남녀 각각 5명씩)

6. 주요평가항목

혈청 Calcium, 혈청 Phosphorus, 혈청 Alkaline phosphatase, 혈청 Osteocalcin, 대퇴골 경부와 제 3요추에서 골밀도를 측정.

7. 주요결과

1) 보중익기탕은 혈청 Osteocalcin을 유의성 있게 증가시켰다(P<0.05)
2) 보중익기탕과 사물탕은 혈청 calcium, phosphorus, alkaline phosphatase에 대하여 유의성 있는 변화를 주지 못하였다.
3) 골밀도에 대하여 보중익기탕은 증가시키는 경향을, 사물탕은 부위에 따라 증가 또는 감소시키는 경향을 보였다.

8. 결론

보중익기탕은 골형성을 촉진시키는 기전으로 골밀도를 증가시켜 골다공증에 치료효과가 있을 것으로 사료된다.

9. 안전성 평가

기재 사항 없음

10. 평가자 의견

흔치 않은 근골격계 질환에서의 한약물 임상연구이다. 연구진은 180일 동안 20명에게 한약을 투약하여 골밀도 및 골대사 관련 지표들을 추적하였다. 기허증과 혈허증의 기준이 모호하고 임상시험을 위한 기본적인 절차가 많이 무시되었지만 향후 진단기준을 명확히 하고 피험자수를 늘려서 무작위 배정연구를 한다면 좋은 연구가 될 것으로 생각된다.

11. 평가자

김호준. 2011년 1월 19일

비뇨생식계통의 질환

서지사항 • • •

허태율, 변미권, 김재규, 김진영, 심재원, 감철우, 박동일. CVA 환자의 UTI에 대한 임상적 관찰. 동의생리병리학회지. 2007;21(6):1641-5.

1. 목적

중풍 환자의 요로계 감염에 한약 효과 연구

2. 연구디자인

전후비교연구

3. 실시기관

한방병원 1 시설

4. 대상자 특성

1개 한방병원에서 졸중풍으로 입원하고 있는 환자 중 요검사상 요아산질산 반응검사에서 양성을 보이거나, 뇨백혈구 검사에서 양성을 보이면서 bacteria 수치가 일정 이상 보이며 유의한 임상 증상을 보이는 환자 중, 양방에서 항생제를 투여하는 경우는 제외함.

5. 중재/치료

Arm 1(n=16): 補中益氣湯 투약

Arm 2(n=4): 金木八正散 투약

Arm 3(n=13): 기타 한약 투약

6. 주요평가항목

한약 투여 3일후 다시 요 검사를 측정하여 호전의 정도를 비교하고, 다시 4일 후 요 검사를 측정하여 호전의 정도를 비교하여 그 변화를 관찰하였다.

7. 주요결과

1) Arm 1 중 일주일 후 호전을 보인 사람은 11(68.75%)명, 별무 변화인 사람은 5(31.25%)명, 악화된 사람은 0(0%)명 이었다.

2) Arm 2 중 일주일 후 호전을 보인 사람은 4(100%)명 이었다.

3) Arm 3 중 호전을 보인 사람은 11(84.62%)명, 별무 변화인 사람은 1(7.69%)명, 악화된 사람은1(7.69%)명 이었다.

8. 결론

뇌졸중 환자에서 발생하는 요로감염은 허증의 가능성이 높으며, 최소 7일간의 투약이 필요함.

9. 안전성 평가

기재 사항 없음

10. 평가자 의견

국내 한방의료기관을 방문하는 환자 중 많은 부분을 차지하는 뇌졸중 환자들에게서 흔히 발생되는 요로감염에 대하여 한의학적 치료를 통해 역으로 발생 원인을 파악하려는 연구로, 향후 보다 많은 환자를 대상으로 한 cohort study가 이루어질 경우, 보다 정확한 결과를 제시할 수 있을 것으로 사료된다.

11. 평가자

조정훈. 2011년 1월 19일

비뇨생식계통의 질환

서지사항 • • •

Lee SH, Lee BC. Electroacupuncture relieves pain in men with chronic prostatitis/chronic pelvic pain syndrome: Three-arm randomized trial(만성 전립선염/만성 골반통증 증후군을 가진 남성에 대한 전침치료의 통증경감 효과)-3Arm Randomized Trial. Urology. 2009;73:1036-41.

1. 목적

만성전립선염과 만성골반통에 전침 효과 연구

2. 연구디자인

무작위대조시험

3. 실시기관

한방병원 1 시설

4. 대상자 특성

NIH의 CP/CPPS(category III)를 만족하는 환자 중, 일반적인 치료인 항생제, 항염제 등에 잘 반응하지 않은 자들로, NIH-CPSI total score가 15점 이상이며 지난 6개월 동안 3개월 이상 통증이 나타나는 자 39명을 대상으로 실시하였다.

5. 중재/치료

Arm 1(n=13): 운동요법 + 전침치료

Arm 2(n=13): 운동요법 + sham 전침치료

Arm 3(n=13): 운동요법

전침치료는 양측 BL32, BL33, GB30에 행해졌으며, sham 전침치료는 각 침자리에서 15mm 옆에 떨어진 비혈자리에 전기자극은 가해지지 않았으나 참가자들이 전기 자극 소리를 들을 수 있게 하였다.

6. 주요평가항목

모든 그룹에서 3주후와 6주후 NIH-CPSI total scores 및 NIH-CPSI의 통증 관련 요소를 측정하였다. 그리고 NIH-CPSI의 배뇨관련 요소 및 삶의 질 요소를 측정하고 전립선액 내 prostaglandin E_2와 b-endorphin 농도 측정.

7. 주요결과

각 군에서 동의서 취득과정에서 1명씩 총 3명의 피험자가 탈락하였다. 1군에서 1명, 2군에서 2명, 3군에서 1명 총 4명의 피험자가 탈락하였으며, 총 32명의 피험자가 임상시험을 종료하였다. 3주후, 3그룹 간 NIH-CPSI total scores의 중요한 차이는 없었으나 NIH-CPSI의 통증 관련 요소에서는 Arm 1이 Arm 2보다 의미있는 감소가 있었다(P=0.023). 6주후에는 Arm 1이 Arm 2/Arm 3보다 NIH-CPSI total score이나 NIH-CPSI의 통증 관련 요소에서 의미있는 감소가 있었다. NIH-CPSI의 배뇨관련 요소나 삶의 질 요소에서는 Arm 1이 Arm 2/Arm 3에 비해 의미있는 감소가 나타나지 않았다.

8. 결론

전침 치료는 만성 전립선염/만성 골반동통 증후군을 가진 남성에 치료 효과를 가지는 것으로 보이며 그것의 임상적 효과는 프로스타글란딘 E_2 수치와 관련이 있는 것으로 보인다.

9. 안전성 평가

기재 사항 없음

10. 평가자 의견

만성 전립선염/만성 골반동통 증후군에 대한 전침 치료의 효과를 입증한 연구로, 향후 동일/유사한 방법을 통한 여성에서의 만성 골반동통 증후군에 대한 연구도 시행해 볼 가치가 있을 것으로 사료된다.

11. 평가자

조정훈. 2011년 1월 19일

비뇨생식계통의 질환

서지사항 • • •

Song MK, Kang JS, Kang CH, Ahn YM, Ahn SY, Doo HK, Lee BC. The Clinical Effect of Bosingunyang-tang on Chronic Non-bacterial Prostatitis/Chronic Pelvic Pain Syndrome: Randomized Double-blind, Placebo-controlled Clinical Trial. 대한한방내과학회지. 2008;29(3)800-9.

1. 목적

비세균성 전립선염에 보신건양탕 효과 연구

2. 연구디자인

무작위대조시험

3. 실시기관

한방병원 1 시설

4. 대상자 특성

18세 이상 50세 이하 남성 중 NIH-Chronic Prostatitis Symptom Index(NIH-CPSI)의 총점이 15점 이상, IPSS 총 점수가 8점 이상이고 적어도 3개월 안으로 6개월 이상 증상이 있는 남성 27명을 대상으로 함.

5. 중재/치료

Arm 1(n=14): 보신건양탕 엑스제제 2g을 6주 동안 식후 30분 하루 3회 복용

Arm 2(n=13): 위약 엑스제제 복용 6주 동안 식후 30분 하루 3회 복용

6. 주요평가항목

NIH-CPSI와 IPAA 설문 조사를 약 투약 후 3주 후, 6주 후에 평가

7. 주요결과

1) 실험 6주 후 Arm 1의 NIH-CPSI 총점이Arm 2보다 5점 더 개선되었다.

2) 실험 6주 후 NIH-CPSI pain score에서 Arm 1이 Arm 2보다 3배 더 반응하였다.

3) NIH-CPSI pain score 반응자 중에서 전립선 체액 중 PGE2가 감소됨을 알 수 있었다.

8. 결론

보신건양탕은 6주간 복용 후 만성 비세균성 전립선염/만성 골반통증 증후군에서 전립선 체액 내에 PGE2 수치를 감소시켜 임상적 증상을 개선한다.

9. 안전성 평가

위약군 및 대조군 모두 부작용이 없었다.

10. 평가자 의견

본 연구에서 아쉬운 점은 NIH-CPSI 총점의 경우 질환을 평가하는 중요한 도구이지만 환자의 참여도에 따라 총점이 다양하게 변할 수 있으며 이번 연구에 참여한 환자의 수가 적고 연구 기간이 짧아 연구의 한계성이 있다. 좀 더 CP/CPSS를 객관적으로 평가 받을 수 있는 지표와 좀 더 실험대상자를 크게 하고 좀 더 긴 시간 연구를 한다면 좀 더 발전된 임상 결과를 얻을 수 있다고 사료된다.

11. 평가자

조정훈. 2011년 1월 19일

비뇨생식계통의 질환

서지사항 • • •

권수경, 이희영, 강명자, 김동일. 남성불임환자의 한방치료 후 정자상태개선 효과에 대한 연구. 대한한방부인과학회지. 2005;18(3):184-91.

1. 목적

   남성불임환자에 한약치료 후 정자상태개선 효과 연구

2. 연구디자인

   전후비교연구

3. 실시기관

   한방병원 1 시설

4. 대상자 특성

   1개 한방병원에 남성불임을 주소로 내원한 환자 중, 초진시 정액검사를 하고 2~5개월간 한약투여 후 다시 정액검사가 시행된 환자

5. 중재/치료

   삼일신기환 또는 신정방을 변증시치하여 2~5개월 정도 투여

6. 주요평가항목

   Computer−assisted semen analysis(이하 CASA), 일반정액검사

7. 주요결과

   한약 투여 전 정액량은 평균 2.56±1.32ml였고 한약투여 후 평균 정액량은 2.97±1.59ml로 증가하는 양상을 보였으나 통계적으로 유의하지는 않았다. 한약투여 전 평균정자농도는 51.39±37.80*1000000에서 75.99±50.34*1000000로 통계적으로 유의성 있게 증가하였으며, 활동성도 한약 투여 전 20.22±10.75%에서 투여 후 34.02±21.36%로 통계적으로 유의성 있게 증가하였다.

8. 결론

   한약 투여 후 정액량은 증가하였으나, 통계적인 유의성은 없었고, 농도나 활동성은 통계적으로 유의성 있게 증가하였다.

9. 안전성 평가

   기재 사항 없음

10. 평가자 의견

    불임의 원인이 있는 경우는 남성과 여성에서 거의 동일한 비율로 보고되고 있으므로, 남성 불임에 대한 한방 치료 역시 향후 활발한 연구가 진행되어야 할 것으로 생각되며, 이에 대하여 좋은 기초 자료가 될 수 있는 논문으로 사료되며, 향후 무작위대조시험을 통한 보다 객관적인 입증이 필요할 것으로 사료된다.

11. 평가자

    조정훈. 2011년 1월 19일

비뇨생식계통의 질환

서지사항 • • •

윤현민, 김철홍, 박재홍, 한민석, 이인선, 최선미, 박지은, 김규곤. 원발성 월경곤란증의 침치료 효과에 대한 임상시험. 대한침구학회지. 2008;25(3):139-54.

1. 목적

원발성 월경곤란증에 침치료 효과 연구

2. 연구디자인

무작위대조시험

3. 실시기관

한방병원 1 시설(명확한 기재 사항 없음)

4. 대상자 특성

18세 이상 40세 이하의 여성으로,생리통의 통증 정도가 MMP 도구 11가지 항목으로 측정하여 0-10으로 나누었을 때 5 이상이며, 최근 6개월간 생리통으로 인해 1일 이상 일상적인 사회활동이나 대인관계에 지장을 받는 여성이며, 복부 초음파 검사상 월경곤란증을 유발할 수 있는 기질적 질환이 없다고 산부인과 전문의에 의해 진단되었으며, 복부 수술을 받은 적이 없는 여성으로, 임상시험 기간 중에는 진통제를 복용하지 않기로 동의한 47명

5. 중재/치료

침치료는 생리주기에 따라 7-10일에 1회씩 총 8회에 걸쳐 시술, 2회 시술 후 첫 번째의 생리시의 변화를 관찰하고, 이후 3회씩 6회의 침시술을 통해서 2-3번째 생리시의 통증 및 월경곤란증의 변화를 관찰

Arm 1(25명): 소장정격(足臨泣 後谿 補, 前谷, 通谷 瀉) 허실 변증에 의한 선혈

Arm 2(22명): 비경혈점에 sham 침치료

6. 주요평가항목

통증의 강도를 나타내는데 객관적 지표로 활용될 수 있는가, 응답자가 이들 문항에 응답하는 정도가 어느 정도 일관성이 있는가를 기준으로 개발한 measure of menstrual pain을 측정 도구로 선택하였다. 월경전증후군의 평가도구는 Menstrual Symptom severity List(이하MSSL)을 사용하였다.

7. 주요결과

1) Arm 1과 Arm 2 모두 치료 후 MMP와 MSSL의 유의한 감소를 보였다($P<0.001$).
2) Arm 1과 Arm 2간의 효과의 동등성 비교에 있어서 Arm 1이 Arm 2에 비해 MMP 및 MSSL의 변화가 더 컸으나, 두 군간에 통계적으로 유의한 차이는 없었다.

8. 결론

원발성 월경통의 경우 침치료 효과가 유의한 효과가 있었으며 Arm 1과 Arm 2사이에는 MMP 및 MSSL의 변화가 더 컸으나, 통계적 유의한 차이가 없었다.

9. 안전성 평가

기재 사항 없음

10. 평가자 의견

이번 임상 연구를 진행하는 과정에서 Arm 1이 Arm 2에 비해 치료에 대한 만족도가 높은 것을 느낄 수 있었고 그 결과 총괄적 유효성 평가에서도 1차 측정부터 3차 측정까지 모두 낮게 나타났다. 또한 침 치료가 월경곤란증의 개선과 치료에 충분히 효과적인 수단임을 입증할 수 있었고 치료 횟수에 비례해서 치료효과가 증대되었기 때문에 지속적인 치료와 관리가 필요하다고 사료된다.

11. 평가자

조정훈. 2011년 1월 19일

비뇨생식계통의 질환

서지사항 • • •

김동일, 곽금화, 이태균. 애엽 분말환을 이용한 질강내 훈증, 훈연 및 온열 치료기(허브컴)의 한방부인과 임상응용에 관한 연구1. 대한한방부인과학회지. 2002;15(1):77-88.

1. 목적
부인과적 질환에 질강내 훈증/훈연/온열치료기 효과 연구

2. 연구디자인
전후비교연구

3. 실시기관
한방병원 1 시설

4. 대상자 특성
1개 한방병원 부인과 외래 및 입원 환자 중 대하, 냉증 또는 골반통을 주소증으로 하는 환자 및 이들 증상을 수반한 환자

5. 중재/치료
애엽 분말환을 이용한 질강내 훈증, 훈연 및 온열 치료기(허브컴)

6. 주요평가항목
질분비물량의 변화, 냉증의 변화, 통증의 변화, 배뇨장애의 변화

7. 주요결과
질 분비물의 양은 치료전 63점에서 치료 완료 후 30점으로 호전되었으며, 음부 소양증의 정도는 치료전 28점에서 치료 완료 후 6점으로 호전되었다. 냉증과 관련하여서는 손이 각각 33점과 14점, 발이 47점과 26점, 하복부가 46점과 24점, 골반부가 17점과 9점으로 호전되었다. 골반통은 치료전 51점에서 치료 완료후 23점으로 호전되었으며, 요통은 60점과 36점, 월경통은 64점과 40점으로 호전되었다. 배뇨장애와 관련하여 잔뇨감은 치료전 20점에서 치료 완료 후 7점으로 호전되었고, 요실금은 9점에서 5점, 빈뇨는 26점에서 13점으로 호전되었다.

8. 결론
자각증상을 기준으로 하였을 때 대하량의 호전과 음부소양증, 냉증의 호전이 현저하였으며, 기타 증상의 경우도 유의한 개선 효과가 있었다.

9. 안전성 평가
삽입시 통증, 빈뇨감.

10. 평가자 의견
금번 연구를 통해 질강내 온열 및 훈증 다양한 여성 질환에 대한 효과가 있는 것으로 밝혀졌으나, 무작위대조시험을 통해 그 효과를 명확히 하는 연구가 필요할 것으로 사료된다.

11. 평가자
조정훈. 2011년 1월 19일

비뇨생식계통의 질환

서지사항

주병주, 임성민, 김형준, 이동녕. 체침치료가 청소년기 원발성 월경통 환자의 즉각적인 진통에 미치는 효과에 대한 연구. 대한한방부인과학회지. 2003;16(2):232-41.

1. 목적

원발성 월경통에 침의 즉각적 효과 연구

2. 연구디자인

전후비교연구

3. 실시기관

한방병원 1 시설

4. 대상자 특성

1개 한방병원 부인과 외래에서 월경통으로 치료받은 고등학교 여학생들을 대상으로 하였으며 대상환자 중 문진을 통해 골반내 병변 및 다른 질환의 과거력과 현병력이 있는 환자는 제외함.

5. 중재/치료

월경전 1일에서 월경 이틀째까지 합곡, 태충, 관원, 삼음교를 사법의 수기법으로 자침하여 20분간 유침.

6. 주요평가항목

침 치료 전과 후에는 시각적상사척도(Visual Analogue Scale, VAS)를 이용하여 측정하였고 평소 통증의 기준은 대상 환자의 월경통정도를 다차원구술적평정척도(Multidimensional Verbal Rating Scale, MVRS)로 측정하였다.

7. 주요결과

대상환자의 체침시술전 VAS score의 평균은 6.10±40.27이였으며, 시술 20분후에 측정한 VAS score의 평균은 2.70±0.35였고 상호간의 유의한 차이가 인정되었다.

8. 결론

원발성 월경통 환자의 즉각적인 통증 감소에 있어서 체침 치료가 효과적인 방법이 될 것으로 사료된다.

9. 안전성 평가

기재 사항 없음

10. 평가자 의견

침 치료의 즉각적인 진통효과가 입증된 만큼, 본 연구의 결과를 바탕으로 무작위대조시험이 필요할 것으로 사료된다.

11. 평가자

조정훈, 2011년 1월 19일

비뇨생식계통의 질환

서지사항 • • •

정학수, 주병주, 김형준, 이동녕, 이정현, 이은영. 청소년기 월경통 환자에 대한 이침 치료의 임상적 연구. 대한한방부인과학회지. 2002;15(4):183-92.

1. 목적

월경통에 이침 효과 연구

2. 연구디자인

전후비교연구

3. 실시기관

한방병원 1 시설

4. 대상자 특성

월경통이 있는 고등학교 여학생 25명으로, 골반내 병변 및 다른 질환의 과거력과 현병력이 있는 환자는 제외함.

5. 중재/치료

월경 전 1일에서 월경 2일까지 이침 치료 시행(혈-자궁, 교감, 피질하, 내분비)하

6. 주요평가항목

1회 이침 시술전과 후는 시각적 상사 척도(visual analogue scale-VAS)를 이용하여 측정하였고, 평소 통증의 기준은 대상 환자의 월경통 정도를 다차원 평정 척도(Multidimensional verbal Rating Scale-MVRS)로 측정하였다. 치료 판정은 대상 환자의 시술 전후 VAS score를 다시 4단계로 구분하여 판정하였다.

7. 주요결과

1) 대상 환자의 이침 시술 전 VAS score의 평균은 6.36±0.49였고, 시술 후 20분에 측정한 VAS score의 평균은 2.24±0.35였으며, 상호간 유의한 차이($p<0.01$)가 인정되었다.
2) 대상 환자의 치료 전후 VAS score를 다시 4단계(0 ; absense of pain, 1 ; 1-5 mild pain, 2 ; 6-7 moderate pain, 3 ; 8-10 severe pain)의 통증 정도로 구분하여, 치료 전후에 단계상 하향 변화가 있는 것을 호전된 것으로 간주하여 살펴본 결과, 52%에서 호전된 것으로 조사되었다.

8. 결론

월경통의 이침 치료가 월경통 경감에 유의한 효과가 있다.

9. 안전성 평가

기재 사항 없음

10. 평가자 의견

이침 치료는 청소년기 월경통 환자에게 유의한 효과가 있을 것으로 사료되며, 월경통 환자에 대해 용이하게 응용할 수 있는 치료방법이 될 것으로 생각된다. 그러나 이번 연구는 몇 가지 한계점을 가지고 있다. 우선 대상 환자의 수가 충분히 확보되지 못하였고, 통증 측정 시 청소년기라는 특성에 따른 학업이나 시험과 관련된 요인이 적절히 차단되지 못하였으며, 이 후 추적검사도 원활히 이루어지지 못하여 이침의 지속효과나 월경통의 재발률에 대한 연구가 적절히 수행되지 못하였다. 앞으로의 연구에서는 청소년기 정상군의 일반적인 월경 특성에 대한 연구, 청소년기를 제외한 가임기 월경통 환자에 대한 연구와의 비교 연구가 선행되어야 할 것으로 생각되며, 월경통의 이침 치료 기준 제시를 위해 이침 치료의 지속효과 및 재발률과의 관계, 이침 외 다른 치료군과의 비교 연구가 이루어져야 할 것으로 사료된다.

11. 평가자

조정훈. 2011년 1월 19일

비뇨생식계통의 질환

서지사항 • • •

조정훈, 김흥수, 최도영, 이재동 세라믹 향기뜸이 원발성 월경통에 미치는 영향. 대한한방부인과학회지. 2009;22(1):172-81.

1. 목적

원발성 월경통에 세라믹 향기뜸 효과 연구

2. 연구디자인

무작위대조시험

3. 실시기관

한방병원 1 시설

4. 대상자 특성

18세에서 30세의 여성 중 최근 3개월간의 월경주기가 28±3일로 규칙적이면서 월경통이 VAS score 6점 이상으로 최소 3개월 이상 진통제를 복용한 경험이 있는 지원자 53명

5. 중재/치료

기해, 관원, 중극 및 양측 삼음교, 현종(총 7개 혈위)에 1일 1회 총 8주간 스스로 뜸을 뜨도록 함.

Arm 1(n=25): 세라믹 향기뜸으로 시행

Arm 2(n=27): 아로마 죽력구로 시행

6. 주요평가항목

월경통의 정도 평가는 visual analogue scale(이하 VAS) 설문지를 이용하였으며, screening 방문시, 시작 4주 후 , 시작 8주 후 총 3회 실시하였다. 또한 시작 직전 적외선 체열진단기기로 관원혈과 기해혈의 체온을 측정하였고 뜸 치료 8주후에 다시 측정하였다.

7. 주요결과

피험자 1인은 스크리닝 과정에서 탈락하였다.

1) Arm 1과 Arm 2 모두 뜸 치료 전보다 치료 후에 월경통이 유의하게 감소하였다.

2) Arm 1과 Arm 2 모두 뜸 치료 후 관원혈의 온도가 치료전 부다 상승하였으나 통계적 유의한 차이는 없었다.

8. 결론

원발성 월경통을 호소하는 여성 52명을 대상으로 8주간 아로마 죽력구와 세라믹 향기뜸을 이용하여 뜸 치료를 한 결과, 월경통 VAS score는 유의하게 감소하였으나 두 종류의 뜸 효과에는 차이가 없었다.

9. 안전성 평가

임상 시험 전과 치료 8주 후 AST, ALT, BUN, Creatinine, CBC, 소변검사를 시행한 결과, 참가자들의 시험 전후 검사 결과는 모두 정상이었으며 시험 중 특별한 부작용 또는 이상반응을 호소한 환자는 없었다.

10. 평가자 의견

본 연구는 뜸 요법의 월경통 효과 검증과 더불어 아로마 죽력구와 세라믹 향기뜸의 효과 차이를 보고자 하는 논문이다. 뜸요법 자체는 월경통에 유의한 효과가 있었지만 아로마 죽력구와 세라믹 향기뜸의 효과 차이는 없었다. 그리고 매일 7개의 혈자리에 자가 뜸치료를 시행하여야 하는 불편함 때문에 17명의 중도 탈락자가 발생하였고, 연구자 입회하가 아닌, 자가 뜸치료이므로 불성실하게 뜸치료를 시행한 대상자를 연구자가 알아낼 수 없는 부분을 개선하면 더욱 정확한 연구 결과를 낼 수 있으리라 사료된다.

11. 평가자

조정훈. 2011년 1월 19일

비뇨생식계통의 질환

서지사항

최가야, 조정훈, 장준복, 이경섭. 계지복령환의 생리통 환자에 대한 임상 효과. 대한한방부인과학회지. 2004;17(1):178-86.

1. 목적

생리통에 계지복령환 효과 연구

2. 연구디자인

전후비교연구

3. 실시기관

한방병원 1 시설

4. 대상자 특성

1개 한방병원에서 모집된 월경통 환자 중 초음파 검사 상 자궁 근종 및 난소 낭종 등의 특이 질환에 이환되지 않은 원발성 생리통 환자로 혈액검사 상 신장 및 간장에 이상이 없는 자.

5. 중재/치료

총 8주간 계지복령환 엑기스 제제를 1일 2회 투여

6. 주요평가항목

생리통 평가는 Visual Analogue Scale(이하 VAS), Multidimensional Verbal Rating Scale(이하 MVRS), Verbal Rating Scale(이하 VRS)를 사용.

7. 주요결과

VAS, MVRS 및 VRS 모두 실험전과 첫 번째 월경 및 두 번째 월경은 유의하게 차이가 있었으나 첫 번째 월경과 두 번째 월경에서는 유의한 차이가 나타나지 않았다.

8. 결론

계지복령환은 투약 1개월에 월경통에 대하여 유의한 진통효과가 있음을 확인함.

9. 안전성 평가

간헐적 설사 3명, 배뇨감 이상 2명, 부정출혈 1명(투약 종료 2주 이내 모두 호전)

10. 평가자 의견

원발성 월경통에 대한 계지복령환의 효과를 조사한 연구로, 향후 무작위 대조 연구가 필요할 것으로 사료되며, 안전성 평가에서 적지 않은 보고가 있었으므로, 향후 이 부분에 대한 집중적인 조사 역시 필요할 것으로 사료된다.

11. 평가자

조정훈. 2011년 1월 19일

비뇨생식계통의 질환

서지사항 • • •

이인선, 배경미, 김미진, 조혜숙, 김종원. 소음인 곽향정기산가미방을 투여한 월경통 환자 20예에 대한 임상보고. 대한한방부인과학회지. 2004;17(2)168-83.

1. 목적

월경통에 소음인 곽향정기산 효과 연구

2. 연구디자인

전후비교연구

3. 실시기관

한방병원 1 시설

4. 대상자 특성

2002년 6월 11일부터 30일까지 월경통을 주소로 하는 환자 중 체질진단 상 소음인 裏寒證에 해당하며 월경통 발생의 시기가 원발성과 속발성의 비율이 일정하게 맞는 20명

5. 중재/치료

소음인 곽향정기산가미방을 매월 40첩 60팩을 1일 2회씩 3개월간 투여(VRS 문항을 기준으로 통증군을 분류)

6. 주요평가항목

매월 월경 종료후 월경통(VAS-visual analog scale)과 월경통 겸증(VRS-verbal rating scale)의 변화 양상을 3회 파악하였고, 치료를 중지한 3개월 이후에는 전화통화를 통하여 증상의 호전정도를 파악하였다.

7. 주요결과

1) 치료 후 통증군의 변화는 18명(90%)에서 통증군이 완화되었으며, 이 가운데 호전된 상태로 유지되는 경우가 11명 55%로 가장 많았으며 통계적으로 유의한 차이를 보였다.
2) VAS에 의한 치료 후 통증의 호전빈도는 치료 1, 2, 3개월과, 치료 종료 3개월 후 모두 호전된 경우가 유지, 악화된 경우에 비해 많았으며 통계적으로 유의한 차이를 보였다. 특히 치료 종료 직후는 100%의 호전 빈도 비율을 보였다.
3) 종료 3개월 후 호전율이 가장 높으며 이 수치가 치료 종료 직후와 비슷한 것으로 나타나 치료 종료 직후의 효과가 종료 3개월 후까지 유지됨을 알 수 있었다.

8. 결론

체질진단으로 소음인 裏證의 월경통환자의 체질의학적 치료가 효과 있음을 알 수 있었다.

9. 안전성 평가

기재 사항 없음

10. 평가자 의견

월경통 환자를 사상체질로 접근을 통하여 少陰人 裏寒證으로 감별하여 곽향정기산가미방을 3개월간 하루 2회 복약하였다. 3개월 간 복약한 결과 월경통과 월경과 관련된 겸증은 통계적 유의성 있게 호전되었으며 복약 중지 후 3개월 간 추적 검사한 결과 호전이 유지 및 악화 보다 많았다. 본 연구가 하나의 환자 유형과 그에 따른 치료유형을 정하였다는 점 , 또 치료 효과가 매우 높았다는 점에서 고무적이라 할 수 있으며 향후 기질적 병변을 동반한 월경통이나 만성골반통 또는 단일 상병인 자궁내막증, 지궁선근증 등에 대한 유사한 연구나 다른 체질유형에 대한 연구가 필요할 것으로 생각된다.

11. 평가자

조정훈. 2011년 1월 19일

비뇨생식계통의 질환

서지사항 • • •

장준복, 최윤희, 윤영진, 조정훈, 이경섭. 칠제향부환제제의 원발성 월경통에 대한 임상적 효과. 대한한방부인과학회지. 2005;18(1):156-68.

1. 목적

원발성 월경통에 칠제향부환 효과 연구

2. 연구디자인

전후비교연구

3. 실시기관

한방병원 1 시설

4. 대상자 특성

1개 한방병원 한방부인과 외래를 방문한 원발성 월경통 환자.

5. 중재/치료

월경이 종료된 시일부터 다음 월경이 종료될 때까지 한 주기동안 칠제향부환제제 110mg을 1회 3회 식후 30분에 경구 복용

6. 주요평가항목

unidimensional scale과 multidimensional scale을 사용하여 월경통의 평가

7. 주요결과

1) 칠제향부환제제의 복약 전 1차 방문 시 VAS 점수는 23.62±6.46이었는데 4차 방문 시에는 13.70±7.39로 나타났으며 복용을 완료한 후 5차 전화를 통한 조사에서는 13.08±7.71로 나타났다.
2) 칠제향부환제제의 복약 전 1차 방분 시 VRS 점수는 3.29±0.91이었는데 4차 방문 시에는 2.41±0.99로 나타났으며 복용을 완료한 후 5차 전화를 통한 조사에서는 1.92±1.04로 나타났다.
3) 칠제향부환제제의 복약 전 1차 방분 시 MVRS 점수는 5.26±0.99이었는데 4차 방문 시에는 4.12±1.84로 나타났으며 복용을 완료한 후 5차 전화를 통한 조사에서는 3.80±1.68로 나타났다.

8. 결론

원발성 월경통 환자에게 칠제향부환제제를 복약시킨 후 월경통 scale 비교 결과, 복약을 완료한 후의 VAS, VRS, MVRS는 복약 전과 비교하여 모두 통계적으로 유의하게 감소하였다. 복약을 완료한 후 한 번의 월경주기를 지난 다음 월경의 VAS, VRS, MVRS는 복약 전과 비교하여 모두 통계적으로 유의하게 감소하였다.

9. 안전성 평가

기재 사항 없음

10. 평가자 의견

칠제향부환제제의 원발성 월경통에 대한 유효성을 입증한 연구로, 향후 무작위 대조 연구를 통해 그 효과를 보다 확실히 하는 연구가 필요할 것으로 사료된다.

11. 평가자

조정훈. 2011년 1월 19일

비뇨생식계통의 질환

서지사항

육상숙, 임은미. 침-한약의 교차 치료가 원발성 월경통에 미치는 효과에 대한 연구. 대한한방부인과학회지. 2005;18(4):144-52.

1. 목적

원발성 월경통에 침과 현부리경탕가감방 병용 치료 효과 연구

2. 연구디자인

준무작위연구(cross-over design)

3. 실시기관

한방병원 1 시설

4. 대상자 특성

여대생으로 초음파검사 상 자궁근종 및 난소낭종 등의 특이 질환에 이환되지 않은 원발성 월경통 환자

5. 중재/치료

교차시험으로, 침치료는 월경 시작전 5~7일부터 월경시작 직전까지 2~3일 간격으로 소장정격, 삼음교에 자침하였으며, 20분 유침, 총 2~3회의 침치료를 시행

한약치료는 현부리경탕에 가감하여 산제로 만들어진 것을 월경시작 5~7일전부터 5일간 1일 3회씩 복용케 하였으며 월경이 시작되면 복용을 중지

6. 주요평가항목

평소 월경 양상 및 평소 월경통의 정도와 첫 번째 , 두 번째 치료 후 월경통의 정도를 VAS로 측정하였다.

7. 주요결과

임상 시험 전 통증의 정도는 7.76±1.60이었는데 일주일간 침 또는 한약 치료 후 처음 월경에서는 6.94±2.51로 나타났으며 두 번째 치료 후 다음 월경에서는 5.11±2.42로 나타났다. 평소 월경통과 첫 번째 치료 후의 월경통은 다소 감소하였으나 통계적으로 유의한 차이가 없었고, 첫 번째 치료 후의 월경통과 두 번째 치료후의 월경통에서는 유의한 차이가 있었다. 침-한약군과 한약-침군 사이의 치료 전과 첫 번째 치료 후, 두 번째 치료 후의 각각의 월경통의 통증 정도는 통계적으로 유의한 차이를 나타내지 않았다.

8. 결론

침 또는 한약치료가 치료 후 첫주기 때의 월경통에는 유의한 감소를 보이지 않았으나 두 번째 치료 후 월경통에서는 모두 유의한 감소를 보였다. 침 치료와 한약치료간의 차이는 치료의 전 과정에서 유의한 차이를 보이지 않았다.

9. 안전성 평가

기재 사항 없음

10. 평가자 의견

원발성 월경통에 대한 침 치료와 한약 치료의 효과와 유효시기를 비교한 연구로, 두 치료간의 차이가 인정되지는 않았다. 교차설계를 통한 연구라는 한계가 있을 수 있으므로 향후에는 무작위대조시험을 통해 두 가지 치료법의 효과 차이를 검증하는 것이 필요할 것으로 사료된다.

11. 평가자

조정훈. 2011년 1월 19일

비뇨생식계통의 질환

서지사항 • • •

Jang JB, Yoon YJ, Park JH, et al. Therapeutic effects of chiljehyangbuhwan on primary dysmenorrhea: A randomized, double blind, placebo-controlled study. Complement Ther Med. 2009;17(3):123-30.

1. 목적
원발성 월경통에 칠제향부환의 효과 연구

2. 연구디자인
무작위대조시험

3. 실시기관
한방병원 1 시설

4. 대상자 특성
14세에서 45세 사이의 여성으로 규칙적이고 활동적인 월경통을 가진 환자로서 월경통이 이차성 월경통이 아니며 골반 이외에 부위가 원인이거나 약물유도성 월경통이 아닌 환자 100명을 대상으로 실시하였다.

5. 중재/치료
Arm 1(n=34): 칠제향부환 제제약을 1일 3회 식후 30분 후에 경구 복용을 하며 월경 1주기 동안 복용

Arm 2(n=37): 위약을 1일 3회 식후 30분 후에 경구복용을 하며 월경 1주기 동안 복용

6. 주요평가항목
월경통 평가는 unidimensional scale과 multidimensional scale을 사용.

7. 주요결과
29명의 피험자는 시험에서 탈락되었고, 71명이 시험을 성공적으로 종료하였다. 그중 지표 그룹은 Arm 1이 24명, Arm 2는 17명 이었다.

1) Arm 1은 치료 전에 비해 VAS score과 MVRS score 변화가 Arm 2보다 유의성 있게 컸다.
2) Arm 1과 Arm 2의 차이는 복약 전보다 복약 후 VAS, VRS, MVRS score의 격차가 유의성 있게 커졌다.
3) Arm 1과 Arm 2의 약 복용 전후 혈액 검사상, 간기능검사, 소변검사 상 독성이 발현 되지 않았다.

8. 결론
월발성 월경통의 경우 칠제향부환이 유의성 있게 월경통을 경감 시켜 주는 효과가 있다.

9. 안전성 평가
약 복용 전후 혈액 검사상, 간기능검사, 소변검사 상 독성이 발현 되지 않았다. Arm 1의 8명에서 다양한 불편감이 기록되었으나, 대부분 가볍고 2-3일내 소실되었으며, 중단한 사람은 없었으나, 위약군에서는 2명이 중단하였다.

10. 평가자 의견
본 임상시험에서는 탈락자수가 증가하여 대상군의 수가 적었고 약물 복용기간과 경과 관찰기간이 짧아 유효성과 안정성 평가에 다소 미흡한 점이 아쉬웠다. 월경통의 치료가 일반적으로 일회성으로 종료되는 것이 아니고 여러 번의 월경 주기를 통해 복약과 관찰이 필요하다는 점을 고려할 때 향후의 연구에서는 복약기간 및 관찰기간의 연장과 연구대상자의 탈락율을 최소화할 수 있는 방안을 고려하여 진행되어야 한다. 또한 본 연구에서 평가방법으로 사용한 VAS, VRS 및 MVRS는 환자 본인이 통증의 정도를 평가하여 주관적인 명이 강하므로 향 후 월경곤란증을 정량화 할 수 있는 지표물질의 검색과 새로운 scale의 개발을 통해 월경통 평가방법에 대한 개선이 요구된다.

11. 평가자
조정훈. 2011년 1월 19일

비뇨생식계통의 질환

서지사항 • • •

조정훈. 원발성 생리통에 대한 계지복령환 단독치료와 침치료 병행 차이 연구. 대한한방부인과학회지. 2007;20(1):161-68.

1. 목적

원발성 월경통에 계지복령환과 계지복령환 침치료 병행 비교 연구

2. 연구디자인

무작위대조시험

3. 실시기관

한방병원 1 시설

4. 대상자 특성

월경 주기 28–30일의 생리통 환자 중 기질적인 질환이 없는 환자 30명.

5. 중재/치료

Arm 1(n=15): 계지복령환 제제약 + 침치료(기해, 관원, 중극, 양측 자궁/삼음교/현종)를 8주간 1주일에 2회 빈도로 총 16회 시술

Arm 2(n=15): 계지복령환 제제약 단독투여

6. 주요평가항목

생리통 정도를 10–Point Linear Analog scale(Visual analog score: VAS)를 사용하여 치료 시작 전, 치료 중 그리고 치료 후, 총 3번을 측정

7. 주요결과

30명의 피험자중 20명이 본 실험에서 탈락하였다.

1)Arm 1과 Arm 2 모두 월경통을 유의하게 완화시키는 것으로 나타났다.

2)VAS 변화가 Arm 2가 Arm 1에 비해서 유의하게 컸다.

8. 결론

계지복령환은 월경통 감소에 유의한 효과를 나타내었으며 Arm 2가 Arm 1보다 생리통 감소 효과가 유의하게 높았다.

9. 안전성 평가

약 투여 전, 투여 8주 후에 간기능 검사 항목 중 AST, ALT와 신기능 검사 항목 중 BUN을 검사하였다

10. 평가자 의견

계지복령환 단독 투여군이 침치료 병행군보다 월경통 감소율이 높은 것은 의외의 결과이나 중도 탈락자가 20명으로 많았고 끝까지 참여하여 분석에 활용된 대상자가 두군 합하여 총 10명으로 너무 적었기 때문에 이 결과를 일반화 하는 것은 무리가 있다고 보여진다. 앞으로 이에 대해 보다 많은 환자를 대상으로 하는 연구가 필요하다고 사료된다.

11. 평가자

조정훈. 2011년 1월 19일

비뇨생식계통의 질환

서지사항 • • •

김봄님, 장경호, 김세현, 김상우. 월경통에 대한 전침의 임상 효과. 대한한방부인과학회지. 2004;17(2):138-46.

1. 목적

월경통에 전침의 효과 연구

2. 연구디자인

전후비교연구

3. 실시기관

한방병원 1 시설

4. 대상자 특성

18-45세 사이의 가임기 여성으로 규칙적인 월경주기(22-35일)를 가지며, 월경통은 하복통을 주소로 하며 통증이 심하나 (VAS score 75점 이상),진통제 외에 다른 특별한 치료를 받지 않으며, 병용약물을 투여하지 않은 여성.

5. 중재/치료

20명의 시험군에 대하여 통증이 가장 심한 날 관원혈, 기해혈에 1회의 전침치료를 시행하였으며, intensity는 처음 약하게 시작하여 서서히 상승시켜 환자가 견딜 수 있을 때의 강도를 유지하여 20분간 시술했다. 치료 중 frequency는 연속, 주파수는 1Hz를 주로 사용.

6. 주요평가항목

전침 시술전과 시술 20분 후의 통증정도에 대해 조사(평가변수는 통증의 VAS를 이용하여 평가)

7. 주요결과

1) 시험군에서 VAS score가 전침 시술 전 89±2.52에서 시술 20분 후 7±9.23으로 감소하여 월경통에 전침 치료가 효과가 있었다.(P <0.001)
2) 원발성군과 속발성군은 전침시술전 VAS score 평균이 각각 92.08±11.77과 84.38±12.94로 두 군간에는 통계학적으로 유의한 차이(P <0.16)가 없으나 치료전후의 차이는 88.33±10.30과 72.50±11.34로 원발성군의 치료 성적이 속발성군의 치료성적에 비해 유의한 차이(P<0.0007)를 보여 원발성군이 속발성군에 비해 전침치료 효과가 우월함을 알 수 있다.
3) VAS score가 치료 시작 후 15분경을 전후하여 50점 이상 차이가 나는 것이 보여 전침치료시 치료시간은 15분 이상이 되어야 할 것으로 생각된다.

8. 결론

전침치료가 월경통 치료에 유의한 치료효과를 가지고 있으며, 특히 원발성 월경통에 효과가 높음을 알 수 있다.

9. 안전성 평가

기재 사항 없음

10. 평가자 의견

월경통이 있는 당일 병원으로 나와 치료를 받아야 하는 번거로움 때문에 많은 여성들이 병원치료를 기피하고 진통제에 의지하고 있는 현실을 감안하면 앞으로 본 연구를 기초로 하여 가정에서 본인이 자가 치료할 수 있는 전기자극패치 등을 이용한 치료 등에 대한 연구, 개발이 기대된다.

11. 평가자

조정훈. 2011년 1월 19일

비뇨생식계통의 질환

서지사항 • • •

문덕빈, 김미진, 엄윤경, 공복철, 이인선. 여고생 월경통에 대한 酒煮當歸丸의 효능에 관한 임상적 연구. 대한한방부인과학회지. 2005;18(2);83-99.

1. 목적

월경통에 주자당귀환 효과 연구

2. 연구디자인

전후비교연구

3. 실시기관

한방병원 1 시설

4. 대상자 특성

1,2학년에 재학 중인 학생 중 월경통의 정도가 중등 이상이면서 한냉 증상과 대하를 가지고 있는 학생.

5. 중재/치료

13주간 1일 3회 주자당귀환 60알을 복용시켰다.

6. 주요평가항목

월경통의 정도는 흔히 VAS(visual analog scale), VRS(Verbal Rating scale), MVRS(Multidimensional verbal Rating scale)의 방법을 이용하여 의미가 있는 것으로 생각되는 다섯 문항의 합의 평균값을 0~10으로 나누어 이를 tot 값이라 하였다.

7. 주요결과

1) 통증의 강도를 tot값을 기준으로 치료 전 평균치 7.00이고 치료 1주기 후 5.05, 치료 2주기 후 4.70으로 낮아 졌으며, VAS 값을 기준으로 치료 1주기 후 7.54, 치료 2주기 후 69.4로 나타나 통증이 치료 기간이 길수록 완 화되는 경향을 보였다.

2) 월경통과 동반된 증상은 신통이 50%, 두통, 소화장애가 40% 이상의 호전도를 보였으나 출혈과다의 증상은 호전이 2명 16.7%에 그치고 증상이 그대로 유지된 경우가 6명 50%이고 오히려 악화된 경우가 4명 33.3%로 나타났다.

8. 결론

한냉 증상을 겸한 월경통 환자에게 주자당귀환 투여가 효과적인 방법이 될 것으로 예상된다.

9. 안전성 평가

기재 사항 없음

10. 평가자 의견

월경통 중 냉증을 동반하는 월경통에 대하여 한의학적 변증분류 가운데 한습포중에 따른 진단과 여기에 적합한 처방을 좀 더 접근성이 용이한 환약 제제로 투여 할 경우 유의할 만한 결과를 얻을 수 있다는 가능성을 확인 한 것에 의의를 둘 수 있을 것으로 생각된다. 향후 충분한 대상자를 선정하는 문제와 정확한 병기분류를 토대로 가감방을 적절히 투여 하는 문제를 신중히 검토하여 연구방법을 개선 한다면 월경통에 대한 한방 치료의 효과를 검증하고 한방 치료의 신뢰성을 크게 높이는 데 크게 기여할 수 있을 것으로 생각된다.

11. 평가자

조정훈. 2011년 1월 19일

비뇨생식계통의 질환

서지사항 • • •

임정한, 조현주, 이수림, 최은미. 현부리경탕가감의 기체혈어형 월경통에 미치는 효과에 대한 임상적 고찰. 대한한방부인과학회지. 2002;15(4):228-37.

1. 목적

기체혈어형 월경통에 현부리경탕가감 효과 연구

2. 연구디자인

전후비교연구

3. 실시기관

한방병원 1 시설

4. 대상자 특성

1개 한방병원 한방부인과에 월경통을 주소로 내원한 환자중 기체혈어형으로 변증된 환자 중 전화로 추적이 가능했던 환자 47명.

5. 중재/치료

현부리경탕가감을 1일 3회 복용, 10일 단위로 투여.

6. 주요평가항목

설문지 10-point linear analog scale(visual analog scale score; VASS), multidimensional verbal rating scale(MVRS)를 이용하여 평가하였으며, 초진 시 설문지를 기록하고 치료 후 전화로 설문지를 작성하여 치료 전과 치료 후의 차이에 대해 비교하였다.

7. 주요결과

1) 원발성 환자군의 치료전 VASS와 MVRS의 점수는 각각 7.90±0.74, 5.47±0.73이었으며, 치료후 VASS와 MVRS의 점수는 각각 5.43±1.63, 3.04±1.58로 유의하게 감소하였다.
2) 속발성 환자군의 치료전 VASS와 MVRS의 점수는 각각 7.95±0.75, 5.51±0.75이었으며, 치료후 VASS와 MVRS의 점수는 각각 5.42±1.58, 3.04±1.53로 유의하게 감소하였다.
3) 원발성 환자의 치료경과와 속발성 환자의 VASS값의 변화값과 MVRS의 변화값의 비교 결과 P=0.958, P=0.535로 유의성이 없어 원발성 월경곤란증과 속발성 월경곤란증의 치료효과는 차이가 없었다.

8. 결론

원발성 및 속발성 월경곤란증에 현부리경탕가감은 모두 유의하게 통증정도를 감소시켰다. 또한 치료 종료 후 월경통 감소기간이 6개월 이상인 경우는 전체 환자의 44.68%인 21명이었고, 3개월에서 6개월 내에 월경통이 심화된 경우는 19.1%였으며, 3개월 이내 통증이 재발된 경우는 17%로 비교적 장기간 월경통 억제효과를 나타내었다.

9. 안전성 평가

기재 사항 없음

10. 평가자 의견

월경통에 유효한 다양한 처방 또는 치료법이 제시되고 있으며 그 중 한 예로 제시될 수 있는 연구이며, 특히 변증유형을 전제로, 연구가 진행되어 유효성이 확인되었음이 주목할 만한 부분으로 사료된다. 다양한 한방 치료법의 유효성 입증에 있어 변증에 따른 연구의 필요성을 주장할 수 있는 자료로 평가함.

11. 평가자

조정훈. 2011년 1월 19일

비뇨생식계통의 질환

서지사항 • • •

Kim KH, Kang KW, Kim DI, Kim HJ, Yoon HM, Lee JM, Jeong JC, Lee MS, Jung HJ, Choi SM. Effects of acupuncture on hot flashes in perimenopausal and postmenopausal women--a multicenter randomized clinical trial(폐경전후 여성의 안면홍조에 대한 침치료의 효과-다기관 연구). The Journal of The North American Menopause Society. 2010;11(2):269-80.

1. 목적

안면홍조 및 갱년기 관련 증상에 침치료 효과 연구

2. 연구디자인

무작위대조시험(multicenter)

3. 실시기관

한방병원 4시설

4. 대상자 특성

45–60세의 폐경전후 여성으로, 1일 10점 이상의 hot flash scores를 가진 자.

* hot flash scores: daily frequency severity [0, none; 1, mild; 2, moderate; 3, severe; 4, very severe]

5. 중재/치료

Arm 1(n=116): ST36, SP6, LI4, PC6, HT7 및 HT8에 4주 연속 주당 3회 침치료

Arm 2(n=59): 치료 없음

6. 주요평가항목

1차 평가변수는 24시간 안면홍조 점수의 변화였으며, 2차 평가변수는 Menopause Rating Scale(MR–S)임.

7. 주요결과

1군에서 8명, 2군에서 11명 모두 19명이 임상시험을 중단하였다.

4주간의 침치료 후 Arm 1에서 안면홍조의 발현횟수와 정도가 Arm 2에 비하여 유의하게 감소하였다($P<0.0001$). Hot flash score도 Arm 1에서는 62.15%가 감소하였으나 Arm 2는 26.7%가 감소하였다.

8. 결론

4주간의 침 치료를 통하여 안면홍조 발생회수가 의미있게 감소하였으며, MR–S가 개선되었다.

9. 안전성 평가

Arm 1 중 13명에서 mild and transient adverse events가 발생하였으나, 침 치료와는 무관하였음.

10. 평가자 의견

갱년기장애의 대표적인 증상인 안면홍조에 대한 침 치료의 효과를 연구한 논문으로, 침치료 전후의 안면홍조의 변화양상을 다양한 기준으로 평가하여 효과를 입증하였다. 안면홍조에 대한 효과가 입증이 된 상황이므로 향후 호르몬 대체 요법과 비교한 효과비교 연구를 기대해 본다.

11. 평가자

조정훈. 2011년 1월 19일

비뇨생식계통의 질환

서지사항 • • •

Park JE, Lee MS, Jung S, Kim A, Kang K, Choi J, Park J, Choi SM. Moxibustion for treating menopausal hot flashes: A randomized clinical trial(폐경기 안면홍조에 대한 뜸 치료-무작위 연구). Menopause. 2009;16(4):660-5.

1. 목적

폐경기 여성의 안면홍조에 뜸 효과 연구

2. 연구디자인

무작위대조시험

3. 실시기관

연구기관 1 시설

4. 대상자 특성

45세에서 60세 사이의 주폐경기와 폐경기 여성들 중 매일 하루에 심각한 안면홍조를 적어도 5번 이상 겪는 여성 65명

5. 중재/치료

Arm 1(n=21): CV12, CV4, 양측 ST36과 SP6에 4주 동안 14회 뜸 치료

Arm 2(n=20): GV4, CV4, CV6, 양측 UB23에 4주 동안 14회 뜸 치료

Arm 3(n=10): 무처치

6. 주요평가항목

안면홍조의 강도와 빈도, Menopausal-Specific Quality of Life Scale에 따른 Qol 지표와 Menopause Rating Scale.

7. 주요결과

4주후 안면홍조의 강도와 빈도가 Arm 1/Arm 2와 Arm 3 사이에서 통계적으로 의미있는 차이가 있었다. 또한, Arm 2과 다른 그룹 사이에서는 Menopausal-Specific Quality of Life Scale scores가 통계적으로 의미있는 차이가 있었다.

8. 결론

뜸이 폐경기 환자의 안면홍조의 강도와 빈도 모두를 줄일 수 있음.

9. 안전성 평가

기재 사항 없음

10. 평가자 의견

뜸 치료에 있어, 치료 혈위의 조합을 어떠한 근거를 중심으로 할 것인지에 대한 대안을 제시한 연구로, 향후 보다 다양한 질환을 대상으로 한 유사/동일한 연구가 추가적으로 진행되어야 할 것으로 사료된다.

11. 평가자

조정훈. 2011년 1월 19일

비뇨생식계통의 질환

서지사항 • • •

김흥수, 윤영진, 이진무, 이창훈, 장준복, 이경섭, 조정훈. 홍삼 투여가 갱년기 여성의 안면 홍조에 미치는 영향. 대한한방부인과학회지. 2009;22(2):132-9.

1. 목적

폐경기 환자의 안면홍조에 홍삼 효과 연구

2. 연구디자인

무작위대조시험

3. 실시기관

한방병원 1 시설

4. 대상자 특성

마지막 월경이 최소 6개월 전에 있었고, 최근 2주 이내에 1일 최소 7회의 중등도 이상의 안면 홍조가 있었던 여성 중 FSH 농도가 40IU/L 이하이거나, 혈청 Estradiol 농도가 35pg/mL 이상인 자 또는 6개월 이내에 호르몬 대체 요법 유경험자 및 갱년기 증상 치료를 위해 Vit. E 또는 clonidine 복용 경험자는 제외함. 총 49명이 지원하였음

5. 중재/치료

Arm 1(n=14): 홍삼 분말 100%로, 한 캡슐당 0.3g의 용량으로 1일 3회 총 8주간 복용.

Arm 2(n=12): 위약(옥수수전분, 미량의 홍삼향분말, 천연색소, 카라멜 색소)을 Arm 1과 동일 방법 복용

6. 주요평가항목

안면 홍조 증상의 일일 발현 횟수, 안면 적외선 체열 검사.

7. 주요결과

FSH 또는 E_2 농도부족 14명, 참여거부 2명, 호르몬 치료 2명하여 총 23명이 제외되어서 26명을 무작위배정후 시험을 실시하였다.

1) 일일 안면 홍조 발현 횟수는 Arm 1과 Arm 2 모두 투약 전으로부터 투약 8주 후 안면 홍조 발현 횟수 변화 비교에서 통계적으로 유의한 차이가 있었다(P=0.01).

2) 안면 적외선 체열 검사에서는 투약 전후의 안면온도 변화는 두 군 모두 통계적으로 유의성이 없었다.

8. 결론

Arm 1과 Arm 2 모두 안면홍조의 횟수가 감소하였으나, 적외선 체열 검사에서는 유의한 차이가 발생하지 않아, 열성약으로 알려진 홍삼 투약으로 안면홍조가 더 심해지지는 않는 것으로 확인됨.

9. 안전성 평가

Arm 1 중 1명이 AST/ALT가 25/23에서 43/42로 상승

10. 평가자 의견

중도 탈락율이 너무 높아 시험 대상자 숫자가 너무 적어, 연구 결과의 신뢰도가 낮으므로 향후 보다 많은 환자들을 대상으로 한 대단위 연구가 필요할 것으로 사료된다.

11. 평가자

조정훈. 2011년 1월 19일

비뇨생식계통의 질환

서지사항 • • •

신경숙, 신용완, 정진흥, 유동열. 단치소요산이 갱년기 장애에 미치는 효능에 관한 임상보고. 대한한방부인과학회지. 2003;16(4):77-82.

1. 목적

갱년기 장애에 단치소요산 효과 연구

2. 연구디자인

증례보고

3. 실시기관

한방병원 1 시설

4. 대상자 특성

1개 한방병원 부인과 외래에 내원한 환자 중 40세에서 55세 사이의 여자 환자로 갱년기 증후군으로 인한 안면홍조, 발한을 주소증으로 호소하여 단치소요산을 투여한 환자.

5. 중재/치료

단치소요산을 1일 2첩을 3회에 나누어 복용.

6. 주요평가항목

환자군의 연령분포, 이환기간, 폐경시기, 기왕력, 양방치료 병용여부, 동반증상, 치료기간, 치료효과 등

7. 주요결과

단치소요산을 투여한 결과, 환자 50명중 25%정도 증상이 개선된 부분양호가 19명(38%)으로 가장 많았고, 50%의 증상 완화가 있는 양호가 15명(30%), 75%정도의 증상개선이 있는 우수가 9명(18%)으로 나타났다. 이환기간별 치료효과를 살펴보면 증상이 개선된 환자 43명중 26명(61%)은 이환기간이 6개월 이상으로 비교적 이환기간이 긴 군에서 치표효과가 높게 나타났다. 증상이 개선된 환자 43명중 35명(81%)은 치료기간이 10일~30일로 비교적 짧았다.

8. 결론

단치소요산은 갱년기 여성의 안면홍조나 발한에 효과적임.

9. 안전성 평가

기재 사항 없음

10. 평가자 의견

갱년기 증상에 대한 단치소요산의 효과를 입증한 연구로, 향후 한방변증을 활용한 무작위대조시험을 통해 단치소요산의 효과를 보다 객관적으로 입증하는 것이 필요할 것으로 사료된다.

11. 평가자

조정훈. 2011년 1월 19일

비뇨생식계통의 질환

서지사항

김수민, 신선미, 김의일, 이정은, 유동열. 갱년기 증후군에 미치는 大造丸의 효과에 대한 임상 연구. 대한한방부인과학회지. 2006;19(4):225-44.

1. 목적
갱년기 증후군에 대조환 효과 연구

2. 연구디자인
무작위대조시험

3. 실시기관
한방병원 1 시설

4. 대상자 특성
1개 한방병원 여성의학과 갱년기 클리닉에 내원한 환자 중 Kuppermans index로 평가하여 갱년기 증상으로 평가 된 환자 중, 호르몬 대체요법을 시행 중이거나 마지막 치료를 받은지 3개월 이내인 경우와, 연구기간 8주 동안에 호르몬 대체요법이나 다른 한약복용 등 다른 치료 방법을 선택한 자는 제외함.

5. 중재/치료
Arm 1(n=60): 대조환(1환 2g) 하루 3회 식후 30분에 8주간 복용. 최종분석 57명
Arm 2(n=60): 무처치 대조군, 최종분석 35명
1군에서 3명의 피험자, 2군에서 25명의 피험자가 프로토콜 위반으로 탈락하였다.

6. 주요평가항목
치료 전후에 FSH, LH, total estrogen, E_2와, 자각적인 증상에 대한 치료 평가를 위해 Kuppermans index 및 MRS, GCS 지표 평가

7. 주요결과
Arm 1 57명은 GCS, MRS 및 Kuppermans index의 치료 전과 치료 후의 평균은 각각 17.86±9.18에서 12.80±8.19로, 13.23±8.19에서 8.30±6.29로, 48.23±26.70에서 29.84±21.19로, 치료 전에 비해 치료 후 모두 감소하였으며, 통계적으로 유의하였다(각각 $P<0.001$). Arm 2의 치료 전후 평균은 GCS과 MRS에서 각각 16.51±7.23에서 15.12±6.84로, 10.70±6.55에서 10.58±7.23로, 약간 감소가 있었으나 통계적인 유의성은 없었다.

8. 결론
대조환은 GCS, MRS 및 Kuppermans index에서 갱년기 장애의 증후를 모두 치료 전에 비해 유의성 있게 감소시켰다.

9. 안전성 평가
기재 사항 없음

10. 평가자 의견
대조환의 갱년기 장애에 대한 유효성을 보고한 연구이나, 무작위 배정에 대한 정확한 언급이 없으므로, 향후 무작위 배정에 따른 보다 체계적인 연구가 필요할 것으로 사료된다.

11. 평가자
조정훈. 2011년 1월 19일

비뇨생식계통의 질환

서지사항 • • •

조현주, 임은미. 습관성유산 치료 14례 임상보고. 대한한방부인과학회지. 2005;18(2):159-68.

1. 목적
   습관성 유산에 한방치료 효과 연구
2. 연구디자인
   증례보고
3. 실시기관
   한방병원 1 시설
4. 대상자 특성
   임신을 원하는 14명의 습관성 유산 환자
5. 중재/치료
   안존이천탕을 기본으로 투약(동반증상에 따라 양. 한방치료 병행)
6. 주요평가항목
   한방 치료 후 출산, 임신 전후의 치료 기간, 임신 중 합병증.
7. 주요결과
   16건의 출산에서 모두 건강한 정상아를 분만하였으며, 두 명은 첫 분만 후 재임신 전 다시 한방치료를 받고 두 번째 정상분만을 하였다. 이 두 명의 경우 첫 분만과 두 번 째 분만 사이의 유산력은 없었다. 치료 기간은 임신 전 1개월-10개월이며, 임신 후 최대 135일 동안 한약 복약을 지속했다. 태기 불안증은 임신 4-6주경부터 나타나, 임신후 치료는 모두 임신 4-6주경에 시작되었다. 치료 시작 후 임신까지 걸린 시간은 평균 3.5개월정도 이고 10건의 임신이 치료 후 3개월 이내에 이루어졌다. 임신 중 합병증으로 10명이 태기불안증을 호소하였으며, 그 외 임신오저, 고혈압, 두통, 현훈, 단기증 등을 호소하였다.
8. 결론
   습관성 유산 환자에게 있어 한방 치료는 정상 분만에 도움을 줄 수 있음을 평가함.
9. 안전성 평가
   기재 사항 없음
10. 평가자 의견
    한의학적 진단과 치료를 통해 생존 출산에 성공한 습관성 유산 환자의 14례의 임상적 양태와 치료내용, 경과에 대하여 보고하였다. 14명의 환자는 기존에 3-8회의 자연유산 경험이 있었으며, 경지증 7예, 과소월경 7예, 경통 8예의 월경양상을 가지고 있었다. 임신 전 치료 시 대상 환자들은 혈허증이 공통적으로 있었고, 그 외 간기울결, 습담, 정혈부족, 어혈, 기허, 포냉 등으로 진단되어 각 상태 따라 처방하여 1-10개월간 치료 하였다. 임신 후 안태를 위해 안존이천탕을 15일-135일간 지속 투여하여 생존 출산아를 분만하였다. 치료기전에 대한 추가적 연구와 원인별 치료와 관리에 대한 가이드라인 제시가 필요할 것으로 생각된다.
11. 평가자
    조정훈. 2011년 1월 19일

비뇨생식계통의 질환

서지사항 • • •

김경숙, 강명자. 습관성 유산의 한방치료에 대한 임상적 고찰. 대한한방부인과학회지. 2000;13(2):452-67.

1. 목적
습관성 유산에 한방치료 효과 연구

2. 연구디자인
대조군전후비교연구

3. 실시기관
한방병원 1 시설

4. 대상자 특성
1998년 1월 1일부터 1998년 12월 31일까지 1개 한방병원에 불임을 주소로 내원한 환자 중 임신 28주 이전에 연속 2회 이상의 자연 유산력이 있는 환자를 선택하였다. 이들 중에서 의무기록과 전화통화를 통한 추적조사로 이후 상황이 확인된 환자는 178명이고 그 중 마지막 내원일 이후 현재까지 피임 중에 있는 환자 7명을 제외한 171명을 조사대상으로 하였다.

5. 중재/치료
171명 환자를 치료 후 결과에 따라

Arm 1(n=78): 임신 후 분만한 환자와 현재 임신 중인 환자

Arm 2(n=28): 임신했거나 유산된 환자

Arm 3(n=65): 임신하지 않은 환자

6. 주요평가항목
Arm 1, 2 및 3의 분포, 환자의 연령 분포, 원발성과 속발성 습관성 유산의 비율, 월경력 등을 조사함

7. 주요결과
1) 습관성 유산에 대한 치료율은 45.6%로 파악되었다.
2) 우성 습관성 유산으로 내원한 경우 63.7%에서 임신, 71%가 임신을 유지하였고, 속발성으로 내원한 경우 55.5%에서 임신, 85%가 임신을 유지하였다.
3) 체질별로 태양인>소양인>태음인>소음인 의 순으로 많았다. 임신 후 다시 유산된 군에서 태음인이 많았고, 4)이전 유산의 원인이 원인불명인 경우가 치료성적이 좋았다.
4) 2회 유산이후의 유산율과 3회 유산이후의 유산율은 각각 31%, 13% 로 1994년의 American Fertility Society의 35%, 47%에 비해 낮음을 알 수 있었다.

8. 결론
습관성 유산 환자에 있어서 임신전후의 한방치료가 이후 임신에서의 유산율을 낮추고 임신유지 및 분만성공률을 높이는 효과가 있다.

9. 안전성 평가
기재 사항 없음

10. 평가자 의견
습관성 유산환자에 있어서 임신전후의 한방치료가 이후 임신에서의 유산율을 낮추고 임신유지 및 분만성공률을 높이는 효과가 있음을 확인할 수 있었고, 특히 임신 후의 적극적인 한약투여가 임신유지에 주요한 역할을 함이 밝혀졌다. 원인에 따른 치료결과로는 원인불명인 경우가 한방치료성적이 좋았고, 자궁내막유착 등의 해부학적원인은 양방치료를 병행하는 것인 좋을 것으로 사료되며 면역학적 원인이나 유전학적 원인에 있어서는 앞으로 활발한 연구가 필요할 것으로 파악된다.

11. 평가자
조정훈. 2011년 1월 19일

비뇨생식계통의 질환

서지사항

김동철, 박소월, 백승희. 온포종옥탕을 투여한 신허형 불임환자 21례에 대한 임상적 고찰. 대한한방부인과학회지. 2002;15(3):208-16.

1. 목적

신허형 불임에 온포종옥탕 효과 연구

2. 연구디자인

증례보고

3. 실시기관

한방병원 1시설

4. 대상자 특성

불임을 주소로 내원한 환자 중 신허형 불임으로 변증된 환자 21례

5. 중재/치료

신허형으로 변증된 불임 환자에게 온포종옥탕을 투여

6. 주요평가항목

결혼년수, 합병증유무, 산과력, 불임치료력, 온포종옥탕의 투여량, 온포종옥탕 투여 전후의 월경상태변화, 기초체온변화, 임신경과

7. 주요결과

1) 월경상태의 변화에서 비정상 13例 중 8例가 정상을 회복하였고 생리통은 3例를 제외하고 모두 감소하였다.
2) 기초체온변화에서 비정상이던 20例 중 11例가 정상을 회복하였다.
3) 총 21例 중 9例가 임신에 성공하였으며, 원발성불임은 9例 중 2例, 속발성불임은 12例 중 7例가 임신에 성공하였다.

8. 결론

온포종옥탕은 불임치료의 근본이 되는 월경상태의 개선과 기초 체온을 정상적으로 회복시키는 효능이 있어 불임을 치료하는 데 효과적이라고 볼 수 있다

9. 안전성 평가

기재 사항 없음

10. 평가자 의견

신허형으로 변증된 불임환자 21예의 치료에서 온포종옥탕의 투여는 월경상태의 개선과 기초체온의 정상화 및 불임의 치료에 효과적인 처방이라고 사료되며 금번의 조사에서는 case가 적을 뿐만 아니라 월경의 상태에 대한 구체적인 분석이 미흡한 점이 있어 앞으로의 연구에서는 이러한 것을 참고하여 임상경험을 축척하고 계획된 연구를 한다면 보다 나은 성과를 거둘 수 있을 것으로 사료된다.

11. 평가자

조정훈. 2011년 1월 19일

비뇨생식계통의 질환

서지사항 • • •

고유미, 조정훈. 육미지황탕 투여가 체외수정 시술의 결과에 미치는 영향. 대한한방부인과학회지. 2001;14(1):146-56.

1. 목적

시험관 아기 시술에 육미지황탕 효과 연구

2. 연구디자인

전후비교연구

3. 실시기관

한방병원 1 시설

4. 대상자 특성

1개 한방병원 한방부인과에 시험관 아기 시술 예정으로 내원한 불임환자 44명.

5. 중재/치료

내원 시부터 IVF예정일까지(평균 치료일수는 30.4±22.4일) 육미지황탕 투여.

6. 주요평가항목

체외수정시술시 자궁내막의 두께, 채취된 난자의 수, 수정할 난자의 수, 수정된 난자의 수, 자궁내로 이식된 배아의 수, 임상적 임신율 등.

7. 주요결과

1) 편측 자궁내막의 두께는 최소 0.6mm에서 최대1.5mm까지 분포하였으면 평균 0.9±0.2mm 이었다.
2) 채취된 난자의 수는 최소 1개에서 최대 30개까지 평균 11.4±8.5이었으며, 이 중 수정에 사용된 난자의 수는 최소 1개에서 최대 26개까지 평균 9.8±6.8이었고, 수정이 된 난자의 수는 최소 1개에서 최대 18개까지 평균 8.2±5.7이었다.
3) 전체 18명 중 6명이 임신되어 임신성공율은 33.3%로 나타났으며, 6명 중 2명이 자연유산되어 분만율은 22.2%이었다.

8. 결론

육미지황탕 투여가 자궁내막의 두께에 영향을 미칠 수 있으며, 시험관 아기 시술 과정에서 보조적인 요법으로 활용될 수 있을 것으로 사료된다.

9. 안전성 평가

기재 사항 없음

10. 평가자 의견

시험관 아기 시술 과정에서 아직도 완전히 해결되지 못하고 있는 착상 성공에 대하여 육미지황탕이 영향을 미칠 수 있을 보고한 연구로, 향후 무작위대조시험을 통해 보다 객관적인 결과를 연구할 필요가 있을 것으로 사료된다.

11. 평가자

조정훈. 2011년 1월 19일

임신, 출산 및 산후기

서지사항

장경호, 고유미, 김상우, 김세현, 장성운, 신승주, 김현철, 조형준. 임신오조에 대한 이침요법의 효과. 대한한방부인과학회지. 2003;16(1):195-204.

1. 목적

임신오조에 대한 이침 효과 연구

2. 연구디자인

비무작위연구

3. 실시기관

한방병원 1 시설

4. 대상자 특성

1개 한방병원 외래에 임신오저를 주소로 내원한 20명

5. 중재/치료

Arm 1(10명): 이침 치료 (신문, 위, 침, 교감)횟수에 있어서 3회 이하

Arm 2(10명): 이침 치료 (신문, 위, 침, 교감)횟수에 있어서 3~5회(2회/주)

6. 주요평가항목

Nausea Rating Index((NRI)와 Overall Nausea Index(OPI) 및 Visual Analogue Scale(VAS)로 구성된 오저평가 설문지인 Mcgill Nausea Questionnaire(이하 MNQ)를 사용

7. 주요결과

1) NRI의 경우 Arm 1에서 입원 당시의 평균 점수는 32.2±16.1에서 치료 후 28.5±17.3 으로 감소하였으며 Arm 2의 경우 36.3±21.5에서 17.2±8.2로 감소하여 통계학적으로 상호간 유의한 차이가 인정되었다.

2) ORI의 경우 Arm 1에서 입원당시의 평균점수는 4.2±1.1에서 치료 후 3.8±1.13으로 감소하였으며, Arm 2에서는 3.8±1.31에서 1.8±0.6으로 감소하여 통계학적으로 상호간의 유의한 차이가 인정되었다.

3) VAS의 경우 Arm 1에서 입원당시의 평균점수는 83.9±29.7에서 치료 후75.3±28.3으로 감소하였으며 Arm 2에서는 74.5±26.4에서 44.7±17.2로 감소하여 통계학적으로 상호간의 유의한 차이가 인정되었다.

8. 결론

임신오저의 환자의 경우 이침 치료는 효과적인 치료방법으로 생각되며 치료회수는 3~5회로 하는 것이 타당하리라 생각된다.

9. 안전성 평가

기재 사항 없음

10. 평가자 의견

본 논문은 임신오저 환자에게 있어서 이침 효과를 검증하는 논문이다. 이상의 내용을 통해 살펴보면 이침 요법으로 임신오저를 치료하는 경우 치료횟수는 3회~5회로 하는 것이 더욱 타당하리라 사료된다. 또한 이침 요법이 시술이 간편하고 지속적인 효과를 기대할 수 있으며 침을 무서워하는 임부에게 대용으로 사용할 수 있을 것으로 생각된다. 대상 환자의 수가 충분히 확보되지 못하였고 전화 및 기타 방법으로 추적 관찰하기 어려운 측면이 있어 지속적인 검사가 원활하게 이루어지지 못한 점 등이 아쉽게 생각된다.

11. 평가자

조정훈. 2011년 1월 19일

임신, 출산 및 산후기

서지사항

김태희, 최창민, 홍성은, 이정재, 유심근. 비위허약형의 임신오조 환자에게 가감보생탕을 투여한 치험 20례의 임상보고. 대한한방부인과학회지 2002;15(1):128-38.

1. 목적

임신오조에 가감보생탕 효과 연구

2. 연구디자인

증례보고

3. 실시기관

한방병원 1 시설

4. 대상자 특성

2001년 1월에서 12월까지 1개 한방병원에 내원한 환자 중 양방산부인과에서 임신진단을 받고 임신이 확인된 여성 중 惡心嘔逆, 惡聞食氣, 不思飮食, 惑食入則吐, 脘腹脹滿, 口中淡淡無味, 倦怠嗜臥, 舌淡苔白, 脈緩滑無力의 脾胃虛弱形으로 변증되는 환자

5. 중재/치료(20명)

가감보생탕(백출 12g, 향부자, 오약, 귤피 각 8g, 인삼, 감초, 백복령, 사인, 백두구, 지각, 죽여, 소엽 각 4g, 생강 3g) 가감 전탕액

6. 주요평가항목

오심 및 구토 증상의 호전도를 한의사의 관찰에 의해 평가함.

7. 주요결과

12례에서는 오심, 구토증상이 모두 사라지고, 3례에서는 구토는 호전되었으나, 오심 증상이 남아서 5~6개월까지 계속되었다.

8. 결론

가감보생탕은 비위허약형으로 분류된 임신오저 환자에 일부 호전효과를 가진다.

9. 안전성 평가

기재 사항 없음

10. 평가자 의견

保生湯加減方을 투여한 대상환자 20명 중 15예에서 嘔吐症狀 호전으로 음식물 섭취에 대한 부담감이 많이 줄어들었음을 느끼고 있었다. 임신초기에 약물 투여에 한계가 있음으로 인해 대부분의 임신오저 환자들이 특별한 도움을 받지 못하는 경우가 많으므로 향후 무작위연구를 통해 한방치료의 유효성을 입증하는 노력이 필요할 것으로 사료된다. 또한 대부분의 환자들이 한약의 고미로 인해 복용의 어려움을 겪었으므로, 투여방법의 변화 또는 기타 한방치료의 효과에 대해서도 연구가 필요하겠다.

11. 평가자

조정훈, 2011년 1월 19일

임신, 출산 및 산후기

서지사항

김상우, 장경호, 송화숙, 김세현, 이동규, 장성운, 신승수, 장우섭, 강석호. 매침요법이 분만에 미치는 영향에 관한 연구. 대한한방부인과학회지. 2003;16(2):226-31.

1. 목적

분만에 매침요법의 효과 연구

2. 연구디자인

비무작위연구

3. 실시기관

병원 1 시설

4. 대상자 특성

1개 병원에 내원한 만삭의 임부중 유도분만의 적응증에 해당되며, 태아는 두정위 단태아인 경우.

5. 중재/치료

Arm 1: 매침요법(좌우측 합곡-보, 삼음교-사) + 유도분만제제(Oxytocin, PGE2)

Arm 2: 유도분만제제(Oxytocin, PGE2)

6. 주요평가항목

분만기간(분만1기 중 활성기의 시작(자궁경관 3cm 개대)인 가속기에서 분만2기인 태아의 만출하는 시기까지), 질식분만과 난산의 개념인 제왕절개 비율 조사.

7. 주요결과

Arm 1의 평균소요시간은 202.2±73.0min이었으며 Arm 2의 평균소요시간은 220±94.03min로 분만시간에 있어서 두 군간 다소 차이는 있었으나 통계학적으로 유의성이 없었다. 분만방법을 비교한 결과 실험군에서 25명 중 21명84%)이 정상질식 분만으로 출산하였으며 대조군에서는 27명 중에서 11명(40.7%)이 정상질식 분만으로 출산하여 두 군간의 차이는 통계학적으로 유의하게 나타났다.

8. 결론

산모에게 합곡, 삼음교 두 혈위의 매침요법 시행이 정상 질식분만(NSVD)을 유도하는 긍정적인 효과가 있으며 이에 대한 기전 연구와 함께 임산부의 산전 산후관리에 도움이 될 수 있으리라 생각된다.

9. 안전성 평가

기재 사항 없음

10. 평가자 의견

분만에 도움을 줄 수 있는 다양한 방법이 제시되고 있는 상황에서, 비교적 간단한 매침요법이 분만 시간 단축에 도움이 될 수 있음을 보여 준 연구로, 향후 보다 많은 수의 환자를 대상으로 한 무작위 대조 연구가 필요할 것으로 사료된다.

11. 평가자

조정훈. 2011년 1월 19일

임신, 출산 및 산후기

서지사항

김우환, 김원일, 이경희, 윤현민. 삼음교 자극이 초산부의 분만 소요시간과 실혈량에 미치는 효과. 대한침구학회지. 2003;20(5):82-92.

1. 목적

초산부의 분만 소요시간과 실혈량에 삼음교 자극 효과 연구

2. 연구디자인

준무작위연구(nonequivalent control group non-synchronized design)

3. 실시기관

의원 1 시설

4. 대상자 특성

20세 이상 40세 미만의 38주~41주의 초산부로, 정서적 문제나 정신병력이 없으며, 임신 합병증 및 다른 합병증이 없고, 분만 전 헤모글로빈 수치가 10.0 이상인 자

5. 중재/치료

Arm 1(n=20): 오른쪽 삼음교 부위에 손을 가볍게 올려놓고 있다가 자궁수축이 일어나면 지압을 시행. 1회 지압의 소요시간은 10초이며 2초 동안은 쉬고, 8초 동안 지압을 시행. 총 지압 횟수는 15회이며, 총 소요시간은 15분에서 25분임.

Arm 2(n=19): 무처치

6. 주요평가항목

분만소요시간: 분만 제1기가 시작된 시기부터 분만 제3기가 끝낸 시점까지의 총 분만시간으로 함.

실혈량: 분만 제2기에서부터 분만 후 24시간까지의 총 출혈량. 액량기를 사용하여 cc로 측정.

7. 주요결과

1) Arm 1의 총 분만소요시간은 평균 431.30분이었고, Arm 2의 총 분만시간은 평균 581.47분으로 두 집단 간에 통계적으로 유의한 차이가 있었음.
2) Arm 1의 총 실혈량은 256.50cc였고, Arm 2에서는 평균 총 실혈량이 264.21cc로 유의한 차이는 없었음.
3) 분만 후 24시간까지의 헤모글로빈 수치의 측정에 있어서는 Arm 1은 11.62였고, Arm 2는 10.61로 통계적으로 유의한 차이를 보였음.

8. 결론

삼음교 자극이 분만 소요시간을 단축시킬 뿐만 아니라 산후 출혈을 촉진할 우려가 없고 오히려 실혈량도 감소시키는 효과가 입증되었음.

9. 안전성 평가

기재 사항 없음

10. 평가자 의견

본 연구는 분만을 촉진시키는 대표적 경혈인 삼음교를 자극함으로써 분만소요시간과 실혈량에 미치는 효과를 파악하며 임상적용 가능성을 확인하여 한, 양방 협진의 기초자료를 제공하기 위해 시도하였다. 분만소요시간의 측정은 통계적으로 유의한 차이를 보였고, 실혈량 측정에서는 통계적으로 유의한 차이가 없어서 삼음교 자극이 출혈을 더욱 촉진하지는 않는 것으로 나타났다. 분만 후 24시간까지의 헤모글로빈 수치는 통계적으로 유의한 차이가 있었다.

11. 평가자

조정훈. 2011년 1월 19일

임신, 출산 및 산후기

서지사항

김상우, 정경호, 김봄님, 김세현, 이동규, 장성운, 신승수, 장우섭, 강석호. 첩대요법이 분만에 미치는 영향에 관한 연구. 대한한방부인과학회지 2004;17(2):123-9.

1. 목적

   난산에 첩대요법의 효과 연구

2. 연구디자인

   비무작위연구

3. 실시기관

   한방병원 1 시설

4. 대상자 특성

   1개 한방병원을 내원한 만삭의 임신부 중 연구에 동의한 30명과 같은 기간에 분만을 위해 내원한 임신부 중 무작위로 선택된 28명.

5. 중재/치료

   Arm 1(n=30): 유도 분만제제(Oxytocin, PGE2) + 좌우측 합곡, 삼음교의 첩대요법.
   Arm 2(n=28): 유도 분만제제(Oxytocin, PGE2)만

6. 주요평가항목

   분만 1기중 활성기의 시작인 가속기에서부터 분만 2기인 태아가 만출하는 시기까지의 소요시간 측정.
   질식 분만과 제왕절개의 비율.

7. 주요결과

   Arm 1과 Arm 2 사이의 분만의 시기별 평균 소요시간 및 분만 방법에 유의한 차이는 없었다.

8. 결론

   분만 보조를 위한 첩대요법 병행이 분만 소요시간 및 정상 질식분만을 유도하는 긍정적인 효과는 없었다.

9. 안전성 평가

   기재 사항 없음

10. 평가자 의견

    본 논문은 부인과 질환에서 한의학이 시도하는 방법 중 첩대방법을 통하여 분만의 효용성을 평가하였다. 실험에 동의한 30명의 대조군 환자에게는 분만 유도제와 동시에 첩대요법을 시행하였고, 같은 시기 병원에 방문한 분만 환자를 무작위로 28명 선정하여 두 군간에 분만 소요시가 및 정상분만과 제와절개의 비율을 살펴보았다. 분만 소요시간 및 정상 분만과 제왕절개의 비율은 통계상 유의성이 나타나지 않았다. 향후 대상자 수를 늘린 대규모의 연구 또는 기타 한방치료의 병행을 통하여 추가적인 검증이 필요할 것으로 사료된다.

11. 평가자

    조정훈. 2011년 1월 19일

임신, 출산 및 산후기

서지사항 • • •

장순복, 박용원, 조재성, 이병철. 삼음교(SP6) 지압(15분/30분)이 분만 통증, 분만 소요시간, Hemoglobin에 미치는 영향. 대한침구학회지. 2004;21(1):99-110.

1. 목적

초산부의 분만에 삼음교 지압 시간별 효과 비교

2. 연구디자인

준무작위연구

3. 실시기관

병원 2시설

4. 대상자 특성

재태 기간 37~42주의 산모로서 단태이며 두정위이며, 경관 개대가 2cm 이하인 상태이며 자궁수축 간격이 5분 이상인 상태로 입원한 자로, 임신시 합병증이나 산과적 문제점이 없으며 정상 질식 분만이 예상되는 자

5. 중재/치료

Arm 1: 경부 개대 3cm부터 오른쪽 삼음교 부위에 손을 가볍게 올려놓고 있다가 자궁수축이 일어나면 지압을 시행하는데 1회 지압은 10초(2초는 쉬고 8초 동안)간 지압으로 30분 시행

Arm 2: 경부 개대 3cm부터 오른쪽 삼음교 부위에 손을 가볍게 올려놓고 있다가 자궁수축이 일어나면 지압을 시행하는데 1회 지압은 10초(2초는 쉬고 8초 동안)간 지압으로 15분 시행

Arm 3: 전통적인 호흡법

6. 주요평가항목

분만 소요시간과 분만 통증 및 헤모글로빈의 변화

7. 주요결과

1) Arm 1에서 모두 분만 통증 점수 차이는 통계적으로 유의하였다.
2) Arm 2에서 분만 1기 시간과 총 분만 소요시간이 대조군보다 유의하게 짧았다.
3) Arm 2에서 입원 시 헤모글로빈에서는 통계적으로 유의한 차이가 없었지만, 분만 24시간 후의 헤모글로빈에는 유의한 차이가 나타났다.

8. 결론

30분간의 삼음교 지압은 대조군에 비해 분만 통증을 감소시켰으며, 15분간의 삼음교 지압은 대조군에 비해 분만 소요시간을 단축시켰다.

9. 안전성 평가

기재 사항 없음

10. 평가자 의견

삼음교 지압이 분만 통증, 분만 소요시간, 헤모글로빈 수치의 변화에 미치는 영향을 알아보기 위한 연구이다. 지압요법을 통해 분만의 다양한 부분이 영향을 받는다는 것을 보고하고 있으나, 조금은 상이한 연구 결과에 대한 적절한 해석이 필요할 것으로 생각되며, 보다 정확한 결론을 도출하기 위해서는 향후 보다 많은 수의 환자를 대상으로 한 연구가 필요할 것으로 생각된다.

11. 평가자

조정훈. 2011년 1월 19일

임신, 출산 및 산후기

서지사항 • • •

김성준, 윤왕준, 최은림, 김대인, 손영주, 손낙원. 달생산이 초산모 분만시간에 미치는 영향. 대한한방부인과학회지. 2004;17(2):115-22.

1. 목적 분만시간에 달생산의 효과 연구
2. 연구디자인 비무작위연구
3. 실시기관 산부인과의원 2시설
4. 대상자 특성

2002년 9월부터 2003년 10월까지 2개 산부인과 의원의 초산모 41명. 선정기준은 1) 임신 38주의 초산부(유도분만의 경우 41–42주)로서, 2) 주치의 동의하에, 3) 진찰결과 정상 질식분만 예측자(단태, 두정위의 태아)이며, 4) 연구의 목적을 이해하고 참여에 동의하는 대상자임.

5. 중재/치료

Arm 1(n=41): 동의보감에 기재된 달생산 전탕액을 분만 예정일로부터 역산하여 2주 전부터 분만실 입원 전까지 1일 3회 투여

대조군(48, 100, 150): 분만시간에 대한 기존의 세 연구의 대조군들을 원용

6. 주요평가항목

분만시간은 분만 제1기 중 활성기의 시작시점(자궁경관 3cm 개대)로부터 태아 만출까지의 소요시간으로 하였음.

7. 주요결과

1) Arm 1의 활성기와 분만 2기 소요시간을 더한 평균 분만시간은 262.7분으로, 대조군의 평균 분만시간보다 유의하게 단축되었다.
2) Arm 1 내에서도 산모 연령이 높아질수록 분만시간은 길어졌으나 모든 연령군에서 대조군에 비해 분만시간이 단축되었다.
3) Arm 1 중 신생아 체중과 분만시간관계에 있어서는 3.5kg 미만 그룹의 평균분만시간이 3.5kg 이상 그룹에 비해 유의하게 짧게 관찰되었다.

8. 결론

달생산이 초산모의 분만시간 단축에 미치는 유효하며, 특히 순산과 난산을 판가름하는 자궁경부 개대 3cm–5cm의 진행이 통상의 경우에 비하여 신속히 진행되었다.

9. 안전성 평가

기재 사항 없음

10. 평가자 의견

이상의 연구에서 달생산이 분만시간 단축에 미치는 효과가 있음이 통계적으로 증명되었으며, 특히 본 연구에서 공동 저자들의 직접 관찰결과, 분만시 순산과 난산을 판가름하는데 결정적인 역할을 하는 자궁경부 개대 3cm에서 5–6cm 정도로의 진행이 통상의 경우에 비해 매우 신속한 경과를 보였는데, 이는 분만과정에서 달생산의 구체적인 작용기전 및 시기를 설명해 줄 수 있는 중요한 단서가 될 것으로 보인다. 또한 분만과정에서의 통증의 총량을 줄일 수 있음으로 해서 태아질식, 자궁이완 등이 발생할 수 있는 확률을 줄이고 나아가 신생아의 Apgar 점수도 높일 수 있을 것으로 기대된다. 향후 충분한 실험군의 확보와 세밀한 pathogram의 작성 및 placebo를 이용한 이중맹검법 등의 충분한 객관성을 담보할 수 있는 방법들을 사용한 후속 연구가 이루어진다면, 그동안 거의 사장되다시피 한 산과 영역에서의 한의학적 방법론들이 임상에서 널리 쓰여질 수 있을 것으로 기대된다.

11. 평가자 조정훈. 2011년 1월 19일

임신, 출산 및 산후기

서지사항 • • •

황덕상, 박명원, 전호남, 윤숭섭, 이임식, 조정훈, 이창훈, 장준복, 이경섭. 목향생화탕 산후음료의 안전성과 산후조리에 관한 유효성 임상연구. 대한한방부인과학회지. 2006;19(4):216-24.

1. 목적

산후회복과 수유에 목향생화탕 효과와 안전성 연구

2. 연구디자인

무작위대조시험

3. 실시기관

한방병원 1 시설

4. 대상자 특성

만삭임신(38~42주)으로 임신과 출산과정 중 다른 질환이 없는 건강한 산모 65명

5. 중재/치료

Arm 1(n=18): 목향생화탕을 하루에 두첩 분량 40일간 복용

Arm 2(n=12): 위약(유자즙 함유)을 40일간 복용

6. 주요평가항목

혈액검사, 체성분 분석

7. 주요결과

35명의 피험자가 중간에 탈락하였다.

1) 체중, BMI, 체수분, 부종지수 및 prolactin 농도는 Arm 1과 Arm 2 모두 투여 전 BMI와 20일 투여 후, 40일 투여 후 통계적으로 유의하게 감소하였다($P<0.05$). 투약 20일과 40일에도 두 군간의 BMI는 통계적으로 차이가 없었다.

2) 발한, 복통 및 신체 전반적인 상태는 Arm 1과 Arm 2 모두에서 20일 후 40일 후 모두 통계적으로 유의한 변화가 없었다. 두 군간의 비교에서는 20일후에는 실험군이 통계적으로 유의하게 좋게 나타났지만($P<0.05$), 40일 후에는 두 군간에 차이가 없었다.

8. 결론

목향생화탕 음료 복용 후 체성분 분석 결과, 체중, BMI, 체수분량, 부종지수 및 prolactin이 유의하게 감소하는 결과를 나타내었다. 그리고 발한, 복통, general condition의 변화는 시간이 지남에 따라 통계적으로 유의하게 호전되는 결과를 나타내었다.

9. 안전성 평가

기재 사항 없음

10. 평가자 의견

산후 회복과 관련된 목향생화탕의 효과에 대한 연구로, 음료 형태의 투약은 유효한 농도에 이르기에 힘들어 뚜렷한 효과가 나타나지 않았을 가능성이 있다고 생각됨. 따라서 향후 적절한 유효 농도의 처방 활용에 따른 효과를 연구할 필요가 있을 것으로 사료된다.

11. 평가자

조정훈. 2011년 1월 19일

임신, 출산 및 산후기

서지사항

김태희, 박정경, 송윤희, 이은희, 송범용, 육태한, 김락형. 침치료가 산모의 모유량 변화에 미치는 영향에 대한 임상연구. 대한한방부인과학회지. 2007;20(4):74-86.

1. 목적

산모의 모유량에 침 치료 효과 연구

2. 연구디자인

비무작위연구

3. 실시기관

한방병원 1 시설

4. 대상자 특성

자연분만 후 모유수유를 희망하는 산모 중 모유량 증가를 원하며, 최소 7일 동안 모유량 변화에 대해 관찰이 가능한 산모로, 전염성 질환 등 특정 질환으로 기타 처치가 필요하거나, 간염 보균자, 유방기형 등으로 모유수유가 부적합하거나, 산후 합병증으로 항생제 등의 기타 처치가 필요하거나, 임신 전, 임신 중 생긴 질환으로(ex. 임신중고혈압) 기타의 처치가 필요한 산모는 제외함.

5. 중재/치료

Arm 1(n=21): 양측 少澤은 2 mm, 膻中은 5 mm, 乳根과 足三里는 15mm로 직자하였으며, 유침은 20분간 실시
Arm 2(n=22): 특별한 기재 사항 없음

6. 주요평가항목

모유량 증가여부, 모유량 만족도에 대한 VAS

7. 주요결과

1) Arm 1에서 첫 날 모유측정량이 Arm 2보다 유의한 차이를 보였고, 마지막 3일 측정량의 증가율은 Arm 2보다 Arm 1이 높았으나 유의성은 없었다.
2) 모유량 만족도를 첫날과 마지막 3일의 평균과의 차이를 비교해보니 유의성 있게 Arm 1이 VAS 점수가 낮아졌다.
간기능 검사(AST, ALT, γ-GTP) 상 대부분이 정상범위이었으며 침시술로 인해서 간기능이 나빠지지는 않았다.

8. 결론

산후 침치료로 모유측정량은 시험군이 대조군보다 마지막 3일 측정량의 증가율이 높았으나 유의성이 없었으며, VAS scale 면에서는 마지막 3일 시험군이 유의성 있게 낮아졌다.

9. 안전성 평가

간기능 검사(AST, ALT, γ-GTP) 상 대부분이 정상범위였음.

10. 평가자 의견

침 치료가 산모의 모유량 변화에 미치는 영향을 알아보기 위한 연구로, 뚜렷한 해결책이 제시되고 있지 못한 유즙분비량 조절을 위해 침치료가 사용될 수 있는 근거를 마련한 연구이다.

11. 평가자

조정훈. 2011년 1월 19일

임신, 출산 및 산후기

서지사항 • • •

김희준, 김정연. 산후 사상체질에 따른 체성분변화에 대한 고찰. 대한한방부인과학회지. 2004;17(1):167-77.

1. 목적

산후 한방치료 후 체성분 변화 연구

2. 연구디자인

전후비교연구

3. 실시기관

한방병원 1 시설

4. 대상자 특성

2001년 3월부터 2002년 7월까지 1개 한방병원 산후조리병동에 자연분만 후 입원하여 2주 이상 산후조리 실시 자.

5. 중재/치료(152명)

생화탕을 기본으로 부종, 어혈증, 수유, 변비 등의 상태에 따라 약물가감하였으며, 이후 상태 변화에 따라 보허탕과 보혈탕 등을 투약함. 1주 1~2회 산후 체조 실시, 1일 1회 ICT, 하지-vibration, 또는 rolling bed, T120 또는 TDP를 실시함. 침, 뜸, 부항처치를 매일 1회씩 실시함.

6. 주요평가항목

입원 당일과 2주 후 환자의 체질과 체성분 분석항목(체중, 근육량, 체지방량, 체지방률, 복부지방률 등)

7. 주요결과

1) 산후조리 전후의 체중은 평균적으로 3.44±1.96kg이 감량되어 유의성이 있었으며, 근육량은 2.51±3.74kg이 유의하게 감소하였고, 체지방량 역시 1.08±1.70kg으로 유의하게 감소하였다. 그러나 비만의 진단이 되는 체지방률과 복부지방율은 유의성이 없었다.

2) 소음인의 체중이 평균적으로 3.19±1.73kg의 유의성 있는 감량이 있었으며, 근육량은 2.24±1.97kg이 유의하게 감소하였고, 체지방량 역시 0.87±1.33kg으로 유의하게 감소하였다. 그러나 체지방률과 복부지방율은 유의성이 없었다. 소양인은 체중이 평균적으로 3.42±2.31kg이 감량되어 유의성이 있었으며, 근육량은 2.02±1.99kg이 유의하게 감소하였고, 체지방량도 1.32±2.06kg으로 유의하게 감소하였다. 그러나 체지방률은 유의성이 없었으며, 복부지방율은 1.94±5.92% 유의성 있는 증가가 있었다. 태음인은 체중이 3.58±1.83kg이 감량되어 유의성이 있었으며, 근육량은 3.00±5.15kg이 유의하게 감소하였고, 체지방량도 1.02±1.61kg으로 유의하게 감소하였다. 그러나 체지방률은 유의성이 없었으며, 복부지방율은 2.11±2.01% 유의하게 증가하였다.

8. 결론

한방 산후조리는 체질에 상관없이 산후 건강관리에 도움이 되며, 출산여성의 비만관리에 보다 효율적으로 대처할 수 있다.

9. 안전성 평가

기재 사항 없음

10. 평가자 의견

아쉬운 점 첫째는 연구기간이 2주로 비교적 짧았다는 점이다. 2주 이상 추적연구를 했으면 체성분의 변화가 더욱 유의성 있었을거라 사료된다. 둘째는 2주간 산후조리를 실시하는 도중 한약과 침, 뜸, 부항 등의 한방요법으로 인한 변화 외에도 자연감소 등의 원인이 있었을 것이나 이를 고려하지 못했던 점이다. 셋째는 사상체질별 변화가 유의성이 없었다는 점이다. 태음인이 비만형이 많기 때문에 상대적으로 다른 체질에 비해 태음인 체중변화가 적을 것으로 예측할 수 있었지만 결과는 유의성이 없게 나왔다. 차후 이에 대한 고려가 함께 이루어져 발전된 연구가 이루어져야 할 것으로 사료된다.

11. 평가자 조정훈. 2011년 1월 19일

임신, 출산 및 산후기

서지사항

조형래, 이동규, 성준호, 김동일, 이태균. 산후부종의 임상연구. 대한한방부인과학회지. 2002;15(3):151-61.

1. 목적

출산 후 부종에 한방치료 효과 연구

2. 연구디자인

코호트연구

3. 실시기관

한방병원 1 시설

4. 대상자 특성

2001년 2월부터 2002년 1월까지 1년간 1개 한방병원 소속 산후조리원에 입원한 207명의 산욕부 중 입원 시, 퇴원 시 총 2회의 체지방 검사를 실시한 192명

5. 중재/치료

Arm 1(n=45): 함요부종과, 치료가 필요할 정도로 전신적으로 심한 부종감을 호소하는 산모들

Arm 2(n=147): 부종감을 전혀 느끼지 않거나 경도의 부종감을 호소하는 산모들

6. 주요평가항목

함요부종군과 대조군의 산후조리 기간 중 체중변화, 체성분 분석 항목(BMI, 부종치, 체수분, 체지방량, 근육량, 체지방률 등)

7. 주요결과

1) 산후부종은 임신기 체중증가가 클수록, 입원시 BMI와 체성분석기로 측정된 부종치가 높을수록 나타날 가능성이 높고, 만삭 체중과 입원시 체중도 고려해야 할 항목이다.

2) Arm 1이 Arm 2보다 같은 기간내 체중, BMI, 부종치, 체수분, 체지방량, 근육량이 더 많이 감소하였다.

8. 결론

산후부종은 임신기 체중증가가 클수록, 입원 시 BMI와 부종치가 높을수록 나타날 가능성이 높고, 만삭 체중과 입원 시 체중도 고려해야 할 사항임.

9. 안전성 평가

기재 사항 없음

10. 평가자 의견

산후부종은 임신기 체중증가가 클수록, 입원 시 BMI와 부종치가 높을수록 나타날 가능성이 높고, 만삭 체중과 입원 시 체중도 고려해야 한다. 그리고 산후조리기간 중 함요부종군이 대조군보다 체중, BMI, 부종치, 체수분량, 체지방량, 근육량이 유의성 있게 감소하는 것으로 보아 이 기간 적용한 한방치료가 산후부종 치료에 긍정적인 영향을 끼칠 수 있을 것으로 사료되므로, 향후 이러한 부분에 대한 연구가 필요할 것으로 사료된다.

11. 평가자

조정훈. 2011년 1월 19일

달리 분류되지 않은 증상, 징후와 임상 및 검사의 이상소견

서지사항 • • •

노정두, 육태한, 송범룡, 최석우, 설현, 소웅룡. 호도약침액의 만성해수의 현증완화에 미치는 영향. 대한침구학회지. 2003;20(5):236-43.

1. 목적

만성기침에 호도약침 효과 연구

2. 연구디자인

전후비교연구

3. 실시기관

한방병원 1 시설

4. 대상자 특성

2002년 3월부터 2003년 8월까지 입원한 환자

한방병원에 입원한 환자 중에서 입원시 주증상 이외에 해수증상을 3주 이상 겸한 환자를 만성해수로 분류하여 이 분류에 합당한 35명

5. 중재/치료

호도약침액을 양측 폐수혈 및 경외기혈인 정천혈에 각 혈에 각각 0.2cc씩 총 0.8cc씩 2일 간격으로 주 3회 실시

6. 주요평가항목

자각증상별 호전정도 검사를 시각상사척도로 측정

7. 주요결과

자각적 호소 정도 검사에서 해수와 관련된 증상, 즉 기침, 가래, 재채기, 콧물, 인후부소양, 흉통, 숨가쁨에서 모두 유의한 변화를 보인 것으로 나타났다. 이환기간, 치료기간에 대한 자각적 호소 정도의 변화는 유의성이 보이지 않았다.

8. 결론

호도약침액이 만성해수의 顯症緩和에 유효한 효과가 있었다.

9. 안전성 평가

기재 사항 없음

10. 평가자 의견

만성해수에 대한 호도약침액의 효과에 대해 연구한 논문이다. 자각증상별 시각상사척도의 유의한 변화가 있는 것을 볼 때 만성해수에 대한 개선효과에 근거를 제시한 의미가 있다. 대상자의 질병이 다양하고 주관적인 상사척도만을 사용하여 그 효과를 증명하기에 불충분하다. 향후 질 높은 연구가 필요하리라 생각된다.

11. 평가자

장규태. 2011년 1월 19일

달리 분류되지 않은 증상, 징후와 임상 및 검사의 이상소견

서지사항

노영래, 최준용, 이성헌, 김재환, 정희재, 정승기. 만성기침에 대한 보조제제로써 청인트로키 복합투여의 임상적 유효성 평가. 2008;29(3):716-29.

1. 목적

만성기침에 보조제제 청인트로키의 효과 연구

2. 연구디자인

비무작위연구

3. 실시기관

한방병원 1 시설

4. 대상자 특성

2007년 12월부터 2008년 6월까지 7개월간 외래환자

4주 이상의 만성기침을 주소로 내원한 환자 146명 중 비염, 위식도역류장애, 혈압강하제 및 아스피린 복용환자를 제외한 74명

5. 중재/치료

Arm 1: 대조군–청상보하탕가감방 단독투여군 36명 중 21명

Arm 2: 실험군–청상보하탕가감방 + 청인트로키 투여군 38명 중 21명

청상보하탕가감방은 1일 2회 1포씩 식후 30분경 복용

청인트로키는 기침 증상이 심하게 발할 때 마다 1개씩 1일 3–6회 정도 복용

6. 주요평가항목

Leicester Cough Questionnaire(LCQ) 설문 평가

7. 주요결과

청상보하탕가감방 투여는 만성기침으로 인한 신체적, 정신적 부문과 전반적 건강상태 개선에 유의한 효과를 보였고, 청상보하탕가감방과 청인트로키의 복합 투여는 만성기침으로 인한 신체적, 정신적, 사회적 부문과 전반적 건강상태 개선에 유의한 효과를 보였다. 복합투여는 단독투여에 비해 사회적인 부문과 전반적인 신체상태 개선에서 유의한 효능을 나타내었고 복합투여는 단독투여에 비해 직접적인 신체증상 개선보다는 대화, 대인관계 등 사회활동에 의한 스트레스 개선을 보였다. 청인트로키는 환자의 주관적 평가에서 평균이상의 치료효과와 감미에 대한 높은 만족도를 나타내었으며, 이는 환자의 지속적 약 복용여부에도 긍정적 영향을 주었다.

8. 결론

청상보하탕가감방 단독 투여군보다는 청상보하탕가감방에 청인트로키를 보조제제로써 함께 투여하는 것은 임상적으로 환자의 제반증상 개선과 삶의 질 향상에 의미가 있는 것으로 보이고, 한약의 쓴맛을 개선하고, 편리성을 향상시킨 제제의 변형으로써 청인트로키 또한 환자에게 접근성과 사용성을 용이하게 할 수 있는 것으로 사료된다.

9. 안전성 평가　기재 사항 없음

10. 평가자 의견

만성 기침에 사용되는 청상보하당가감방에 보조제인 청인트로키의 효과에 대해 연구한 논문이다. 비록 비무작위대조시험이지만 임상연구가 드문 현실을 감안할 때 그 의의가 충분히 있다. Leicester Cough Questionnaire(LCQ) 설문 평가에서 복합투여가 대화, 대인관계 등 사회활동에 의한 스트레스 개선을 보인 결과를 볼 때 보조제인 청인트로키의 효과를 확인할 수 있다. 증상의 호전도는 없고 삶의 질 척도만을 평가도구로 사용하고 청상보화탕가감방과의 상호 작용기전에 대한 언급이 부족한 것이 아쉽다. 두 처방에 대한 구체적인 효과에 대한 분석이 더 필요할 것으로 생각된다.

11. 평가자　　장규태. 2011년 1월 19일

달리 분류되지 않은 증상, 징후와 임상 및 검사의 이상소견

서지사항

장인수, 고창남, 이인, 박정미, 김세현, 김상우. 심적환®이 흉통 흉민에 대하여 미치는 영향에 대한 다기관 무작위배정 이중맹검 임상연구. 대한한의학회지. 2005;26(2):95-104.

1. 목적

흉통 흉민에 심적환의 효과 연구

2. 연구디자인

무작위대조시험

3. 실시기관

한방병원 4시설

4. 대상자 특성

2003년 8월부터 2004년 7월까지 1년간 외래환자를 대상으로 실시하였다. 심장관련 질환으로 인한 흉통, 흉민은 물론 기타 원인불명의 흉통 및 흉민을 호소하는 20세-70세의 성인 남녀를 모집하여 관찰기 2주간 1회 이상의 흉통, 흉민의 주소증을 보인 환자들 중에서 선정 및 제외기준을 적용하여 적합한 자로 판정된 81명

5. 중재/치료

Arm 1(n=33): 실험군-심적환(단삼, 삼칠근, 용뇌; 삼천당제약)

Arm 2(n=34): 대조군-위약(Caramel, Polyethylene Glycol 6000, Polyethylene Glycol 400, Bornel; 삼천당제약) 1일 3회 1회 10환씩 8주(56일)간 복용

6. 주요평가항목

patient's global assessment scale(severity of illness, Global improvement)

7. 주요결과

임상시험에 참여한 전체 인원은 81례이었으며 이중에서 14례는 관찰기를 거치면서 환자 선발에서 탈락되어 총 67례가 임상시험에 참여하였고, 연구종료시점까지 실험군에서 8례, 위약군에서 9례가 중도탈락 되었다. 실험군(n=33)의 평균 나이는 43.32±7.52세 이었고 위약군(n=34)의 평균나이는 45.97±9.64세 이었으며 실험군과 위약군의 군간 연령차이는 없었다. 중도탈락된 환자를 제외하고 분석에 참여한 환자는 실험군(n=25)과 위약군(n=25)을 합쳐서 50례였다. 심적환을 1일 3회 1회 10환씩 물과 함께 8주간 복용한 후, patient's global assessment scale를 통한 중증도와 전반적 개선도를 조사한 결과, 중증도의 개선율은 실험군의 중증도는 14/25=0.56으로 나타났고, 위약군에서는 7/25=0.28로 나타나 실험군에서 개선율이 높았으며, 통계적으로 유의하였다. 전반적 개선도의 개선율은 실험군에서 위약군에 비하여 높았으나 통계적인 유의성은 없었다. 총 증상점수와 증상의 횟수에 있어서는 모두 실험군이 위약군에 비해 다소 호전되었으나. 통계적인 유의성은 없었다.

8. 결론

연구결과를 통해 심적환이 흉통 또는 흉민에 대하여 증상의 개선을 가져왔다는 것을 확인하였다. 따라서 심장관련 질환으로 인한 흉통 흉민은 물론 기타 원인불명의. 흉통 및 흉민의 치료에도 유용하게 활용될 수 있을 것으로 사료된다.

9. 안전성 평가　기재 사항 없음

10. 평가자 의견

심장관련 질환으로 인하거나 기타 원인불명을 호소하는 흉통 또는 흉민의 증상에 심적환의 증상개선효과를 검증한 논문이다. patient's global assessment scale이 위약군에 비해 유의한 차이가 있어 증상 개선할 수 있는 근거를 제시하였다. 무작위대조시험이 드문 현실을 고려할 때 임상적 의의가 크다. 증례의 수가 다소 적은 것과 구체적인 작용기전에 대한 언급이 부족한 것이 아쉽다.

11. 평가자　장규태. 2011년 1월 19일

달리 분류되지 않은 증상, 징후와 임상 및 검사의 이상소견

서지사항 • • •

이수경, 이시우, 최덕화. 아편양제제에 의해 유발된 오심구토의 예방에 대한 내관 자침의 효과. 동의생리병리학회지. 2007;21(6):1637-40.

1. 목적

아편양제제로 인한 오심구토에 내관혈 자침 효과 연구

2. 연구디자인

무작위대조시험

3. 실시기관

한방병원 1 시설

4. 대상자 특성

복강내 수술시 마취유도 후 통증조절을 위하여 자가 통증조절법으로 Opioid제제인 Fentanyl과 NSAID제제인 Ketorolac을 병용한 83명

5. 중재/치료

Arm 1(n=43): 무처치군 43명

Arm 2(n=40): 내관혈 자침 후 저주파치료기(5Hz)로 20분간 전기자극

6. 주요평가항목

설문지(오심의 유무, 오심의 강도, 구토횟수)

7. 주요결과

1) 수술 후 48시간 동안 나타난 오심 발생빈도는 무처치군이 23.3%, 침치료군 10.0%이었고, 구토는 무처치군 11.6%, 침치료군 0% 이었다.

2) 오심의 강도는 무처치군에서 없음 33명, 약함 5명, 보통 2명, 심함 3명이었고, 침치료군에서 없음 36명, 약함 3명, 보통 1명, 심함 0명 이었다.

8. 결론

아편양 제제에 의한 오심구토에 대한 내관 자침 후 전기자극의 효과가 기대되나 두군 사이의 유의한 차이는 없었다.

9. 안전성 평가

내관자침 후 전기자극시 불편함 사례 없음

10. 평가자 의견

본 논문은 아편양 제제에 의해 유발된 오심구토에 대한 내관혈 자침의 효과를 확인하기 위하여 복강내 수술시 마취 유도 후 통증조절을 위하여 자가 통증조절법으로 Opioid제제인 Fentanyl과 NSAID제제인 Ketorolac을 병용한 83명을 대상으로 이루어진 무작위대조시험이다. 시험군에는 내관혈 자침 후 저주파치료기(5Hz)로 20분간 전기자극을 주었고, 대조군에는 아무런 처치를 하지 않은 후, 수술 후 회복실에서 오심의 유무, 오심의 강도 및 구토횟수를 조사 비교하였으나, 두군 사이에는 유의한 차이가 없었다. 내관 자극의 항오심 효과에 대하여 교차된 연구보고가 있으므로, 보다 잘 구성된 연구디자인을 통해 그 효과를 확인해야 할 것으로 사료된다.

11. 평가자

김진성. 2011년 1월 19일

달리 분류되지 않은 증상, 징후와 임상 및 검사의 이상소견

서지사항 • • •

김용석, 김창환, 김근식. 수술후 오심과 구토증에 대한 이침요법의 효과. 대한한의학회지. 1996;17(2):331-6.

1. 목적

자궁절제술후 오심, 구토에 이침 효과 연구

2. 연구디자인

대조군전후비교연구

3. 실시기관

한방병원 1 시설

4. 대상자 특성

전신마취하에 복식 자궁절제술을 받기로 예정된 여성 100명

5. 중재/치료

Arm 1(n=50): 실험군–이침(교감점, 위점, 신문점, 후두점)

Arm 2(n=50): 대조군–무처치군

6. 주요평가항목

수술후 12시간이내 오심, 구역 및 구토의 발생 유무

7. 주요결과

대상환자의 연령, 체중, 신장, 마취시간은 두 군간에 통계적으로 유의성 있는 차이는 없었다. 수술 후 12시간이내에 한번이라도 오심, 구역 및 구토가 발생된 환자는 대조군이 68%, 실험군이 30%으로 실험군이 대조군에 비하여 유의성 있는 효과를 보였다.

8. 결론

이침요법은 복식 자궁절제술후 오심, 구토를 부작용 없이 예방하는데 상당한 효과가 있는 것으로 사료된다.

9. 안전성 평가

이침요법에 의한 부작용은 나타나지 않았다.

10. 평가자 의견

복식 자궁절제술후 발생되는 오심, 구토에 대한 이침요법의 억제효과에 대해 연구한 논문이다. 수술 후 오심과 구토에 임상연구가 부족하여 그 의의가 있다고 생각된다. 무처치군을 대조군으로 선정하여 다른 치료에 대한 비교가 불가능하고 평가척도가 발생유무라서 정확한 증상호전의 정도를 파악할 수 없다는 부족한 점이다. 향후 질 높은 연구가 필요하리라 생각된다.

11. 평가자

장규태. 2011년 1월 19일

달리 분류되지 않은 증상, 징후와 임상 및 검사의 이상소견

서지사항 • • •

Kim Y, Kim CW, Kim KS. Clinical observations on postoperative vomiting treated by auricular acupuncture. Am J Chin Med. 2003;31(3):475-80.

1. 목적

수술 후 구토에 이침 효과 연구

2. 연구디자인

무작위대조시험

3. 실시기관

한방병원 1 시설

4. 대상자 특성

자궁절제술을 받은 여자환자 100명(평균나이 시험군 43.5세, 대조군 41.5세)

5. 중재/치료

Arm 1(n=50): 자궁절제술 시행시 무처치군

Arm 2(n=50): 자궁절제술 시행시 마취 전 이침 처치군(교감, 위, 신문, 후두)

6. 주요평가항목

수술 후 12시간 동안 발생한 구토 및 구역의 유무

7. 주요결과

수술 후 12시간 동안 구토의 발생율은 이침 처치군(30%)은 대조군(68%)에 비해서 유의한 차이를 나타냈다($p<0.01$).

8. 결론

교감, 위, 신문 및 후두에 대한 이침 자극은 자궁절제술 시행 후 발생한 구토를 부작용 없이 줄여주는 효과가 있음을 보여 준다.

9. 안전성 평가

기재 사항 없음

10. 평가자 의견

자궁절제술을 시행한 여자환자 100명을 대상으로 이침 처치군과 무처치군으로 나누어 수술 후 12시간 동안 발생한 구토 및 구역의 유무를 비교한 무작위대조시험이다. 교감, 위, 신문, 후두에 대한 이침 자극이 무처치군에 비하여 자궁절제술 시행 후 발생한 구토를 부작용 없이 줄여주는 효과가 있음을 보여 주었다. 대조군의 설정, 피험자수 산정 등의 미비점이 있지만, 내관 자극과 더불어 이침이 오심구토에 대한 효과가 있음을 보여주는 의미있는 논문으로 사료된다.

11. 평가자

김진성. 2011년 1월 19일

달리 분류되지 않은 증상, 징후와 임상 및 검사의 이상소견

서지사항 • • •

오성원, 정종진, 김수연, 한인선, 김병우, 강현민, 권기록. 손저림 증상을 호소하는 86명의 환자들에 대한 아시혈 진단법과 약침치료 효능에 관한 연구. 대한약침학회지. 2007;10(3):121-6.

1. 목적

손저림 증상에 아시혈 약침치료 효과 연구 및 아시혈 반응의 양성 음성 비교

2. 연구디자인

전후비교연구

3. 실시기관

한방병원 1 시설

4. 대상자 특성

3개월 이상의 편측 혹은 양측 만성 손저림 증상으로 내원한 환자 86명(남자11/여자75)

5. 중재/치료

주 3회 2주간의 아시혈 6군데 약침치료: Point1(중사각근 아시혈), Point2(후사각근 아시혈), Point3(전사각근 아시혈), Point4(쇄골하근 아시혈), Point5(소흉근 아시혈), Point6(횡수근인대 아시혈)

6. 주요평가항목

VAS(Visual Analogue Scale: 0–100)

7. 주요결과

치료 후 전체 86명 모두 현저하게 호전되는 반응을 보였으나 아시혈 진단에서 양성반응을 보인 환자에게서 더 높은 치료효과를 나타내었다.

8. 결론

과거 문진을 통해서 원인을 찾기 어려운 환자에게 아시혈 진단검사를 이용해서 진단 및 치료를 한다면 손저림 치료에 많은 도움일 될 것이다.

9. 안전성 평가

기재 사항 없음

10. 평가자 의견

각각의 아시혈은 한의학 문헌의 다음의 혈자리와 거의 같은 위치이다. Point1=천창(天窓)혈, Point2=결분(缺盆)혈, Point3=기사(氣舍)혈, Point4=기호(氣戶)혈, Point5=중부(中府)혈, Point6=대릉(大陵)혈

양방의 흉곽출구증후군과 수근관증후군의 치료에서 선택되는 6개의 포인트를 한의학의 아시혈 개념으로 받아들여 여기에 약침을 놓아 손저림 치료에 대한 효능을 확인한 연구이다.

11. 평가자

남혜정. 2011년 1월 19일

달리 분류되지 않은 증상, 징후와 임상 및 검사의 이상소견

서지사항 • • •

김경태, 고영진, 김은정, 류성룡, 우현수, 김창환. 차료혈 전침의 기능성 배뇨장애 환자에 대한 임상적 관찰-배뇨일지와 요속검사를 중심으로-. 대한침구학회지. 2006;23(4):101-13.

1. 목적
기능성 배뇨장애에 차료혈 전침 효과 연구

2. 연구디자인
전후비교연구

3. 실시기관
한방병원 1 시설

4. 대상자 특성
2005년 9월 8일부터 9월 16일까지 2주간 외래 환자

연구에 동의한 자 중 아래의 기준 중 2가지 이사에 해당한 40명

1) 배뇨장애의 국제적 진단기준(IPSS)의 증상접수 20점 이상인 자
2) 요속 검사 및 잔뇨량 측정에서 비정상범위인 자
3) 배뇨일지 기준으로 배뇨습관이 비정상범위인 자
4) 빈뇨, 급박뇨, 잔뇨감, 야뇨, 요실금 등 환자 본인이 증상으로 인해 호소가 심한 자

5. 중재/치료
주 3회 3주간 총 9번의 전침치료를 받았다. 혈위는 양측 차료혈에 시술하였다. 전침을 연결하여 20분 시행하였다.

6. 주요평가항목
blind assessment 사용(IPSS는 세계보건기구에서 인정한 배뇨장애의 유의미한 진단 설문지로서 한 달간 소변 볼 때의 각종 증상과 관련된 정도와 생활만족도를 포함하여 평가)

7. 주요결과
IPSS(QOL) 점수는 통계적으로 유의한 향상을 관찰할 수 있었다. 배뇨일지를 통해본 배뇨습관은 평균 배뇨량, 최소 배뇨량 그리고 평균 배뇨 간격에서 통계적으로 유의한 향상을 관찰할 수 있었다. 요류검사 결과는 배뇨량의 증가와 상관없이 최대 요속과 평균요속에서 통계적으로 유의한 향상을 관찰할 수 있었다.

8. 결론
기능성 배뇨장애 환자에 대한 차료혈 전침치료가 증상의 개선을 가져온다는 사실을 보여주고 있다.

9. 안전성 평가
침치료에 다른 부작용은 나타나지 않았다.

10. 평가자 의견
방광경의 차료혈에 시행한 전침치료가 기능성 배뇨장애의 개선 효과를 연구한 논문이다. 시술 후 IPSS(QOL) 점수, 배뇨습관과 요류검사에서 유의한 향상이 관찰되어 그 효과를 확인할 수 있다. 대조군이 없는 전후비교의 한계가 있지만 전침치료의 배뇨장애 임상적 효과의 근거로서 의의가 있다.

11. 평가자
장규태. 2011년 1월 19일

달리 분류되지 않은 증상, 징후와 임상 및 검사의 이상소견

서지사항

권수경, 이희영, 최은미, 강명자, 신상섭, 정애경, 신대희, 고성규. 호박씨유, 복분자, 대두복합혼합물(콘티나연질캅셀)의 배뇨장애개선에 관한 유효성연구. 대한한방부인과학회지. 2004;17(4):136-48.

1. **목적** 배뇨장애에 콘티나연질캅셀 효과 연구
2. **연구디자인** 전후비교연구
3. **실시기관** 한방병원 1 시설
4. **대상자 특성**

25세 이상 65세 미만의 가임기 여성으로, 적절한 피임 조절을 하고 있으며, 의사소통이 가능하고 병원 방문이 가능한 환자 중, 임산부, 수유 및 임신 가능성이 있는 환자와, 심장, 간장, 신장 등의 장기에 중증 질환자, 합병증으로서 분명한 하부요로 폐색성 질환을 가지고 있는 환자, 십이지장 및 장관폐색 환자, 녹내장환자, 시험약 흡수를 방해할 수 있는 위장간 장애가 있거나 약물 또는 알코올에 대한 남용력이 있는 환자 및 약물에 대한 과민증, 알러지성 기왕력이 있는 환자를 제외함.

5. **중재/치료**

콘티나연질캅셀(호박씨유, 복분자, 대두복합혼합물)을 8주 동안 1일 2회, 1회 3캅셀씩, 식후 30분에 복용

6. **주요평가항목**

배뇨일지를 사용하여 요실금양, 요실금 연관 활동 및 증상, 패드사용여부를 평가하였고, 복부 초음파를 통하여 잔료량을 측정하였다. 그리고 설문지(Urinary Symptom Questionnaire)를 이용하여 일반적인 요실금과 하부요로 증상, 성생활, 삶의 질 등을 평가

7. **주요결과**

1) 설문지 종합점수, 요실금 횟수, 빈뇨, 야뇨는 환자의 93.2%, 90%, 66.7%, 88.9%에서 호전이 있었다.
2) 요실금 정도는 복약 전에 비해 유의성 있게 감소하였고, 요실금횟수, 요실금량, 야뇨, 절박뇨는 4주부터 유의성 있게 감소했으며 복약 8주에 더욱 유의성 있게 감소하였다. 단, 빈뇨는 치료전과 비교했을 때 횟수는 감소하였지만, 통계적인 유의성은 없었다.
3) 잔뇨량은 복약 4주째부터 유의성 있게 감소하였다.
4) 하부요로 증상: 복약 4주째부터 이유없는 실금, 배뇨시 힘주기, 잔뇨감, 소변줄기의 힘 등이 유의성 있게 개선되었으며 복약 8주후에는 배뇨끊김과 작열감 이외의 모든 항목에서 유의성 있게 개선되었으나, 배뇨끊김과 작열감은 지속적으로 개선되었으나 통계적인 유의성은 없었다.
5) 성생활에 있어 질건조감, 성행위시 실금은 복약 4주부터 유의성 있게 감소하였으며 성생활 지장은 복약 8주에 유의성 있게 감소하였다.
6) 삶의 질은 복약 8주후 모든 항목에서 유의성 있게 개선되었다.

8. **결론**

한약을 포함한 새로이 개발된 치료제가 다양한 배뇨기능장애에 유효함을 입증한 논문임.

9. **안전성 평가**

기재 사항 없음

10. **평가자 의견**

복용의 편리성 등을 고려하여 새로운 제형의 개발이 시도되고 있으며, 금번 연구에서 사용된 제품 역시 이러한 맥락에서 그 유효성이 인정이 되어야 할 것으로 생각되나, 이와 같은 복합 성분 제제의 경우, 향후 각 성분에 따른 유효성 평가가 먼저 이루어지는 것이 필요할 것으로 사료된다.

11. **평가자** 조정훈. 2011년 1월 19일

달리 분류되지 않은 증상, 징후와 임상 및 검사의 이상소견

서지사항

정은아, 오승희, 조석기, 배일영. 약침이 폐경기 이후 요실금 환자에 미치는 영향에 대한 연구. 대한한방부인과학회지. 2003;16(1):231-9.

1. 목적

요실금에 BU 약침 효과 연구

2. 연구디자인

전후비교연구

3. 실시기관

한방병원 1 시설

4. 대상자 특성

폐경 이후의 요실금 환자 33명

5. 중재/치료

1cc용 1회용 주사기를 이용하여 BU 약침 주사액 0.5cc를 임맥의 회음혈 부위에 격일로 행하여 총 5회 시술

6. 주요평가항목

배뇨장애 설문지 시행(환자의 출산력과 당시 배뇨장애 파악), 배뇨일지를 치료 시작 후부터 매일 작성, 치료전과 치료 후의 요실금 회수, 요실금 정도와 요실금량 비교

7. 주요결과

1) 약침 시술 후 효과에 대한 평가는 요실금의 빈도와 요실금량, 요실금의 정도로 세 분야에서 이루어 졌다.
2) 요실금 빈도에서 약침 치료 전 평균 2.44±2.10회/일이었고, 치료 후 1.70±1.99회/일로 빈도가 유의성 있게 감소하였다.
3) 요실금량에서 약침 치료 전 평균 Grade는 Gr 2.45±1.09였고, 치료 후 Gr 1.36±1.25로 유의성 있게 요실금의 량이 줄어들었다.
4) 요실금의 정도에서 약침 치료전 평균 Grade는 Gr 1.88±0.70이었고, 치료 후 Gr 1.24±1.12로 유의성 있게 Grade가 상승하는 결과를 보였다.

8. 결론

약침 시술이 요실금의 빈도 및 양을 조절하는데 유의성 있는 효과가 나타내었다.

9. 안전성 평가

기재 사항 없음

10. 평가자 의견

요실금의 발생은 발생 환자에게 사회활동의 위축과 함께 정신적인 고통을 가져올 수 있음에도 불구하고 자연적인 노화증상이라 생각하여 그대로 방치해 두는 경향이 있다. 본 논문은 약침을 33명의 폐경 이후 여성 환자에게 시술한 결과 약침 시술 후 요실금의 완화와 요실금 양의 감소 등 유의한 효과를 나타내었다. 이 논문을 통해서 노인인구의 삶의 질을 향상시키기 위한 도구로서 약침의 이용가치를 알고 더 많은 연구가 필요하리라 사료된다.

11. 평가자

조정훈. 2011년 1월 19일

달리 분류되지 않은 증상, 징후와 임상 및 검사의 이상소견

서지사항 • • •

임성민, 김형준. 폐경기 이후 긴장성 요실금에 대한 구법의 임상적 연구. 대한한방부인과학회지. 2003;16(4)170-9.

1. 목적

폐경기 이후 긴장성 요실금에 구법 효과 연구

2. 연구디자인

전후비교연구

3. 실시기관

한방병원 1 시설

4. 대상자 특성

1개 한방병원에 중풍으로 입원한 폐경 이후의 여자 환자 중 긴장성 요실금을 주로 호소하는 환자로, 중풍 발병 이후에 요실금 증상이 나타난 환자는 제외

5. 중재/치료

관원 중극에 2주간 매일 시행

6. 주요평가항목

설문지를 이용하여 치료 전과 치료 후의 요실금 횟수, 요실금 정도, 요실금량, 배뇨 후 잔뇨량 등을 비교 분석

7. 주요결과

요실금 빈도는 구 치료 전에는 평균 4.15±2.54회/일이었고, 치료 후에는 3.53±2.90회/일로 나타나 통계적으로 유의성 있게 감소하였다. 요실금 양에서 구 치료 전의 평균 Grade는 Gr 2.53±1.12였고, 치료 후의 평균은 Gr 2.00±1.47로 나타나 통계적으로 유의성 있게 감소하였다. 요실금 양에서 구 치료 전의 평윤 Grade는 Gr 2.53±1.12였고, 치료 후의 평균은 Gr 2.00±1.47로 나타나 통계적으로 유의성 있게 감소하였다.

8. 결론

폐경 이후의 긴장성 요실금 환자에 구 치료를 시술한 결과 요실금 빈도, 요실금량, 배뇨후 잔뇨량에 있어서 유의성 있게 감소하였고, 요실금의 정도에 있어 유의성 있게 호전되었다.

9. 안전성 평가

기재 사항 없음

10. 평가자 의견

전후 비교를 통해 구 치료가 폐경 후 요실금에 유효함을 확인하였으므로, 향후 체계적인 계획 하에 무작위대조시험을 통해 보다 정확한 효과를 제시할 필요가 있을 것으로 사료된다.

11. 평가자

조정훈. 2011년 1월 19일

달리 분류되지 않은 증상, 징후와 임상 및 검사의 이상소견

서지사항 • • •

김성욱, 이종수, 김성수, 신현대, 정석희. 미세전류 전침이 스트레스 관련 호르몬에 미치는 영향. 한방재활의학과학회지. 2003;13(4):1-18.

1. 목적 정서적 쇼크 및 스트레스 상태에 호르몬 변화를 통한 미세전류 전침 효과 연구
2. 연구디자인 무작위대조시험
3. 실시기관 한방병원 1 시설
4. 대상자 특성 건강한 남학생 중에서 자원자 36명
5. 중재/치료

Arm 1(n=9): 실험군 1(M + S)-스트레스 부여후 경혈점에 자극한 그룹(실험전날 오후 10시부터 실험당일 오전7시까지 실험 진행자의 감시하에 수면을 취하지 못하도록 컴퓨터 작업을 시킨 다음 오후 3시부터 1시간 동안 승모근을 이용한 바벨운동을 시행하여 스트레스를 부여하고 양측 견정에 1 cm 깊이로 침을 삽입한 다음 Microtim400-Ⅲ를 이용하여 침전극에 3단계 과정의 전류를 시술-미세전류전침(micro electrical neuromuscular stimulation:MENS))

Arm 2(n=9): 실험군 2(NM + S)-스트레스 부여후 비경혈점에 자극한 그룹(실험군 1의 스트레스를 동일하게 하고 견갑골 하각 모서리점에서 척추극돌기를 이은 가상의 선에서 족태양방광경이 지나가는 곳을 피하여 척추극돌기 양방 4촌 부위를 실험군 1과 동일한 방법으로 자침하고 전기자극)

Arm 3(n=9): 실험군 3(M + NS)-스트레스 부여없이 경혈점에 자극한 그룹(실험군 1의 자침과 전기자극을 시행)

Arm 4(n=9): 실험군 4(NM + NS)-스트레스 부여없이 비경혈점에 자극한 그룹(실험군 2의 자침과 전기자극을 시행)

6. 주요평가항목

혈액과 소변내의 호르몬 분석(ACTH, β-endorphin, Cortisol, Cathecholamin, Norepinephrine, Epinephrine)

7. 주요결과

ACTH는 M + S, NM + S군에서 스트레스 부여후 유의한 증가를 보였으나($p<0.01$), 미세전류전침(MENS) 치료 직후 유의하게 감소되었고($p<0.05$), 치료 30분 후에는 안정시와 비슷한 수준을 유지하였다. β-endorphin은 M + S, NM + S군에서 스트레스 부여후 약간 증가되었다가 MENS 치료직후 및 치료 30분후에 점차 감소하는 경향을 보였으나 유의성은 없었다. Cortisol은 M + S($p<0.01$), NM + S($p<0.05$)군에서 스트레스 부여후 유의하게 증가한 다음, MENS치료 직후($p<0.05$), 치료 30분후($p<0.001$)에 M + S군에서 유의하게 감소하였고, NM + NS군에서 MENS 치료 직후 유의하게 감소하였다($p<0.05$). Norepinephrine은 MENS 치료 직후 모든 집단에서 유의하게 감소하였다($p<0.01$, 단 NM + S군은 $p<0.05$). Epinephrine은 스트레스 부여후 NM + S군에서 유의하게 증가하였고($p<0.05$), MENS 치료 직후 NM + S군에서 유의하게 감소하였다($p<0.05$).

8. 결론

MENS치료 후 호르몬의 변화는 MENS의 작용기전에 기존의 세포통신 이론과는 별개의 호르몬적 기전이 작용함을 암시하게 하였고 心身一如 관점에서 통증이나 심신질병 등에 적용할 수 있을 것으로 보인다.

9. 안전성 평가

기재 사항 없음

10. 평가자 의견

정서적 쇼크 및 스트레스 상태에 미세전류 전침의 유효성을 관련 호르몬의 변화를 관찰을 통해 평가하여 연구한 논문이다. 스트레스 유무, 침술과 미세전류 전침의 사용으로 구분된 4군의 호르몬 변화를 측정하여 관련된 인자의 결과를 해석하였다. 스트레스에 대한 미세전류 전침의 무작위대조시험으로서 의의가 크다. 객관성을 확보하기 위한 호르몬의 측정과 분석은 양호하나 실제 대상자의 스트레스 정도의 변화에 대한 언급이 없어 그 효과를 판정하는데 어려움이 있다.

11. 평가자 장규태. 2011년 1월 19일

달리 분류되지 않은 증상, 징후와 임상 및 검사의 이상소견

서지사항

손동혁, 이영구, 김영석, 배형섭, 이경섭, 조기호. 중풍환자의 發熱에 대한 大椎穴 瀉血의 효과. 대한한의학회지. 2001;22(3):119-28.

1. 목적

중풍환자의 발열에 대추혈 사혈 효과 연구

2. 연구디자인

대조군전후비교연구

3. 실시기관

한방병원 1 시설

4. 대상자 특성

1999년 11월부터 2000년 10월까지 1년간 입원환자

Brain CT나 MRI로 뇌졸중으로 확진된 중풍환자 100명

5. 중재/치료

Arm 1: 사혈군 52명-대추혈에 사혈(직경 1-2cm의 원형크기의 범우에 20-30회를 란셋으로 시술한 후 부항을 흡착하였고 유지시간은 5-10분, 1회 사혈량은 10-20cc 시행)

Arm 2: 대조군 65명-침상안정

6. 주요평가항목

시술후 체온 비교(30분, 60분, 90분, 120분, 240분)

7. 주요결과

각 군별 최초 체온과 2시간, 4시간 후의 체온 비교에서 사혈군은 은 모두 최초 체온에 비해 2시간, 4시간 후에 유의한 체온 하강이 있었고, 대조군은 미열 대조군의 4시간 후 체온만이 유의한 하강이 있었던 것을 제외하고 모두 유의한 체온 하강이 없었다. 사혈군과 대조군의 체온 변화율 비교에서 전체 사혈군과 전체 대조군, 고열 사혈군과 고열 대조군, 미열 사혈군과 미열 대조군에서 모두 사혈군이 대조군에 비해서 유의하게 큰 체온 하강을 보였다. 사혈군 간의 비교에서 고열군이 비열군에 비해 다소 큰 체온 하강을 보였으나, 유의성은 없었다. 사혈군의 원인 질환별 비교에서 일반 감모군이 상기도 및 하루 요로 감염군, 기타 질환군에 비해 다소 큰 체온 하강을 보였으나, 유의한 차이는 없었다.

8. 결론

중풍환자의 발열에 있어 대추혈 사혈은 유의한 체온 강하 효과가 있는 것으로 생각된다.

9. 안전성 평가

기재 사항 없음

10. 평가자 의견

중풍으로 입원하여 치료중인 환자의 발열에 대추혈의 사혈을 이용하여 체온의 회복을 객관적으로 확인한 연구 논문이다. 시술 후 유의한 체온 하강으로 볼 때 의미가 있을 것으로 생각된다. 대조군전후비교연구의 한계와 중풍의 구체적 질병명의 구체적 언급이 없고 발열의 구체적인 원인질환에 대해 구분하여 서술하지 못하며 무처치군을 대조군으로 사용하여 치료효과의 판정에 편견이 고려될 수 있다.

11. 평가자

장규태. 2011년 1월 19일

달리 분류되지 않은 증상, 징후와 임상 및 검사의 이상소견

서지사항

김정진, 김은주, 이상호, 이준우, 이진화, 정우상, 문상관, 조기호, 김영석, 배형섭. 발열환자에 대한 十宣穴 瀉血의 해열효과-Aspirin 주사요법과 비교하여. 대한한방내과학회지. 2003;24(3):675-80.

1. 목적

발열에 대한 십선혈 사혈의 효과

2. 연구디자인

무작위대조시험

3. 실시기관

한방병원 1 시설

4. 대상자 특성

2002년 3월 1일부터 2002년 12월 31일까지 1개 한방병원 입원환자 중 수은체온계로 액와 체온이 38 ℃ 이상 2회 연속 측정되는 환자 24명

5. 중재/치료

Arm 1(n=13): 삼릉침으로 십선혈에서 총 1-2cc 사혈(미온수 마사지 허용)

Arm 2(n=11): aspirin lysine 450mg 정맥주사(미온수 마사지 허용)

Arm 1에서 3명의 피험자가 임상시험에서 탈락하였다.

6. 주요평가항목

시술직전, 처치 2시간 후, 처치 8시간 후 매번 2회 연속 액와 체온의 평균값

7. 주요결과

1) 전체 대상자들은 시간의 경과에 따라 체온이 하강되는 경향을 보였고, 처치 2시간 후, 8시간 후 체온은 두 군간 통계적 차이가 없었다.

2) Arm 2는 주사 2시간 후 체온이 약 1℃ 하강하였으며 8시간 후에는 약간 상승되거나 비슷하게 유지되었고, Arm 1은 사혈 2시간 후 체온이 약 0.7℃하강하였고, 8시간 후에는 0.6℃ 더 하강하였다.

8. 결론

발열환자에 대한 십선혈 사혈처치는 체온하강의 효과를 가지며, aspirin 주사요법과 유사한 해열효과가 있다.

9. 안전성 평가

기재 사항 없음

10. 평가자 의견

환자들을 무작위배정 하였음에도 두 군간 발열의 원인질환 분포차이가 있었다. 원인질환의 차이가 연구결과에 영향을 미칠 수 있으므로 향후 원인질환에 따른 층화된 연구 또는 원인질환에 따른 사혈요법의 영향에 대해서 고려해보아야 할 것이다. 사혈이 해열에 유의한 효과를 가지나 그 기전에 대해서 향후 보다 심도 있는 연구가 필요할 것으로 사료된다.

11. 평가자

조정훈. 2011년 1월 19일

달리 분류되지 않은 증상, 징후와 임상 및 검사의 이상소견

서지사항 • • •

최도영, 임사비나, 차남현, 김건식, 이재동, 김수영, 이윤호, 이두익. 만성두통환자에게 적용한 비약물적 치료가 통증행동에 미치는 영향. 경락경혈학회지. 2005;22(1):55-66.

1. 목적　만성 두통의 통증행동에 비약물적 치료 효과 연구
2. 연구디자인　무작위대조시험
3. 실시기관　한방병원 1 시설 병원 1 시설
4. 대상자 특성

20-65세의 성인들 중 두통설문지와 문진을 통해 한달에 15일 이상, 하루 4시간 이상 지속되는 두통을 호소하는 환자 86명

5. 중재/치료

Arm 1(n=43): 침치료군(1회용 호침을 이용하여 4주간 주 2회 시행, 백회, 사신총, 두유, 태양, 영향, 예풍, 풍지, 곡지, 족삼리, 합곡, 태충의 혈위를 사용하여 20분정도 유침)

Arm 2(n=43): 신경블락치료군(4주간 주 2회 시행, 제6경추 횡돌기 기시부에 1% mepivacaine 7-8 ml를 주입하여 성상신경 차단)

6. 주요평가항목

Visual analogue scale(VAS), Brief pain inventory(BPI)

7. 주요결과

1군에서 15명, 2군에서 20명 총 35명의 피험자가 임상시험에서 탈락하였다. 침요법을 시행한 군(Z=-4.386, p=.000) 과 신경블락요법을 시행한 군(Z=-4.036, p=.000) 의 지각된 두통정도 점수는 처치 후 모두 감소하여 비약물적 치료가 두통정도를 완화시키는 것으로 나타났다. 침요법을 시행한 군과 신경블락요법을 시행한 군이 지각하는 삶의 질에 미치는 지장 정도는 처치 후 모두 감소하여 비약물적 치료가 효과있었다. 즉, 일상생활, 기분, 여가생활, 대인관계, 수면에서 통계적으로 유의하게 삶의 질이 향상되었다. 침요법을 시행한 군과 신경블락요법을 시행한 군이 지각하는 치료 만족도 점수는 치료에 대한 기대감보다 오히려 점수가 감소하였으나 유의한 의미는 없었다.

8. 결론

4주간 적용한 침치료와 신경블락요법인 비약물적 치료는 만성두통 환자의 두통 정도를 감소시키고 두통으로 인한 일상생활의 지장을 완화 시키는 효과가 있는 것으로 나타났으나, 두 치료법간의 효과는 누가 우월한지는 구별할 수 없음을 알 수 있었다. 따라서, 비약물적 치료(침치료와 신경블락요법) 가 만성두통 환자에게 효과적인 치료법으로 활용할 수 있다고 보며, 두 군 모두 치료효과가 있었으므로 두가지 치료법을 같이 병행하는 연구가 필요함을 제언한다.

9. 안전성 평가

기재 사항 없음

10. 평가자 의견

만성두통환자의 한방(침) 치료와 양방(신경블락) 치료에 대한 개선효과를 비교연구한 논문이다. VAS와 BPI를 통하여 확인한 연구로서 침술치료의 만성두통의 개선효과의 근거는 있지만 신경 블록과의 비교에서 우월한 효과를 보이지 못한 것으로 결과가 나왔다. 무작위 배정에 대한 구체적인 언급이 없는 것이 아쉽다. 두통에 대한 무작위대조시험으로서의 가치가 인정된다. 다양한 관점에서 치료 효과를 접근하고 규명하는 것이 필요하다.

11. 평가자　장규태, 2011년 1월 19일

달리 분류되지 않은 증상, 징후와 임상 및 검사의 이상소견

서지사항 • • •

김홍기, 윤현민, 안창범. 기능성 두통에 대한 황련해독탕약침의 임상적 연구. 대한약침학회지. 2006;9(3):131-8.

1. 목적

기능성 두통에 황련해독탕약침 효과 연구

2. 연구디자인

무작위대조시험

3. 실시기관

한방병원 1시설

4. 대상자 특성

2006년 9월부터 10월말까지 2개월간 외래환자(기질적 원인 없는 기능성 두통 환자 26명)

5. 중재/치료

Arm 1(n=13): 대조군-생리식염수

Arm 2(n=13): 실험군-황련해독탕약침액

1회 시술에 대조군에는 생리식염수 0.6 cc를 실험군에는 황련해독탕약침 0.6 cc를 30 Gauge 5/16" Needle 1 cc 인슐린 주사기로 양측 풍지, 견정, 합곡의 혈에 각 0.1 cc씩 주입하여 2일 간격으로 총 4회 시술하였다.

6. 주요평가항목

Visual Analogue Scale(VAS), Brief Pain Inventory(BPI)

7. 주요결과

생리식염수를 시술한 대조군에서도 치료회수에 따른 VAS 통증점수는 개선되었으며 통계적으로 유의하였다(P<0.05). BPI 점수의 경우 Mood에서만 통계적으로 유의성 있게 개선되었으나(P<0.05) General activity, Enjoyment of life, Relations with other people, sleep에서는 통계적으로 유의성 있는 개선은 보이지 않았다.

황련해독탕약침을 시술한 실험군에서 치료회수에 따른 VAS 통증점수는 개선되었으며 통계적으로 유의하였다(P<0.05). BPI 점수의 경우 General activity, Mood, Enjoyment of life, Relations with other people, sleep에서 모두 통계적으로 유의성 있게 개선되었다(P<0.05).

생리식염군과 황련해독탕약침군 간에서 치료 회수에 따라 VAS와 BPI의 변화를 비교해보면 VAS, BPI 모든 항목에서 1, 2, 3회 시술 후에는 통계적으로 유의성 있는 차이가 없었으나 4회 시술 후부터는 VAS와 BPI가 통계적으로 유의성 있게 개선되었다(P<0.05).

8. 결론

기능성 두통에 대하여 위약의 효과도 조금 있었으나 황련해독탕약침의 치료가 더 효과적이며 치료 회수가 거듭 될수록 더욱 효과적이며 이는 통계적으로 유의성이 있었다.

9. 안전성 평가

기재 사항 없음

10. 평가자 의견

기능성 두통환자에 대한 황련해독탕약침의 효과를 연구한 논문이다. 대조군과 실험군으로 나누어서 실험한 결과 4회 시술 후부터는 VAS와 BPI가 통계적으로 유의성 있게 개선되어 그 효과를 확인할 수 있지만 대조군인 생리식염수 투여군에서도 VAS 통증점수에 개선이 온 것으로 볼 때 추가적인 평가가 필요할 것으로 생각된다. 두통의 약침치료의 무작위대조시험은 부족한 현실에서 본 논문은 그 의의가 크다. 다른 평가 척도로 접근하여 구체적인 효과를 증명하는 연구결과가 필요하다.

11. 평가자 장규태. 2011년 1월 19일

달리 분류되지 않은 증상, 징후와 임상 및 검사의 이상소견

서지사항 • • •

정인태, 김수영, 김건식, 이두익, 이재동, 이윤호, 최도영. 만성두통환자에 대한 아로마침의 임상적 연구. 대한침구학회지. 2004;21(5):123-36.

1. 목적

만성 두통에 아로마침 치료와 일반침 치료 효과 비교 연구

2. 연구디자인

무작위대조시험

3. 실시기관

한방병원 1 시설

4. 대상자 특성

2004년 2월말부터 7월말까지 5개월간 외래 환자

두통 설문지 및 문진을 통해 한달에 15일 이상, 하루 4시간 이상 지속되는 두통을 호소하는 경우의 만성두통환자 38명

5. 중재/치료

Arm 1(n=15): 아로마침 치료군(아로마침으로 8주간 주 2회 시술)

Arm 2(n=23): 일반침 치료군(호침으로 8주간 주 2회 시술)

두군 모두 백회, 사신총, 두유, 태양, 영향, 예풍, 풍지, 곡지, 족삼리, 합곡, 태충을 혈위로 삼아 유침 20분 시행

6. 주요평가항목

Visual analogue scale(VAS), Brief pain inventory(BPI)

7. 주요결과

일반침 치료군의 경우 VAS는 치료 전, 4주, 8주에 개선되어 통계적으로 유의하였다. BPI 점수의 경우 기분, 대인관계에서 유의한 개선이 있었고(P<0.05) 일상생활, 여가생활, 수면에는 유의성이 없었다. 아로마침 치료군의 경우 VAS는 치료 전, 4주, 8주에 개선되어 통계적으로 유의하였다(P<0.05). BPI 점수의 경우 일상생활, 기분, 여가생활, 대인관계, 수면에서 모두 유의성 있게 개선되었다(P<0.05). 일반침 치료군과 아로마침 치료군의 치료 2개월 후의 VAS와 BPI 점수의 변화를 비교해 보면 VAS 통증점수는 아로마침이 일반침에 비해 통증이 더 많이 감소하였으며 이는 통계적으로 유의하였다. BPI 점수는 일상생활, 기분, 대인관계에서는 두 군 사이에 통계적으로 유의성 있는 차이는 없었다. 그러나 여가생활과 수면에서 아로마침이 일반침보다 통계적으로 유의성 있게 개선되었다(P<0.05).

8. 결론

만성두통환자의 치료에 있어서 기능성 한방침인 아로마침이 일반침에 비해 통증 및 삶의 질 개선에 매우 효과적인 것으로 나타났다.

9. 안전성 평가

기재 사항 없음

10. 평가자 의견

만성두통환자에 일반침과 아로마침의 치료 효과를 비교한 연구이다. VAS와 BPI 점수를 통하여 객관적으로 확인한 연구로서 두 군 모두에서 유의성 있는 결과를 나타내었으며 특히 아로마침이 더 효과적인 것으로 볼 때 추천의 근거로 사용할 수 있다. 무작위 배정의 구체적인 언급이 없고 아로마침에 사용된 아로마에 대한 설명이 빠져있는 것이 문제점이라 할 수 있다.

11. 평가자

장규태. 2011년 1월 19일

달리 분류되지 않은 증상, 징후와 임상 및 검사의 이상소견

서지사항

김제영, 이시섭, 유정석, 송범용, 김락형, 육태한. 만성 두통에 대한 뇌청혈해독탕의 임상적 효과. 동의신경정신과학회지. 2007;18(1):133-42.

1. 목적
   만성 두통에 뇌청혈해독탕 효과 연구
2. 연구디자인
   전후비교연구
3. 실시기관
   한의원 1 시설
4. 대상자 특성
   두통 설문지 및 문진을 통해 만성두통환자로 선정된 자 73명
5. 중재/치료
   한약
6. 주요평가항목
   설문지, VAS(통증)
7. 주요결과
   뇌청혈해독탕 복용 전후 VAS의 변화를 비교한 결과 유의한 차이가 있었으며(치료전: 8.99±0.132, 치료후: 2.93±0.217), 뇌청혈해독탕 처치는 성별, 병력 기간별 차이를 보이지 않았다.
8. 결론
   뇌청혈해독탕 복용이 두통 치료에 효과가 있는 것으로 예상되나 보다 분명한 결론을 얻기 위해서는 향후 비교 임상 연구를 통하여 그 효능을 좀 더 자세히 분석할 필요가 있다.
9. 안전성 평가
   기재 사항 없음
10. 평가자 의견
   본 연구는 만성 두통에 대한 뇌청혈해독탕의 임상적 효과를 확인하는 전후비교연구이다. 이 연구는 만성 두통에 한약의 효과를 입증했다는 점에서 의의가 있다. 다만 설문을 통한 조사의 한계가 있다는 점, 모든 연구 대상에게 동일한 치료 기간을 부여하지 못하여 VAS 측정 기간이 통일되지 못한 점 등이 아쉬움으로 남는다. 또한 변증 판단과 관계없이 약물 투여를 시행한 점과, 환자 단일군 연구라는 한계점을 극복한 추후 환자 대조군 연구가 이뤄지길 기대한다.
11. 평가자
   이의주. 2011년 1월 19일

달리 분류되지 않은 증상, 징후와 임상 및 검사의 이상소견

서지사항 • • •

이충식, 박보라, 박인숙, 김지훤, 이상언, 임진영, 류영수, 강형원, 김태헌. 만성두통 환자에서 한방 치료 후 인영혈 부위의 뇌혈류에 대한 연구. 동의신경정신과학회지. 2009;20(1):199-214.

1. 목적

만성두통에 한방 치료 후 인영혈 부위 뇌혈류 변화 연구

2. 연구디자인

전후비교연구

3. 실시기관

한방병원 1 시설

4. 대상자 특성

두통 설문지 및 한방신경정신과 전문의 문진을 통해 만성두통환자로 선정된 자 10명

5. 중재/치료

침 한약 향기치료

6. 주요평가항목

TCD를 통한 Mean velocity flow(평균속도), systolic velocity(수축기속도), pulsatility index(박동지수), VAS(통증)

7. 주요결과

1) 인영혈에서 만성 일상성 두통의 치료 전 평균 속도는 24.25±4.54이고, 치료 후 평균속도는 20.65±3.42로서 유의하게 감소하였고, 치료 후의 평균 속도는 정상군의 평균 속도와 유의성 있는 차이가 없었다.
2) 인영혈에서 만성 일상성 두통의 치료 전 수축기속도는 50.45±14.32이고, 치료 후 수축기속도는 44.40±13.17로서 유의하게 감소하였다.
3) 인영혈에서 만성 일상성 두통의 치료 전 박동지수는 1.48±0.34이고, 치료 후 박동지수는 1.52±0.41로서 증가하였지만 유의성은 없었으며, 정상군의 박동 지수와도 유의성 있는 차이가 없었다.

8. 결론

만성 일상성 두통 환자를 대상으로 인영혈의 혈류 속도 변화를 TCD를 이용하여 확임함으로써 두통의 호전 정도를 진단하는데 일정한 의의가 있는 것을 확인하였고, 추후 지속적인 연구가 계속된다면 주관적인 맥진을 객관화 하는데 도움이 될 것으로 사료된다.

9. 안전성 평가

기재 사항 없음

10. 평가자 의견

본 연구는 만성두통 환자에서 한방 치료 후 인영혈 부위의 뇌혈류 변화를 확인하는 전후비교연구이다. 이 연구는 만성 일상성 두통 환자를 대상으로 인영혈의 혈류 속도 변화를 TCD를 이용하여 확인함으로써 두통의 호전 정도를 진단하는데 일정한 의의가 있는 것을 확인하였고, 추후 지속적인 연구를 통해 주관적인 맥진을 객관화 하는데 발판이 될 수 있다는 점에서 의의가 있다. 다만 연구 디자인이 전후비교연구에 그친 점은 아쉬움으로 남는다.

11. 평가자

이의주. 2011년 1월 19일

달리 분류되지 않은 증상, 징후와 임상 및 검사의 이상소견

서지사항

김수현, 박회진, 박현애, 장준호, 황규선, 이소열. 피로환자에 사암침 치료 효과의 임상연구. 대한침구학회지. 2007;23(6):149-57.

1. **목적**
   피로에 사암침 효과 연구
2. **연구디자인**
   무작위대조시험
3. **실시기관**
   한방병원 1 시설
4. **대상자 특성**
   2007년 4월 1일부터 9월 30일까지 6개월간 내원한 환자
   피로를 호소하여 피로클리닉에 내원한 환자 중 과거력 및 현병력상 기질적 및 정신적인 질환을 가지고 있지 않은 환자 56명
5. **중재/치료**
   Arm 1(n=28): 경거, 태백, 소부 보법, 기해 심수 사법
   Arm 2(n=28): 경혈에 해당하는 경락과 인근 경락사이에 위치한 가상선 상에서 치료군 경혈과 등고 위치에 있는 비경혈점을 자침
   1회용 호침을 사용하여 1주일 2회 4주간 총 8회에 걸쳐 자침하여 득기 후 15분간 유침, 자침시 영수보사와 염전보사를 기본으로 시행
6. **주요평가항목**
   FAI(Fatigue Assessment Inventory)를 토대로 피로척도를 재구성한 장세진의 다차원피로척도-Multidimensinal Fatigue Scale(MFS)-19개 문항을 이용
7. **주요결과**
   MFS 점수에 대한 군간 비교에서 실험군이 대조군에 비해 2주후 평가에서 유의한 차이가 있었다($P<0.05$). MFS 점수는 실험군과 대조군 모두 치료후 감소를 보였지만, 대조군에서는 2주 후에 통계적으로 유의성이 나타난 반면, 실험군은 1주 후부터 유의성이 나타났다.
8. **결론**
   피로 환자에 사암침을 시술한 실험군이 대조군에 비하여 유의한 차이를 보였다.
9. **안전성 평가**
   기재 사항 없음
10. **평가자 의견**
    피로환자를 대상으로 사암침의 치료 효과를 연구한 논문이다. 침술치료를 통한 피로의 개선에 대한 무작위대조시험이 드문 현실을 감안할 때 그 의의가 크다. 시술전후의 MFS 점수의 유의한 변화는 피로 개선 효과를 나타내지만 대조군에서도 2주 후에 통계적으로 유의성이 나타난 것으로 보아 플라세보, 일반적인 체침, 사암침으로 구별된 비교연구가 진행되어 침술방식에 따른 효과와 유효성을 확인해야 할 것으로 생각된다.
11. **평가자**
    장규태. 2011년 1월 19일

달리 분류되지 않은 증상, 징후와 임상 및 검사의 이상소견

서지사항 • • •

천상렬, 이응세. 체혈에 적용한 자기요법이 운동전후 피로관련변인에 미치는 영향. 한방재활의학과학회지. 1998;8(1):158-70.

1. 목적

운동전후 피로 관계에 대한 자기요법의 효과

2. 연구디자인

무작위대조시험

3. 실시기관

한방병원 1 시설

4. 대상자 특성

K대학 체육과 학생 14명

5. 중재/치료

Arm 1: 자장군 5명. 자기요법(양측 족삼리, 승근, 승산)

Arm 2: 피내침군 4명. 피내침(양측 족삼리, 승근, 승산)

Arm 3: 비자장군 5명. 외견상 영구자석과 유사하나 자장 또는 침이 내장되어 있지 않은 압봉(양측 족삼리, 승근, 승산)

6. 주요평가항목

혈중젖산농도, 심박수변화, 산소섭취량 변화, 분당환기량 회복기 15분의 젖산 및 심박수 회복률, 최대운동 전후 빛자극에 대한 반응시간

7. 주요결과

1) 점증적 최대운동시 혈중 젖산농도의 변화는 회복기에 자장군과 피내침군은 적용후 감소하는 경향을 나타냄으로써 그룹간에 유의한 차이를 나타냈다.
2) 점증적 최대운동시 심박수의 변화는 운동중의 모든 시기에 자장군과 피내침군은 적용후 감소하는 경향을 나타낸데 반해서 비자장군은 거의 변하지 않는 결과를 나타냄으로써 그룹간에 유의한 차이를 나타냈다
3) 그룹간 비교에서 기본적으로 피내침군이 높은 산소섭취량을 나타냈다
4) 점증적 최대운동후 회복기 15분의 젖산 및 심박수 회복률에서는 자장군 및 피내침군이 적용후 현저한 향상을 나타낸데 반해서 비자장군은 감소하는 경향을 나타내었다

8. 결론

스포츠의학 현장에 피로 회복의 한 방법으로 자장의 유효성을 평가하기 위하여 인체에 적용하여 피로와 관련된 생리적 변인을 관찰한 결과 회복에 유의성 있는 결과를 얻음

9. 안전성 평가

기재 사항 없음

10. 평가자 의견

본 논문은 스포츠의학 현장에 피로 회복의 한 방법으로 자장을 적용하기 위하여 인체에 적용하여 피로와 관련된 생리적 변인을 관찰한 결과 회복에 유의성 있는 결과를 얻음으로써 사장 적용이 다른 치료법과 병행하여 사용할 수 있다는 내용이다

11. 평가자

조성훈. 2011년 1월 19일

달리 분류되지 않은 증상, 징후와 임상 및 검사의 이상소견

서지사항 • • •

김혜경, 이응세. 이혈(耳穴)에 대한 자장(磁場)치료가 운동 전 후 신체활성에 미치는 영향. 한방재활의학회지. 1998;8(1):187-202.

1. 목적

근피로 회복에 이혈에 따른 자장치료 효과 비교

2. 연구디자인

무작위대조시험

3. 실시기관

한방병원 1 시설

4. 대상자 특성

체육학과 학생 14명

5. 중재/치료

자석치료, 피내침

Arm 1(n=5): 이혈 내 자석치료

Arm 2(n=4): 피내침

Arm 3(n=5): 압봉자극

6. 주요평가항목

최대운동검사에 의한 생리적 변인의 변화(혈중 젖산농도, 심박수, 빛자극에 대한 반응시간, 산소섭취량, 분당환기량, 젖산 및 심박수 회복률)

7. 주요결과

1) 혈중 젖산농도–실험군이 처치 후 다른군과 비교시 약간 감소하였으나 유의성 없음

2) 심박수–실험군이 유의하게 우수한 심박수 감소를 보임

3) 빛자극에 대한 반응시간–실험군과 대조군1이 유의하게 감소

4) 산소섭취량–그룹간 유의한 차이 없음

5) 분당환기량–대조군1, 대조군2가 실험군과 비교하여 유의하게 효과적

6) 젖산 및 심박수 회복률–실험군 및 대조군1이 유의하게 호전.

8. 결론

Arm 1과 Arm 2는 모두 Arm 3와 비교하여 우수한 효과를 나타내었다. Arm 1과 Arm 2 사이는 심박수 변화 및 일부는 Arm 1이 더 우수하고 산소섭취량과 분당환기량의 변화에서는 Arm 2가 더 우수한 것으로 나타났다.

9. 안전성 평가

기재 사항 없음

10. 평가자 의견

자석을 이용한 이내 혈 자기요법은 이내혈 피내침, 정상대조군과 비교하여 이내혈 자기요법이 어느 부분에서는 이내혈 피내침 못지 않은 효과를 근피로 회복에 나타내는 것을 증명한 무작위 대조군 이중 맹검 연구이다. 연구 자체는 좋으나 전체 대상자가 14명으로 한정되어 있어 결과에 대한 신뢰가 떨어진다는 문제점이 있다. 앞으로 좀 더 많은 대상으로 좋은 연구가 이어지기를 바란다.

11. 평가자

남혜정. 2011년 1월 19일

달리 분류되지 않은 증상, 징후와 임상 및 검사의 이상소견

서지사항 • • •

백태현, 배동주. 四物湯 투여가 젖산내성 및 회복률에 미치는 영향에 관한 연구 대한한방내과학회지. 1999;20(2):558-70.

1. 목적 젖산내성 및 회복률에 사물탕 효과 연구
2. 연구디자인 비무작위연구
3. 실시기관 한방병원 1 시설
4. 대상자 특성

동일식단 및 생활리듬을 가지는 합숙소에서 생활하는 K대학 축구부 소속 16명

5. 중재/치료

Arm 1(n=8): 사물탕 투여군(사물탕 엑기스(정우약품) 16g을 1일 3회 식후 4주간 투여)

Arm 2(n=8): 위약 투여군(곽향 엑기스(정우약품) 16g을 1일 3회 식후 4주간 투여)

6. 주요평가항목

점증적 최대운동테스트

트레드밀상에서 분당 80m의 속도 및 경사 3%에서 2분간 걷기운동을 실시한 후 속도를 분당 130m로 증가시켜 조깅을 2분간 실시토록 하고 이후 경사는 3%로 고정하고 2분간격으로 분당 20m씩 점증하여 올아웃까지 지속토록 하였다. 이때 자동호흡가스분석기로 운동 중 30초마다 호흡가스변인을 분석하고 안정시와 운동중 2분간격으로 fingertip에 의해 채혈한 혈액의 젖산농도를 젖산분석기로 분석하였다. 아울러 혈중 젖산농도는 운동직후, 회복기 3분, 5분 및 15분에 동일한 방법에 의하여 측정하였다. 또한 심박수의 변화는 Polar system을 이용하여 30초 간격으로 측정하였다.

7. 주요결과

사물탕투여군은 대조군에 비하여 최대운동검사에 의한 측정결과에서 최대산소섭취량, 최대환기량 및 최대심박수에 영향을 주지 않았다. 사물탕투여군은 최대운동검사에 의한 측정결과에서 운동지속시간에 대한 유의성 있는 증가양상을 나타내었다. 사물탕투여군은 대조군에 비하여 젖산역치수준에서의 산소섭취량, 환기량, 운동강도, 회복기 15분 젖산회복률에서 유의성 있는 증가양상을 나타내었으나 안정시 혈중 젖산농도와 운동후 젖산최고치 및 회복기 15분의 혈중 젖산농도 측정, 안정시 심박수와 운동후 심박수 최고치 및 회복기 15분의 심박수 측정에서 유의성을 보이지 않았다.

8. 결론

사물탕투여군은 대조군에 비하여 최대운동검사에 의한 측정결과에서 최대산소섭취량, 최대환기량 및 최대심박수에 영향을 주지 않았다. 사물탕투여군은 최대운동검사에 의한 측정결과에서 운동지속시간에 대한 유의성 있는 증가양상을 나타내었다. 사물탕투여군은 대조군에 비하여 젖산역치수준에서의 산소섭취량, 환기량, 운동강도, 회복기 15분 젖산회복률에서 유의성 있는 증가양상을 나타내었으나 안정시 혈중 젖산농도와 운동후 젖산최고치 및 회복기 15분의 혈중 젖산농도 측정, 안정시 심박수와 운동후 심박수 최고치 및 회복기 15분의 심박수 측정에서 유의성을 보이지 않았다.

9. 안전성 평가

기재 사항 없음

10. 평가자 의견

젖산내성 및 회복률에 대한 사물당의 효과를 연구한 논문이다. 객관적인 점증적 최대운동테스트를 동한 임상연구로 그 의의가 크다. 최대운동검사에 의한 측정결과에 따라 사물탕은 근육 피로회복에 효과가 인정되고 일반적인 피로회복에도 효과가 있을 것으로 생각된다. 비무작위대조시험으로서의 한계와 대상자가 운동선수로 일반인의 상태를 반영하기에 부족함이 있다.

11. 평가자 장규태. 2011년 1월 19일

달리 분류되지 않은 증상, 징후와 임상 및 검사의 이상소견

➡ 서지사항 • • •

Cho JH, Cho CK, Shin JW, Son JY, Kang W, Son CG. Myelophil, an extract mix of astragali radix and salviae radix, ameliorates chronic fatigue: A randomized, double-blind, controlled pilot study. Complementary Therapies in Medicine 2009;17(3):141-6.

1. **목적** 만성 피로에 황기 단삼 추출물 효과 연구
2. **연구디자인** 무작위대조시험
3. **실시기관** 한방병원 1 시설
4. **대상자 특성** 6개월 이상 피로를 느끼는 환자 36명(남자 13명, 여자 23명, 평균연령 44세)
5. **중재/치료**

   Arm 1(n=12): 대조군 12명-향사평위산 1.5 g 1일 2회 4주간 투여

   Arm 2(n=13): 실험군1 저용량 13명-Myelophil 1.5 g 1일 2회 4주간 투여

   Arm 3(n=11): 실험군2 고용량 11명-Myelophil 3 g 1일 2회 4주간 투여

   Myelophil은 황기와 단삼 동량을 추출한 것으로 수율은 20.5%이다.
6. **주요평가항목**

   Chalder fatigue severity questionnaire 한글판 중에 self-rating numeric scale(NRS), VAS, cytokine 사용
7. **주요결과**

   1) 3군 모두 시간이 지남에 따라 피로도는 개선되었지만, 저용량군에서만 대조군에 비하여 통계적으로 유의하게 개선되었다.

   2) 저용량 고용량 모두 치료후 4주후 cytokine에서 어떠한 변화도 발생하지 않았다.

Measure	Group	Week 0	Week 2	Week 4	p-value	Multiple comparison
Total NRS	Arm 1	46.3 ±17.8	40.1 ±15.2	39.4 ±18.5	0.048	**Con. vs.Mp3:0.034**
	Arm 2	52.5 ±17.2	36.9 ±14.6	33.9 ±14.4		Con. vs.Mp6:0.091
	Arm 3	41.9 ±15.8	33.8 ±12.2	28.5 ±10.4		Mp3 vs.Mp6:0.303
Physical NRS	Arm 1	31.7 ±11.3	26.6 ±10.2	26.1 ±12.8	0.027	**Con. vs.Mp3:0.027**
	Arm 2	35.6 ±1.6	23.6 ±7.3	21.2 ±8.4		Con. vs.Mp6:0.800
	Arm 3	29.1 ±8.6	23.9 ±7.0	19.8 ±6.5		Mp3 vs.Mp6:0.127
Mental NRS	Arm 1	14.7 ±7.7	13.5 ±6.4	13.3 ±6.5	0.279	Not done
	Arm 2	16.8±8.41	13.3±8.2	12.7±7.7		
	Arm 3	2.8±8.8	9.9±6.9	8.6±5.3		
VAS	Arm 1	5.9 ±1.6	4.9 ±1.8	4.4 ±1.7	0.022	**Con. vs.Mp3:0.012**
	Arm 2	6.5 ±1.5	4.0 ±1.0	3.3 ±0.9		Con. vs.Mp6:0.694
	Arm 3	5.9 ±1.0	4.7 ±1.4	3.7 ±1.6		Mp3 vs.Mp6:0.112

8. **결론**

   피로도에서 NRS와 VAS의 일관된 개선은 Myelophil의 만성피로에 대한 효과를 말해준다. 저용량의 Myelophil만이 통계적으로 고용량에 비하여 더욱 효과적일 것이라 생각된다. Myelophil은 만성피로 중 특히 육체적 피로에 작용하는 것으로 여겨진다.
9. **안전성 평가** 기재 사항 없음
10. **평가자 의견**

    Myelophil의 만성피로 개선 효과를 확인하기 위하여 연구를 진행한 논문이다. 만성피로의 개선에 대한 무작위대조시험이고 SCIE 국제학술지에 게재된 논문으로 그 의의가 크다. NRS와 VAS점수에서 유의한 변화를 나타내어 그 효과를 확인할 수 있으나 Myelophil의 피로 억제 기전에 대한 연구가 부족하다.
11. **평가자** 장규태. 2011년 1월 19일

달리 분류되지 않은 증상, 징후와 임상 및 검사의 이상소견

서지사항

이시형, 박병민, 유윤조. 수부 다한증에서 한약치료 후 양수부의 온도변화. 동의생리병리학회지. 2003;17(5):1343-6.

1. 목적

수부 다한증에 양 손의 온도변화를 통한 한약치료 효과 연구

2. 연구디자인

전후비교연구

3. 실시기관

한방병원 1 시설

4. 대상자 특성

2002년 7월부터 2003년 2월까지 외래환자
수부다한증을 주증으로 내원한 성인 남녀 7명 총 14명

5. 중재/치료

황기, 계지, 감초로 구성된 한약 하루 3회씩 2주 복용

6. 주요평가항목

적외선 체열 측정을 통한 양측 수부의 동일부위 온도 측정

7. 주요결과

양측 수부 온도 측정에서 한약 투여 전에 비해 투여 후의 온도는 약 4 ℃정도로 통계적으로 유의하게 증가하였으며, 한약 투여 후 양측 수부의 손바닥과 손등의 온도차이는 없었다.

8. 결론

수부다한증 환자에서 한약 투여 후 환자 주관적 증상 개선과 더불어 나타난 수부 온도의 상승으로 보아 본 연구에 사용한 처방은 의미있는 효과를 나타내는 것으로 사료되면 치료기전은 교감신경의 활성도를 억제하는 방향으로 진행될 것으로 추측된다.

9. 안전성 평가

기재 사항 없음

10. 평가자 의견

한약처방으로 수부다한증의 개선을 객관적인 수부 온도 측정을 통하여 연구한 논문이다. 수부다한증에 대한 임상연구가 적어 전후비교연구이지만 그 의의가 있는 것으로 생각된다. 처방이 완벽하게 기술되지 않았고 호전에 있어 다양한 변수에 대한 언급이 부족하다. 향후 질 높은 연구가 추가되어야 할 것으로 생각된다.

11. 평가자

장규태. 2011년 1월 19일

손상, 중독 및 외인에 의한 특정 기타 결과

서지사항 • • •

이경희, 김정은, 윤현민, 고우신, 송춘호, 장경전, 안창범, 김철홍. 교통사고 환자의 한방치료와 한양방협진치료 비교 연구. 대한약침학회지. 2007;10(3):91-9.

1. 목적

교통사고에 한방치료와 한양방 치료 비교

2. 연구디자인

무작위대조시험

3. 실시기관

한방병원 1 시설

4. 대상자 특성

1개 한방병원에 교통사고로 내원하여 입원 및 통원치료를 2주 이상 받은 환자 중 경추 및 요추의 방사선 진단 검사 상 특이사항이 없거나 추간판 탈출증이 진단되었더라도 사고와 직접 명확한 연관성이 없는 경우를 포함하여 항통, 견배통, 요통 등의 증상을 주로 호소하는 자를 대상으로 하였으며, 이 중 10세 미만 또는 70세 이상인 자, 교통사고 발생일이 6개월 이상 경과된 자, 기왕증의 척추골절, 척추종양 등의 기질적 척추질환이 있는 자, 정신과 질환, 면역계 질환을 동반한 환자 및 약물 복용 중인 자, 다른 질환으로 부신피질 호르몬제제나 기타 비스테로이드성 소염진통제로 치료 중이거나 치료를 필요로 하는 자, 인슐린 투여 당뇨 환자, 심장질환자, 신장질환자, 임신, 수유부 및 피부 감염증을 동반한 자는 제외함.

5. 중재/치료

Arm 1(n=32): 침치료(風池, 肩井, 天柱, 膏,天宗, 腎俞, 氣海俞, 大腸俞, 委中, 崑崙 등) + 약침치료(蜂藥鍼 위주) + 약물치료 + 부항치료 + 물리치료

Arm 2(n=29): Arm 1 + diclofenac beta-dimethyl aminoethanol 등 양방치료

총 61명이 등록되었으며, 탈락한 피험자는 없음

6. 주요평가항목

시각적 상사척도(VAS)와 Neck Disability Index(이하 NDI), Oswestry disability Index(이하 ODI), Roland Morris Disability Scale(이하 RMDS) 평가.

7. 주요결과

Arm 1의 치료 전과 1주 치료 후의 평균 점수 차이는 각각 1.72, 1.56, 0.94, 0.06으로 평가되었고, 치료 전과 2주 치료 후의 점수 차이는 각각 2.94, 3.44, 2.44, 0.88이었으며 Arm 2의 치료 전과 1주 치료 후의 평균 점수 차이는 각각 1.86, 0.83, 0.45, 0.21이었으며, 치료 전과 2주 치료 후의 점수 차이는 각각 2.72, 1.69, 0.59, 0.72로 각각의 치료 전후의 점수 차이는 Arm 1이 Arm 2보다 약간 더 컸으나 Arm 1과 Arm 2의 1주 치료 후와 2주 치료 후의 VAS, NDI, ODI, RMDS의 치료 전후의 점수 차이에는 유의한 차이가 없었다.

8. 결론

교통사고 후 경항부 등 통증 조절에 있어 한양방협진군과 한방치료군 간에 큰 차이가 없음을 보고함.

9. 안전성 평가

기재 사항 없음

10. 평가자 의견

향후 보다 확대될 것으로 예상되는 한양방협진에 대하여 한방치료 단독으로 유사한 결과를 얻을 수 있음을 보고한 연구로, 향후 다양한 질환에 대하여 동일/유사한 방법의 연구를 통해 협진진료가 필요한 질환을 확인할 필요가 있을 것으로 사료된다.

11. 평가자 조정훈. 2011년 1월 19일

손상, 중독 및 외인에 의한 특정 기타 결과

서지사항 • • •

Kwon KR. Effects of Spiral Taping in Motor Disturbance of the Neck Induced by Cervical Sprain-Randomized Clinical Controlled Trials. 대한침구학회지. 2006;23(2):159-64.

1. 목적

경추 염좌로 인한 목의 운동장애에 스파이럴 테이핑의 효과 연구

2. 연구디자인

무작위대조시험

3. 실시기관

한방병원 1 시설

4. 대상자 특성

경추 염좌로 목의 운동장애가 있는 환자 23명을 대상으로 함.

5. 중재/치료

Arm 1(n=12): 스파이럴테이핑 + 침치료 + 한약치료

Arm 2(n=11): 침치료 + 한약치료

6. 주요평가항목

ROM

7. 주요결과

스파이럴테이핑 치료를 하지 않고 침치료, 한약치료를 한 군에서는 2회 치료 후 유의한 치료 효과가 나타났다.

스파이럴테이핑 치료를 침치료, 한약치료에 병행한 군에서는 1회 치료 후 유의한 치료 효과가 나타났다.

두 군간의 치료 효과 사이에 유의한 차이는 없지만, 스파이럴 테이핑 치료를 병행한 군에서 치료효과가 더 높게 나타났다.

8. 결론

스파이럴테이핑 치료는 경추 염좌로 인한 목운동장애에 사용할 수 있는 효과적인 치료법이다.

9. 안전성 평가

기재 사항 없음

10. 평가자 의견

스파이럴 테이핑은 탄력테이프와 마찬가지로 많이 활용되고 있지만 그 임상적 효용성에 대해서는 연구된 바가 거의 없어 시의적절한 연구로 평가된다. 평가 항목이 ROM 외에 전무하여 VAS NDI 등을 함께 평가하였으면 더 좋은 연구가 되었을 것으로 생각되며 테이핑 치료가 안전한 치료법으로 알려져 있기는 하지만 피부 반응을 관찰하는 임상적 부작용 평가가 병행되었으면 하는 아쉬움이 있다.

11. 평가자

김호준. 2011년 1월 19일

손상, 중독 및 외인에 의한 특정 기타 결과

서지사항

김현수, 김민균, 황재필, 윤일지, 허동석, 홍서영. 교통사고로 유발된 경항통 환자의 키네시오 테이핑의 효과에 대한 임상적 연구. 한방재활의학회지. 2008;18(3):67-80.

1. 목적

교통사고로 인한 경항통에 키네시오 테이핑 효과 연구

2. 연구디자인

무작위대조시험

3. 실시기관

한방병원 1 시설

4. 대상자 특성

2007년 2월부터 2008년 5월까지 대전대학교 부속 천안한방병원 한방재활의학과에 입원한 환자 중 교통사고로 인한 경항통을 호소하며 경추 X-ray상 Angle of cervical curve 방법으로 측정하여 최소값보다 적은 값이 나와 직선화되어 있다고 보이는 환자 40명(연령범위 20~55세)

5. 중재/치료

Arm 1(n=20): 대조군 침치료 + 이학요법 + 한약치료

Arm 2(n=20): 실험군 침치료 + 이학요법 + 한약치료 + 테이핑을 주 2회, 2주간 4회로 흉쇄유돌근, 승모근, 반극근에 부착시간 48시간 이내로 함

6. 주요평가항목

Visual Analog Scale(VAS), Pain Rating Score(PRS), Neck Disability Index(NDI)

7. 주요결과

1) 실험군의 VAS score와 NDI score는 치료 3일째부터 유의하게 감소하였다(P<0.05).
2) 실험군의 PRS score는 치료 6일째부터 유의하게 감소하였다(P<0.05).
3) 대조군과 실험군 간의 VAS와 NDI 비교에서는 대조군에 비해 실험군이 치료 12일째부터 유의한 수준으로 감소하였다(P<0.05).
4) 대조군과 실험군 간의 PRS 비교에서는 대조군에 비해 실험군이 치료 9일째부터 유의하게 감소하였다(P<0.05).

8. 결론

교통사고로 인한 경항통 환자에 있어 침치료와 더불어 테이핑요법을 병행한 것이 통증 감소 효과가 더 우수한 것을 알 수 있다.

9. 안전성 평가

기재 사항 없음

10. 평가자 의견

본 논문은 교통사고로 경항통을 호소하는 입원환자 40명을 대상을 일반적 한의학적 치료와 테이핑을 병행하였을 때의 효과를 확인한 연구이다. 실험군은 침치료, 이학요법, 한약 치료 등의 일반적 치료에 테이핑을 주 2회, 2주간 4회로 추가 시행받고 입원시와 입원 후 5회에 걸쳐 VAS, PRS, NDI 점수를 측정, 비교해본 바 테이핑 요법을 병행하였을 때 교통사고로 인한 경항통 환자의 치료에 유의한 효과가 있음이 확인되었다. 특히 후기 통증감소효과가 상대적으로 큼을 알 수 있었다. 이에 침치료 후 테이핑 요법을 사용하여 치료효과를 높일 수 있을 것으로 기대된다.

11. 평가자

조성훈. 2011년 1월 19일

손상, 중독 및 외인에 의한 특정 기타 결과

서지사항 • • •

전태동, 이한길, 홍서영, 허동석, 윤일지. 교통사고로 유발된 경항통 환자의 근에너지기법(MET)의 효과에 대한 임상적 연구. 한방재활의학회지. 2009;19(1):125-34.

1. 목적

교통사고로 인한 경항통에 수기의학인 근에너지기법 치료 효과 연구

2. 연구디자인

무작위대조시험

3. 실시기관

한방병원 1 시설

4. 대상자 특성

2008년 7월부터 2008년 10월까지 대전대학교 한방재활의학과에 입원한 환자 중 교통사고로 인한 경항통을 호소하며 경추 X-ray상 Angle of cervical curve 방법으로 측정하여 최소값보다 적은 값이 나와 직선화되어 있다고 보이는 환자 20명

5. 중재/치료

Arm 1(n=10): 침구치료(견정, 견중수, 견외수, 신수, 기해수, 대장수, 지실, 태백 태연 보, 곡지 사) + 한방물리요법 + 약물치료(당귀수산)

Arm 2(n=10): 침구치료 + 한방물리요법 + 약물치료 + 근에너지기법. MET 주 5회, 오전중에 시행, 흉쇄유돌근, 승모근, 견갑거근, 사각근에 대해 평가를 한 후 문제가 되는 근육들에 대해서 근에너지기법 시행

6. 주요평가항목

McGill Pain Questionnaire-Short Form(SF-MPQ), Visual Analog Scale(VAS), Neck Disability Index(NDI), Pain Disability Index(PDI)

7. 주요결과

1) 일반치료군과 근에너지기법 병행 치료군의 SF-MPQ의 sensory와 VAS, PDI, NDI는 유의성 있게 감소하였다($P<0.05$).
2) 일반치료군과 근에너지기법 병행 치료군 간의 비교에 있어서는 VAS, PDI에서 일반치료군이 에너지기법 병행 치료군에 비해 유의성 있게 감소하였다($P<0.05$).

8. 결론

교통사고로 인한 경항통 환자에서 한방치료와 더불어 근에너지기법을 병행시 통증 감소 효과가 상대적으로 더 우수한 것을 알 수 있다

9. 안전성 평가

기재 사항 없음

10. 평가자 의견

본 논문은 교통사고 후 경항통을 호소하는 환자 20명을 대상으로 일반적 치료에 근에너지기법을 병행하는 치료의 효과를 확인한 연구이다. SF-MPQ, VAS, NDI 실험군과 대조군 모두에서 치료효과를 확인하였고, 두 군간의효과 비교에 있어서는 모든 영역에 걸쳐서 실험군이 대조군에 비해 치료 효과가 뛰어났으며 VAS와 PDI에서는 유의성 있는 차이가 나타났다. PDI와 NDI가 통증정도와 일상생활 수행능력의 비슷한 측면을 반영하는 경향이 있음에도 실험군의 효과 평가에서 차이가 발생한 것은 설문지를 통한 측정이라 주관적인 부분이 반영되고 실험에 참여한 인원이 적기 때문인 것으로 사료된다. 더 많은 수의 임상 증례와 연구기간이 연장된 후속 연구가 필요할 것으로 사료된다.

11. 평가자

조성훈. 2011년 1월 19일

손상, 중독 및 외인에 의한 특정 기타 결과

서지사항

안치권, 서진우, 김수장. 알렉산더 테크닉의 4가지 심상(Imagery)이 교통사고로 인한 편타손상 환자의 예후에 미치는 효과. 한방재활의학과학회지. 2006;16(4):61-72.

1. 목적

편타성 손상에 알렉산더 테크닉 효과 연구

2. 연구디자인

무작위대조시험

3. 실시기관

한방병원 1 시설

4. 대상자 특성

2006년 4월부터 2006년 8월까지 꽃마을한방병원 한방재활의학과에 입원한 교통사고 환자 중 경항통을 주소증으로 호소하는 환자 23명

5. 중재/치료

Arm 1(n=10): 침(아시혈, 풍지, 견정, 대추, 풍부, 풍문) + 한약(활락탕) + 부항 + 핫팩 + Ultrasound + ICT + 알렉산더 테크닉의 4가지 심상교육 실시

Arm 2(n=13): 대조군. 침(아시혈, 풍지, 견정, 대추, 풍부, 풍문) + 한약(활락탕) + 부항 + 핫팩 + Ultrasound + ICT

6. 주요평가항목

Neck Disability Index, 시각적 상사 척도(VAS 100mm)

7. 주요결과

1) 심상 교육을 실시한 실험군에 있어서 Neck Disability Index와 VAS는 유의성 있게 감소되었다($P<0.05$).
2) 대조군에 있어서는 VAS에서만 유의한 감소가 있었으며, Neck Disability Index에서는 감소하였다고 볼 수 없었다
3) 실험군과 대조군의 Neck Disability Index와 VAS의 변화량은 두 군간에 유의한 차이가 없었다

8. 결론

알렉산더 테크닉의 4가지 지시어를 통해 심상하는 것은 경항통 환자 치료에 있어서 중요한 변수가 되기보다는, 임상적으로 각종 치료를 보조하여 치료효과를 더 높이는 데 유용한 수단이 될 것이라 사료된다

9. 안전성 평가

기재 사항 없음

10. 평가자 의견

본 논문은 교통사고후 경항통을 호소하는 환자 23명을 대상으로 알렉산더 테크닉의 4가지 심상교육 효과를 확인한 연구이다. 실험군과 대조군 공히 7일간 침치료를 시행하면서 실험군에는 알렉산더 테크닉의 주요 지시어 4가지를 7일 동안 총 5회 10분간 환자들에게 매회 교육하였고, 대조군에는 별도의 자세교육을 실시하지 않았다. 치료후 NDI와 VAS 점수는 실험군에서 유의성 있는 수치감소가 있었지만 두 군간에 유의한 차이가 없었다. 알렉산더 테크닉의 4가지 지시어를 통한 심상 교육이 별다른 지침을 받지 않는 것보다 특별히 통증감소에 더 영향을 미친다고 볼 수는 없으나, 일정정도의 효과가 있다는 사실을 유추해 볼 수 있다. 추후 더 많은 대상으로 연구가 필요하며, 근골격계에 대한 각종 Mind-Body Therapy의 효과 검증도 이루어져야 한다.

11. 평가자

조성훈. 2011년 1월 19일

손상, 중독 및 외인에 의한 특정 기타 결과

서지사항 • • •

송호섭. 급성 족관절 염좌에 대한 봉약침 효과-무작위대조시험, 이중맹검. 대한약침학회지. 2005;8(2):11-6.

1. 목적

급성 족관절 염좌에 봉약침 효과 연구

2. 연구디자인

무작위대조시험

3. 실시기관

한방병원 1 시설

4. 대상자 특성

족관절 염좌 환자 총 30명

5. 중재/치료

Arm 1(n=17): 대조군 생리식염수침(구허, 중봉, 상구, 해 계) + 침(구허, 중봉, 상구, 해 계, 족삼리, 양릉천)
Arm 2(n=13): 봉약침군 봉약침(구허, 중봉, 상구, 해 계) + 침(구허, 중봉, 상구, 해 계, 족삼리, 양릉천)

6. 주요평가항목

Ankle-Hindfoot Scale(AHS), Visual Analogue Scale(VAS)

7. 주요결과

1) 치료 3일 후 봉약침군이 대조군보다 VAS는 유의성 있는 감소를, 치료 7일 후 봉약침군이 대조군보다 VAS는 유의성 있는 감소를, AHS는 유의성 있는 증가를 나타내었다($P<0.05$).
2) 대조군과 봉약침군 각 군에서 치료 3일 후 VAS 및 AHS는 치료시작전에 비하여, 치료 7일 후 VAS 및 AHS는 3일 후에 비하여 모두 유의한 감소 및 증가를 나타내었다($P<0.05$).

8. 결론

급성 족관절염좌에 있어 봉약침이 VAS나 AHS 모두에서 대조군보다 나은 치료 효능이 있으므로 연조직 손상으로 염증반응이 관여하는 급성 족관절 염좌에 봉약침은 호침보다 더 도움이 될 수 있다

9. 안전성 평가

기재 사항 없음

10. 평가자 의견

본 논문은 족관절 염좌 환자 30명을 대상으로 환측 네 개의 혈자리에 봉약침을 시술한 후 다시 환측의 여섯 혈자리에 호침을 자하였고 그 효과를 AHS와 VAS 점수로 비교하여 확인한 연구이다. 급성 족관절 염좌에 있어 봉약침이 VAS나 AHS 모두에서 대조군보다 나은 치료 효능이 있는 것으로 확인되었으나

11. 평가자

조성훈. 2011년 1월 19일

손상, 중독 및 외인에 의한 특정 기타 결과

서지사항

황종순, 임대정, 황지혜, 조현석, 김경호. 급성기 족관절 염좌에 있어 자락발관법의 효과에 대한 연구:무작위 대조 실험. 대한침구학회지. 2005;22(3):243-52.

1. 목적

급성기 족관절 염좌에 자락발관법 효과 연구

2. 연구디자인

무작위대조시험

3. 실시기관

한방병원 1 시설

4. 대상자 특성

골절이 배제되고, 명백한 외상력이 있으며, 발병 후 1주일 이내에 내원하였으며 다른 치료를 받지 않은 환자 29명

5. 중재/치료

Arm 1(n=11): 실험군. 자락발관법 시행군
Arm 2(n=8): 대조군
29명중 19명이 최종 평가되었다.

6. 주요평가항목

Ankle-Hindfood Scale(AHS)와 Numerical Rating Scale(NRS)을 평가

7. 주요결과

자락발관법을 시행한 실험군이 자락발관법을 시행하지 않은 대조군에 대해 AHS와 NRS 모두 통계적으로 유의한 차이를 보였다(p=0.041, 0.026).

8. 결론

급성기 족관절 염좌에 있어 자락발관법의 시행은 통증을 비롯한 증상 감소에 객관적인 효과가 있다

9. 안전성 평가

기재 사항 없음

10. 평가자 의견

본 논문은 발병후 1주일 이내에 내원한 급성기 족관절 염좌 환자 29명을 대상으로 무작위로 실험군과 대조군을 나누어 자락발관법 유무의 차이를 두고서 시술 후 AHS와 NRS 점수를 비교한 연구이다. 자락발관법을 시행한 실험군에서 유의한 차이를 보였으며 급성기 족관절 염좌의 통증 및 증상 감소에 객관적 효과가 있는 것으로 사료된다. 대상자 수가 적은 한계를 갖고 있다.

11. 평가자

조성훈. 2011년 1월 19일

손상, 중독 및 외인에 의한 특정 기타 결과

서지사항 • • •

이동열, 김순중. 족관절 염좌에 대한 족과관절 견인치료의 임상적 연구. 한방재활의학과회지 2005;15(4):39-46.

1. 목적

족관절 염좌에 추나요법 중 족과관절 견인법 효과 연구

2. 연구디자인

무작위대조시험

3. 실시기관

한방병원 1 시설

4. 대상자 특성

2005년 6월 1일부터 8월 31일까지 세명대 부속한방병원에 족관절 염좌로 내원한 환자 중에서 발병시간이 48시간을 경과하지 않았고 염좌 손상이 2도 이하인 환자 24명

5. 중재/치료

Arm 1(n=12): 침(구허, 임읍, 신맥, 곤륜, 현종, 족삼리, 양릉천, 상구, 조해, 태계, 삼음교, 음릉천, 음곡). 대조군

Arm 2(n=12): 침(구허, 임읍, 신맥, 곤륜, 현종, 족삼리, 양릉천, 상구, 조해, 태계, 삼음교, 음릉천, 음곡) + 족과관절 견인법. 실험군

6. 주요평가항목

Visual Analog Scale(VAS)

7. 주요결과

총 3회 치료 시행중 1회에서 측정한 VAS 값은 대조군과 실험군간에 유의성 있는 차이가 없었고, 2회, 3회에서는 대조군에 비해 실험군에서 유의성 있는 통증의 감소를 보였으며, 1회와 3회에서 측정한 두 VAS값의 차이에서도 대조군에 비해 실험군에서 유의성 있는 통증 감소가 나타났다

8. 결론

족과관절 견인법이 족관절 염좌로 인한 통증을 감소시키는 효과가 침술단독 치료군보다 효과적이다

9. 안전성 평가

기재 사항 없음

10. 평가자 의견

한의학적으로 족관절 염좌는 족통, 족근통, 과통, 족심통 등을 말하는 것으로 어혈로 인하여 종창동통하고 기부가 홍종청자하며 누르면 동통이 있다. 치료는 행기활혈, 통경활락, 서근활락을 위주로 한다

본 논문은 족관절 염좌 환자 24명을 대상으로 체침치료에 족과관절 견인법을 병행하여 VAS 점수 비교를 통해 효과를 확인한 연구이다. 실험군은 총 3회의 족과관절 견인법 시행중 2회에서부터 유의한 VAS 점수의 감소가 관찰되었다. 연구 대상수가 적고 시술기간이 1주일정도로 족관절 염좌의 최종 회복정도를 알 수 없어 향후 보다 많은 대상자의 확보와 장기간의 연구를 통한 족관절 염좌에 대한 단기간의 치료뿐만 아니라 재활치료 및 재발방지에 대해서도 보다 깊게 연구가 이루어져야 할 것으로 사료된다.

11. 평가자

조성훈. 2011년 1월 19일

손상, 중독 및 외인에 의한 특정 기타 결과

서지사항

박종민, 윤문식, 우인, 박원상, 윤유석, 정성엽, 김성용, 이종수. 족관절 염좌에 대한 경근 첩대요법의 치료방법에 따른 무작위대조 임상연구. 한방재활의학과학회지. 2006;16(1):63-71.

1. 목적

족관절 염좌로 인한 경근 손상에 첩대요법 효과 연구

2. 연구디자인

무작위대조시험

3. 실시기관

한방병원 1 시설

4. 대상자 특성

2004년 11월 15일부터 2005년 8월 5일까지 자생한방병원에 족관절 염좌로 내원한 염좌 발생이 48시간 이내이고 제 2도 이하 손상의 내반 염좌 환자 47명

5. 중재/치료

Arm 1(n=23): 대조군 침치료(소절, 오호, 예풍) + 키네시오 테이핑

Arm 2(n=24): 실험군 침치료(소절, 오호, 예풍) + 키네시오 테이핑 + 족관절 주위 경근 첩대요법

6. 주요평가항목

Visual Analog Scale(VAS), 족관절 둘레 측정

7. 주요결과

1) VAS로 평가한 족관절의 경근 통증에서 1회-4회까지의 치료 후 대조군에서보다 실험군에서 통증이 통계적으로 유의한 수준으로 낮았다

2) 족관절 둘레로 측정한 족관절 경근 종창은 대조군에서보다 실험군에서 통증이 통계적으로 유의한 수준으로 낮았다

8. 결론

발병 48시간 이내의 족관절 주위에 통증과 부종이 있는 초기 족관절 경근 내반 염좌 환자에게 족관절 주위의 족양명, 소양경, 경근첩대요법이 효과적이라고 할 수 있다

9. 안전성 평가

기재 사항 없음

10. 평가자 의견

본 논문은 족관절 염좌 환자 47명을 대상으로 침치료와 키네시오 테이핑 후 족관절 주위 경근 첩대요법을 시행하였을 때의 효과를 VAS와 족관절 둘레 측정으로 확인한 연구이다. 실험군에서 경근 첩대요법을 시행하지 않은 대조군에 비해 4회까지의 VAS와 족관절 둘레 측정의 점수에서 유의한 호전을 보였으나 연구대상환자 수가 적고, 5회 치료 후에는 실험군과 대조군 간의 통증정도의 유의한 차이가 없다는 점, 족관절의 만성 불안정성 및 재발에 관한 검증을 할 수 없었다는 점이 본 연구의 한계점이다

11. 평가자

조성훈. 2011년 1월 19일

손상, 중독 및 외인에 의한 특정 기타 결과

서지사항

정기훈, 차정호, 황희상, 전재천, 이태호, 이은용, 노정두. 흉요추 압박골절로 입원한 환자에 대한 한의학적 치료 효과. 대한침구학회지. 2009;26(1):81-90.

1. 목적 흉요추 압박골절에 한의학적 치료 효과
2. 연구디자인 전후비교연구(n=48 / 48)
3. 실시기관 한방병원 1 시설
4. 대상자 특성 흉요추 추체 안정성 압박골절로 입원한 환자(n=48)
5. 중재/치료

   침구치료, 전침요법, 약물요법, 침상안정, 운동요법, 물리치료, 약침요법, 온침요법을 시행(n=48)

   1) 침구치료: 1일 2회, 양측 신수, 기해수, 대장수, 관원수, 위중, 속골을 기본혈로 하고 손상부위나 통증부위에 따라(격수, 비수, 위수, 협척),(지구, 양릉천),(수구, 승장, 요퇴점, 후계, 속골)을 선택하여 취혈. 입원 초기 통증이 심할 경우 손상부위와 압통점에 경도의 자락요법을 시행
   2) 전침요법: 2-16Hz, 연속파
   3) 약물요법: 급성기에는 순기, 활혈화어, 지통의 치법을 사용. 만성기에는 보간신, 강근골, 보혈익기하는 치법을 사용
   4) 침상안정
   5) 운동요법: 요통체조, 보행보조기나 코르셋을 이용한 보행 연습
   6) 물리치료: hotpack, TENS, ICT
   7) 약침요법(선택적): 골절부위의 협척혈, 배수혈, 근위 요부 경결점에 격일로 주 3회통증이 가벼운 경우 CF(홍화), 소염, 냉성어혈 등통증이 심한 경우 봉약침, 오공 등
   8) 온침요법(선택적): 골절부위의 협척혈, 격일로 주 3회, 1point 당 3장씩 시술
6. 주요평가항목

   Excellent, Good, Fair, Poor의 4단계로 구분
7. 주요결과

   우수가 14례(29%), 양호가 16례(33%), 호전이 14례(29%), 불량이 4례(8%)로 나타났다.
8. 결론
   1) 치료성적 분포를 살펴보면 대부분 호전 이상의 치료 효과(92%)를 보였다.
   2) 압박골절로 손상된 추체의 개수는 입원기간, 임상증상등급, 치료성적에 통계적으로 유의한 차이를 나타내지 못했다.
   3) 임상증상등급은 치료성적과 입원일수에는 유의한 차이를 보이지 못했다.
   4) 온침, 약침 시술 환자와 비시술 환자간의 입원일수, 치료효과 비교에서도 통계적 유의성을 발견할 수 없었다.
9. 안전성 평가

   기재 사항 없음
10. 평가자 의견

    흉요추 압박골절 환자에 대하여 한의학적 복합치료의 효과를 평가한 전후비교연구이다. 침구치료, 전침요법, 약물요법, 침상안정, 운동요법, 물리치료, 약침요법, 온침요법 등 많은 중재가 동시에 시행되어 결론으로 도출된 치료 효과가 무엇에 의한 효과인지 밝히기 어렵다. 또한 중재 내용에 대해서도 시행 부위, 횟수, 치료기간 구체적인 내용이 다수 누락되어 있으며 환자에 따라 시행 내용에도 차이가 있고 평가 항목도 주관적이어서, 연구 결과를 임상에 적용하기에는 무리가 있다.
11. 평가자

    김종인. 2011년 1월 19일

손상, 중독 및 외인에 의한 특정 기타 결과

서지사항

이성노, 홍서영, 변임정, 안광현, 권순정, 송원섭, 강미숙, 송호섭, 김기현. 봉약침 치료를 병행한 흉.요추압박골절 환자의 임상적 고찰. 대한침구학회지. 2002;19(6):35-48.

1. 목적
흉요추 압박골절에 봉독 약침의 통증제어 효과 연구

2. 연구디자인
환자 대조군 연구

3. 실시기관
한방병원 1 시설

4. 대상자 특성
2001년 1월 1일부터 2002년 8월 30일까지 요배통 및 전측부리 등을 주소로 경원대학교부속 서울 한방병원에 입원한 환자 중 요추 및 흉추의 단순 방사선 촬영 및 신경학적 검사상 흉·요추부 추체압박골절로 진단되어 입원 치료한 환자 39명

5. 중재/치료
Arm 1: 구요법 + 약물치료 + 침상안정 + 연동치료 + 물리치료 적용한 환자 23명

Arm 2: 구요법 + 약물치료 + 침상안정 + 연동치료 + 물리치료 + 봉약침치료 적용한 환자 16명

6. 주요평가항목
동통의 정도 및 활동의 제한 정도에 따라 5단계 구분, 증상의 호전도 4단계 평가

7. 주요결과
1) 치료성적에서 양호이상이 봉약침치료군에서는 87.5%, 호침치료군에서는 47.8%로 나타나 봉약침치료군이 상대적으로 높았다.
2) 입원기간별 치료효과를 보면 입원기간이 치료성적에 뚜렷한 비례를 나타나지는 않았다.
3) 요부의 전굴 각도의 변화를 보면 80도 이상의 호전정도에서 봉약침치료군이 50%로 호침치료군에서의 21.7%보다 더 높았다.

8. 결론
임상증상 등급별 치료 성적을 보면 모든 등급에서 봉약침치료군이 호침치료군보다 높았다.

9. 안전성 평가
봉약침치료군, 호침치료군 모두에서 이상반응 및 GOT, GPT, r-GTP, BUN, creatinine 유해한 변동이 없었다

10. 평가자 의견
본 논문은 요배통 및 전측부리 등을 주소로 하는 환자 39명을 대상으로 일반적 한방치료에 봉약침치료를 병행하였을 때 동통의 정도 및 활동의 제한 정도에 따라 5단계 구분하여 그 효과를 확인한 연구이다. 실험군에서 유의성 있는 결과를 나타내었고 임상증상 등급별 치료 성적을 보면 모든 등급에서 실험군이 대조군보다 높았다. 두 군 다 안전성에서 무해한 반응을 보여 임상활용에 적합하다고 사료된다.

11. 평가자
조성훈. 2011년 1월 19일

특수목적 코드

서지사항 • • •

박소정, 정선용, 황의완, 김종우. 화병환자를 대상으로 한 음악청취 중재의 효과에 대한 연구. 2007;18(3):23-38.

1. 목적
   화병환자를 위한 음악청취 프로그램 개발 위한 선행연구
2. 연구디자인
   전후비교연구
3. 실시기관
   병원 1 시설
4. 대상자 특성(참여자)
   화병으로 진단받고 프로그램을 모두 마친 6명
5. 중재/치료
   2주간 음악청취
6. 주요평가항목
   STAXI(State-Trait Anger Expression Inventory), 화병척도, STAI(State-Trait anxiety Inventory), BDI(Beck Depression Inventory)
7. 주요결과
   화병척도 중 신체증상 문항, BDI에서 유의한 결과를 보였다.
8. 결론
   음악청취를 통하여 화병 환자의 우울, 신체적 증상, 화병에 대한 인식을 개선되었고 불안과 분노는 개선되지 않았다. 또한 호전된 우울, 신체적 증상이 연구 종료 6주 후에도 지속적으로 유지되었다.
9. 안전성 평가
   기재 사항 없음
10. 평가자 의견
   화병이라는 질환을 치료하는 한 방법으로서 음악치료요법을 본격적으로 시행하기에 앞서 진행된 예비연구이다. 전반적인 연구 구성은 좋았으나 대상이 7명이고 1명이 탈락하여 6명의 결과만 있다는 점이 단점이라고 할 수 있다. 앞으로 이 예비연구를 바탕으로 좀 더 진행된 연구가 나오기를 기대한다.
11. 평가자
   남혜정. 2011년 1월 19일

특수목적 코드

서지사항 • • •

서윤희, 박승정, 이현경. 홧병 환자의 수지침 발공(發功) 후 메리디안을 이용한 심장CMP의 수치변화에 대한 임상연구. 대한의료기공학회지. 2003;7(1):45-60.

1. **목적**
   화병에 수지침 치료와 수지침 기공 병용 요법의 효과 비교
2. **연구디자인**
   비무작위연구
3. **실시기관**
   한의원 1 시설
4. **대상자 특성**
   홧병으로 진단받은 24명
5. **중재/치료**
   수지침(류태우씨 수지침 기본방), 발공(무심기공의 외기요법)
   Arm 1(n=12): 수지침 + 기공요법(12명, 남자2/여자10)
   Arm 2(n=12): 수지침(12명, 남자2/여자10)
6. **주요평가항목**
   메리디안 검사
7. **주요결과**
   Arm 1이 치료 전후 평균값의 차이가 Arm 2과 비교하여 유의하게 큼.
8. **결론**
   수지침 치료만 하는 것보다 수지침에 발공 요법을 더하는 치료가 홧병 치료에 효과적이다
9. **안전성 평가**
   기재 사항 없음
10. **평가자 의견**
    홧병은 오래전부터 우리나라 민간에서 전용되어 오던 질병개념의 하나로 울화병으로 인식되어 오던 질환이다. 울화병은 그 뜻대로 말한다면 억울한 감정이 쌓인 후 불과 같은 양태로 폭발하는 질환을 의미한다. 동양의학의 신체에 대한 인식은 경락에 기가 흐른다고 하는 생각을 기본으로 하고 있고 기는 본래 인간의 감정과 밀접한 관계가 있다. 그러므로 홧병에 있어 기의 개념이 매우 중요하게 된다.
    수지침 침치료군을 Arm 2으로, 수지침 치료 + 기공요법군을 Arm 1으로 하여 침치료와 더해진 기공요법이 홧병과 같은 자율신경계 질환을 즉시적으로 안정시키는데 우수하다고 결론 내렸으나 메리디안이 옳은 평가 항목이었는지의 문제와 효과의 지속성에 대한 의문이 제기될 수 있다.
11. **평가자**
    남혜정. 2011년 1월 19일

특수목적 코드

서지사항

정은영, 나삼식, 이기남. 항강(項强)환자에게 기공외기요법(氣功外氣療法)을 응용한 경우의 ABR-2000측정 결과로 분석한 임상적 유효성. 대한의료기공학회지. 2003;7(1):61-76.

1. 목적

항강증에 수지침자침 후 부항치료 또는 외기발공 치료 효과 비교

2. 연구디자인

무작위대조시험

3. 실시기관

한의원 1 시설

4. 대상자 특성

항강증을 호소하는 18세 이상의 성인 환자 22명

5. 중재/치료

수지침, 외기발공, 화관법, 수기요법

Arm 1(11명): 수지침 유침 후 외기발공-화관법 후 외기발공-수기요법

Arm 2(11명): 수지침 유침-화관법

6. 주요평가항목

ABR-2000(스트레스진단기)

7. 주요결과

Arm 1이 Arm 2와 비교하여 치료 후 만성의 상태에서 정상반응으로 변하는 경우가 많았고 조절력과 활동성에서도 Arm 1이 Arm 2 보다 높은 반응을 나타냈다.

8. 결론

항강증 환자에게 기공외기요법을 응용하면 생체전기자율반응 측정 결과상에 있어 자율신경을 조절하고 표리의 긴장상태를 이완시키는데 효능이 있는 것으로 나타났다.

9. 안전성 평가

기재 사항 없음

10. 평가자 의견

항강증 환자에서 일반적인 치료인 침치료와 부항치료에 더하여 외기발공법을 추가한 경우의 효과를 자율신경반응을 통하여 확인한 연구이다. 외기발공법이라는 독특한 치료법을 이용했다는 점에서는 높이 평가되나 평가 방법인 스트레스 측정기 ABR-2000이 옳은 평가방법이냐는 문제가 있다.

11. 평가자

남혜정. 2011년 1월 19일